U0231870

针灸影像学

主　审　石学敏　朱　兵　田　捷　张东友　吴焕淦

主　编　许能贵　方继良

副主编　唐纯志　侯　键　荣培晶　刘　波　唐　勇　白丽君　曾　芳　李传富

编　者　（按姓氏笔画排序）

门卫伟　马　琦　王　扬　王　姗　王　寅　王　琳　王小玲　王安琴
王志群　王梅云　王潇潇　方继良　尹志伟　孔　健　邓德茂　左年明
石学敏　卢　洁　卢圣锋　田　捷　白丽君　包春辉　兰　蕾　朱　兵
朱一芳　任燕双　刘　军（北京）　刘　军（湖南）　刘　岘　刘　波
刘　勇（北京）　刘　勇（四川）　刘　娟　刘　斌　刘　群　刘存志
刘迈兰　刘志顺　刘春红　刘保延　刘振宇　刘振寰　刘海峰　刘海涛
闫　镔　许　可　许茂盛　许建阳　许能贵　孙　凯　孙　黎　阳　义
李　平　李小娇　李少源　李传富　李晓陵　杨　进　杨　洁　吴佳霓
吴焕淦　邱本胜　何昭璇　余思亦　沈　丽　张　宝　张　威　张　勇
张东友　陈　俊　陈　雄　陈　瑞　陈永君　陈尚杰　陈国强　陈晓飞
陈媛媛　武红利　范洋洋　罗　萍　罗　曼　和清源　金炳旭　周　晟
周次利　单保慈　赵　宏　赵　凌　赵亚飞　赵彦萍　赵娴靓　赵敬军
荣培晶　柳桂勇　段晓菡　侯　帅　侯　键　俞裕天　洪　洋　贺海东
秦　伟　贾宝辉　钱天翼　钱旭光　徐向阳　徐良洲　高　婷　高建国
高俊虹　唐　勇　唐纯志　黄　凤　黄　泳　黄露梅　崔　进　崔方圆
崔碧霄　崔韶阳　康　良　章　薇　韩　瑞　韩鸿宾　童　莉　曾　芳
谢　伟　詹松华　廖海燕　谭文莉

秘　书　陈媛媛　许　可　李小娇

人民卫生出版社

图书在版编目（CIP）数据

　　针灸影像学 / 许能贵，方继良主编 . —北京：人民卫生出版社，2018

　　ISBN 978-7-117-26810-3

　　Ⅰ.①针…　Ⅱ.①许…②方…　Ⅲ.①医学摄影－应用－针灸学　Ⅳ.①R245

　　中国版本图书馆 CIP 数据核字（2018）第 094201 号

人卫智网　　www.ipmph.com	医学教育、学术、考试、健康，购书智慧智能综合服务平台
人卫官网　　www.pmph.com	人卫官方资讯发布平台

针灸影像学

主　　编：许能贵　方继良
出版发行：人民卫生出版社（中继线 010-59780011）
地　　址：北京市朝阳区潘家园南里 19 号
邮　　编：100021
E－mail：pmph@pmph.com
购书热线：010-59787592　010-59787584　010-65264830
印　　刷：北京盛通印刷股份有限公司
经　　销：新华书店
开　　本：787×1092　1/16　印张：21
字　　数：524 千字
版　　次：2018 年 7 月第 1 版　2018 年 8 月第 1 版第 2 次印刷
标准书号：ISBN 978-7-117-26810-3
定　　价：168.00 元

打击盗版举报电话：010-59787491　E-mail：WQ@pmph.com
（凡属印装质量问题请与本社市场营销中心联系退换）

序

针灸影像学是随着现代医学影像技术不断深入针灸基础与临床研究，探索针灸疗效机制的科研实践中逐渐发展起来的一门新兴交叉学科。它对针灸学的现代科学阐释意义十分重大。为进一步推动这一新兴学科，许能贵、方继良教授组织针灸学、影像学和生物医学工程、脑科学等多学科长期从事相关领域研究的学者共同编写这本著作，这在针灸学的发展史上是一件很了不起的工作。

现代医学影像学为针灸临床诊断及治疗提供了广泛的客观循证医学证据。不仅如此，近20多年来，随着脑功能成像技术的快速发展，已有越来越多的学者利用无创的功能磁共振成像技术研究针灸脑机制，取得了可喜的成绩。针灸机制的可视化推动了针灸学科的发展。

本书的重要内容来源于十余年来多部门针灸研究项目的部分优秀科研成果，特别是来源于国家科技部973项目、国家自然科学基金和北京及各地方科技攻关项目等资助的针灸研究课题，汇聚了针灸学科前沿的重要学术内容，可以说是针灸脑机制影像研究近年来的科研总结。尤其可喜的是，本书的出版还得到了国家科学技术出版基金重点资助，这也从另一个方面进一步说明了此书学术价值不容小觑。

衷心祝贺《针灸影像学》的出版，它无疑是针灸现代化的一个重要方面，作为重要的工具书及参考书，必将推动国内外同道在这方面进行更多的探索和研究，推进针灸国际化，丰富世界医学。是为序。

中国中医科学院首席研究员
欧亚科学院院士
世界针灸联合会主席
中国针灸学会会长

刘保延

2018 年 4 月 30 日

专家推荐信

　　医学影像学是现代科技与医学相结合的产物,其独特的形态与功能显像技术,结合解剖、生理、病理等基础知识,能在活体无创性显示人体组织器官的结构和机能,以及疾病的演变过程。

　　针灸治病在我国已有悠久历史,是中医学的重要组成部分。现代研究发现,针灸能调整全身的功能变化,而影像学能将此过程可视化,医学影像学对完善与阐明针灸理论具有很强的优势,同时在针灸医学的疾病临床诊断、治疗疗效评判中也起到不可替代的重要作用。

　　针灸影像学正是顺应这一历史潮流而发展起来的一门多学科交叉的新兴学科,是中国中西医结合科学工作者对世界医学做出的新贡献,将为传统的针灸学科增加现代科技内涵,推进针灸现代化。

　　新编专著《针灸影像学》正是以此为出发点,向广大读者全面系统地介绍了影像学技术在针灸科研及临床的广泛应用,并首次将针灸机制脑功能成像研究的重要成果系统地向读者全面展示,其针灸研究学术价值和临床应用价值不容小觑。

　　基于以上理由,我推荐《针灸影像学》申报"国家科学技术学术著作出版基金",建议立项资助。

中国医学科学院、北京协和医院放射科教授
中华医学会第十五届放射学分会主任委员

2016 年 11 月 22 日

主编简介

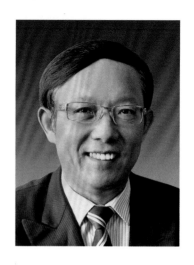

　　许能贵,医学博士,二级教授,博士研究生导师,广州中医药大学副校长、国家重点学科中医学一级学科带头人,广东省省级重点学科针灸推拿学学科带头人,国家重点基础研究发展计划(973计划)项目首席科学家,广东省中医药科学院首席研究员,国家教育部"新世纪优秀人才支持计划"入选者,全国第二届"百名杰出青年中医",全国优秀科技工作者,广东省"百名南粤杰出人才培养工程"培养对象,享受国务院特殊津贴专家,广东省南粤创新奖获得者。兼任中国针灸学会副会长、经络分会主任委员、针灸学科与学术工作委员会副主任委员,世界针灸学会联合会科学技术委员会主任委员,广东省针灸学会副会长,《中国针灸》《针刺研究》等杂志编委会副主编及编委。

　　一直从事针灸效应规律及机制研究工作。独立主持研究国家"973计划"项目1项,国家自然科学基金重点项目、面上项目6项,省部级课题10余项;在国内外公开发行的刊物上发表学术论文100余篇,编写学术专著10余部;主持研究的科研成果获国家教育部科学技术奖励一等奖2项、广东省科技进步二等奖1项;主持研究的教学成果获国家级教学成果二等奖1项、广东省教学成果一等奖1项。

主编简介

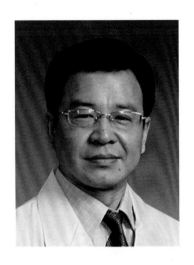

　　方继良，医学博士，主任医师，三级教授，硕士研究生导师，博士后合作导师，中国中医科学院首席研究员。中国中医科学院广安门医院放射科副主任，功能成像研究室主任，美国哈佛大学博士后，德国科隆大学访问学者。

　　目前担任中国针灸学会针灸医学影像专业委员会主任委员、脑科学产学研创新联盟常务副理事长兼秘书长，中国中西医结合学会医学影像专业委员会常务委员，中国医师协会中西医结合医师分会影像专业委员会副主任委员，中国中医药研究促进会心身医学分会副主任委员，中国老年医学学会放射学分会常务委员，中国医学装备协会磁共振应用专业委员会委员，中国神经科学学会神经影像学分会委员。国际神经科学学会会员，国际人脑绘图组织（OHBM）会员。为《中国中西医结合影像学杂志》副主编，《中国针灸》《针刺研究》《磁共振成像》《中国医学影像学》等杂志编委。国际SCI 期刊 *Human Brain Mapping*，*Frontier in Human Neuroscience*，*Neuroimage: clinical*，*Journal of Psychiatric Research* 等评审专家，为国家自然科学基金、北京市自然科学基金以及香港健康卫生局科研项目函评专家。

　　从事临床影像诊断 30 年，在神经系统疾病、心血管疾病、肿瘤等影像诊断方面积累了较丰富的经验。

　　从 2000 年开始，在国内外较早从事针刺脑效应及机制的磁共振脑功能成像研究，提出了针刺调制"边缘叶 - 旁边缘叶 - 新皮层网络"假说，在此领域产生了较大影响。主持国家自然科学基金、美国 NIH 课题 8 项。在国内核心期刊发表论文 50 余篇，发表 SCI 国际期刊论文 18 篇，最高影响因子 11 分，论文被引用 500 余次。作为副主编或编委参编《影像学》等教材及专业书籍 6 部。获北京市科学技术奖励二等奖，中华中医药学会科学技术奖励二等奖、中国中医科学院等省部级奖 4 项。

前　言

针灸治病在我国已有悠久历史,是中医学的重要组成部分。针灸在国际上越来越被认识和接受,但针灸疗效复杂机制因涉及多系统、多层次的研究,尚未完全阐明。

医学影像学是现代科技与医学相结合的产物,其独特的形态与功能显像技术,结合解剖、生理、病理等基础知识,能在活体无创性显示人体组织器官的结构和功能,以及疾病的演变过程。现代研究发现,针灸能调整全身的功能变化,而影像学能将功能调节过程可视化。因此,医学影像学对完善与阐明针灸理论具有很强的优势。一方面,近20年来随着脑功能成像技术的快速发展,已有越来越多的针灸研究人员利用无创的功能磁共振技术研究针灸脑机制,取得了多方面的成绩,针灸机制的可视化推动了针灸学科的发展,丰富了其脑科学内涵。另一方面,多年来现代影像诊断已为针灸临床提供了广泛的客观循证医学证据,在针灸医学的临床诊断、治疗疗效评判中越来越起到不可替代的重要作用。医学影像学已成为十分重要的针灸科学研究方法与现代临床诊疗技术。

针灸影像学正是顺应这一历史潮流而发展起来的一门多学科交叉的新兴学科,是中国中西医结合影像科学工作者对针灸医学做出的新贡献,将为传统的针灸学科增加现代科技内涵,推进针灸现代化进程。

新编专著《针灸影像学》正是以此为出发点,向广大读者全面系统地介绍了影像学原理及技术在针灸科研及临床的广泛应用,并首次较系统地将针灸机制脑功能成像研究重要成果向读者介绍,其针灸研究学术价值和临床应用价值较高。

新编《针灸影像学》共包含11章,主要为:针灸影像学简介,针灸临床常用影像技术,针灸研究常用影像技术,针灸研究脑成像实验方法,针刺机制脑功能成像研究,经络腧穴显像,影像在针灸优势病种诊疗中的应用,针灸在医学影像学中的应用研究,针灸影像学前景展望。重点是脑功能成像技术在针灸脑效应及机制的应用研究。

纵览全书,在针灸基础及临床研究中,融合了多学科交叉的新成果,囊括了目前不同层面、常见及尖端的医学影像技术,从影像技术原理及基础、发展历史,到目前其在针灸基础及临床的应用一一介绍,特别展示了脑功能成像技术在针灸机制研究中应用的重要成果。

本书为针灸影像学这一新兴学科的首部完整的研究专著。全书涉及学科的定义、内涵与外延，针灸基础、放射诊断、脑生理功能及代谢等医学知识，以及物理学、计算机学、图像统计学知识。这本集多学科知识于一体的专著的出版，将有利于规范及加强研究针灸这一复杂科学，促进培养针灸影像复合型人才。相信本书的出版将推动针灸领域的创新发展，也将对中西医结合学术起到良好的示范作用。

由于脑功能成像技术及分析方法存在差异，结果显示多样化，本书能兼容并蓄，集中了针灸、影像、生物医学工程等多学科领域的知名专家和研究人员参加编写，从功能影像的基础、方法特点、结果分析、主要结果的预判等多方面进行对比和解释说明，是本书的特点。另外，本书也对影像在部分针灸优势病种的临床诊断，以及基本针灸方法及疗效做了简明扼要的介绍，做到研究与临床两者兼顾。

由于所涉学科较广，内容多有交叉，本书虽为多学科专业人员编写，但难免存在疏漏之处。在收集到读者反馈后，将在再版时一一修订，在此先感谢大家的批评指正。

本书作为第一部针灸影像学专著，为体现其学术价值，特别推荐给针灸、影像、脑科学、生物医学工程等专业研究及临床人员所参考；也可作为医科大学、中医院校的本科、研究生中西医结合专业的参考书籍；还建议推荐为国内外现代针灸研究培训教材。

许能贵　方继良

2018 年 5 月

目 录

总 论

技 术 篇

基　础　篇

临 床 篇

未　来　篇

总　论

第一章　针灸影像学简介

第一节　学科定义及内涵

一、学科定义

针灸影像学是利用医学影像学特有的形态与功能等多模态显像技术，结合解剖、生理、病理等基础知识，以定性、定量等客观信息来研究针灸腧穴与经络的生理功能、针刺临床疗效，探讨其机制，揭示针灸理论的一门新的学科。

针灸学是中医学的重要组成部分，和中医学一样，是我国古代哲学思想与医疗实践相结合的产物，为中华民族的世代繁衍做出了重要贡献。它是运用针刺、艾灸等治疗手段作用于人体某些特殊部位（经络腧穴），达到防治疾病的一门重要学科。针灸以其适应证广、见效快、操作简便易行、价廉、安全等诸多优点已在世界范围广泛应用，但针灸临床效应的基本科学原理尚未完全阐明。针灸学科独具的经络腧穴理论与现代医学解剖学、生理学和病理学等息息相关，但这些重要的现代医学基础学科因各自的局限性，尚未在揭示经络腧穴的科学特性研究中充分发挥作用。

医学影像学是现代科技与医学相结合的产物，其独特的形态与功能显像技术，结合解剖、生理、病理等基础知识，能在活体无创性显示人体组织器官的结构和功能，以及疾病的演变过程。因此，医学影像学对完善与阐明针灸理论具有很强的优势，同时在针灸医学常见疾病的临床诊断、疗效评价中也起到不可替代的重要作用。针灸影像学正是顺应这一历史潮流，而逐渐发展起来的一门多学科交叉的新学科，是中国中西医结合科学工作者对世界医学做出的新贡献！

二、学科内涵

（一）研究对象

针灸影像学的学科特征决定了其研究对象主要为针灸理论。针灸是运用针刺、艾灸等方法作用于人体体表特定部位的物理治疗技术，与体表及其局部解剖学关系密切，其对人体功能的调节作用与生理学和病理学等基础学科密切相关。医学影像学具有在活体上结构成像和功能可视化的特征,对经络穴位的基础本质及特性、临床实践的安全性、针灸手法的有效性以及针灸信息作用机制等基本规律的探索,均具有不可替代的作用。以上这些内容形成了针灸影像学学科的基本内涵。

借助现代医学影像学方法及技术,为针灸临床提供诊断依据是其重要内容;结合基础学科的新进展,探讨传统针灸的科学基础及临床疗效机制是本学科的主要任务。

(二) 理论基础

如前所述,针灸影像学主要是应用影像学来研究针灸的科学基础及临床疗效机制,因此其理论基础与影像学和针灸学理论密切相关,包括各种影像技术的成像原理、影像诊断有关理论,以及经络学说、脏腑证治和阴阳五行学说等针灸学理论。另外还包括脑科学、神经生理学等有关理论,后者主要与针灸刺激脑效应功能显像的科学阐释有关。因此,学习和掌握针灸影像学有关技能,必须熟悉影像学、针灸学、脑科学和神经生理学等相关学科的基础理论。

(三) 知识基础

针灸影像学是一门新型多学科交叉的学科,要想熟练运用针灸影像学理论来开展临床和研究工作,除需掌握影像学和针灸学所要求的基础知识外,还应具有相关的中西医及理工科基础知识。包括针灸历史、针灸经络穴位理论、针灸临床优势病种的治疗原则及方法、各家针灸学说、藏象学说和阴阳五行学说等中医基础知识;解剖学、病理学、病理生理学、脑科学、神经生理学等西医基础知识;各种影像技术的物理成像原理、临床常见疾病的影像诊断技术等现代医学基础知识;计算机知识、图像数据分析技术或方法等理工科知识。同时还必须熟练掌握针灸的良性调节理论、人体内环境稳定理论、影像组学等领域的最新研究成果。以上这些内容构成了针灸影像学的知识基础,即针灸影像学外延知识结构。随着研究领域的拓展和深入,涉及的知识基础也将不断拓宽和完善。

第二节　学科发展

一、名称起源

早在 20 世纪 50 年代,就有学者开展过影像学与针灸结合研究工作。早期研究主要是应用针灸技术改善图像质量,提高诊断水平,以及预防或减轻对比剂毒副反应。1985 年刘庆寿发表的《"中医影像学"初探》,以及 1994 年恽敏主编的《中医影像诊断学》,对这些成果均有较系统的总结。针灸影像学一词首见于 2000 年张东友主编的《中西医结合影像学》一书,但作者对其概念和研究范畴未作明确的表述。1997 年美籍华人 Hui Kathline KS(许健生)医生最早在英文版世界针灸杂志发表了第一篇针刺 fMRI 研究论文,逐渐国内外开展起来了此交叉领域的研究,2005 年许建阳在研究实践中产生了新的思考,为解决功能影像学与针灸学结合研究所面临的一些问题,发文提出了针灸影像学的概念和分类,但其含义仅局限于科研领域。2010 年方继良等在中国中西医结合学会医学影像专委会的支持下率先成立了针灸脑影像协作组,掀起了新一轮研究热潮。2014 年,由方继良、张东友、侯键、刘波、李传富、刘存志、白丽君作为发起人,在北京正式成立了中国针灸学会针灸医学影像专业委员会。2017 年,为团结各方面的有生力量,从影像到针灸基础、临床,从生物医学工程到脑科学,从研究到产品开发和企业生产,以朱兵、荣培晶、方继良、白丽君、侯键、张东友、周立群等为发起人,又成立了中国针灸学会脑科学产学研创新联盟。

随着越来越多的国内外学者对这一交叉领域的关注,影像学与针灸结合研究的深度和广度也日益拓展,针灸影像学作为一门新兴学科已日趋成熟。

二、发展中的针灸影像学

针灸影像学是随着医学影像学的发展,在解决针灸学基础与临床研究诸多问题的过程中应运而生、并不断发展的一门学科。其发展与医学影像学、针灸学、现代生物医学工程技术、计算机技术的发展密切相关。这些相关学科随着科技创新与发展,也必将促进针灸影像学的发展和壮大。

针灸影像学依研究对象可分为整体、器官、组织、细胞、分子等不同研究层次,也可根据医学影像成像技术分为:X线成像、CT成像、MR成像、超声成像、核素成像;核素成像又包括放射自显影术(ARG)、正电子断层扫描(PET)等不同研究方法。广义针灸影像学还应包括脑电图、脑磁图、免疫显像、红外成像等有关技术。

针灸影像学利用影像学的手段,结合解剖学、病理学、生物化学等学科相关知识,来研究针灸对机体器官生理功能、病理改变及细胞代谢活动及基因表达的影响。它是在严格控制的条件下,在整体、器官、组织、细胞及分子、基因水平,观察针灸的作用及作用机制。

三、针灸机制研究面临的困惑

针灸机制研究的主要任务是揭示针灸穴位对机体的调节过程以及治疗作用机制。该过程涉及多成分、多靶点、多途径的作用。经络及穴位是人体尚待探索的一个复杂科学体系,其研究难度大。研究思路要充分体现针灸理论特色,研究手段要积极引进并合理运用现代高新技术与方法,以期进一步揭示针灸经络及穴位对机体的作用及其治病机制。

现阶段针灸经络和穴位研究面临的最大困难,就是难以采用恰当的技术路线,在多维度上实现研究目标和工作假说,尤其在结合中医理论,阐述针灸作用的物质基础(如神经递质及其他物质)与效应(针灸作用及其机制)方面甚感困惑。因此,必须努力引入新技术、新方法,立足针灸研究方法的创新,寻找不同维度的突破口,来解决目前所面临的问题。

四、影像学研究针灸的优势

人脑是神经系统中最重要的信息处理部分,除了作为维持基本生命活动的中枢,还有记忆、注意、理解、分析综合和运动操作等一系列综合信息加工的功能。长期以来,因方法及伦理所限,人们对脑功能所知甚少。

针灸的机制研究中,发展最快、成果最多的是神经学说。然而,以前的研究以动物基础实验为主,对人体活体的研究较为局限。

脑成像技术如脑电图、脑磁图、CT、PET、MRI、超声等的出现,打破了这一局面。其中,脑功能成像技术可直观显示生物体内生理、病理状态下的脑血流灌注状态、脑代谢情况、中枢神经递质和受体水平等,借助可视化技术显示上述脑功能随时间变化的特点。

脑电图(EEG):脑电具有较高的时间分辨力,非线性分析脑电图技术使得脑电图由初期的单一辅助诊断进展到临床疗效评价指标、认知功能的鉴别等,其应用范围在不断拓展,已有在针灸脑效应研究中应用研究报道。

脑磁图(MEG):是一种无创伤性的测定脑神经元兴奋时产生电流在头皮外产生的磁场

变化的诊断技术,是对大脑皮质活动的直接反映,其具有很高的时间分辨力,可用来获取脑功能信息。由于大脑磁场检测不受磁场发生源和探头之间生物组织的影响,因此,使用磁记录可以获取比脑电图更准确的有关脑神经活动源的信息。1995 年日本学者栗田昌裕采用脑磁图观察电针内关穴的脑效应,发现针刺内关穴可引起顶叶脑磁场的时序性变化,并且这种效应出针后逐渐消失,随后有学者采用脑磁图检测观察电针合谷穴在脑部产生的特异性变化,同时与非穴点和正中神经刺激进行对照,发现三者之间存在显著差异,以穴点产生的磁场强度最大。这为经络研究,特别是穴位脑功能研究开拓了新思路。陈奇琦等还应用脑磁图观察针刺太冲穴引起的脑部能量变化。

PET 作为独特的分子影像技术,在脑代谢功能研究方面也有其独特的优势。PET 是最早应用于认知功能的认知激活显像技术,是认知激活显像的"金标准",现在已有 PET/CT,PET/MRI 等新技术,有望被广泛应用于脑功能研究。

SPECT 是借助于单光子核素标记药物来实现体内功能和代谢显像的仪器,它的特点是能够反映组织器官的血流灌注和物质代谢方面的信息,同时所使用的核素半衰期较长,易于制备和运输,所以使用成本低,便于推广。

fMRI 技术是一个新的里程碑。Kenneth Kwong,Peter Bandettini 和 Seiji Ogawa 的三个独立的研究小组,在 1992 年分别发表了在磁共振设备上利用血氧水平依赖(blood oxygen level dependent,BOLD)对比,无创地从脑血管血氧供应的变化间接进行人脑皮质活动研究的文章。自此开启了功能磁共振影像(fMRI)研究领域的大门。由于该方法可以无创的研究大脑皮质功能活动,而无需任何外源性造影剂,并且具有较好的时间分辨力、较高的空间分辨力等优点,很快便成为了神经、精神、心理科学和神经影像学领域最为流行的实验方法之一。

从 1994 年左右开始,美籍华人 Hui KKS(许健生)、Wu MT(吴铭庭)医生共同利用 Kenneth Kwong 提供的 EPI 软件在麻省总医院进行,美籍韩裔 Cho ZH(邱莊鹤)物理专家则在加州大学开展了针刺 fMRI 研究。1997 年开始先后在世界针灸杂志(英文版)、*Radiology*、*PNAS* 等发表文章,开启了这个交叉学科研究领域的先河,吸引了一大批中国、美国、德国、韩国等专家学者相继开展此研究。

运用脑功能成像技术、主要是磁共振脑功能成像技术观察针灸脑效应机制,目前国内外研究人员开展了以下相关研究:①经穴特异性的脑功能效应观察:研究人在生理、病理状态下,不同针灸技术在经穴、非穴的脑功能成像特点差异;②针刺得气脑功能效应观察:针刺得气和不得气的不同脑功能效应特点,从脑功能的客观反应,界定"得气"概念,明确具备什么样效应的刺激才能称为"得气",界定得气与不得气的不同;③穴位配伍的脑功能效应观察:从脑功能的客观反应,观察经穴配穴及非经穴配伍的差异,明确经穴配伍的脑功能效应基本规律;④病理状态下,针灸临床疗效与脑功能区效应相关性的机制研究。尤其是从脑功能网络角度分析针灸临床起效的中枢机制。

同样,我们可以应用新的影像技术来研究针灸穴位有效作用靶点。近年来,受体放射自显影技术应用于神经肽受体的研究和配有计算机定量放射自显影仪的研制成功,为 ARG 技术在微观神经化学针灸研究方面展现了更广阔的前景。比如,对针灸经络及穴位引起机体相应的效应进行放射性元素的跟踪,然后采用可视化自显影等影像技术进行检测,有望揭示针灸经络穴位的形态、功能,以及对机体的影响以及调节机制。

脑功能成像技术可以无创、直观地显示人脑功能变化信息。这项技术为实现经穴效应脑区的精确定位,实时观测针刺经穴刺激过程中大脑生理、病理功能的变化规律提供了可视化工具。

应用医学影像学进行针灸学的研究已经取得了可喜的研究成果,但我们也应该看到,医学影像学在针灸学领域的应用仍处于探索阶段,还没有建立一整套科学严谨的方法学,有些研究结果相差较大,研究内容比较分散,其研究结果还有待今后进一步证实。同时,医学影像技术自身还有很多需要进一步完善的地方。因此,要在进一步完善目前医学影像技术的同时,建立一整套符合针灸学理论的科学、严谨的方法学。基于此,针灸影像学概念的提出及其学科的发展,无疑将对针灸经络和穴位的研究产生巨大的推动力。

五、针灸神经机制研究影像学的局限性

用于大脑和脊髓等神经系统经典的影像诊断技术(如 X 线、CT、MRI 等)主要是对已经有明显器质性变化的器官进行观察,仅能用于具有解剖学改变的疾病检测。而随着神经影像技术的不断进步,多种新型具有高空间和高时间分辨力优势的大脑功能成像手段不断出现,如后面章节提及的功能性磁共振成像(fMRI)、正电子发射型计算机断层显像(PET)、脑磁图(MEG)等技术,已经成为大脑生理检测和病理功能诊断的有力手段。然而这些成像仍然存在局限性,以 fMRI 为例,它是以利用血氧水平依赖(blood oxygen level dependent,BOLD)对比,来测量神经元活动所引发之血流动力学变化,以评价脑区的活动,然而神经活化所造成的电磁场变化非常微弱,过低的信噪比使得至今仍无法可靠地统计或定量,同时血流动力学响应和神经活动明确的定量关系未知,以及也不能解释血氧代谢信息和整个神经功能网络之间的量化关系。

目前人们对于脑认知功能的神经基础仍然缺乏了解,同时对于绝大多数脑病包括脑退行性病变、精神疾患及神经发育障碍等疾患的病因仍然未知,因此也缺少有效的治疗手段。目前医学界虽然使用传统针灸和近年来涌现的 TMS、TDS、DBS、VNS 等体表刺激技术来治疗脑病,然而这些刺激手段的刺激强度、刺激部位和刺激模式有待优化,而这些都离不开对脑功能神经环路的深入研究。由于大脑各级高级功能是由极其复杂和高度动态的神经网络体系来实现,如果想对这一体系进行深入研究,不得不依赖现代分子生物学、物理学、化学、纳米材料、信息学等学科的前沿技术进行多维度交叉结合。随着科技飞速进步,神经环路研究的前沿新型神经科学技术与功能性磁共振成像等高级无创活体脑功能检测技术的完美融合,有可能在将来无创性针灸脑功能效应研究方面取得重大突破。

参 考 文 献

1. NIH Consensus Conference. Acupuncture,JAMA,1988,280:1518-1524
2. Rosa Schnyer,Lixing Lao,Richard Hammerschlag,et al. Society for Acupuncture Research:2007 Conference Report:"The Status and Future of Acupuncture Research:10 Years Post-NIH Consensus Conference". The Journal of Alternative and complementary Medicine,2008,14(7):859-887
3. Hui KKS,Liu J,Kwong KK. Functional mapping of the human brain during acupuncture with magnetic resonance imaging somatosensory cortex activation. World J Acupuncture-Moxibustion,1997,7:44-49
4. Hui KKS,Liu J,Makris N,et al. Acupuncture modulates the limbic system and subcortical gray structures of the human brain:evidence from fMRI studies in normal subjects. Hum Brain Mapp,2000,9:13-25
5. Cho Z H,Chung S C,Jones J P,et al. New findings of the correlation between acupoints and corresponding brain cortices using functional MRI. Proceedings of the National Academy of Sciences of the United States of America,1998,95(5):2670-2673

6. Wu M T, Hsieh J C, Xiong J, et al. Central nervous pathway for acupuncture stimulation: localization of processing with functional MR imaging of the brain—preliminary experience. .Radiology, 1999, 212(1): 133-141

7. Pomeranz B. Acupuncture analgesia: Basic research. In: Stux G, Hammerschlag R, eds. Clinical Acupuncture: Scientific Basis. Berlin: Springer-Verlag, 2001: 1-28

8. Kong J, Ma L, Gollub RL, et al. A pilot study of functional magnetic resonance imaging of the brain during manual and electroacupuncture stimulation of acupuncture point (LI-4 Hegu) in normal subjects reveals differential brain activation between methods. J Altern Complement Med. 2002, 8: 411-419

9. Wu MT, Sheen JM, Chuang KH, et al. Neuronal specificity of acupuncture response: A fMRI study with electroacupuncture. NeuroImage, 2002, 16(4): 1028-1037.

10. Han JS. Acupuncture: Neuropeptide release produced by electrical stimulation of different frequencies. Trends in Neurosciences, 2003, 26(1): 17-22.

11. 许建阳, 王发强, 陈燕, 等. 针刺治疗老年性痴呆及脑功能成像的研究. 武警医学, 2003, 14(1): 4-6.

12. Ellis A, Wiseman N, Boss K. Fundamentals of Chinese Acupuncture. Paradigm Publications, 2004.

13. Fang JL, Krings T, Weidemann J, et al. Functional MRI in Healthy Subjects during Acupuncture: Different Effects of Needle Rotation in Real and False Acupoints. Neuroradiology, 2004, 46: 359-362.

14. Nakagoshi A, Fukunaga M, Umeda M, et al. Somatotopic representation of acupoints in human primary somatosensory cortex: Magnetic Resonance in Medical Science. 2005, 4(4): 187-189.

15. Napadow V, Makris N, Liu J, et al. Effects of electroacupuncture versus manual acupuncture on the human brain as measured by fMRI. Human Brain Mapping, 2005, 24(3): 193-205.

16. 许建阳, 王学勇, 张元, 等. 针灸影像学针灸作用机理及其穴位配伍研究的新学科. 上海针灸杂志, 2005, (1): 31.

17. Han J, Ma L. Functional magnetic resonance imaging study of the brain in patients with amyotrophic lateral sclerosis. Chinese Medical Sciences Journal, 2006, 21(4): 228-233.

18. Hu KM, Wang CP, Xie HJ, et al. Observation on activating effectiveness of acupuncture at acupoints and non-acupoints on different brain regions. Zhong guo Zhen Jiu, 2006, 26(3): 205-207 (in Chinese with English abstract).

19. 付勇, 熊俊, 袁安. 医学影像学在针灸临床应用中的研究概况. 湖南中医杂志, 2008(5): 101-102.

20. Fang JL, Jin Z, Wang Y, et al. The salient characteristics of the central effects of acupuncture needling: limbic-paralimbic-neocortical network modulation. Human Brain Mapping. 2009, 30: 1196-1206.

21. 张毅, 刘鹏, 田捷, 等. 针刺效应的神经影像学研究. Journal of Software, 2009(5): 1207-1215.

22. 方继良, 王小玲, 荣培晶, 等. 针刺脑效应 fMRI 国际研究进展. 中国中西医结合影像学杂志, 2013, 11(2): 197-202.

第三节　针灸的脑效应 fMRI 研究现状

　　针灸是中国传统医学的一种重要治疗方法, 其对多种疾病的疗效经长期的临床实践已被证实, 同时也被国内外医学界认可, 但其作用机制尚无法完全阐明。现代研究已经充分证实了针灸对包括大脑功能在内的神经系统的调整作用, 但过去由于缺乏研究手段, 对腧穴、经络和大脑功能的关系研究得很少。随着神经影像技术的发展, fMRI(functional Magnetic Resonance Imaging)、PET-CT(Positron Emission Tomography-Computed Tomography)、PET-MRI(Positron Emission Tomography- Magnetic Resonance Imaging)等脑功能成像新技术的出现, 使非创伤性地研究针刺对人脑活动的效应成为可能, 为针刺作用机制的研究打开一扇新的窗口, 开辟了新的途径。特别是采用 fMRI 研究上, 国内外学者在穴位脑效应差异性、不同针刺技术、不同时间针刺的效应等方面已进行了深入的研究,近年来又开始探讨针刺治病机制,并已取得了重要的研究成果。

一、经穴效应特异性研究

腧穴,俗称"穴位",既是气血运行的转输点,又是机体病变的反应点,也是针灸施术的刺激点。中医学认为,人体就是腧穴—经络—脏腑之间相互密切联系的有机整体。经穴效应特异性是中医针灸理论的重要组成部分,其存在与否是目前国内外针刺研究的焦点之一。

(一)针刺穴位脑效应相关假说

大多数针刺 fMRI 研究显示了针刺诱导的即刻性和持续性效应。针刺调制了诸多重叠的脑功能区:如躯体感觉运动区、注意相关脑区、痛觉情感处理和认知脑区;针刺也调制了包括感觉运动网络、默认网络、疼痛网络、注意网络和杏仁核相关网络等多个脑网络,体现了穴位相对的特异性。主要有以下假说及理论。

哈佛大学麻省总医院 Hui 最早提出的边缘系统负激活理论,在目前针刺脑效应假说中,最具国际影响力。这一理论在多个团队的系列研究和 meta 分析综述中得以多次证实。负激活效应在针灸研究中也越来越受到关注。但脑区负激活是否与神经核团功能抑制相关,还需进一步的神经递质或电生理的深入研究。最近,该研究团队 Fang 等比较了不同穴位的针刺脑效应,发现不同穴位间既有共性也有差异,支持穴位存在相对特异性的观点,进一步提出了针刺的一个显著特征为调制边缘叶 - 旁边缘叶 - 新皮质网络的假说,对默认网络的核心脑区及其对抗脑网络起到了明显的调制作用。

田捷研组近年提出了针刺穴位具有"时空编码脑网络"的效应特异性,强调针刺调控杏仁核网络等。Napadow 团队提出针刺调制脑默认网络及体感运动网络,针刺对以边缘叶结构为主的自主神经系统具有较特征的调制效应。Kong 及 Gollub 实验室提出针灸止痛不同于安慰剂效应,但明显受到安慰效应的影响,安慰剂效应在真穴和假穴之间存在差异。

(二)针刺真穴与假穴 fMRI 对照研究

在针刺真穴与假穴的对照研究中,多数研究结果显示,针刺真穴较假穴,在脑内诱导的激活区更多,包括躯体感觉区、运动区、基底节区、额叶高级认知脑区、边缘系统和小脑,而且诱导的负激活区范围也更广,包括如基底节区、脑干、海马、杏仁核下丘脑、和颞极、前扣带回 / 额叶内侧皮质、后扣带回 / 顶叶内侧皮质和小脑。而针刺远距离的非经穴,则更多地诱导了运动区和岛盖的激活。

在针刺真穴和假穴对脑功能网络影响的静息态研究中,也发现针刺诱导杏仁核相关网络的变化,针刺真穴较假穴增加了杏仁核、导水管周围灰质(PAG)和岛叶之间的连接,降低了杏仁核和额叶中部皮质,中央后回和扣带回后部皮质(PCC)之间的连接。另一项研究中,研究者用电针针刺了三个穴位即光明穴(GB37)、昆仑穴(BL60)、交信穴(KI8)和邻近假穴位,发现均能够调制默认网络(default mode network,DMN);但只在针刺真穴时,眶部前额叶皮质和左颞叶内侧皮质呈负相关。Hui,Fang 等的系列研究也发现,除默认网络外,更多的边缘叶脑区及 PAG、小脑蚓部的脑功能连接均显示明显的变化。

(三)针刺不同穴位 fMRI 对照研究

在针刺 fMRI 研究中,最常选用的穴位包括太冲、合谷、足三里、内关、外关等。早期研究显示视觉相关足旁多个穴位刺激的 fMRI 研究显示了视觉皮质的明显的激活或负激活,然而,随后研究发现,视觉脑区如楔叶、前楔叶呈激活或负激活,不仅见于 GB37、UB60 等视觉相关穴位,也见于与视觉无关的穴位及非穴位刺激。对穴位特异性提出了挑战。一项研究选择了治疗内脏功能失调的穴位 ST36 和 SP6,结果显示针刺均可诱导调节内脏功能的脑区活动;针刺对下肢骨关节肌肉病变起作用的穴位 GB34 和 BL57,也诱导了初级运动和运动前区皮质的活动。该研究支持穴位存在特异性的观点。

研究显示针刺合谷穴能同时激活中央后回初级感觉皮质的手部投射区和面口部投射区,同时激活了面口部的运动皮质,直接反映了合谷穴和面口部的密切联系,为"面口合谷收"理论提供了客观证据。

也有研究将手针相同经络的穴位、不同经络穴位(LV2、LV3 和 ST44)与邻近假穴进行了对照研究,发现针刺诱导的脑区变化在穴位间存在较少的差异,而且不同穴位诱导脑激活和负激活模式的部位及强度存在相似性。在电针配对穴位(CV4-CV12,CV4-ST36)研究中,也呈现了类似的结果。

最近的一项 meta 分析,总结了分布于 9 条经络的 18 个穴位,发现针刺主要影响躯体感觉区、运动区、听觉区、视觉区、小脑、边缘系统和高级认知脑区的活动,但在各项研究中诱导的脑活动部位之间存在差别。对于分布在相同经络的多个穴位,其诱导的脑激活和负激活模式存在相似性。如胃肠经上分布的穴位,呈现了缘上回的激活,扣带回后部、海马和旁海马区的负激活。

(四) 患者和健康受试者针刺后 fMRI 对照研究

一项对痉挛性脑瘫患儿进行的研究发现,针刺诱导了初级运动皮质、海马旁回和高级认知脑区的负激活及楔叶、岛叶的激活,而在健康儿童中未见到上述情况,健康儿童的尾状核、丘脑和小脑呈现了更多的激活。也有研究报道,针刺能诱导帕金森病患者扣带回和小脑激活。对于海洛因成瘾者,针刺能诱导丘脑区激活。

(五) 患者治疗前、后纵向 fMRI 对照研究

近年来,与针灸临床疗效相结合的 fMRI 试验设计,患者针刺治疗前后的纵向对照研究,成为该领域的新研究热点。一项研究对中风后遗症期失语患者治疗 8 周后发现,患者失语程度的变化与 Wernicke 语言区的激活相关,推测针刺可能利于失语的恢复。

多数研究支持经穴脑效应具有相对特异性。经穴在激发脑机体某些功能方面强于非穴;相同经脉不同经穴和不同经脉经穴在脑功效应上存在差异。进一步深入系统地研究不同病理状态下经穴效应特异性,对指导针灸临床选穴、提高临床疗效将有重要参考价值。

二、针灸治病机制影像研究

针灸治疗作用是一种功能性调节作用,它具有整体性和双向性的特点,决定了这种良性调节作用可能受到中枢神经系统的支配。脑功能成像技术非常有助于研究针刺对中枢神经系统的功能调节作用,对进一步揭开穴位和经络现象的实质、与周围神经的关系等将有较高的价值。目前已广泛开展了针刺镇痛、针刺治疗中风、抑郁症、面瘫、阿尔茨海默病(AD)、功能性消化不良、腕管综合征等疾病治疗机制的研究。

针刺镇痛机制受到了广泛的关注,众多学者应用脑功能成像技术展开了相关研究。刘自平等观察了针刺治疗腰痛时脑疼痛网络矩阵的变化,相对于假针刺的 fMRI 结果,针刺组(右下肢委中穴)岛叶显示显著正激活,而前扣带回显示显著负激活;但两组在疼痛矩阵的感觉部分(S1 和 S2)无显著性差异。真、假针刺治疗腰痛都可以引起脑疼痛网络矩阵中不同部位的改变;其中在疼痛网络矩阵的情绪部分(岛叶和扣带回)两者间有显著差异。于国强等

选择腰椎间盘突出患者作为研究对象,通过针刺右侧足临泣穴,分析针刺镇痛脑功能区变化的特点,结果显示,右侧足临泣穴的脑激活区左侧额上回、右侧后扣带压部皮质、左侧岛盖部均在痛觉传导通路上,小脑蚓部比较明确地参与了镇痛的作用。左侧中央前回及右侧颞上、中回的激活区多位于皮质,可能因为痛觉在中枢以一种高度分散的方式广泛分布,这些区域在机体受到伤害性刺激时产生疼痛反应,激活频率较高,形成"疼痛矩阵"。说明针刺治疗腰腿痛有效的主要原因可能是通过镇痛中枢进行镇痛调节。

王苇等的研究发现,脑梗死患者针刺左侧合谷穴、外关穴任务下,包括运动前区(premotor cortex,PMC)及辅助运动区(supplementary motor area,SMA)在内的额叶皮质区有大量激活,推测患肢在运动功能恢复过程中可能存在功能区的转移和次级运动区的功能代偿,以实现运动通路的重组,进而促进肢体随意运动能力的恢复。张华等的研究发现与假穴相比,针刺阳陵泉可使脑梗死患者的白质超微结构出现变化,主要的变化区域出现在健侧半球,涉及运动代偿、体感、语言和记忆等多个功能网络。

付平等通过电针刺激轻中度 AD 患者神门穴,观察到电针刺激主要引了对侧大脑皮质的功能活动,可以激活与认知功能有关的不同脑区,不同途径地影响脑的神经功能活动,从而揭示了与针刺治疗 AD 的机制相联系实验基础,与中医理论中"心主神明"的功能密切可能相关,为今后针刺治疗阿尔茨海默病的机制提供了一定客观依据。许建阳等发现,针刺AD 患者双侧合谷和太冲穴后,脑内颞叶和额叶葡萄糖代谢明显增加,并且明显增加颞叶和额叶血流量和血容量,认为这个效应可能提示针刺将提高阿尔茨海默病患者的认知能力。

三、针刺效应影响因素研究

不同针刺方法、不同的刺激强度、受试者不同的针感,针刺的效应可能不同,脑功能成像技术的发展为研究提供了有效的手段。

哈佛大学 Kong、Napadow 等观察到手针和电针正常人合谷穴,不同刺激技术产生既相似又不同的脑功能区激活及负激活,在电针不同频率也发现了差异,考虑可能有不同的脑机制被启动。香港大学的 Li 等的研究亦表明传统针刺和电针刺激激活的脑区存在差异。

黄泳等观察到外关穴皮部浅刺和常规针刺都能不同程度地激活脑部功能区,常规针刺能够相对特异地激活小脑,初步表明该激活与针刺效应相关。多项研究也表明,皮部浅刺和常规针刺对脑区的激活有一定差异。

针感是针刺效应的重要组成部分,被认为与疗效密切相关,"得气"与否也在脑功能成像研究中也有较多的关注。不同个体对针刺的敏感性不同,相应脑功能活动的强度也有差异。手针针刺针感较弱的足三里穴,或合谷穴电针刺激中无针感或针感弱的受试者,所得到脑功能图中激活部位散在、相关系数较低。陈凤英等通过对接受右手合谷穴针刺任务时的受试者脑功能激活图分析,显示"得气"感强的受试者激活区较多,且范围较大。逐一比对不同受试者各脑区的激活情况,发现前额区、丘脑、纹状体、扣带回后部及岛叶功能区随着得气强度的增加而有激活明显的趋势,而颞上回、枕叶内侧功能活动区信号变化无此规律。手法针刺合谷穴引起脑功能激活的程度与"得气"情况有关。史宇等针刺健康志愿者右委中穴,得气状态下在默认模式网络(前额叶、后扣带回、角回),疼痛矩阵(第二躯体感觉区、岛叶、前扣带回、额叶、顶叶)产生了较强而广泛的功能连接降低,另外苍白球、豆状核、尾状核、左小脑后叶也出现功能连接降低,而后扣带回与右小脑扁桃体、左脑海马旁回区、丘脑、辅助运动区功能连接增强。认为针刺委中穴产生明显得气感觉,在此状态下默认模式网络及"疼痛矩阵"产生广泛的功能连接减弱效应;这与方继良等发现的太冲穴得气及得气伴疼痛发现激活相对抗的脑网络相似。推测该效应是通过边缘叶-旁边缘叶-新皮质系统这一内在的脑功能网络发挥调节作用,这可能与针刺得气镇痛中枢机制有关。

针刺补泻是实现针灸疗效的一个关键环节。运用脑功能成像技术观察不同补泻手法之间在中枢响应方面的差异,可提供证据阐释其脑科学性、合理性。江虹等的研究显示:在运用补法和泻法针刺足三里时,发现激活区域有明显的重叠,两者间大脑激活部位差异无统计学意义。两种手法刺激足三里穴的区别仅见于补法组针刺结束 20 分钟乃至 30 分钟后对某些特定脑区的激活强度要高于泻法组。证明了针刺足三里穴时施用补法对相应脑区的激活更强烈。

提插捻转的效应是临床常用手法,陆凤燕等比较了捻转、提插、捻转加提插 3 种不同的针刺手法刺激足三里穴激活脑功能区的差异,探索手法的脑中枢效应。发现三种手法均不同程度及范围地产生了体感区、运动区、视觉区、小脑、以及认知、情绪等相关脑区的激活负激活效应,体现了针刺对大脑功能网络的复杂调控作用。提插法对脑区激活明显强,捻转法对脑区负激活明显,体现了手法脑效应的相对特异性。

甄俊平等的研究根据子午流注针法,分别在开穴和闭穴时配伍针刺了足少阴肾经太溪与复溜两穴位,开穴组与闭穴组脑功能成像结果显示激活区及负激活区功能被激活信号增高和功能被抑制信号减低的脑区有不同。开穴组功能信号增高的激活脑区形成了大脑皮质-边缘系统-小脑整体反应环,激活脑区的数目和范围要比闭穴组多和广。而且,两组最大激活脑区有不同,开穴组为扣带回,闭穴组为左侧小脑皮质。不同时辰针刺非穴点后,不存在这种差异。这可能是开闭穴治疗效果既有相同又有差异的原因之一,初步揭示了时间因素对针灸效应的影响。

四、腧穴配伍效应机制研究

穴位配伍是将具有协同作用的腧穴进行配伍以治疗疾病的方法,在针灸临床治疗中具有十分重要的意义。穴位的配伍不是单纯的叠加效应,而是将穴位之间的相互联系及穴位的特异性结合,使得多种刺激同时作用于机体,可以达到腧穴的协同增效或拮抗作用,产生综合效应而达到特殊的治疗效果。脑功能成像技术的发展,为腧穴配伍效应机制研究提供了有利的条件。

王崴等针刺正常老年人"四关穴"(双侧太冲穴和合谷穴),观察其脑功能变化,发现激活区主要包括双侧小脑半球、小脑蚓部、左侧额中回、双侧额下回、双侧中央旁小叶、双侧丘脑、后扣带回和前扣带回。针刺"四关穴"所激活的脑区,并非是单独针刺太冲穴和合谷穴所激活脑区的简单叠加。扣带回和额叶的激活,可能是该组穴位配伍治疗精神类疾病的中枢神经机制。

陈俊琦等观察并比较针刺健康志愿者右侧外关穴和外关穴配伍内关穴对不同脑区的激活情况。发现,与外关穴配伍内关穴比较,单针刺外关穴右侧小脑激活几率较高,针刺外关穴能相对特异地激活右侧小脑,而外关穴配伍内关穴则能相对特异地激活左侧顶叶;针刺外关穴与针刺外关穴配伍内关穴,对各脑区的激活强度没有显著差异。揭示:针刺外关穴能够在维持躯体平衡、改善肌张力障碍及调节随意运动方面发挥较为突出的作用。外关穴配伍内关穴这种表里经配穴能够加强对偏身感觉及运动障碍的治疗作用,这为外关穴特异性及表里经配穴规律的研究提供了初步的参考依据。

王光彬等对针灸学经典配伍方法进行了探讨,观察了配伍针刺足阳明胃经(ST)原穴(冲阳,ST42)与合穴(足三里,ST36)后脑功能变化情况。结果显示配伍组脑功能激活区有双侧颞上回(22区)、双侧缘上回(40区)、双侧小脑、双侧扣带回及扣带回峡(32区和30区)、双侧顶上小叶(7区);功能减低脑区有双侧眶回(11区)、双侧颞极(38区)、右侧额下回(47区)、右侧枕颞内侧回(36区)。非穴组激活区包括颞上回、中央前回、扣带回、丘脑、岛叶、小脑等。非穴组激活脑区的范围、信号强度及数量(12个)显著小于配伍组(23个)。

刘力等的研究发现针刺足少阳胆经的经穴、合穴后,可以激活、抑制不同脑区及躯体感觉区,非穴对照组激活脑区的范围、信号强度与数量显著小于试验组。提示穴位配伍的作用机制与脑功能区活动具有相关性。

五、灸法效应研究

灸法因其在 MRI 或 PET 扫描室内操作不便,行此种研究的不多。艾林、戴建平、赵百孝等在足三里穴施灸,产生了海马、扣带回、嗅觉皮质等边缘叶系统广泛负激活效应,认为与灸法止痛有关。吴焕淦等采用隔药灸治疗克罗恩病(CD)及肠易激综合征(IBS)临床疗效明显,以默认模式网络为主的全脑调控是隔药灸疗法治疗缓解期克罗恩病患者的中枢响应特征;灸法可通过调节肠易激综合征患者额前皮质、扣带前回皮质脑功能,改善其内脏高敏感状态,缓解腹痛症状。

第四节　PET 在针刺脑效应及机制研究的应用

PET 成像技术符合中医针灸整体性、功能性的特点。该技术可以从分子水平准确、直观地观察针刺负荷时脑代谢和脑细胞功能活动的部位和范围,可以在活体的生理及病理状态下,无创地研究针刺作用时人脑的形态结构和功能活动,可以从整体水平上进行针刺作用中枢机制研究,从而打破了离体研究和孤立研究的局面,克服了离体组织细胞和分子生物学研究的不足。

一、针刺经穴得气的 PET 脑功能效应观察

相关研究发现,针刺健康受试者合谷穴得气时,下丘脑、脑岛得到激活,下丘脑被认为是针刺镇痛的特异性脑区。张贵峰等针刺健康受试者外关穴,发现得气有激活左侧颞叶、颞上回为主的趋势,并显著激活 BA7 及 BA13、22、39、42、45,与无感觉组相比,得气组和刺痛感组均特异性地激活 BA22、45;赖新生等针刺外关穴后也得出了与上述研究较为一致的结论。龚萍等针刺健康受试者三阴交穴得气后的数据显示,对侧第一躯体运动区,对侧第一躯体感觉区,BA6、8、9、24、32、10 激活和 BA17、18、28、30、35 负激活。邵广瑞等针刺正常人足三里穴并采用 PET-CT 观察脑区变化,发现针刺得气激活的脑功能区有左侧苍白球、小脑、丘脑及 BA8、9、11、44、45,右侧内囊后肢、导水管周围灰质及 BA18、19、25 则受到抑制,此外也发现针刺足三里和委中穴得气后均可以增加相应脑区的葡萄糖代谢,但两穴位所引起的代谢脑区不同。针刺慢性缺血性中风患者外关穴得气激活 BA30,相比假针刺组激活了 BA13、19、47,未引起脑区的负激活;假穴组,则发现负激活在 BA9,而未见激活脑区。

多数研究显示针刺不同穴位得气、得气与非得气的中枢响应反映在相对特异性的脑

区或脑网络。但同时研究也表明,针刺某一穴位得气时,实际上很多脑区都会有响应,并不是特定的某一脑区,而针刺不同穴位可能会激活部分相同的脑区,各个团队研究针刺相同穴位得气后中枢响应(包括激活与负激活)区域的描述也不同。究其原因,与试验设计、针刺方法、个体穴位解剖及功能状态、影像学设备、试验过程的质量控制和数据处理方法有关。首先,目前关于针刺得气中枢响应的影像学研究中尚缺乏客观的量化标准,不同研究在评估得气时采用了不同评价量表,所记录的针感及针感强度是不同的,导致其出现不同结果;其次,试验设计中对照组的选择,对得气时间、方法等试验当前的大多数研究只观察了正常情况下针刺得气与脑功能的联系,尚缺乏病理状态下的大样本、多中心随机对照试验。

二、生理状态下针刺经穴的 PET 脑功能成像针刺研究

赖新生等运用 PET 脑功能成像技术,对比针刺 6 位健康志愿者右侧外关穴前后脑功能成像图,观察到针刺外关穴激活的脑区主要包括布劳德曼区(Broadmann area,BA)7、13、18、19、21、22、27、38、40、42、45 区,与外关穴能治疗听觉障碍性疾病、肢体、胁肋疼痛等躯体感觉障碍性疾病、梅核气、高血压、便秘等与情绪、行为或内脏活动相关的疾病、腹痛等与内脏感觉相关的疾病、眼疾和中风后遗症等可能具有明显的相关性。

邵广瑞等应用正电子发射计算机体层摄影(PET)/CT 脑功能成像技术,以电针刺激 8 名健康志愿者右侧委中穴观察脑内引起的代谢变化,结果发现①针刺诱发的平均功能激活脑区:左侧 BA10、11、22、38、39、40、44、45、46,右侧 BA10,双侧 BA 19、18 以及左侧小脑皮质、屏状核、岛叶(t>3.36,P<0.01,k>30 voxels);②针刺诱发平均功能抑制脑区:双侧 BA24,左侧 BA7、8、19、40,右侧 BA1、3、6、20、44 和左侧黑质。认为委中穴与大脑存在着一定的联系,针刺委中穴是通过激活和抑制有功能联系的多个特异脑功能区,并通过神经体液机制共同发挥作用。其中前额区、岛叶及小脑的功能激活和扣带回、顶叶及黑质的功能抑制分析可能是针刺委中穴的中枢调节机制之一。

尹岭等用 PET 对 6 例男性健康志愿者行针刺右侧足三里前后的 ^{18}FDG-PET 脑功能成像,结果显示针刺右侧足三里穴引起视丘下部、尾状核头部、小脑、颞叶、中央后回、脑干的葡萄糖代谢增加。认为针刺足三里穴可引起与内脏功能有关的皮质下自主神经中枢葡萄糖代谢增加。

龚萍等利用 PET 对 6 例女性健康志愿者行针刺右侧三阴交前后的 18 氟标记脱氧葡萄糖(^{18}F-FDG)脑功能成像变化区域进行分析,结果显示对侧第一躯体感觉区,对侧第一躯体运动区,双侧辅助运动区(BA6)和对侧前辅助运动区(BA8)、前扣带回(BA24、BA32)、双侧背外侧前额叶(BA9)和对侧中间前额叶(BA10)葡萄糖代谢增加。枕叶舌回(BA17、BA18)、海马和多个海马旁回(BA28、BA35、BA30)葡萄糖代谢降低。认为三阴交穴位的临床作用与针刺后脑葡萄糖代谢变化的脑功能区所施控的功能具有良好的对应性,说明大脑在针刺三阴交对机体的调节中起重要作用,因此大脑可能是穴位治疗疾病的中枢基础。

三、病理状态下针刺经穴的 PET 脑功能成像针刺研究

中风

沈巍运用 PET 以不同脑区的血流、代谢、功能活动为指标,研究中风患者经穴和非穴的脑功能成像特点,从不同脑区功能变化来分析中风患者经穴的相对特异性。选取 10 例缺血

性脑梗死患者,随机分为针刺外关组和非穴组二组。针刺后,用PET扫描观察不同处理状态下的脑功能成像特点。结果发现:①针刺引起多个脑区的葡萄糖代谢增高,大脑、小脑、丘脑均有激活,左侧激活区有额内侧回(BA6)、中央前回、额上回、前运动区、辅助运动区(BA6)、左侧岛叶(BA13),左侧舌回、楔叶(BA18),左侧枕叶外侧沟(BA19),前扣带回(BA24),扣带回皮质(BA32),尾状核,左侧边缘叶;右侧激活区有顶叶中央后回(BA2)、额叶中央前回(BA4)、海马旁回(BA13)、颞上回(BA22)、颞上回(BA38)、右侧顶下小叶(BA40)、右侧后叶、右侧小脑扁桃体、右侧尾状核、右侧脑干、乳头体丘脑束的葡萄糖谢增强,增强区域大多与躯体运动、感觉、语言、情志有关。②葡萄糖降低区域主要见于以下脑区:右侧额上回、额内侧回、颞中回、额前回(BA6)、左侧额上回(BA9)、枕(BA19)、枕中回、楔叶(BA18)、颞上回(BA22)、小脑、楔前叶、顶下小叶(BA40)、中央后回(BA2),与语言、听力和空间定位等功能区相关。从该实验可以得到这样的结论:根据脑梗死后患者PET脑功能成像,能够分析外关穴和非穴的针刺激活的不同效应。针刺外关穴与针刺非穴点比较,外关穴,通过提高与运动相关脑区额后叶运动皮质中枢、背外侧前额叶运动皮质中枢、尾状核、运动前皮质、中央前回和腹外侧核初级运动皮质的葡萄糖代谢,改善缺血性脑梗死患者的运动功能;调节脑梗死后与情志相关的脑区岛叶、颞叶前极、前扣带回、眶额皮质葡萄糖代谢;调节空间定位和平衡的小脑、顶下小叶、BA7、BA39、BA40葡萄糖代谢;调节语言听力和语义表达相关脑区BA22、BA40,其激活脑区与脑梗死后损伤区域有特异性联系,能调节中风后运动、感觉障碍、失语、情志障碍有关的脑区的脑功能活动。同时针刺外关穴与非穴差异的功能脑区与外关穴传统的主治效应高度相关:①外关穴治疗上肢病患(瘫痪、疼痛、麻木、肿胀等等),与躯体运动的脑区(BA4、6、8),躯体感觉相关的脑区(脑干、初级体感皮质BA2,空间定位和平衡BA7、39、40、小脑)的激活有关;②五官病患,主要包括目、耳疾患,与视觉、听觉相关的脑区(BA18、BA19、BA22)有关;③精神情志疾病,与精神情志活动相关的脑区(BA13、24、32、28和海马)的激活相关,说明外关穴具有经穴的特异性,与经络的功效可能相关,并且与非穴在治疗效应上有明显的区别。

另外,许建阳等PET研究发现,针刺AD患者双侧合谷和太冲穴后,脑内颞叶和额叶葡萄糖代谢明显增加,并且明显增加颞叶和额叶血流量和血容量,认为这个效应可能说明针刺将有可能提高AD患者的认知能力。

小结与展望

针灸影像学的研究,特别是针刺脑功能成像的研究已取得一些阶段性进展,为针灸治病机制提供了客观的、可视化的数据。但目前的研究也存在着一些问题,实验条件难以控制、实验设计难以统一、数据分析方法不一、实验样本量偏少、个体差异的存在,造成研究结果差异较大,尚无法形成相对统一的结论。

随着神经影像技术的不断发展,综合多种脑功能成像技术、神经生理学、分子生物学等多学科进行多模态验证成为了可能。通过研究内容的拓展、实验设计的优化、数据处理的进一步丰富规范,可使实验质量得到有效的控制,将提高研究结果的可重复性,可更加深入的研究阐明针刺治病机制,更好的指导针灸临床实践。

参 考 文 献

1. Schnyer R, Lao L, Hammerschlag R, et al. Society for Acupuncture Research: 2007 Conference Report: "The Status and Future of Acupuncture Research: 10 Years Post-NIH Consensus Conference". The Journal of Alternative and complementary Medicine, 2008, 14 (7): 859-887

2. Hui KKS, Liu J, Makris N, et al. Acupuncture modulates the limbic system and subcortical gray structures of the human brain: evidence from fMRI studies in normal subjects. J Hum Brain Mapp, 2000, 9: 13-25.

3. Napadow V, Makris N, Liu J, et al. Effects of electroacupuncture versus manual acupuncture on the human brain as measured by fMRI. J Human Brain Mapping, 2005, 24 (3): 193-205.

4. Fang JL, Jin Z, Wang Y, et al. The salient characteristics of the central effects of acupuncture needling: limbic-paralimbic-neocortical network modulation. J Human Brain Mapping. 2009, 30: 1196-1206.

5. W Huang, P Daniel, N Vitaly, et al. Characterizing Acupuncture Stimuli Using Brain Imaging with fMRI - A Systematic Review and Meta-Analysis of the Literature. PLoS One, 2012, 7 (4): e32960.

6. Wu MT, Sheen JM, Chuang KH, et al. Neuronal specificity of acupuncture response: A fMRI study with electroacupuncture. NeuroImage, 2002, 16 (4): 1028-1037.

7. 贾少微, 王凡, 郑溪园, 等. 针刺对局部脑血流量和脑活动功能的影响. 中华医学杂志, 1996, 76 (6): 538.

8. 吴志远, 缪飞, 项琼瑶, 等. 针刺足三里对磁共振脑功能成像影响的研究. 中国中医药科技, 2007, 14 (5): 305-307.

9. 尹岭, 金香兰, 乔卫安, 等. 针刺足三里 PET 脑功能成像. 中国针灸, 2003, 23 (1): 27.

10. 董竞成, 李霁, 左传涛, 等. 针刺健康人阴阳经穴对脑葡萄糖代谢的影响. 中国中西医结合杂志, 2002, 22 (2): 107.

11. Zhang JH, Cao XD, Lie J, et al. Neuronal specificity of needling acupoints at same meridian: a control functional magnetic resonance imaging study with electroacupuncture. Acupunct Electrother Res, 2007, 32 (3-4): 179-93.

12. 石学敏. 针灸学. 北京: 中国中医药出版社, 2004: 47.

13. 肖叶玉, 杜丽, 洪璧楷, 等. 手法针灸足三里穴脑内效应磁共振功能成像研究. 中国中西医结合杂志, 2008, 28 (2): 122-125.

14. 方继良, Krings T, WeidemannJ, 等. 捻针时真、假穴不同中枢激活效应的脑功能 MRI. 中华放射学杂志, 2004, 38 (12): 1281-1284.

15. 周诚, 王嘉洲, 陈敏, 等.

16. 方继良, 金真, 王寅, 针刺太冲及其临近穴脑反应区功能磁共振成像比较. 中国医学影像技术, 2005, 21 (9): 1332-1336.

17. 胡卡明, 王承平, 谢惠君, 等. 针刺穴位与非穴位激活不同脑区的效应观察. 中国针灸, 2006, 26 (3): 205-207.

18. 田丽芳, 周诚, 陈敏, 等. 用功能磁共振成像探讨经穴和大脑皮质的关系. 针刺研究, 2006, 31 (2): 113-115.

19. 吴志远, 缪飞, 项琼瑶, 等. 针刺同一经络不同穴位的磁共振脑功能成像对比研究. 中国医学影像学杂志, 2008, 16 (2): 101-105.

20. 钟治平, 吴珊珊, 刘波, 等. 针刺同一解剖节段不同经络穴位的脑功能磁共振成像研究. 南方医科大学学报, 2010, 30 (6): 1363-1365, 1372.

21. 吴子建, 蔡荣林, 徐春生, 等. 心经与肺经在大脑相对特异性的 fMRI 研究. 中国针灸, 2011, 31 (6): 529-534.

22. 李霁, 左传涛, 管一晖, 等. 针刺对脑梗塞患者脑内葡萄糖代谢的影响. 中西医结合杂志, 2002, 22 (10): 741-744.

23. 刘自平, 吴文, 张珊珊, 等. 针刺治疗急性腰痛导致疼痛矩阵改变的功能性磁共振成像研究. 中国疼痛医学杂志, 2013, 19 (4): 201-205.

24. 于国强,李晓陵,王丰,等.针刺足临泣治疗腰腿痛的脑功能性磁共振成像研究.中国老年学杂志,2014,34(19):5443-5446.

25. 王苇,赵义,周龙江,等.脑梗死偏瘫患者针刺下神经作用机制的血氧水平依赖性功能磁共振成像及弥散张量成像研究.中华物理医学与康复杂志,2015,37(9):662-667.

26. 张华,司卫军,谭中建,等.针刺阳陵泉对脑梗死患者白质结构的影响.中国康复理论与实践,2014,20(10):955-959.

27. 付平,贾建平,王敏.针刺神门穴对阿尔茨海默病患者脑功能磁共振成像的影响.中国临床康复,2005,9(1):120-121.

28. 许建阳,王发强,单保慈,等.针刺治疗老年性痴呆的认知能力及其脑功能成像的研究—附10例临床报告.中国中西医结合影像学杂志,2004,2(3):85-87.

29. 卢洁,李坤成.阿尔茨海默病针刺作用机制的功能磁共振成像研究.医学影像学杂志,2011,21(2):302-304.

30. Kong J,Ma L,Gollub RL,et al.A pilot study of functional magnetic resonance imaging of the brain during manual and electroacupuncture stimulation of acupuncture point(LI-4 Hegu)in normal subjects reveals differential brain activation between methods. J Altern Complement Med,2002,8(4):411-419.

31. Li G,Cheung RT,Ma QY,et al.Visual cortical activations on fMRI upon stimulation of the vision-implicated acupoints.J Neuroreport,2003,14(5):669-73.

32. 黄泳,曾统军,王艳杰,等.外关穴皮部浅刺与常规针刺激活脑区的功能性磁共振成像比较.安徽中医药大学学报,2009,28(3):25-28.

33. 吴俊贤,黄泳,赖新生,等.常规针刺与皮部浅刺外关穴配伍内关穴功能性磁共振脑功能成像研究比较.中华中医药学刊,2009(8):1625-1628.

34. 黄泳,廖晓明,赖新生,等.不同层次针刺阳陵泉穴fMRI脑功能成像比较.成都中医药大学学报,2008,31(4):5-8.

35. 黄泳,宋远斌,赖新生,等.内关穴皮部浅刺和常规针刺脑功能磁共振成像比较.山东中医药大学学报,2009(3):243-245.

36. 兰蕾,吴凤,曾芳,等.国外针刺中枢效应机制的fMRI研究进展.中国针灸,2013,33(5):426-430.

37. 方继良,王小玲,王寅,等.电针正常人足三里和关元穴中枢效应的fMRI脑功能成像比较.针刺研究,2012,37(1):46-52.

38. 肖叶玉,吴仁华,裴仁全,等.针刺足三里穴磁共振功能成像的初步探讨.实用放射学杂志,2004,20(2):106-108.

39. 陈凤英,沈智威,关计添,等.手法针刺合谷穴得气与脑功能激活关系的探讨.磁共振成像,2011,2(2):112-117.

40. 史宇,吴文,张珊珊,等.基于功能性磁共振成像技术研究针刺得气脑机制.中华中医药杂志,2016(2):445-450.

41. 江虹,王培军,赵小虎,等.功能磁共振成像观察补法、泻法针刺足三里穴对大脑作用的中枢机制.中国医学影像技术,2010,26(4):635-638.

42. 甄俊平,柳澄,何敬振,等.不同时辰针刺足少阴肾经脑功能磁共振成像对比研究.中国中西医结合影像学杂志,2008,6(5):325-331.

43. 金真,张蔚婷,罗非,等.人脑对不同频率穴位电刺激反映的功能性磁共振成像.生理学报,2001,53(4):275-280.

44. 张继苹,曲姗姗,吴春晓,等.穴位配伍的脑功能成像研究现状.针灸临床杂志,2013,29(1):73-76.

45. 王葳,李坤成,单保慈,等.针刺正常老年人"四关穴"的脑功能MRI研究.中国医学影像技术杂志,2006,22(6):829-832

46. 陈俊琦,黄泳,邹燕齐,等.针刺外关穴与外关配伍内关穴的fMRI脑功能成像比较研究.辽宁中医杂志,2010(6):1127-1129.

47. 王光彬,柳澄,武乐斌,等.针刺足阳明胃经原穴合穴磁共振脑功能成像.中国医学科学院学报,2009,31(2):171-176.

48. 刘力,李晓陵,王丰,等.针刺足少阳胆经经穴合穴激活脑区 fMRI 研究.中医药学报,2014(2):74-77.

49. 方继良,张东友,陈媛媛.脑功能成像针灸脑效应研究进展.中国中西医结合影像学杂志,2016,14(4):371-372.

50. 徐春生,李传富,鲍凤.针刺脑功能成像的研究现状.中国中西医结合影像学杂志,2010,8(3):263-266.

51. 曾芳,李政杰,刘奇,等.针刺脑功能成像研究思路与展望.辽宁中医杂志,2013(2):373-375.

技术篇

第二章　针灸临床常用影像技术

第一节　超 声 成 像

超声成像（ultrasonography，US）是利用超声波的物理特性，获得某些和人体解剖学信息或功能信息有关的超声参数的变化，以特定方式表达出来。超声诊断是利用超声成像并结合临床资料进行疾病诊断的方法。超声诊断技术临床应用广泛，是一种安全、无创、无辐射损伤的检查手段。近年来，随着组织谐波、三维重建、超声造影、弹性成像、超声内镜及高强度超声聚焦治疗等新技术的运用，扩展了超声在临床的使用范围。

一、概述

(一) 超声波定义及物理量

超声波（ultrasound）是声波的一种特殊类型，其振动频率超过人耳听觉上限阈值 20 000Hz，能成束发射，以纵波向远方传导。常用医学诊断的超声频率在 1~15MHz 左右。超声波基本物理量为频率、波长、声速、特性声阻抗，声像图中各种回声的差异主要是不同介质的声阻抗不同形成的。

(二) 超声波的物理特性

1. 指向性　超声波波长极短，其声波直径远大于波长，故声束集中在一个狭小的角度内发射，称为指向性。在相同声源直径条件下，频率越高，波长越短，其指向性即方向性越好，指向性好有利于准确寻找病灶和定位。

2. 反射、折射、散射与绕射　当超声波在介质中传播遇到两种声阻抗不同的声学大界面时，声波将发生部分反射、折射、散射与绕射。反射与散射回声是所有回波型超声诊断的基础。人体中的散射源是血液中的红细胞和脏器内部的微细结构。

3. 频率与分辨力和穿透力的关系　超声频率越高其组织穿透力越浅，但指向性和分辨力越佳；频率越低，组织穿透力越深，但指向性和分辨力越差。

4. 声衰减　是指超声波在介质中传播时，其强度随着传播距离的增大而减小，主要原因为声速扩散、界面上的散射和介质的声吸收等导致的声能减小。人体组织中，声衰减程度依递减顺序依次为骨组织、实质脏器、管壁、脂肪组织、液体。

5. 多普勒效应　超声波与界面存在相对运动时,反射波的频率与发射波的频率不同,两者的频率之差(即频移)与它们之间的相对运动速度成正比。此现象称为多普勒效应。多普勒超声即是利用运动目标所产生的频移,从而计算出运动速度。胎心、瓣膜、血管壁以及血流都是人体中的运动体,都会产生多普勒效应。

(三) 超声成像基本原理

超声波在人体不同组织、脏器中传播时,因界面大小、声阻抗的差异而发生不同的反射、折射和散射,从而形成不同的回声,这些不同的回声信息,经过超声仪器的接收、放大和处理,在显示屏上形成声像图。

二、超声仪器的类型

目前应用的是按显示方式分类,可分为四类。

(一) A 型

最早开发使用,为幅度调制型,主要以波幅变化进行诊断,不能直观显示组织图像。目前仅用于颅脑和眼科。

(二) M 型

为辉度加幅度调制型,以移动的光点曲线观察器官的变化,可分析心脏和大血管的运动幅度,主要用于测量腔室内径、瓣膜、室壁及血管壁的运动幅度,一般与 B 超、彩色多普勒联合使用。

(三) B 型

目前使用最广泛的超声检查,也是其他超声诊断法的基础,属辉度调制型,其原理是将单声束在传播途径中遇到各个界面所产生的一系列散射与反射回声在显示器上以光点的辉度来表达。B 型超声以灰阶度来表示回声强度的高低(图 2-1-1),回声越强,光点越亮(如骨骼、结石等),回声越弱,光点越暗(如液体),可实时,清晰地显示组织二维切面的精细结构。

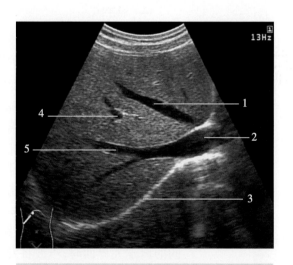

图 2-1-1　正常肝脏声像图
1- 左肝静脉　2- 下腔静脉　3- 膈肌　4- 门静脉右支横断面　5- 右肝静脉

(四) D 型

为超声频移诊断法,即发射固定频率的脉冲式或连续式超声波,接收已经发生变化的回波,提取并显示差频,即多普勒模式。主要用于血管和产科,对各类心血管疾病的诊断有很大价值,可检测其形态学和血流动力学状况,常和 B 型、M 型超声合并使用。D 型超声又分为:

1. 频谱多普勒　超声探头接收到的血流信号为复杂信号,需经过快速傅里叶转换分解为简单的基本频率和振幅信号组成频谱图,用于研究血流动力学,检测血流有无、方向、时相、速度等,能测高速血流,但不能分辨深度。又分为脉冲波多普勒(PW)和连续波多普勒（CW）。

2. 彩色多普勒（CDFI）　利用相关技术迅速获得一个较大腔室或管道中的全部差频回声信息,然后以彩色编码和二维图像同时显示。可以直观和动态显示血流状况,有红、蓝、黄三种基本色,颜色反映血流方向,红色表示朝向探头的血流,蓝色表示背向探头的血流。黄色为湍流时两者叠加所致（图 2-1-2）。颜色的明暗可反映血流速度快慢。

（五）三维超声

可显示人体器官和病灶的 X、Y、Z 轴立体图像,比二维图像显示更为直观、信息更加丰富、病灶的空间定位和容积测量更准确,在胎儿和心脏检查中以及介入治疗应用较多,此外,在医学教学和手术规划等方面也有广泛的应用前景。三维诊断又分为计算机三维重建和实时动态三维（又称四维超声）,后者是通过特殊的容积探头进行扫描而获得实时立体图像（图 2-1-3）。

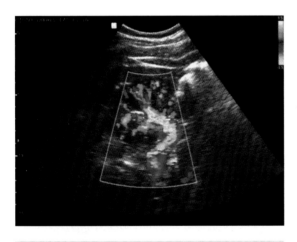

图 2-1-2　肾脏彩色血流声像图
红色表示进入肾脏血流,蓝色表示流出肾脏血流

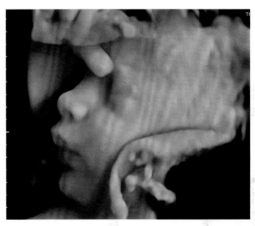

图 2-1-3　胎儿三维立体声像图

（六）超声造影

将造影剂（含微气泡的溶液）注入静脉,造影剂随血流灌注进入器官、组织,使器官、组织显影,从而为临床超声诊断提供更多的信息和依据。主要技术是谐波成像、二次谐波成像和间歇谐波成像。常用于肝脏、心脏、肾脏、妇科、浅表器官、周围血管等疾病的诊断和鉴别诊断。

（七）腔内超声和内镜超声

是指为获得更佳的超声声像图,通过各种符合人体工程学的超声探头在人体腔道内进行的超声检查。腔内超声有经食管超声、经阴道超声、经直肠超声等;内镜超声包括胃镜超声、腹腔镜超声等。

此类探头有胃肠内镜探头,检查心脏的经食管探头,经直肠、阴道、尿道的腔内探头,术中高频探头等,它们弥补了体表探头的不足,更直接贴近病变部位,获得图像更佳,使过去的检查盲区和难以获得清晰图像的部位得以直观显示,尤其有利于病灶的细微解剖层次和病变状况的判断分析。

三、超声成像的优势与限度

超声成像具有无辐射、无创伤、可重复、费用低的优势，对器官和组织有良好的分辨力，能实时、动态、灵活显示人体组织器官和活动状态。彩色多普勒超声具有可实时反映组织器官血流动力学变化等优势。超声成像同时也存在一些限度，如由于穿透力差，不能检查被气体或骨骼遮盖的组织或器官，对肥胖体型的深部结构检查有限；受操作者手法或经验影响较大，导致结果不够客观等。

四、介入性超声

（一）超声介入诊断与治疗

主要有在超声引导下的细针穿刺活检、对管腔结构的穿刺造影、对体内病灶的引流和治疗，如对囊肿、脓肿、心包积液、胸腹腔和盆腔积液进行超声引导的穿刺引流，对肿瘤、泌尿系结石的超声引导介入治疗等。

（二）超声治疗

利用高能量的超声波可以进行超声治疗。超声波产生的热效应、机械效应，可以加速细胞代谢和物质交换，可以消炎镇痛、软化瘢痕，还可气化或切割组织、止血、杀灭癌细胞等。

五、超声医学新技术

（一）声学定量（AQ）与彩色室壁动态分析（CK）

前者又称心内膜自动边缘检测，主要用于心脏功能检测。后者主要是检测阶段性室壁运动异常。

（二）斑点追踪超声心动图

能准确反映心肌的运动，定量评价心肌各节段的收缩和舒张功能；定量评价心肌缺血；通过测量左室旋转角度来评价心脏收缩和舒张功能。

（三）超声弹性成像

主要用于乳腺癌、前列腺癌的鉴别诊断，血管内斑块性质的判定，也可以用于监测射频消融治疗中，高强度聚焦超声引起的热损害。

六、超声诊断在临床的应用

1. 能清晰显示实质性脏器大小，边缘形态，组织结构和毗邻关系，以及各种管腔结构的形态。
2. 能动态观察，实时显示活动的组织结构，比如心脏的形态和活动、胎儿的生长发育过程。
3. 可用于脏器的功能检测，如心功能，血管功能，空腔脏器的排空功能等方面的检查。
4. 介入性超声可做组织或细胞活检，并能进行液体引流及药物治疗。

七、超声在针灸方面的研究

超声作为影像学科的重要组成部分，为中医藏象学说提供了鲜活、形象的实质性证据。因为超声图像结构清晰、层次清楚，彩色图像逼真，信息量丰富，接近人体真实结构，可以准确确定经络和血管、神经、组织的相互关系。对于人体功能改变可以及时获得第一手资料。在针灸临床上,超声目前多侧重于针灸治疗后人体功能性的变化。例如观察针刺特定穴位后,某些大血管的血流动力学的改变,空腔脏器排空功能的变化,尤其是在妇科,由于超声具有无创、可重复、安全、敏感、无辐射性的优点,可以多次、反复检查,可以观察到胎儿的动态变化,应用广泛,比如针灸治疗排卵障碍妇女不孕症,针刺至阴穴扭转胎位不正的观察。

参 考 文 献

1. 张林昌,陈英红.电针治疗胃下垂82例B超变化的观察.上海针灸杂志.2002,21(2):28.
2. 方文岩,张文采,孙品,等.针刺治疗非细菌性前列腺炎及B超声像图分析.中国针灸.2002,22(10):657-659.
3. 潘王瑛.B超介导下针刺子宫穴配合中药治疗肾虚肝郁型多囊卵巢综合征.武汉:湖北中医药大学,2015.
4. 陈雪松,庞国兴,徐晓红,等.B超在中医药针灸治疗排卵障碍妇女不孕症中的应用.广西医学,2006,28(5):653-654.
5. 陈英红,张林昌.B超观察针灸矫正胎位不正.上海针灸杂志.2004,23(11):9-10.
6. 周永昌,郭万学.超声医学.第5版.北京:科技文献出版社,2006.
7. 侯健,许茂盛.医学影像学.北京:中国中医药出版社,2017.
8. 贺海东,钱林学.超声引导下两种型号穿刺活检针在乳腺占位病变诊断中的应用价值.中国医学装备,2015(11):102-105.

第二节　X 线 成 像

　　X线成像,是临床上常用的、基本的影像成像技术,是经X线穿过人体后获得图像信息,以显示人体的解剖结构、生理功能及病理变化的成像技术。

一、X线成像原理

(一)X线的产生及特性

　　1. X线的产生　X线是在真空管内高速运动的电子流撞击钨(或钼、铑等)靶时产生的,是能量转换的结果。当阴极活跃的自由电子以高速撞击阳极靶面时,发生能量转换,其中约1%的能量转换为X线,其余99%以上的能量转换为热能(图2-2-1)。

　　2. X线的特性　X线是一种波长很短的电磁波,其波长范围为0.0006~50nm,用于X线成像的常用波长范围为0.008~0.031nm(相当于40~150KV时),比可见光的波长要短得多,肉眼不可见。X线除上述一般物理性质外,还具有以下主要特性:

　　(1)穿透性:X线能穿透可见光不能穿

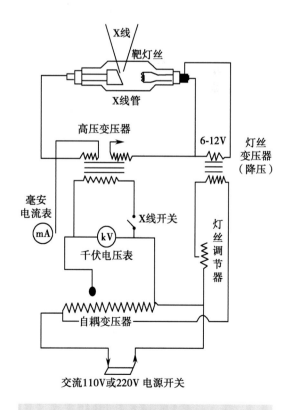

图 2-2-1　X 线产生电路图

透的物质,并在穿透过程中部分X线被吸收,产生衰减。其穿透能力与X线波长、电压及物质的密度和厚度密切相关。X线的波长越短,穿透能力越强。电压越高,穿透力越强;反之,电压越低,其穿透力越弱。密度高、厚度大的物质吸收X线量多,穿透的X线量小。穿透性是X线成像的基础。

(2)荧光效应:X线能激发碘化铯、硫化锌镉、钨酸钙等荧光物质,使波长短的X线转换成波长较长的可见光,称为荧光效应。荧光效应是探测器或平板成像光电转换的重要环节。

(3)感光效应:X线能使涂有溴化银的胶片感光并产生潜影,经显、定影处理后显影。传统胶片成像利用了感光效应,但目前已很少使用。

(4)电离效应:X线穿透生物体时,可破坏某些大分子结构,甚至可直接损伤细胞结构,称为电离效应或生物学效应。临床上可利用电离效应对某些病变组织(如肿瘤)进行集中照射治疗;由于电离效应,在进行X线检查时应注意防护。

(二)X线成像原理

当X线穿过人体时,由于人体内不同组织器官存在不同的密度与厚度,X线被吸收的程度有所差别,因此X线量到达荧光屏、胶片或探测器(或平板)存在差异,这种差异在荧光屏、胶片上或经计算机处理后形成明暗或黑白灰度对比不同的影像(图2-2-2)。

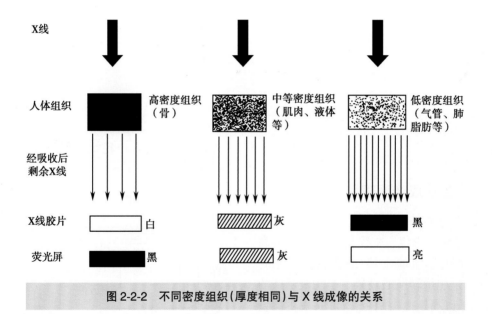

图 2-2-2   不同密度组织(厚度相同)与X线成像的关系

X线图像中的密度分为三类:①高密度:骨组织和钙化灶等;②中等密度:软骨、肌肉、神经、实质器官、结缔组织以及体内液体等;③低密度:脂肪组织及存在于呼吸道、胃肠道、鼻窦和乳突内的气体等。

二、X线设备与检查技术

(一)X线设备

近年来,传统的X线直接作用于胶片成像已逐渐被数字化成像所取代,数字化成像胶片上的图像是由计算机输出电信号,经激光打印机得到的。数字化X线设备依据技术原理不同,分为计算机X线摄影(CR)、数字X线成像(DR)和数字减影血管造影(DSA)等设备。其中CR可以与传统X线摄影设备进行组合,形成数字图像;DR设备还包括数字胃肠机、数字乳腺机、数字床旁机、数字全景口腔摄影机等。

1. 计算机X线摄影(computed Radiography,CR)　是将透过人体的X线影像信息存储在影像板(image plate,IP)上,经过激光扫描,将存储的信号转换为光电信号,再通过模拟数字转换器后,输入计算机处理,形成较好质量的数字图像。

2. 数字X线成像(digital Radiography,DR)　是X线摄影装置或透视装置与电子计算机结合,应用平板探测器(flat panel detectors,FPD),将透过人体的X线影像信息直接转变成电信号、再转换成数字信息,经过计算机系统处理,最后得到数字化图像的技术。DR成像明显优于传统X线成像,也优于CR,其主要优点是:①摄片条件的宽容度大,应用最小的X线辐射剂量,达到清晰显示影像的效果;②提高了图像的质量,高像素的图像能够清晰显示不同密度的组织解剖结构和病理状态;③图像处理系统可调节影像的密度、对比度、边缘锐化、灰度反转、局部图像放大、测量等达到最佳图像效果;④图像可存储在硬盘、光盘,还可通过PACS进行传输(图2-2-3)。

3. 数字减影血管造影(digital subtraction angiography,DSA)

血管造影是将水溶性对比剂注入血管内,使血管显影的X线检查方法。因充盈对比剂的血管影与骨骼及软组织影重叠,影响了血管的显示,DSA是通过计算机处理数字影像信息和重建血管图像,以消除骨骼和软组织的影像,使血管清晰显示的成像技术,主要用于血管性疾病的成像与介入治疗。DSA的图像采集目前多使用平板探测器(flat panel detector,FPD),其设备机架为"C"型臂,故称为C臂机(图2-2-4)。

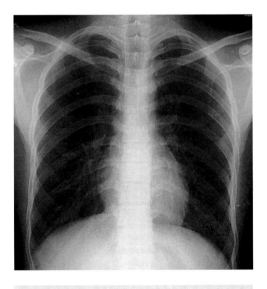

图2-2-3　胸部DR平片

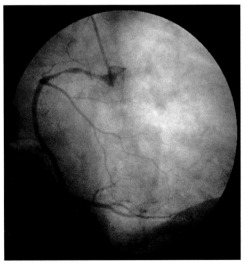

图2-2-4　右冠状动脉DSA图像

(二)X线检查技术

1. 普通检查

(1) 透视(fluoroscopy):能观察器官的运动状态,如心脏、横膈等的活动,同时还可转动患者体位;但难于观察细小病灶,并且无客观记录,辐射剂量偏大。目前已不作为常规检查,仅作为摄片的补充检查方法。

(2) X线摄影(radiography):具有良好的对比度和清晰度,使密度差别小、厚度较大的部位能够清晰显影,并有客观记录,便于复查对比;但不能显示脏器活动状态。为X线主要的检查技术。

2. 特殊检查　目前常用的特殊检查主要是软X线摄影,采用能发射软X线的钼靶或铑靶X线管球摄影技术。钼靶管电压在40KV以下,产生的X线波长较长(约0.07nm),穿透能力较弱,主要用于乳腺X线检查。

3. 造影检查　当人体内器官或结构缺乏自然对比时,人为的将高密度或低密度的物质引入器官内或其周围间隙,使其造成密度差别而产生对比,称为造影检查。被引入的物质称为对比剂。

使用的对比剂可分为高密度和低密度对比剂。高密度对比剂有钡剂、碘剂等;低密度对比剂临床应用较少,主要有空气、二氧化碳等。临床上通过口服产气粉或经导管注入气体做消化道气钡双重造影检查。

造影方法分为两种,包括:①直接引入法:是将对比剂直接引入目标部位进行造影,包括口服,如食管及胃肠道的钡餐检查;灌注,如钡剂灌肠、逆行尿路造影及子宫输卵管造影。②间接引入法:经口服或静脉注射对比剂后,利用该对比剂具有选择性经某脏器生理聚积或排泄,暂时停留于管道或内腔使之显影,例如静脉肾盂造影等。

此外,需注意某些对比剂可引起毒副反应,如碘剂。使用前应注意严格掌握碘对比剂使用的禁忌证,并了解患者有无碘过敏史,甲状腺功能亢进、心肾功能衰竭患者禁用碘对比剂,有肝功能严重损害的患者应慎用碘对比剂。

三、X线图像优点及限度

1. 灰阶图像　X线图像是由从黑到白不同灰度的影像所组成。以密度来反映人体组织结构的解剖及病理状态,用高密度、中等密度和低密度分别表达白影、灰影和黑影。当组织密度发生改变时,则用密度增高或密度减低来表达影像的灰度改变。

2. 重叠图像　X线图像是X线束穿透某一部位的不同密度和厚度组织结构后的投影总和,是该穿透路径上各个结构相互叠加在一起的影像。例如,后前位胸片X线投影中,心影结构中还包含前方胸骨和后方胸椎的影像。

3. 锥形X线束对图像的影响　X线束是从X线管向人体作锥形投射的,因此,X线影像有一定程度的放大,使被照体的形状失真,并产生伴影。

四、X线的防护

由于X线具有电离效应,这种生物学效应超过允许剂量照射时可导致放射性损伤,故X线检查时应重视防护。临床防护常用铅制品,如铅门、铅玻璃、铅屏风及铅衣、铅帽等。此外,足够厚的墙体也能起到防护作用。人体受照累计剂量的大小与受照射时间成正比,应注意避免同一部位进行多次照射。新陈代谢旺盛的组织器官对X线较为敏感,孕妇应避免X线检查,儿童应慎用,生殖腺、甲状腺等部位在检查时应注意防护。

第三节　CT 成像

CT 成像,即计算机体层扫描成像(computed tomography,CT),是利用 X 线束围绕人体选定层面旋转扫描取得信息,经计算机处理而获得断层图像的一种检查技术。它避免了 X 线成像的重叠,并能定量分析组织密度,开创了数字化成像之先河,是医学影像学发展史上的一个重要的里程碑。目前已成为临床疾病诊断不可或缺的重要检查手段。

一、CT 成像原理

CT 装置由三部分组成:①扫描部分:由 X 线球管、探测器和扫描机架组成;②计算机系统:完成数据的运算及后处理;③图像的输出部分:将计算机重建、处理的图像显示在显示屏或经打印机输出到胶片或存储设备中。

X 线球管发出的 X 线束环绕扫描人体选定层面,由球管对侧的探测器接收该层面各个方向上 X 线的衰减值,经模/数转换器转变为数字信号,传输给计算机处理,计算出该层面矩阵上各个一定厚度立方体(体素)的平均 X 线吸收系数值(CT 值),再经数/模转换器依其数值不同转换为不同灰阶的黑白点(像素),并按相应矩阵排列重建出该层面的灰阶图像,得到 CT 图像。

目前的 CT 装置有如下特点:①探测器由单排发展到多排,目前可达到 320 排,球管旋转一周可覆盖 16cm 扫描范围;②扫描速度显著提升,球管旋转一周可短至 0.21 秒,超快速扫描使心脏冠脉成像得以实现;③探测器材料的改进显著提高了探测器的灵敏度,降低了余辉效应;④双球管双探测器设计使容积成像、动态成像成为可能;⑤软件技术的改进使低剂量、低辐射扫描逐渐应用于临床;⑥利用双球管双电压或单球管的电压瞬间切换促成能谱 CT 进入临床实用阶段。

二、CT 检查技术

CT 检查技术包括收集原始数据的扫描技术和对原始数据进行再处理的后处理成像技术。

(一) 扫描技术

CT 扫描以横断面(轴位)扫描为主,仅有极少数部位采用冠状位扫描,如垂体、鼻旁窦。扫描方法主要有平扫、增强扫描、造影扫描、灌注成像;成像技术主要是图像处理技术。

1. CT 平扫　是指不用对比剂增强或造影的普通扫描,一般常规检查均需行平扫。其中还包括两种特殊的扫描方式,即靶放大扫描和高分辨力扫描(high resolution CT,HRCT)。前者是对感兴趣区进行局部放大扫描,以便更好地显示局部结构或病变。常用于内耳、垂体、肾上腺以及肺部小结节等小器官、小病灶的检查。后者是指采用薄层扫描(<2mm)、高毫安、高分辨力算法重建以及靶放大扫描等处理方法,可以获得良好空间分辨力的 CT 图像。主要用于显示小病灶以及器官病变的微细结构。

2. CT 增强扫描　是经外周静脉注入对比剂(如水溶性碘剂)后再进行扫描的方法。由于对比剂进入血液循环后,可使器官和病变的密度形成差别,有利于平扫不能分辨或分辨不清病灶的显示,并可以判断其血供情况,以利于病灶的定性诊断。对比剂注射方式主要采用团注法(bolus injection),即在短时间内将 50~100ml 对比剂快速注入静脉内。依扫描方法可分为常规增强扫描、动态增强扫描(随时间推移进行多次扫描以得到时间 - 密度曲线)、多期增强扫描(如肝脏的动脉期、门静脉期、平衡期扫描)及延迟期扫描(注射对比剂后 5~15 分钟或更长时间的扫描)。

3. CT 造影扫描　指对器官或结构先行造影,然后进行扫描的技术,目前临床应用较少。如 CT 脊髓造影(CT myelography,CTM)等。

4. CT 血管造影(CT angiography,CTA)　是将 CT 增强技术与薄层、大范围、快速扫描技术相结合,通过合理的后处理技术,如最大 / 最小密度投影(MIP)、容积再现技术(VRT),清晰显示全身各部位血管细节,具有无创和操作简便的特点。对于血管变异、血管疾病以及显示病变和血管之间的关系有重要价值,也可用于部分静脉成像。

5. CT 灌注成像(CT perfusion imaging)　是经静脉团注对比剂后,对受检器官或组织进行连续扫描,获得灌注参数以了解其毛细血管血流动力学,即血流灌注状态的一种功能成像技术。主要用于急性脑缺血的超急性期、肺栓塞、肿瘤等的诊断及预后评价。

(二) 图像后处理技术

主要包括四个方面:

1. 图像的再重建(retrospective reconstruction)　为显示病变细节或特征,或避免容积效应,可以利用原始数据改变层厚、重建卷积、滤波函数,使图像边缘锐利或柔和等多种参数,重建出新的轴位图像以满足诊断要求。需要注意的是扫描时探测器的前置准直宽度应符合要求。

2. 多平面重组(multi-planner reformation,MPR)　是将扫描范围内全部或某一范围的图像叠加一起,利用图像数据进行冠状面、矢状面或任意角度如斜冠状面、斜矢状面的图像重组。与横断面图像相结合,丰富了空间立体效果,常作为横断面图像的补充。

有时为将一些弯曲结构或病灶全景显示,可采用曲面多平面重组(curved multi-planner reformation,CMPR),即沿器官或病变不在同一平面的走行画一条曲线,并沿该曲线作多平面重组,能将弯曲的结构拉直、展开在一个平面上,有助于显示该结构的全貌。大多应用在走行弯曲、复杂的结构,如耳道结构、血管、颌面骨等。

3. 再现技术(rendering technique)　包括 SSD、MIP、VR 等。

(1) 表面遮盖显示法(shaded surface display,SSD):根据欲观察内容选择一定 CT 值阈值,阈值以上的体素才被用于重组,形成显示组织表面形态的三维立体图像,并可作多方位、多角度旋转。其优点是立体感强,解剖关系清楚,被广泛用于骨关节、心血管成像,可以逼真的显示骨骼、心脏等的空间解剖关系。其不足是忽略了内部结构及细节的显示。

(2) 最大密度投影(maximum intensity projection,MaxIP)和最小密度投影(minimum projection,MinIP):统称为 MIP,是运用透视法获得的二维图像,即通过计算沿着被扫描物体每条射线上保留最大或最小密度像素,并被投影到一平面上形成的图像。MIP 主要用于血管的显示如血管 CTA(MaxIP),CT 尿路造影(CT urography,CTU)、气管支气管树、胰胆管扩张的成像(MinIP)。

(3) 容积再现技术(volume rendering,VR):是将扫描范围内全部体素的容积数据进行投影、以不同的灰阶显示出来,或加上伪彩色编码,或不同程度的透明化技术,使表面与深部结构同时显示出来,还可以根据病情需要,利用计算机技术进行任意旋转、切割被掩盖部分等。VR 利用了容积中的全部信息量,是三维成像技术中最为复杂的技术,常被称为"活体解剖成像"。主要用于骨骼、支气管、肺、心脑血管等成像,图像清晰逼真,非常直观的反映了空间位置关系及形态轮廓等,但测量数据时会存在误差,需结合横断图像测量数据。

4. 仿真内镜技术(CT virtual endoscopy,CTVE) 是容积数据与虚拟现实(virtual reality)技术结合,如管腔的导航技术或漫游技术可模拟内镜的检查过程,并进行伪彩色编码,使腔内显示更接近于内镜图像,但不能进行活检,故称为仿真内镜。空腔器官都可以进行仿真内镜成像,无痛苦、易被患者接受。

三、CT 图像特点

1. 数字化成像 由一定数目、不同灰度的像素按矩阵排列所构成的灰阶图像,这些像素反映的是相应体素的 X 线吸收系数。体素的大小与数目决定了图像的细致度,像素越小、数目越多,图像越细致,空间分辨力就相对较高。

2. 密度分辨力高 CT 图像的密度分辨力明显高于普通 X 线成像。CT 图像反映器官和组织对 X 线的吸收衰减程度,因此具有黑白灰度的差别,即黑影表示低密度区如肺、含气的肠道,白影表示高密度区如骨骼、钙化组织等;同时,CT 不仅能显示不同灰度的组织,也能定量分析组织的密度,通常是将物质对 X 线的吸收系数换算为 CT 值来表示密度,单位为Hu(Hounsfield unit)。

规定人体中最高密度的骨皮质 CT 值为 +1000Hu,空气为 -1000Hu,水的 CT 值为 0Hu,人体中不同密度的组织则分别居于 -1000Hu 至 +1000Hu 之间。人体内不同组织具有不同的 CT 值,在实际工作中某一物质(或病灶)的 CT 值通常介于一定数值范围内,而并非唯一固定数值,比如新鲜血肿的 CT 值是 70~90Hu 之间,这与物质内的成分或 CT 装置本身有关。还应该注意,测量 CT 值时应测量一定区域内,即"兴趣区"(ROI)的平均 CT 值,而非一个点(像素)的 CT 值,以免系统误差。

窗技术:在 CT 图像上要清楚显示病灶与器官组织,需选用合适的窗宽和窗位,同一部位可采用多个窗宽、窗位,这种技术称为窗技术。窗宽(window width,W)是指图像上 CT 值的范围;窗位(window level,L),亦称窗中心(window center,C),是指窗宽的中位数,一般选用所要观察组织的 CT 值。如观察脑组织时,选择窗宽为 80Hu,窗位为 40Hu,此时显示的 CT 值范围为 0Hu~+80Hu,即大于 +80Hu 以上的组织均显示为白影,低于 0Hu 显示为黑影。

人的肉眼仅能分辨 16 个灰阶分度,因此,其内 CT 值相差 5Hu(80/16)即有灰度差别,也就是说组织间密度差需大于 5Hu 时才可分辨;如果增大窗宽至 160Hu,虽然扩大了观察范围,组织间的密度差需要超过 10Hu(160/16)才能被检出。因此,选择适当的窗宽、窗位是 CT 图像能满足诊断要求的必要条件。

3. CT 图像是断层图像 CT 图像不是重叠图像,而是真正意义上的断层图像,无周围解剖结构重叠的干扰,从而可发现较小的病灶,提高了病变的检出率和诊断的准确率。

部分容积效应:CT 图像上每个像素的 CT 值代表相应体素组织的密度,如该体素包含两种以上组织结构时,其 CT 值不能如实反映其中任何一种组织的密度,此即部分容积效应。对直径小于层厚的小病灶,其密度测量存在较大误差。

四、CT 临床应用与检查限度

(一)CT 临床应用

CT 检查目前已在临床广泛使用,可应用于全身各系统疾病的诊断。

1. 中枢神经系统　对大多数颅脑及脊柱的疾病诊断有较大价值。脑血管 CTA 具有无创性检查优势;对于椎管内脊髓病变、颅底及后颅窝病变的显示不如 MRI。

2. 头颈部　可用于眼及眼眶肿瘤、内耳及乳突病变、鼻腔与鼻窦肿瘤和炎症、鼻咽肿瘤以及喉部肿瘤的定位和诊断,对听小骨及内耳骨迷路的三维显示也较清晰。

3. 胸部　可用于观察肺、纵隔、胸膜及胸壁、心包及主动脉等疾病。低辐射剂量 CT 扫描可用于肺癌的普查。薄层高分辨力扫描可清晰显示肺间质结构,对肺间质结构疾病诊断具有重要意义。

4. 心血管系统　可用于冠状动脉病变、大血管及周围血管病变、瓣膜病变、心肌病以及先天性心脏病等。其中冠状动脉 CTA 可作为冠心病的无创性影像学筛查。同时,主动脉 CTA 也用于主动脉瘤、主动脉夹层以及主动脉先天畸形的诊断。

5. 腹盆部　可用于肝脏、胆道、胰腺、肾脏、肾上腺、胃肠道、腹腔、腹膜后以及盆腔器官疾病的诊断,尤其是肿瘤、炎症及外伤等,对于确定病变位置、范围以及与邻近组织结构的关系,淋巴结有无肿大,胃肠道病变向腔外侵犯情况等具有重要价值。对于胃肠道腔内病变的 CT 诊断应密切结合胃肠道钡剂检查、内镜检查,以及病理活检结果,避免误诊、漏诊。

6. 骨骼肌肉系统　CT 检查在显示骨骼微细结构、肿瘤的内部变化和侵袭范围以及肌肉软组织病变等方面较普通 X 线照片有较大优势,对特殊部位、特殊类型骨折的诊断也有明显优势,但对于肌肉软组织和关节软骨损伤的显示不如 MRI。

(二) CT 检查限度

尽管 CT 成像具有多种扫描方式及丰富的后处理技术,但也存在一定的检查限度:

1. 多种伪影　如颅底骨的各种隆起所致的条状伪影、金属异物(如手术植入物)所致的放射状伪影、患者运动所致的运动伪影、装置本身故障产生的设备伪影等,这些伪影干扰对器官组织或病变的显示。

2. 单参数成像　CT 图像仅能反映密度,即当病变有密度的差别时才能显示。

3. 辐射损伤　CT 成像具有 X 线辐射,因此,不宜短时间进行多次检查。

另外 CT 图像主要显示组织或病灶的形态学改变,对功能方面评估需借助各种造影检查,会受到禁忌证的限制。

因此,CT 成像虽然已成为临床的常规检查手段,但诊断时仍需结合临床资料等,多种检查方法的联合应用,可提高诊断的准确性。

参 考 文 献

1. 侯键,许茂盛. 医学影像学. 北京:中国中医药出版社,2016.
2. 尹志伟,侯键. 骨伤科影像学. 北京:中国中医药出版社,2016.
3. 杜彦李,李旭文. 多排螺旋 CT 基础诊断与临床应用 MDCT. 北京:人民卫生出版社,2014.
4. 石学敏,戴汝为,韩济生,等. 现代针刺组学. 杭州:浙江科学技术出版社,2013.

第四节　MR 成像

一、磁共振成像的发展历程

了解 MRI 发展历史,从中学习到的不仅仅是各个关联事件的时间表,探究发展的趋势和了解我们该做什么才更重要。

（一）从原子结构到核磁共振现象与理论基础的确立（1911—1946 年）

20 世纪初，许多物理学家对原子结构提出多种模型。1897 年，JJ.Thompson 证实了核外电子的存在。1911 年，他的学生卢瑟福（Ernest Rutherford）在 α 粒子散射实验基础上提出的核型结构假设为：原子中的全部正电荷和几乎全部质量都集中在原子中央一个很小的体积内，称为原子核；原子中的电子绕核转动。他们共同开启了原子时代的大门。

1913 年是核磁共振（nuclear magnetic resonance，NMR）前期基础研究非常关键的一年。丹麦物理学家玻尔（Niels Bohr）在卢瑟福结构的基础上，把量子概念应用于原子系统。斯特恩（Otto Stern）应用分子束共振方法测量磁偶极子运动，并测量出质子磁矩。拉比（Isidor Isaac Rabi）利用共振的方法记录了原子核的磁特性。由于他们对原子物理学的开拓性贡献，玻尔、斯特恩和拉比分别获得了 1922 年、1943 年和 1944 年的诺贝尔物理学奖。

1920 年，斯特恩和盖拉赫（Gerlach）发现，原子束通过不均匀磁场时会发生偏转。十年之后他们通过改良的 Stern-Gerlach 实验方法观测到了十分微弱的核磁矩。拉瑟里尤（B.G.Lasarew）和舒伯尼科（L.W.Schubnikow）被认为是最早发现核磁现象的人。1937 年，在他们对固态氢的研究中测出了氢的核磁矩值，并发现氢核核磁矩在很短的时间内可达到热平衡。

1939 年，拉比及其同事对核磁矩的测量法进行了大幅度改进。他们使氢分子先后通过不均匀磁场和均匀磁场，同时用一射频信号照射均匀磁场中的分子。结果发现，分子束在某一确定频率处会吸收射频能量而发生虽细小但可测量的偏转。这实际上是对核磁共振现象的首次观察。同年，拉比对不同核子的角动量进行了对照研究，证实不同核子的磁矩不同。

第二次世界大战时期，声谱仪和核医学成像等相关技术得到极大发展。两位美国理论物理学家斯坦福大学的布洛赫（Felix Bloch）和哈佛大学的珀塞尔（Edward Purcell）（图 2-4-2）率领的小组彼此独立地开展核磁共振的研究工作。他们几乎同时发现，在外磁场作用下，试管中某些纯物质样品（如氢原子核）会吸收一定频率的电磁波。他们证明了，在主磁场的垂直方向上用适当的射频波对进动的原子核进行激励可使其进动角度增大，停止激励后原子核又会恢复至激励前的状态，并产生与激励电磁波同频率的射频信号。这一现象被称为核磁共振。1946 年，布洛赫及其合作者在斯坦福做了液体水的核磁共振实验，珀塞尔及其同事则在哈佛测出了石蜡的核磁共振。由于这些实验具有毋需在高真空下使用分子束的独道优点，使核磁共振技术随后应用到对固体或液体样品的测试上，进而诞生了核磁共振这一新兴学科。

NMR 的发现，使布洛赫和珀塞尔共同荣获 1952 年诺贝尔物理奖的殊荣。应当指出，珀塞尔对由拉比设计的分子束共振检测方法进行了彻底的改进，使其变得非常精确；布洛赫在采用 NMR 原理测量原子核的磁场方面做出了重要贡献。

（二）磁共振波谱和信号测量技术的发展（1946—1972 年）

由于发现核磁的共振频率依赖于核所在的化学环境，NMR 引起化学家的极大兴趣。将检测到的 NMR 信号记录在频率域上，就得到核磁共振波谱（nuclear magnetic resonancespectroscopy，NMRS）。1950 年，北京大学虞福春教授与普罗克特（Procter）共同发现了 NMR "化学位移"，开辟了应用 NMR 来测定化学结构的重要科学领域，即产生了核磁共振波谱学这一边缘学科。1953 年，NMR 发现不久，布洛赫和珀塞尔分别研制出了世界上最早的核磁共振谱仪。

此后，NMR 主要被化学家和物理学家用来研究物质的分子结构。NMR 成为鉴定化合物结构、研究化学动力学、追踪化学反应过程的重要分析工具，涉及的领域也逐渐拓展到有机化学、考古学、生物化学、植物学、动物学、药物化学、化学工业、石油工业、橡胶工业、食品工业和医药工业等。

随着 NMR 研究范围逐渐扩展及理论进一步的完善，NMR 信号测量技术也得到不断的发展，为 NMR 应用于生物领域以及后来的成像技术中信号采集做好了铺垫。

1950 年，Hahn 用单射频（RF）脉冲后记录自由感应衰减（FID）信号，并用两 RF 激发获得自旋回波（SE）信号。1958 年 Carr 发现通过施加多个小角度快速 RF 可得到 FID 和 SE 信号的混合信号，并能达到信号的稳态，即稳（steady state）自由进动现象。1960—1961 年，Hahn 与 Abragam 发现应用反转磁场或梯度场可以得到 MR 回波信号。

1967 年，约翰斯（Jasper Johns）等人首先在活体动物体内检测出氢、磷和氮的 NMR 信号，开创了生物体组织化学分析的新纪元。

1970 年，美国纽约州立大学布鲁克林分校医学中心的内科医生达马迪安（Raymond Damadian）对已植入恶性肿瘤细胞的鼠进行了 NMR 实验，发现正常组织与恶性组织的 NMR 信号明显不同。1971 年，达马迪安的《用 NMR 信号可诊断疾病》和《恶性组织中氢的 T_1 时间延长》两篇在美国《科学》杂志上发表的论文体现了他利用 NMR 对生物体进行成像的设想。

(三) 磁共振成像技术的诞生与发展（1973 年至今）

1972 年，美国纽约州立大学的劳特伯（Paul C. Lauterbur）提出用 NMR 信号可以重建图像。1973 年，劳特伯采用三组线性梯度磁场 Gx、Gy 和 Gz 来选择性地激发样品，利用投影重建法，获得了两根纯水的玻璃毛细管置于一根装有重水（D_2O）玻璃试管的一幅二维核磁共振图像（组合层析成像法，Zeugmatography）。同年，《自然》杂志上发表了劳特伯的研究成果。这一成果的取得，不仅为磁共振成像奠定了基础，而且大大鼓舞了这一领域的学者。

1973 年，几乎与劳特伯同时，英国诺丁汉（Nottinham）大学的曼斯菲尔德（Peter Mansfield）等学者也得出了用线性梯度场可有效获取核磁共振的空间分辨力的结论。由于他们在核磁共振研究中的重大贡献，Mansfield 和 Lauterbur 共同荣获了 2003 年诺贝尔生理学或医学奖。他们的工作是 MRI 诞生的基础。

在这一阶段，在成像的 MR 信号的空间定位与采集方法上，除了劳特伯的组合层析成像法和达马迪安的场聚焦（FONAR）法以外，还产生了许多新方法，大大丰富了 NMR 成像理论。例如，英国诺丁汉大学的欣肖（W.S.Hinshaw）于 1974 年提出的敏感点（Sensitive Point）成像法。

1975 年，瑞士苏黎世的艾斯特（Richard Robert Ernst）领导的小组报道的快速傅立叶成像法，研究出二维核磁共振（2D NMR）技术。脉冲傅立叶变换进入 NMR 是磁共振成像革命性的变革。该成像方法效率高、功能多、形成的图像分辨力高、伪影小，目前医用 MRI 设备均采用该法。由于他在发展高分辨核磁共振方面所作的杰出贡献，艾斯特荣获了 1991 年诺贝尔化学奖。

1977 年鲍托姆雷（P.A.Bottomley）提出了多敏感点成像法，同年爱特斯坦（Edelstein）、赫切逊（Hutchison）等研究出自旋经线卷曲（SpinWarp）成像法。1977 年，达马迪安和明可夫（Larry Minkoff）博士、哥德史密斯（Michael Goldsmith）博士一道，建成人类历史上第一台名为"Indomitable"（取不屈不挠之意）的全身磁共振成像装置，并获得了人类第一幅胸部 MRI

图像。

1978 年,马拉德(Mallard)、赫蔡森(Hutchison)和劳特伯等人用 0.04~0.085 特斯拉(Tesla,T)的磁共振设备获取了头部断层图像以及腹部图像。英国诺丁汉大学和阿伯丁大学的物理学家们也于 1978 年 5 月 28 日取得他们的第一幅人体头部断层像。当时,NMR 图像的质量虽已可以同早期的 CT 相媲美,但由于尚未克服 MR 成像速度较慢的难题,而使其在临床医学领域的应用受限。

(四)磁共振成像技术迅速发展(1978—1990 年)

1978 年,Mansifield 与 Maudsley 用梯度反转技术来采集回波信号(gradient recall,GRE),得到比 SE 序列更快速的扫描成像(fast scan imaging)。同年,Mansfield 提出平面回波(echoplanar imaging,EPI)序列的概念。20 世纪 80 年代早期,几所美国大学及厂家赞助的研究机构开始探索研究他们各自不同的快速扫描成像图像,如 Picker 公司磁场反转回波法(field-reversal echoes,FE)。但由于磁场不均匀性及梯度场能量的限制,原始的 GRE 方法仍无法取代具有质量高与稳定性双重优点的 SE 序列。

1986 年,J.Hennig 在 MRI 上报道了弛豫增强的快速采集方法 -RARE 序列,利用单位 TR 内的多次 π 脉冲实现快速扫描。J.Hennig 因此被称为 "FSE 之父",并且获得了 2003 年的 Max Planck 生物与医学研究成就奖。同年 Haase 与 Frahm 提出快速小角度梯度回波技术,包括扰相梯度回波与稳态重聚相位梯度回波技术,如 FLASH、GRASS、FAST 及 FISP 等。

20 世纪 90 年代中期,更多的序列与成像技术涌现,EPI 技术也得以发展并商业化,在临床上得到广泛的应用,如质子自旋标记技术(Artery Spin Label,ASL),流动敏感交互反转技术(Flow-Sensitive Alternating Inversion Recovery,FAIR),跟踪移床扫描技术(Moving Bed Imaging,MobiTrak)等。

1999 年,苏黎世瑞士联邦技术学院(ETH)的 Puessmann KP 教授提出基于多通道射频谱仪及相控阵线圈技术的 k 空间并行采集技术— SENSE,这项技术从硬件的角度再次提升了扫描速度、提高图像的空间 / 时间分辨力,对减少磁敏感性伪影及运动伪影有着极其重要的作用。同时,该技术也有效地解决了同磁体场强的升高、梯度性能提升相伴而来的诸如特殊射频吸收率成倍增加、扫描噪声提高等难题,目前该技术已被广泛采用。同年,美国的 Pipe JG 教授发表了 "螺旋桨" 方式采集技术,可有效的去除由患者的不自主运动造成的伪影。

(五)磁共振功能成像时期(1985 年—)

在 MR 成像技术取得突飞猛进的同时,临床医学专家和教授对 MRI 的应用研究也取得了日新月异的成就。20 世纪 90 年代随着 MRI 脑功能成像技术的迅速发展,一门新的交叉学科—神经功能成像学研究迅速兴起,MRI 进入功能成像时期,其标志性技术包括扩散加权成像(diffusion -weighted imaging,DWI)、扩散张量成像 DTI(diffusion tensor imaging)、血氧水平依赖成像(blood oxygen level dependent,BOLD)。

1985 年,Taylor 和 Bushel 设计并实现了磁共振水分子扩散成像。1986 年法国学者 Denis LeBihan 首先在活体上进行磁共振扩散成像。1990 年,斯坦福大学的 Michael Moseley 在猫 MCAO 模型中的研究证实在常规 MRI 尚未显示脑梗死的病灶时,DWI 即可明确显示病灶,并由此引发了 DWI 诊断超急性脑卒中研究的临床热潮,临床医师们也因此意识到了功能成像的概念与作用。

早期以 SE 序列为载体的 DWI 非常耗时,EPI 序列与 DWI 的结合解决了这一难题,使得 DWI 成为了临床常规的检查方法。1994 年 Basser 教授发表有关弥散张量成像的论文,提出利用 DTI 技术,可以显示脑内神经传导束的形态,1996 实现了人脑弥散张量成像。除了中枢神经系统,心脏领域的磁共振应用在过去十年也得到了很大的加强。

与 DWI 同期,灌注成像由于能够获得血液的动力学信息而得以推广。1990 年贝尔实验室的塞基·奥格瓦在诺贝尔奖得主李纳斯·鲍林(Linus Pauling)及其同事查理·科耶尔(Charles Coryell)发现的基础上提出了"血氧水平依赖法"。Kenneth Kwong、Peter Bandettini 和 Seiji Ogawa 的三个独立的研究小组,在 1992 年分别发表了在磁共振设备上利用血氧水平依赖(blood oxygen level dependent,BOLD)对比,进行人脑皮质活动研究的文章。自此开启了功能磁共振影像研究领域的大门。由于该方法可以无创的研究大脑皮质功能活动,而无需任何外源性造影剂,并且具有较好的时间分辨力、空间分辨力高等优点,很快便成为了神经科学和神经影像学领域最为流行的实验方法之一。

国内尹岭、方继良、田捷等报道,使用中医针灸的方法,对于不同穴位行针灸刺激时,应用 BOLD 可监测到对应脑区出现血流动力学差异,其与心理生理变化如得气针感相关,此种无创可视化技术直接显示了针灸具有调节脑功能的作用。

(六) 磁共振分子成像的兴起(2000 年—)

随着分子和细胞生物技术的快速发展、基因组的不断破译,人们对于疾病的认识逐渐深入,许多疾病在基因水平上得到了正确的解释。21 世纪初期,分子影像学的兴起为 MRI 开启了一扇新的大门—MR 分子成像。

1999 年,美国哈佛大学 Weissleder 最早提出了分子影像学(molecular imaging,MI)的概念。目前认为,分子影像学是一门应用影像学的方法直接或间接地监测和记录一些与生物化学、生物学、诊断学和治疗学相关的分子或细胞的分布与变化情况的学科。分子影像学研究的对象是具有真正生物学、医学价值的分子或基因。

分子水平的 MR 成像是建立在传统成像技术基础上,以特殊分子作为成像对象,其根本宗旨是将非特异性物理成像转为特异性分子成像。目前主要应用的技术有分子探针、基因标记、磁性对比剂标记、显微成像和 MRS。21 世纪初,分子影像学已在疾病的早期诊断、基因显像、药物筛选、疗效评估、血管生成及细胞凋亡等领域取得了令人振奋的成果。随着分子影像学技术改进和开发,特别是分子影像探针的进一步开发,在不久的将来分子影像学的基础研究和临床试验均将会取得更大的成果。

近年来,韩鸿宾报道了应用磁共振成像分析测量脑深部超微结构细胞外间隙,在将磁共振对活体结构测量分析的能力拓展到了纳米尺度的同时,开启了细胞微环境研究的新方向,不仅为脑研究提供了新技术、新理论,也为中医药研究的发展提供了新的思路与内容。

二、磁共振成像关键技术

磁共振成像是根据磁共振现象及其基本原理,对人体在外在磁场下产生的磁化强度矢量进行空间定位测量与显示的成像方法。MRI 机的硬件组成包括主磁体、射频系统、梯度系统、信号采集与计算机系统。

(一) 磁共振成像硬件组成与主要作用

1. 主磁体与磁共振成像测量的物理对象 M_0 根据产生磁场的原理,主磁体分为多种类型,如永久磁体、常导磁体和超导磁体(图 2-4-1)。主磁体是 MR 成像的基础,人体与组织样品在外在磁场的作用下发生磁化,产生 MRI 系统测量的物理对象:磁化强度矢量 M_0 在磁共

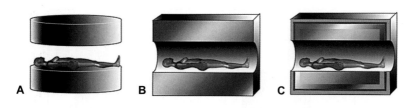

图 2-4-1　永久磁体、常导磁体和超导磁体

振成像系统磁体内产生的磁场环境下,氢原子核受到磁场的作用而产生围绕主磁场方向的螺旋运动(图 2-4-2),我们称之为进动,受磁场力矩作用的氢核被称为核磁矩。核磁矩的进动频率符合拉莫进动频率:

$$\omega = \gamma B_0$$

ω 为拉莫进动频率(Larmor frequency),γ 为旋磁比(gyromagentic ratio)。氢原子核的旋磁比为 42.58MHz/T。

与小磁针类似,人体内的小核磁矩在磁场内也有两种取向,顺着磁力线方向和逆磁力线方向两种核磁矩 μ,在数量上,顺着磁力线方向的 μ 多于逆磁力线方向的 μ,结果在顺磁力线的方向产生了核磁矩 μ 的磁化强度矢量和量 M_0(图 2-4-3)。

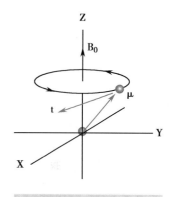

图 2-4-2　螺旋运动

2. 射频(radio frequency,RF)　线圈与射频的作用:RF 是具有一定频率与波长的电磁波,在实际临床诊断 MRI 机中,其频率的范围一般是在 8.52~127.73MHz(相当于 0.2T~3T 的 MRI)。在实验用机中,最高可达到 298 MHz(7T),甚至 383.18MHz(9T)。射频线圈是产生射频的物质基础(图 2-4-4),其作用于组织磁化后产生的 M_0,使 M_0 成为可以被测量的形式(图 2-4-5)。在 RF 的作用下,M_0 从主磁场方向翻转了 90°,我们将这种 RF 称为 90°RF。临床实际应用时,RF 不总是产生 90° 的效果,也经常使用小角度,如 20°,或者大角度 180°,我们将 RF 作用后,M_0 偏离主磁场的角度称为翻转角(flip angle,FA)。

3. MR 信号与人体 MR 信号的组织学特性

(1) MR 的信号衰减与组织的横向弛豫:如图 2-4-6 所示,在 90° RF 的作用下,M_0 发生翻转,产生了可被测量的电信号,记录到的信号如图 2-4-7 所示。

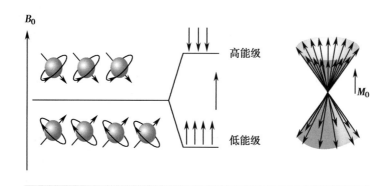

图 2-4-3　小核磁矩

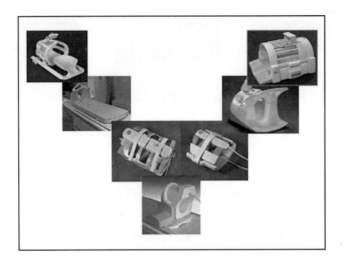

图 2-4-4　射频线圈

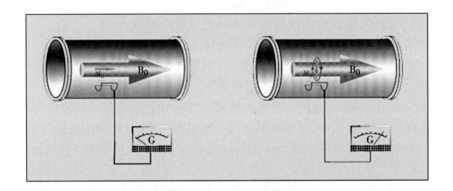

图 2-4-5　M_0 成为可以被测量的形式

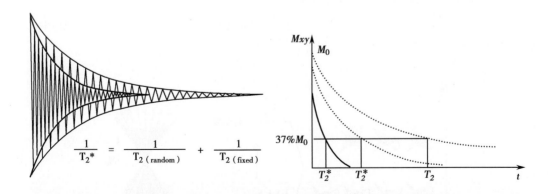

$$\frac{1}{T_2^*} = \frac{1}{T_{2\,(\text{random})}} + \frac{1}{T_{2\,(\text{fixed})}}$$

图 2-4-6　在 90° RF 的作用下，M_0 发生翻转

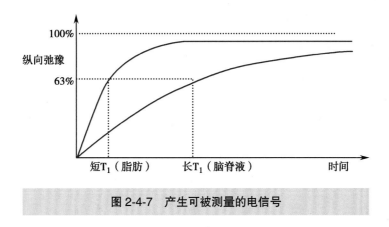

图 2-4-7　产生可被测量的电信号

这种 MR 信号的衰减与很多因素有关,如主磁场的场强、温度等。但是,在外在环境条件完全一致的情况下,人体不同组织的衰减速度是不同的(表 2-4-1)。

表 2-4-1　不同磁场下人体组织的 T_2 值对比

弛豫时间 各组织	T_2 (ms)	
	1.0T	1.5T
脑白质	133	90
脑灰质	120	100
脑脊液	250	250
血(动脉)	260	250
肝实质	45	40
肌肉	65	50~60
脂肪	150	80

MR 信号的衰减,除了上述以外,还与核磁矩周围主磁场的均匀性有关。我们将这种因为周围环境因素而造成的信号过快衰减称为 T_2^* 作用。另外,人体内不同级别的运动,如血液流动、脑脊液搏动等,这些运动都会造成信号的衰减或丢失。

(2)组织纵向弛豫:RF 对 M_0 的作用可以形象地理解为磁针被手指推移偏离了主磁场的方向。当我们撤掉手指的外力后,磁针会在原来的磁场力的作用下,再次回复到主磁场的方向上。与磁针相似,人体内不同组织的 M_0 在受到 RF 作用后,也会重新回复到主磁场方向,只是不同的组织其回复的速度各不相同,我们用纵向弛豫时间来对这种回复所需的时间进行定量描述(表 2-4-2)。

从表格中可以看出,不同组织的纵向弛豫时间不同,其中脂肪较短,脑脊液和血液的纵向弛豫时间较长。

综上,在 RF 作用后,系统测量到的 MR 信号取决于主磁场场强、RF、RF 施加的间隔等,还取决于人体组织的特性,如 T_2,T_1 等等。

总结上面的内容,我们在临床中 MRI 诊断用图像时,应该明确以下几点:

表 2-4-2　不同磁场下人体组织的 T_1 值对比

弛豫时间 各组织	T_1（ms）	
	1.0T	1.5T
脑白质	300	790
脑灰质	475	920
脑脊液	2000	4000 或更长
血（动脉）	525	1200
肝实质	250	490
肌肉	450	870
脂肪	150	260

1. MRI 图像的黑白灰度是对组织 M_0 的反映，M_0 是矢量。

2. MRI 信号强度是 M_0 在 RF 作用下，被系统测量得到到的结果。

3. MRI 信号取决于内因和外因。

4. 梯度系统与 MRI 信号的空间定位　梯度线圈对 MR 信号进行空间定位的原理是在 RF 施加的同时及稍后，分别在 3 个方向按照一定的时间顺序施加磁场梯度。按照拉莫进动频率，空间不同位置的氢原子核将具有不同的进动频率或者获得不同的进动相位，借此而实现对成像野内每个像素的 MRI 信号测量与显示。

梯度磁场 G 是按照电磁学原理中的右手螺旋法则，将二组对应的线圈调整好距离后，通以电流而产生的局部梯度磁场（图 2-4-8）。磁体系统中各个线圈产生的梯度场方向如图 2-4-9。

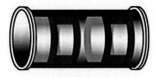 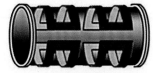 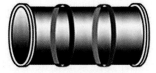

X 方向梯度场　　　　　Y 方向梯度场　　　　　Z 方向梯度场

图 2-4-8　局部梯度磁场

（二）磁共振成像序列设计基本概念与常用序列

磁共振成像序列设计是磁共振成像硬件组件的工作时间表。通过计算机的控制，使磁共振成像机的硬件组成按照一定的时间顺序进行工作，就会得到不同品质的图像。

序列设计一般以示意图的形式来表述硬件的工作方式（图 2-4-10）。从图可见，一个自旋回波序列是由 N 个单元构成，取其中的一个单元看，纵坐标第一行表明的是射频

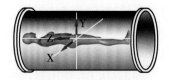

图 2-4-9　梯度场方向

线圈的工作状态,在 TR 内,系统最初施加了一次 90° RF,在一定时间后又再次施加了一个
180° RF。第二行代表了层面选择方向的梯度线圈工作状态,在系统施加 90° RF 的同时启
动层面选择梯度 $G_{S90°}$,在 180° RF 施加的同时,又再次启动了 $G_{S180°}$。与前面相同,第三行代
表了在相位编码方向的梯度线圈工作状态,第四行代表了读出梯度线圈的工作状态,第五行
代表了 MR 信号接收系统(接收线圈、读出采样数模转换器)的工作状态。关于梯度的图形
性状(如大小、宽窄、方向),分别代表了梯度场的性状变化。

　　因为 SE 是由 N 个非常相似的工作单元组成,在实际工作中,为了方便表示,通常以一
个 TR 时间的工作状态来示意序列的特点(图 2-4-11)。两次 RF 激励脉冲之间的间隔时间,
称为重复时间(repetition time,TR),从 RF 激励脉冲开始至获得回波的时间,称为回波时间
(echo time,TE)。

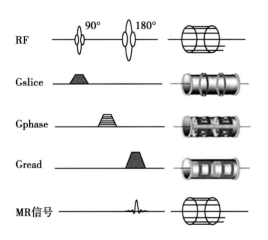

图 2-4-10　硬件的工作方式

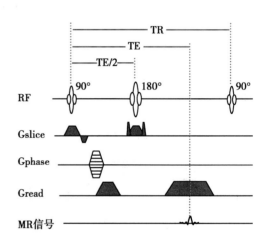

图 2-4-11　以一个 TR 时间的工作状态来示
意序列的特点

　　从上面的序列示意图来看,SE 序列中 RF 的工作特点如下:

1. TR 单元内 90-180° RF 脉冲的工作组合。

2. 与 180° 同步梯度的层面选择梯度配有损毁梯度。

(三) 快速自旋回波序列

　　目前,在临床实际工作中,SE 图像的信号采集方式由于其耗时过长,除了 SE-T_1WI 在
1.5T 以下场强的机型上仍然使用,其他均已逐渐被快速自旋回波(fast spin echo FSE 或 turbo
spin echo TSE)或梯度回波所替代。

　　快速自旋回波序列设计示意图,如图 2-4-18,FSE 序列设计关键技术为:在 SE 的 RF 脉
冲组合后施加连续聚相位 π 脉冲,90° 的第一个 π 脉冲间距为 π-π 间距的 1/2。

　　FSE 对成像时间的缩短是依靠增加单位 TR 时间内采集的 Ny 数目来实现的。每个 π
脉冲配合逐渐变化的 Gy,会采集到与所连续施加的 π 脉冲个数相同的相位编码线。

(四) 梯度回波序列

从 SE 序列示意图可以看出,缩短成像时间的关键因素之一是 TR,而缩短 TR 的最直接方法就是去除某些硬件工作或者缩短硬件工作时间。梯度回波序列(gradient recalled echo,GRE)就是利用这种理念来进行设计的序列。在 GRE 中,系统通过以下方法缩短 TR:去除了 SE 序列中的 π 脉冲,采用小角度激发,缩短 RF 工作时间。

GRE 临床最常用的序列包括扰相梯度回波和横向磁化重聚相位序列两种。序列设计分别如图 2-4-12 和图 2-4-13。

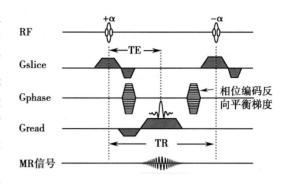

图 2-4-12　序列设计

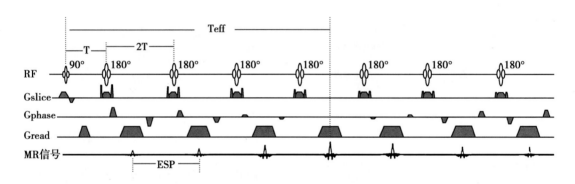

图 2-4-13　序列设计

三、MRI 发展趋势

(一) 分子影像

随着分子和细胞生物技术的快速发展、基因组的不断破译,人们对于疾病的认识逐渐深入,许多疾病在基因水平上得到了正确的解释。21 世纪初期,分子影像学的兴起为 MRI 开启了一扇新的大门——MR 分子成像。

1999 年,美国哈佛大学 Weissleder 教授最早提出了分子影像学(molecular imaging,MI)的概念。广义上的分子影像学指的是活体状态下,在细胞和分子水平上应用影像学技术,对生物过程进行定性及定量研究。而狭义上的分子影像学,则是特指分子探针成像,即应用影像学技术,借助分子探针,通过靶向结合原理及相应的信号放大手段,间接反映与诊断或治疗相关的细胞和分子的信息。进一步具体到磁共振分子成像上来,其又具有无创性、非侵入性,特异性、精细性,实时的、活体的,将解剖与生理相结合的特点。

分子探针成像显示分子信息的关键在于运用高特异性的成像专用探针,有效的组织和细胞内靶向技术,相应的信号放大技术和高敏感、高分辨力的图像检出系统。其中分子探针的设计与开发是进行分子影像学研究最重要的先决条件。理想的 MR 分子探针应具备以下条件:①标记分子与靶标的结合具有高特异性和高亲和性,可以是受体配体、酶底物、单克隆抗体等;②分子量小,易于透过生物转运屏障,如血管、间质以及细胞膜;③标记分子结构稳定,半衰期长,不能被机体迅速代谢,保证成像的清晰;④具有一定的药物动力学特征,便于进行代谢分析;⑤无细胞毒性;⑥对比剂从血液或非特异性组织的清除快,从而降低背景噪声。MR 分子成像的优势在于它的高空间分辨力,可同时获得三维解剖结构及生理信息。但是 MR 的检测敏感性较核医学及光学成像技术低几个数量级,因此需要大量的对比剂在靶点聚集及强大的信号扩增系统。

关于 MR 分子成像的应用目前已取得了大量的进展,主要集中在三个大方面。首先是提示机体的病理生理改变,已开发出针对肿瘤血管新生、动脉粥样硬化以及神经系统退行性疾病的高特异性分子成像技术。第二大方面是监测基因的转染和表达,对于该方向,以哈佛大学医学院 Weissleder 教授的研究小组为主,取得了多项成果,开发出以 β-半乳糖苷酶报告基因系统、酪氨酸酶(TYE)报告基因系统以及转铁蛋白受体(TfR)报告基因系统为基础的分子成像技术。第三大方面就是干细胞移植示踪,通过体外探针标记后,将细胞移植入体内,根据信号的变化显示干细胞的分布情况和分化状态。随着分子影像学技术改进和开发,特别是分子影像探针的进一步开发,在不久的将来分子影像学的基础研究和临床试验均将会取得更大的成果。

(二) 介入治疗

MRI 具有良好的组织对比度和空间分辨力,可进行多参数、多平面任意角度成像,而且安全无辐射损伤,是很好的实施介入手术的图像导航手段,该技术称为"磁共振介入"(interventional MRI,iMRI)。磁共振介入技术发端于美国,处于该技术前沿的有哈佛大学医学院 Brigham 妇女医院(Harvard Medical School Brigham and Women Hospital)和美国国家图像导航中心(National Center for Image Guided Therapy)等机构。目前该技术的科研和临床应用都集中在西方发达国家,经过多年的研究,在技术原理上已经基本成熟。但是在已有的一些磁共振导航介入治疗系统中,多采用昂贵的专用超导磁共振作为成像设备,带来了结构复杂、成本高昂等问题,同时还要求设计和定制大量的专用周边设备。这对医院的临床研究和经济能力提出很高要求,即使在这些发达国家也很少有医院能负担起这样的大型设备的采购和运营。当前在经济上比较可行的磁共振导航介入治疗系统解决方案是采用大开放度设计的中低场磁共振方案,这种类型的磁共振通常具备价格较低、手术操作空间大、对周边辅助设备要求(如磁共振兼容性)低等优势。

磁共振介入目前主要应用于各种外科穿刺、引流、抽吸、氩氦刀冷冻治疗、放射性粒子植入治疗、椎间盘臭氧髓核融解术、功能性神经外科和立体定向神经外科等领域。伴随着磁共振成像技术日新月异的发展及先进三维治疗计划的实施,磁共振介入技术的未来前景令人期待。

(三) 专用机型的发展

随着临床应用的深入和细化,专科化发展的磁共振机成为一种趋势。目前已有专门的头颅 MRI 机器、心脏专用机、关节成像专用机。

MRI 创始人之一的达马迪安曾预言:心血管专用的 MRI 系统一定会出现,以进行冠脉造影、展示心脏的动力学特性及瓣膜功能、测定射血分数、了解心肌的灌注情况等。现在,随着几大公司心脏专用机的推出,达马迪安的愿望已经实现。相信还会有更多特殊的机型问世,从而使 MRI 系统的发展真正走向多样化。

专用机型专门为特定系统或部位而设计,因此性能好且价格便宜。如心脏专用 MR

机,可实时动态看心脏形态功能,对心脏的检查会有显著提高。GE 设计了心脏专用机——Cardiac Resonator Model,梯度场 40Mt/m 切换率 150,用 4 个相控阵线图,可作心脏灌注负试验以及脑功能检查等。再如头颅专用机型采用高场强(达 3.0T 甚至 4.7T)设计,以最优化的成像条件和机型结构,为获得复杂的神经系统的优质影像进一步作出努力;而骨与关节 MRI 专用机型设计为中、低开放型设备,为诊断与治疗的结合提供了最大的便利。

(四) 磁共振成像在细胞微环境研究领域的应用

磁共振成像是脑细胞间隙活体成像分析的新方法,采用射频作为探测信号源,在探测原理和技术性能上都优于国际通用电与光学测量法,并因此在脑的微观结构认识上形成了突破,发现了脑内新的结构分区系统,提出脑细胞微环境理论,对传统以"神经元学说"、神经网络理论为核心的脑研究体系产生突破;对细胞间隙知识的匮乏还因为以往研究和测量方法的技术限制。韩鸿宾课题组研发了可探及脑深部细胞间隙的新型检测成像分析方法,并应用新方法初步发现了脑深部组织液引流的规律,基本阐明了脑细胞间隙的网络超微空间的结构特征和其内的引流系统,并已开始应用于组织工程、干细胞移植、脑发育、脑老化、阿尔茨海默症和帕金森病以及中医药等多个前沿领域。

傅瑜、张维波、任秋实、朱凯等人初步应用报道了刺络放血后脑卒中的好发的丘脑内的局部微环境发生了显著变化。蒲小平、韩鸿宾等人发现标准化的红花黄酮类提取物可以显著改善帕金森疾病的行为学障碍及神经生化指标。采用磁共振脑细胞间隙活体成像研究发现,标准化的红花黄酮类提取物能够恢复迁曲度(λ),提高清除速率常数(k'),缩短半衰期($t_{1/2}$)。其机制可能与显著抑制帕金森脑病微环境变化相关。

四、MR 对比剂

1978 年,磁共振成像的理论建立者保罗·劳特布尔(Paul C. Lauterbur)利用狗心肌梗死模型发现,顺磁性 Mn^{2+} 能够改变组织弛豫性质。但由于磁共振成像对人体内血管成像不需要对比剂,对比剂的研究曾一度被认为是不必要的。

应用顺磁性离子改变图像对比度的技术难题在于稀土金属元素的毒性和其影响对弛豫时间的有效性或效率。研究人员参照既往 X 线对比剂的制作方法,采用将金属离子与底物如 EDTA、DTPA 等螯合的方法来降低毒性。早期的实验证实螯合化合物甚至可增强顺磁性物质的弛豫增强特性。尽管顺磁性物质可以改变组织弛豫性质的最初实验是由美国人完成,但第一个关于顺磁性化合物作为磁共振成像对比剂的专利却是由德国人最先申请。

在对比剂实际应用于临床之前,必须解决以下技术问题:①低毒性:用于人体的试剂,必须确保低毒性。磁共振对比剂以静脉注射为主要给药方式,对其安全要求就更高,要求其在体内的浓度稳定且易排出体外。②弛豫效能高:所用对比剂应能显著提高靶组织被观测核的弛豫速率,能使弛豫速率提高 10% 以上的试剂方可用于磁共振成像。③水溶性好:对比剂为静脉注射液,应有较好的水溶性,一般其溶解度应大于 0.5mol/L,其渗透压和黏度等应与血浆相近。④选择性分布:即对比剂进入人体后能选择性分布,在靶组织聚集并停留一段时间,使靶区域被观测核的弛豫速率比其他部位有更大的增强,从而增加正常组织与病变组织的成像对比度。

德国先灵公司在技术细节上的投入和远见使得他们在专利申请和产品进入市场的

过程中获得了先机。在 1983 年 11 月,钆 - 喷酸葡胺(Gd-DTPA)首次被应用于人体试验,随后的临床实践逐渐确立了磁共振成像对比剂的临床实用价值(图 2-4-14)。1988 年初,德国先灵公司率先在市场推出 Gd-DTPA 注射液(0.5mol/L),商品名马根维显(Magnevist)。

1992 年,国内北陆公司率先推出了国产的钆 - 喷酸葡胺注射液,受到中国放射界的广泛欢迎,并成为磁共振对比剂市场的主流产品之一。目前国内磁共振对比剂生产厂家还有广州康臣药业等。表 2-4-3 是目前上市的几家公司的对比剂的简况。

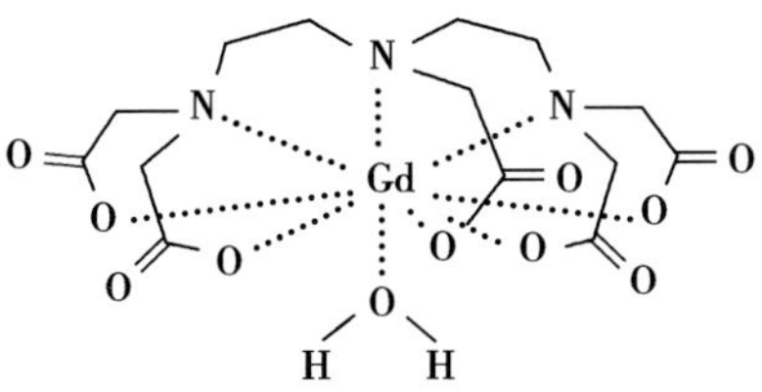

[Gd(DTPA)H₂O)]²⁺ (Magnevist™)

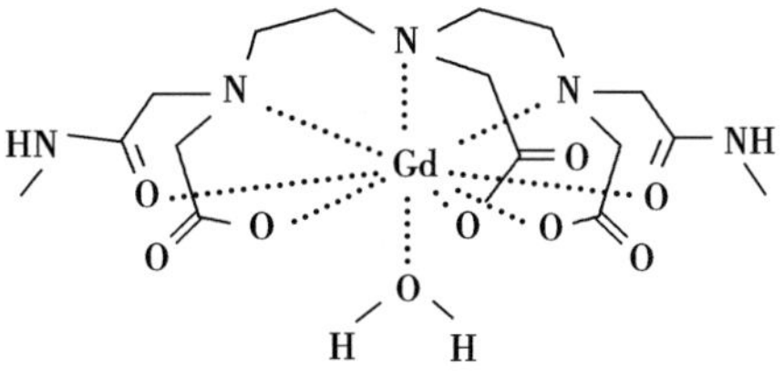

[Gd(DTPA-BMA)(H₂O)] (Omniscan™)

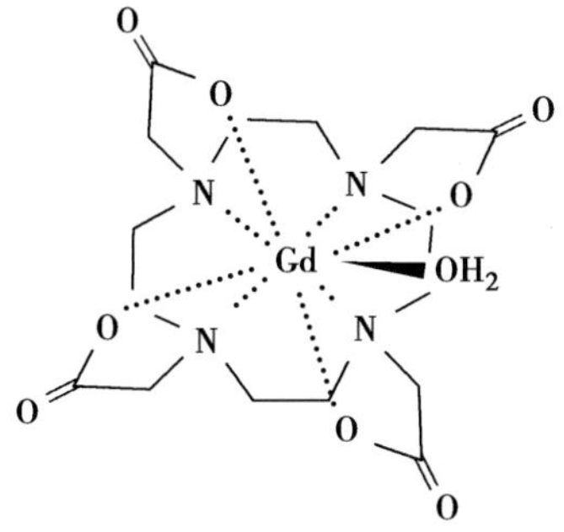

[Gd(DOTA)(H₂O)]⁺ (Dotarem™)

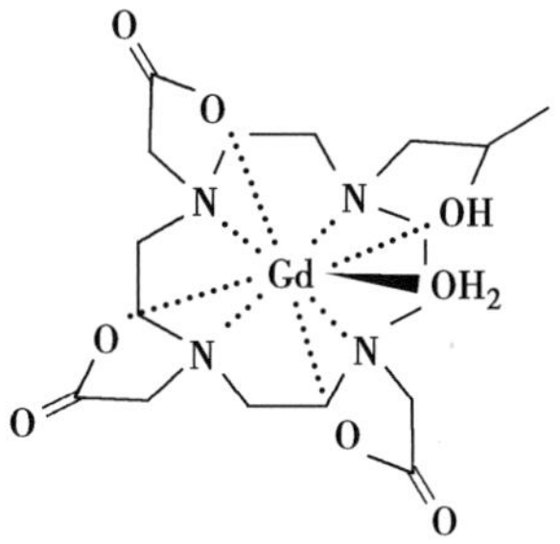

[Gd(HP-DO3A)(H₂O)] (ProHance™)

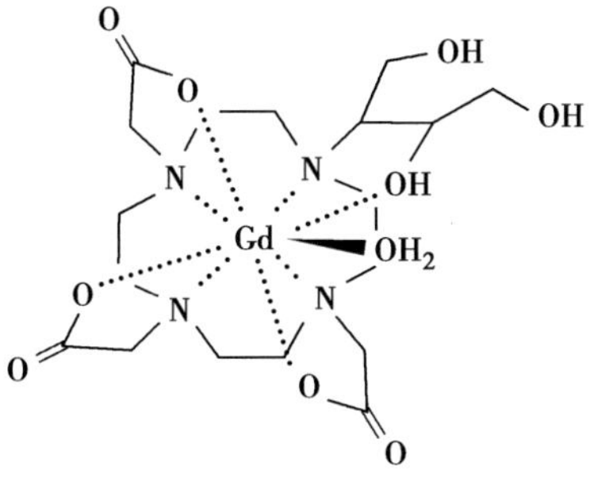

[Gd(DO3A-butrol)(H₂O)] (Gadovist™)

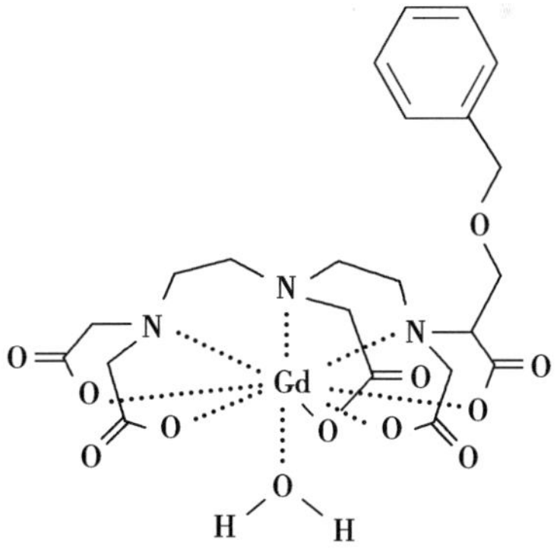

[Gd(BOPTA)(H₂O)]²⁺ (MultiHance™)

图 2-4-14

表 2-4-3　目前主要上市对比剂简况

商品名	Magnevist	商品名同化学名	Omniscan	Feridex	Resovist	Teslascan	MultiHance	Primovist
开发公司	德国先灵	中国北陆	英国阿莫仙	美国泛华	德国先灵	挪威奈科明	意大利博莱科	德国先灵
上市时间	1988年	1992年	1992年	1996年	2001年	2001年	2004年	2004年

五、磁共振对比剂的临床应用及研究现状

目前市场上磁共振对比剂还是以小分子钆螯合物为主,代表产品为 Gd-DTPA,它是离子型非特异性细胞外液对比剂,不具有组织特异性,可用于全身 MR 增强扫描。其常规剂量为 0.1mmol/kg,FDA 最大允许剂量为 0.3mmol/kg。它的主要临床应用包括:①脑和脊髓病变,Gd-DTPA 不能透过完整血 - 脑屏障,一旦脑组织强化,即提示脑内发生病理改变(如肿瘤、炎症、梗死等);②垂体腺瘤或微腺瘤检查;③脑灌注加权成像,主要用于观察脑内血流代谢情况;④进行腹部实质性脏器(肝、胆、胰、脾及肾脏)的动态增强扫描;⑤心肌灌注及活性检查;⑥对比增强 MRA(CE-MRA);⑦全身其他部位病变(特别是肿瘤病灶)的检出、诊断及鉴别诊断。

除了 Gd-DTPA 之外,还有很多新型对比剂处于研究阶段,部分开始在临床应用。主要包括以下几类:

(一) 非离子型细胞外液对比剂

一些厂家已陆续开发出非离子型细胞外液 MR 对比剂,如先灵公司的 Gd-DO3A-butrol、奈科明公司的 Gd-DTPA-BMA(欧乃影)和博莱科公司的 Gd-HP-DO3A 等,这些非离子型对比剂渗透压低,安全性得到进一步提高。其中欧乃影已在国内销售。

(二) 肝细胞靶向性对比剂

该类对比剂已在临床应用,主要用于提高肝脏肿瘤的检出率,对鉴别肿瘤是否为肝细胞来源也有较大价值。根据分子结构及作用机制不同,又可分为三类,包括钆螯合物,以 Gd-BOPTA(MultiHance 莫迪司,意大利博莱克公司)和 Gd-EOB-DTPA(Primovist,卜迈维斯德国先灵公司)为代表;锰螯合物,以 Mn-DPDP(Telsascan,泰乐影,挪威奈科明公司)为主要代表。这两类对比剂都能被肝细胞特异性摄取,进入肝细胞后具有缩短组织 T_1 值的效应。第三类是肝细胞受体性对比剂,为超微超顺磁性氧化铁微粒,可通过肝细胞表面的特异性蛋白受体而转运至肝细胞内,产生很强的缩短 T_2 效应。该类产品的代表是加柏公司的 AG-US-PIO。

(三) 网状内皮细胞系统靶向性对比剂

该类对比剂主要为超顺磁性氧化铁微粒(SPIO),为包被不同生物大分子衣的纳米级 Fe_3O_4 胶体,颗粒直径 40-400μm,具有高热稳定性、低毒性和超顺磁性。静脉注射后该类对比及进入肝脏及脾脏的网状内皮细胞,产生短 T_2 效应,肝脏库普弗细胞能摄取该类对比剂颗粒。由于正常肝脏存在库普弗细胞而肿瘤组织内无或少有库普弗细胞,因此该对比剂能增加肿瘤与肝实质之间的对比度,从而提高肝脏肿瘤的检出率。目前有多种网状内皮细胞

性 MR 对比剂已经商品化,代表产品如 Feridex(菲立磁,美国泛华公司)。

(四)血池性对比剂

血池性对比剂不易透过毛细血管基底膜,在血管内滞留的时间较长,适用于进行灌注加权和对比增强 MRA 检查。根据成分和结构不同,可以分为钆与大分子的复合物(如钆与清蛋白,葡聚糖等连接形成的大分子)和超微超顺磁性氧化铁颗粒两类。

(五)内源性对比剂

脱氧血红蛋白是一种顺磁性物质,具有缩短 T_2^* 的作用,而氧合血红蛋白为抗磁性物质。当局部脑组织被激活时,血管内氧合血红蛋白的含量将增加,而脱氧血红蛋白的含量会减少,其缩短 T_2^* 的效应减弱,从而导致比静息态更长的 T_2^* 值,在 T_2^* 加权像上可以检测到脑激活区相对信号升高。该技术属于磁共振脑功能成像(fMRI-BOLD)范畴。

(六)分子成像领域的 MRI 对比剂

目前常用的分子探针主要有两类:一类是以钆为基础的分子探针,因 Gd^{3+} 外周有 7 个不成对电子,顺磁性极强,能产生 T_1 阳性信号对比。使用时常利用双向络合物 DTPA 环酐将钆标记于抗体、蛋白质或多肽上制成分子探针;另一类是以氧化铁为基础的顺磁性分子探针,其核心成分是纳米级 Fe_3O_4 和 Fe_2O_3,表面被覆多糖或蛋白质以保持稳定。当这些氧化铁微粒聚集在一起时,可产生强烈的 T_2 阴性信号对比。使用时通过表面被覆物将其标记于抗体、蛋白质或多肽上制成分子探针。

参 考 文 献

1. Bloch F, Hansen WW, Packard M. The nuclear induction experiment. Phys Rev, 1946, 70:474-485.

2. Hennig J, Nauerth A, Friedburg H. RARE imaging: a fast imaging method for clinical MR. Magn Reson Med, 1986, 3(6):823-833.

3. Fang J, Jin Z, Wang Y, et al. The salient characteristics of the central effects of acupuncture needling: limbic-paralimbic-neocortical network modulation. Hum Brain Mapp., 2009, 30(4):1196-1206.

4. Fu Y, Li YL, Guo J, et al. Bloodletting at Jing-well points decreases interstitial fluid flow in the thalamus of rats. JTCM, 2016, 36(1):1-2.

5. Ren RT, Shi CY, Cao J, et al. Neuroprotective Effects of A Standardized Flavonoid Extract of Safflower Against Neurotoxin-Induced Cellular and Animal Models of Parkinson's Disease. Scientific Reports, 2016, 6, 22135-22142.

6. Han HB, Shi CY, Fu Y, et al. A Novel MRI Tracer-based Method for Measuring Water Diffusion in the Extracellular Space of the Rat Brain. IEEE Journal of Biomedical and Health Informatics, 2014, 18(3):978-983.

7. Han HB, Li K, Yan JH, et al. An in vivo study with an MRI tracer method reveals the bio- physical properties of interstitial fluid in the rat brain. Life Sciences, 2012, 55(9):782-787.

8. Yang SF, Wang Y, Li K, et al. Extracellular space diffusion analysis in the infant and adult rat striatum using magnetic resonance imaging. Int J Dev Neurosci, 2016, 53:1-7.

9. Tong YW, Sun Y, Tian XS, et al. Phospholipid transfer protein(PLTP)deficiency accelerates memory dysfunction through altering amyloid precursor protein(APP)processing in a mouse model of Alzheimer's disease. Human Molecular Genetics, 2015, 24(19):5388-5403.

10. Haen C. Conception of the First Magnetic Resonance Imaging Contrast Agents: A Brief History. Topics in Magnetic Resonance Imaging, 2001, 12(4):221-230.

第五节　核医学成像

SPECT/CT

（一）SPECT

SPECT 是核医学影像的基本仪器之一，借助单光子核素标记药物实现体内功能和代谢显像，目前已经装备到大部分的地市级医院。它的特点是能够反映组织器官的血流灌注和物质代谢方面的信息，因其使用的放射性药物半衰期长，易于制备和运输，所以成本低，便于推广。SPECT 显像主要应用放射性元素 ^{99m}Tc，其标记的 ^{99m}Tc- 双半胱乙酯（^{99m}Tc-ECD）、^{99m}Tc- 甲氧基异丁异腈（^{99m}Tc-MIBI）、^{99m}Tc- 亚甲基二磷酸盐（^{99m}Tc-MDP）等示踪剂在神经系统、心肌、内分泌和骨骼系统疾病等均具有重要临床诊断价值（图 2-5-1）。但由于 SPECT 分辨率较低，无法清晰显示解剖结构，导致病灶定位困难。目前 SPECT/CT 融合机型已经应用于临床，将 SPECT 的功能图像与 CT 图像融合，弥补了 SPECT 解剖定位和分辨率低的不足，目前已经广泛应用于临床。

（二）PET/CT

PET/CT 是将高性能的 PET 与 CT 有机地结合在同一设备，同时提供受相同条件下解剖

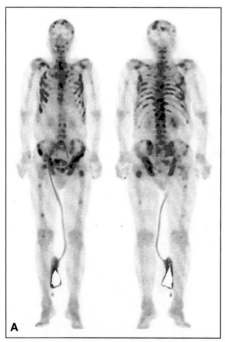
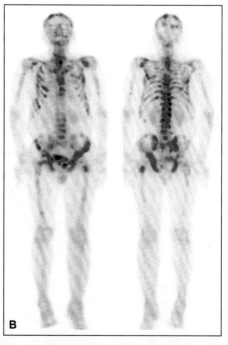

图 2-5-1　图 A 患者，男性，79 岁，前列腺癌伴多发骨转移，治疗前全身骨显像（A）显示全身多发骨转移，治疗后复查（B）显示骨转移灶较前减少，病灶代谢程度较前减低

结构与功能代谢相融合的图像,两种技术优势互补,具有重要临床价值。PET/CT 有助于各种类型肿瘤的早期诊断、鉴别诊断、肿瘤有无复发、肿瘤分期和再分期、寻找肿瘤原发和转移灶、指导临床治疗方案、帮助制订放疗计划(图 2-5-2)。此外 PET/CT 对脑疾病(脑血管病、癫痫、帕金森病、肿瘤、痴呆等)、冠心病、淋巴瘤等的诊断也有重要价值。PET/CT 检查主应用正电子示踪剂,临床使用最广泛的是 ^{18}F-2- 氟 -2- 脱氧 -D- 葡萄(2-18fluoro-2-deoxy-D-glucose,^{18}F-FDG),主要反映机体器官、组织和细胞摄取葡萄糖水平,在肿瘤诊断和疗效评价、心肌存活评价、癫痫、阿尔茨海默病、帕金森病等方面有重要诊断作用。此外根据氨基酸代谢、核酸代谢、磷脂代谢等生化途径而研制的示踪剂如 L- 甲基蛋氨酸(^{11}C-MET)、^{18}F- 阿昔洛韦(^{18}F-FACV)、^{11}C- 胆碱等在疾病诊断方面也具有重要意义。

(三) PET/MR

PET/MR 一体机将 PET 探测器与 MR 体线圈有机整合在一起,全新 SiPM 探测器能够实现 TOF 功能,进行 PET 与 MR 同步扫描(图 2-5-1~ 图 2-5-3),是目前最前沿的技术之一,也是影像学进步的重要里程碑。综合分析一体化 PET/MR 技术同时同步获得功能代谢信息(如糖代谢、脂类代谢、蛋白质代谢、核酸代谢等)和高质量解剖结构信息,对于科研和临床都具有重要意义。与 PET/CT 相比较,一体化 PET/MR 实现了患者的"一站式检查",因其具有同步性扫描方式、多参数信息、高分辨率的图像、低剂量辐射的优势,必将在神经系统、脑功能研究、肿瘤、心血管、儿科等方面发挥重要作用。

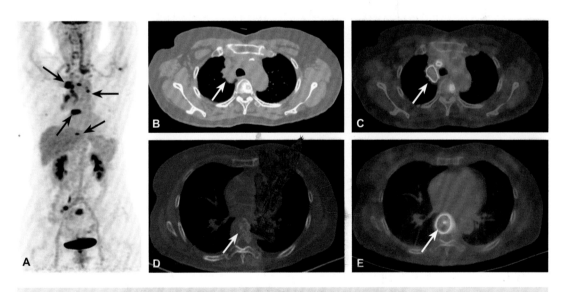

图 2-5-2 患者,女性,73 岁,主诉背痛胸痛 2 个月,胸痛加重 4 天,行 ^{18}F-FDG PET/CT 检查提示右肺癌、右肺门及纵隔淋巴结转移、骨转移。全身 PET(A)显示右肺、右肺门、纵隔及全身多处骨骼(胸 1/4/8/11 椎体、骶骨)葡萄糖代谢增高(箭头);横轴位肺窗 CT(B)显示右肺上叶占位(箭头),PET/CT 图(C)显示右肺上叶占位区葡萄糖代谢增高(箭头),横轴位骨窗 CT(D)显示胸 8 椎体骨质破坏(箭头),PET/CT 图(E)相应部分葡萄糖代谢增高(箭头)

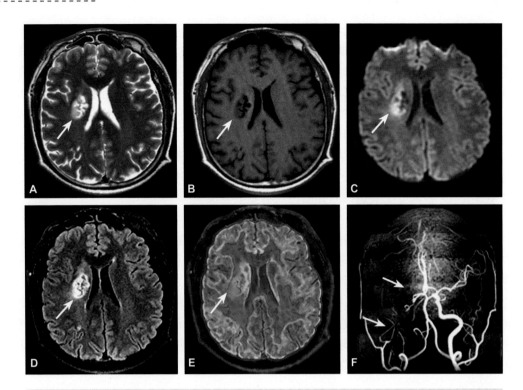

图 2-5-3　患者,男性,57 岁,突发左侧肢体无力 1 个月,横轴位 T₂WI(A)显示右侧脑室旁片状高信号(箭头);横轴位 T₁WI(B)病变呈低信号(箭头);横轴位 DWI(C)、FLAIR(D)上病变呈高低混杂信号(箭头),PET/MR(E)显示病变 ¹⁸F-FDG 摄取减低;MRA(F)显示右颈动脉、右大脑中动脉信号消失(箭头)

参 考 文 献

1. Hacker M,Becker C. The incremental value of coronary artery calcium scores to myocardial single photon emission computer tomography in risk assessment. J Nucl Cardiol,2011,18(4):700-711.

2. Mendichovszky I,Solar BT,Smeulders N,et al. Nuclear medicine in pediatric nephro-urology:an overview. Semin Nucl Med,2017,47(3):204-228.

3. Evangelista L,Bertoldo F,Boccardo F,et al. Diagnostic imaging to detect and evaluate response to therapy in bone metastases from prostate cancer:current modalities and new horizons. Eur J Nucl Med Mol Imaging,2016,43(8):1546-1562.

4. Kerbel RS. Tumor angiogenesis:past,present and the near future. Carcinogenesis. 2000,21(3):505-515.

5. Lin J,Xie G,Liao G,et al. Prognostic value of 18F-FDG-PET/CT in patients with nasopharyngeal carcinoma:a systematic review and meta-analysis. Oncotarget,2017,8(20):33884-33896.

6. Salmon E,Bernard Ir C,Hustinx R. Pitfalls and limitations of PET/CT in brain imaging. Semin Nucl Med. 2015,45(6):541-551.

7. Torigian DA,Zaidi H,Kwee TC,et al. PET/MR imaging:technical aspects and potential clinical applications. Radiology,2013,267(1):26-44.

8. Ohliger MA,Hope TA,Chapman JS,et al. PET/MR imaging in gynecologic oncology. Magn Reson Imaging Clin N Am,2017,25(3):667-684.

9. Lee YZ,Oldan JD,Fordham LA. Pediatric applications of hybrid PET/MR imaging. Magn Reson Imaging Clin N Am,2017,25(2):367-375.

第六节　脑　电　图

一、脑电图的起源与发展

脑电图(electroencephalogram,EEG)是通过头皮上安放电极、将脑细胞的电活动引出来,并经脑电图机放大后记录下来,得出有一定波幅、波形、频率和位相的图形曲线,反映不同时间点脑细胞群的自发性、节律性电活动。脑电图上的电位反映大脑皮质大锥体细胞的突触后电位,而脑电图的节律由丘脑和脑干网状上行激活系统维持。

关于人类脑电图的研究,大概发端于 20 世纪初期。据文献记载,最初是从实验动物发现了脑的电活动现象。1875 年,英国学者 Richard Caton 在家兔暴露的大脑皮质表面安放 2 枚电极,由其间连接的电流计观察到有电流通过,他判断这种电活动与脑的功能有关。1890 年,波兰的 A.Beck 观察到当给予光刺激时,在犬的视觉区皮质出现较大的电位变动,倘若不给予光刺激,则只有小的电位变动。同年,E. Fleischl von Marxow 也观察到了同样的事实,并指出这种电位变化亦可在硬脑膜或头颅上记录到。1903 年,德国的 Hans Berger 医生,借切除头盖骨手术之机,用针状电极插入头皮下,首次发现并记录到人脑规律的自发电活动,成为脑电图临床应用的开端。1929 年,他率先发表《关于人的脑电图》一文,指出脑电图可能成为脑病诊断学与神经心理学方面的一门新学科。1934 年,阿德里昂和马泰乌斯改进了脑电描记术,用于诊断某些类型的癫痫及精神错乱症和脑瘤,以及进行颅内病变的检测和大脑病变的区域定位。1950 年,波泽和舒伯弗里开始了脑电阻图的应用,目前这项检查主要用于脑血管病的辅助诊断。20 世纪 30 年代脑电的记录方法主要是通过电子管放大器放大后,用示波照相方法进行记录。到 20 世纪 50 年代,电子计算机技术引进了脑电领域。20 世纪 70 年代以后,使用集成电路和共模抑制技术来放大脑电信号,用磁带记录器来录制脑电信号,使得脑电仪不仅体积进一步缩小,而且抗干扰性能有了很大的提高。20 世纪 80 年代以来,随着集成电路、超大规模集成电路和微处理控制技术的高速发展,脑电图机的制造已经进入一个崭新阶段。脑电图技术在临床上的应用已有 80 多年历史,常用于判断脑部疾病的发生、发展及转归。

二、脑电图技术的优劣势及现有应用

脑电图按频率可划分为慢波、α 波(8~13Hz)和快波,其中慢波包括 θ 波(4~7Hz)和 δ 波(0.5~3Hz),快波包括中间快波(14~17Hz)、β 波(18~34Hz)和 γ 波(>35Hz)。正常人在安静闭目、觉醒情况下主要出现 α 波和快波,而慢波通常多在睡眠时出现。正常脑电图分为四型、α 形脑电图、β 形脑电图、低电压脑电图、不规则脑电图。异常脑电图波,即病理波,指正常生理条件下不出现的波,可表现为频率、波幅、时相、波形、出现方式和部位等方面的异常,主要包括尖波、棘波、多棘波、棘慢波、多棘慢波、尖慢波等。异常脑电图分为轻度、中度及重度异常。轻度异常脑电图,α 节律很不规则或很不稳定,睁眼抑制反应消失或不显著,额区或各区出现高幅 β 波,θ 波活动增加,某些部位 θ 活动占优势,有时各区均有 θ 波,过度换气后出现高幅 θ 波;中度异常脑电波:α 节活动频率减慢消失,明显不对称,弥散性 θ 活动占优势,出现阵发性 θ 波活动,过度换气后,成组或成群出现高波幅 δ 波;重度异常脑电图:弥散性 θ 及 δ 活动占优势,在慢波间为高电压 δ 活动,α 节律消失或变慢,出现阵发性 δ 波,自发或诱发地出现高波幅棘波、尖波或棘慢综合波,出现爆发性抑制活动或平坦活动。

EEG 是癫痫诊断和治疗中最重要的一项检查工具,尽管高分辨率的解剖和功能影像学在不断地发展,但在癫痫的诊治中 EEG 始终是其他检测方法所不可替代的。EEG 还对以下疾病有辅助诊断作用:意识障碍性疾病(嗜睡、昏迷等)、颅内占位病变(脑肿瘤、脑脓肿、脑转移癌和慢性硬膜下血肿等)、颅脑外伤、脑震荡、脑挫伤等、脑血管病、脑出血、脑血栓、颅内炎症、脑病、病毒性脑炎等。心理工作者通过记录 EEG,判断大脑的智力特征、情绪特征、个性特征、思维品质特征,诊断心理性疾病并应用于教育心理学。

EEG 是对大脑神经电磁活动的直接测量,其主要优势是可以无创地进行大脑病灶定位,对某些脑部疾病,特别是癫痫的治疗计划具有重要意义。相对而言,由于直接测量神经电磁活动,其直观性较弱。

三、脑电图在中医、针灸领域的应用现状与前景

黄昕等将 60 例抑郁症患者随机分为针刺组和西药组,针刺组予以针刺百会、神庭、本神、风池、内关、神门、三阴交、太冲。西药组予以口服百忧解胶囊,1 个月为 1 个疗程,共治疗 3 个疗程,在 3 个月治疗前后,予以脑电图检查、汉密顿抑郁量表评估和副反应情况观察,研究结果显示:针刺组治疗前的脑电图异常为 21 例(占 70%),治疗后脑电图异常仅 8 例(27.7%),脑电图观察指标好转率治疗前后有统计学差异;西药组治疗前的脑电图异常为 23 例(76.7%),治疗后脑电图异常仅 6 例(20%),脑电图观察指标好转率治疗前后有统计学意义;两组间脑电图好转率差异无统计学意义,表明经治疗后,脑电图好转率均有提高。HAMD 评分,针刺组治疗前(30.25±9.06)分,治疗后(11.64±4.79)分,治疗前后比较差异有统计学意义;西药组治疗前(32.78±10.43)分,治疗后(20.94±5.61)分,治疗前后差异有统计学意义;两组间改善 HAMD 评分效果差异有统计学意义,表明针刺组疗效优于西药组。针刺组副反应有 4 例,发生率为 6.6%;西药组副反应有 18 例,发生率为 30%,两组间比较,针刺组副反应明显低于西药组。可见,针刺治疗抑郁症疗效较好、副反应较低,脑电图的好转率与西药基本等同。

董兴辉等通过脑电图仪初次筛选,将 60 名健康志愿者(男 21 名,女 39 名,年龄 22~26 岁,均无晕针、吸烟、酗酒史)随机分为 A 组(α 脑电波占优势的人群)34 例和 B 组(β 脑电波占优势的人群)26 例,均针刺双侧内关穴,结果表明:A 组 α 脑电波枕区的频率和波幅,在针刺得气时、针刺 30 分钟时、取针后 15 分钟时与针刺前相比较,均有显著性差异;B 组 β 脑电波枕区的频率、波幅,在针刺得气时、针刺 30 分钟时、取针后 15 分钟时与针刺前相比较均无显著性差异。研究结论为:针刺双侧内关穴在各个时间点均可使 α 脑电波枕区的频率降低,在针刺 30 分钟时效果最显著,在取针后 15 分钟时仍有一定后遗效应;针刺双侧内关穴在各个时间点均可使 α 脑电波枕区的波幅降低,在针刺 30 分钟时效果最显著,在取针后 15 分钟时仍有一定后遗效应;针刺双侧内关穴在各个时间点对 β 脑电波枕区的频率和波幅作用均不显著。李文文等通过研究表明刺激右侧内关穴,左侧额叶区和枕叶区的 α 波能量上升、右侧顶叶 K 和枕叶的 α 波能量降低。陆卫卫等研究认大脑皮质抑制性增强,即降低大脑皮质的兴奋性,是针刺内关穴治疗失眠的作用机制。针刺内关穴治疗失眠的作用途径可能为,针刺内关穴、使大脑皮质的兴奋性降低而进入困倦状态(非快速眼动相睡眠Ⅰ期)。

孙川等纳入 58 例难治性癫痫患者,常规电极脑电图后加做毫针蝶骨电极脑电图检查,研究脑电图变化特点与中医证型的关系。癫痫患儿的节律性较正常同龄儿童差,而且通过

对比癫痫患儿脑电图的调节差,波形不整,失节律现象较正常儿童明显。在常规电极脑电图,儿童表现为节律性较正常同龄儿童差,随着年龄的增长,这种差距逐渐减小。常规电极脑电图基本波幅在75μV以下,较正常同龄儿童波幅明显低、节律慢。毫针蝶骨电极脑电图,利用中医的理论基础与解剖位置上的重叠,直接监测的是颞部及其深部的脑组织电活动,痫样波的阳性率得到极大的提高。从波幅升高的程度上来看,癫痫患者中基本节律稳定后的年龄段,其波幅增高程度较儿童更为明显。在年龄小于14岁,青春期之前的患儿,表现形式为阳痫的病例几乎是发作形式为阴痫的两倍。以阳痫为主要临床发作表现的患儿,α波节律性及调节、调幅均较以阴痫为主要临床发作表现的患儿差。而到了14岁以上,脑电生理的节律性等基本稳定,各部分皮质的发育速度基本一样,较为明显的表现是,阳痫与阴痫的发病者数基本相等。在大脑发育未完全成熟之前,阳痫的发作较阴痫明显多,而大脑发育成熟后,两者几乎无差别。血虚风动型与痰火扰神型波幅升高并不明显,小于50μV;但风痰闭窍波幅却明显增明显增高,大于50μV;肝肾阴虚及心脾两虚波幅均大幅升高,超过90%的脏器亏虚患者波幅增加大于50μV。脏器亏虚证型在蝶骨电极脑电图上的波形变化较其他证型更明显,主要表现在与常规电极脑电图相比较,波幅增高明显。隋晓雯等研究发现,多发性抽动症患儿(肾志不足型)的脑电图背景节律以α波为主,频率多为8~10Hz,波幅以中波幅及中高波幅为主,调节调幅欠佳,波形大多对称,出现部位主要集中于顶枕区。存在较多的以低中波幅为主的θ慢波,频率多在4~7Hz,阵发及散在出现。朱坤杰等采用药物定量脑电图的方法,以内毒素尾静脉注射复制内毒素脑损伤模型,观察含与不含朱砂雄黄的安宫牛黄丸及朱砂、雄黄对内毒素致脑损伤脑电图δ波、β波功率及相对功率的影响。研究发现:内毒素可使大鼠脑电图的慢波(δ波)功率和相对功率增加,而快波(β波)功率和相对功率降低。几种药物均可降低内毒素脑损伤大鼠脑电δ波功率和相对功率;全方、朱砂雄黄、单雄黄可提高β波的功率和相对功率,朱砂可提高β波相对功率,简方的作用不明显。

参 考 文 献

1. 黄昕,陈伊,石朗,等.针刺对抑郁症患者脑电图及疗效影响的临床研究.中医药学报,2012,40(2):55-58.
2. 董兴辉.针刺内关穴对健康青年人脑电图变化的研究.哈尔滨:黑龙江中医药大学,2014.
3. 李文文.基于磁刺激内关穴的诱发脑电源定位分析.天津:河北工业大学,2011.
4. 陆卫卫.针刺内关配合七叶神安片治疗顽固性失眠35例.南京中医药大学学报,1998,03:37.
5. 孙川.58例难治性癫痫与中医痫证证型的关系及其毫针蝶骨电极脑电图的特点.武汉:湖北中医药大学,2013.
6. 隋晓斐.小儿多发性抽动症(肾志不足型)的脑电图分布规律研究.济南:山东中医药大学,2014.
7. 朱坤杰,孙建宁,张硕峰,等.安宫牛黄丸及重金属组分对内毒素脑损伤大鼠脑电图的影响.中成药,2008,30(2):178-182.

第三章　针灸研究常用影像技术

第一节　fMRI 脑成像

一、传统磁共振 BOLD 信号采集技术

Kenneth Kwong,Peter Bandettini 和 Seiji Ogawa 的三个独立的研究小组,在 1992 年分别发表了在磁共振上利用血氧水平依赖(blood oxygen level dependent,BOLD)对比进行人脑皮质活动研究的文章。自此开启了功能磁共振影像研究领域的大门。由于该方法可以无创地研究大脑皮质功能活动,而无需任何外源性造影剂,并且具有空间分辨力高等优点,很快便成为了神经科学和神经影像学领域最为流行的实验方法之一。目前在磁共振下主要采用平面回波序列(echo planar imaging,EPI)采集 BOLD 信号。在介绍 BOLD 序列实验参数如何设定之前,先简单介绍几个磁共振序列参数中常用的缩写:回波时间 TE(echo time);重复时间 TR(repetition time);各向同性(iso tropic)是指体素大小为长宽高相等的采集方式,即图像中每一个像素对应空间中一个长宽高相等的正方体空间中所采集得到的信号。

在不同场强下,BOLD 效应最佳、信噪比最高所对应的 TE 时间是不同的。通常在 3T 下为 30 毫秒左右,1.5T 下为 50 毫秒左右。在确定 TE 之后,接下来可以根据不同磁共振机型的性能来调整层面内分辨率。

由于大部分的实验数据最后将采取组分析的模式,在预处理过程中会对图像进行分辨率的统一调整、空间平滑、将个体空间内的数据变换到标准脑空间等多个步骤,所以常用的序列参数中,以各向同性的空间分辨力为主。当每一层的 TE 固定之后,每一层的采集时间也就确定了下来,从而在一个设定的 TR 时间内,能够采集的最大层数也就确定了。以平行于前后联合为采集平面的采集方式为例,如果想将 FOV 包括整个大小脑,需要在层面方向有约 130mm 左右的覆盖范围。因此在 3T 下,当 TR 设为 2000 毫秒,采用常规 GRE-EPI 序列可以采集约 33 层的图像,那么每一层图像对应的厚度一般为 3.75mm(层厚 + 间隔)。如果要求各向同性的话,则层面内 FOV 可以设为 240mm×240mm,数据采集矩阵为 64×64,这样图

像上每一个像素所对应的体素大小为 3.75mm×3.75mm×3.75mm。当 TR 设为 3000 毫秒时,层数可以增加到 43 层左右,那么每一层图像对应的厚度为 3mm,即可覆盖全部大小脑的区域。相对应的层面内 FOV 可以设置为 192mm×192mm,数据采集矩阵为 64×64。当 FOV 需要增大时,为了保证各向同性的采集,也需要相应增大数据采集矩阵的点数(图 3-1-1)。

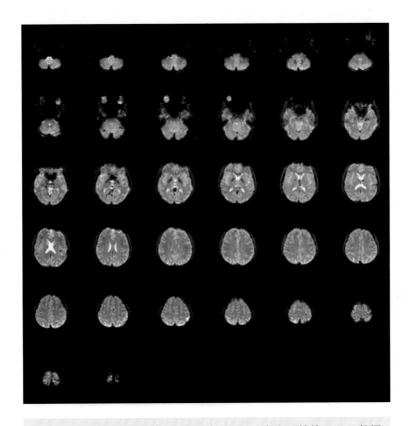

图 3-1-1　常规 EPI 序列采集得到的 3.75mm 各向同性的 BOLD 数据

在单个 TR 时间内的参数确定之后,接下来需要确定实验的时间长度。由于机器扫描时的物理状态,例如温度等会影响 EPI 序列采集数据的质量,所以通常在数据正式采集之前,序列会自动执行一段时间的预扫(dummy scan)。在这段时间内,机器只进行扫描而不重建图像,以达到"暖机"和让受试状态达到稳态的效果。在任务态 fMRI 实验中,这段时间是不算在实验室时间之内的,因为磁共振扫描仪会在预扫结束之后再发送给脑功能刺激仪"刺激开始"的信号。所以在计算采集次数(measurement)时,这部分时间不需要考虑进去,直接计算任务刺激开始到结束所需要的总时间,将这个总时间除以 TR 之后,即得到所需要的采集次数。而扫描之前的序列所需时间,则是采集图像的总时间加上空扫的时间,一起显示的(图 3-1-2)。

对于静息态来讲,数据采集到底多长时间合适,一直是大家所关心的问题。扫描时间增长,会导致受试的配合度下降,带来头动增大、数据质量下降等问题。而扫描时间缩短,则会降低数据统计计算的可靠性。2015 年 Muller 等人发表文章,针对这一问题进行了详

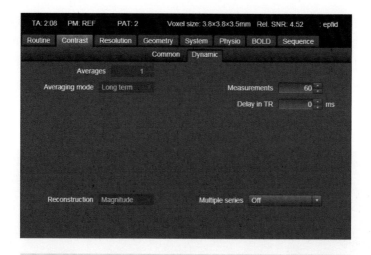

图 3-1-2　TR 为 2000 毫秒,60 个采样点时的总采集时间,包括 8 秒预扫

细的研究。其研究结果显示,如果只采集 5 分钟的静息态数据,可靠性只有 0.4;10 分钟时可以达到接近 0.5;而 15 分钟才能达到 0.6,只有到 30 分钟的时候可靠性才到 0.7。因此在受试能够配合、磁共振系统稳定性足够的情况下,静息态功能磁共振数据肯定是采集时间越长,所得到的结果越可信。但要根据具体实验的条件以及扫描被试的配合情况来酌情调整(图 3-1-3)。

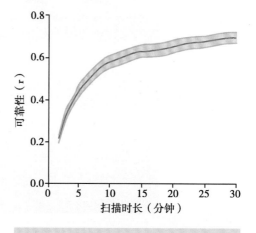

图 3-1-3　静息态数据采集长度和结果可靠性的关系

二、磁共振同时多层 BOLD 信号采集技术

常规的 EPI 扫描技术用于 BOLD 数据采集已经有十几年的历史了,受限于采集原理,BOLD 数据在时间、空间分辨力上必须相互妥协。想要采集高时间分辨力的 BOLD 信号,只能降低空间分辨力和采集覆盖范围。而提高空间分辨力的时候,势必要牺牲时间分辨力,延长 TR。因为在固定 TE 的情况下,要想采集更多的层数,TR 必须要延长。而由于 BOLD 信号对 TE 的要求,使得我们无法通过 K 空间部分采样的方法来通过缩短 TE 来减少每一层的采集时间。

2015 年 RSNA 上西门子在磁共振领域首次发布了同时多层采集技术(simultaneous multi-slices,SMS),磁共振扫描自此从单次单层采集,跨入了单次多层采集的时代。这一技术的发展也使得 BOLD 数据采集的时间、空间分辨力得到了提高。SMS 技术中包括三个主要的部分,多频带激发(Multi-band excitation),变换 FOV(Blipped-FOV)的相位编码,以及鸡尾酒重建技术(CAIPIRHINIA)。其中,多频带激发是通过将多个频率的射频脉冲整合在一起,实现同时激发多个不同采集层面。同时激发多个层面所得到的信号直接进行重建,得到的会是多层叠加在一起的图像。要想解算开不同的层面,需要在采集层面方向,有足够密度的线圈通道数,通过线圈通道数对不同层面信号的探测灵敏度来进行解算。目前采用 SMS 技术采集 BOLD 信号时,通常需要 20 通道(头颈联合)以上的线圈才能达到比较理想的信噪比。采用常规的相位编码方式,进行 SENSE 或 GRAPPA 重建,会使得在解算多个层面的时候,会在某些区域产生较大的解算误差。而采用 Blipped-FOV 和鸡尾酒重建技术,可以去除这一影响,实现不损失信噪比的多层同时采集。为提高 BOLD 信号的时间、空间分辨力提供了新的工具(图 3-1-4)。

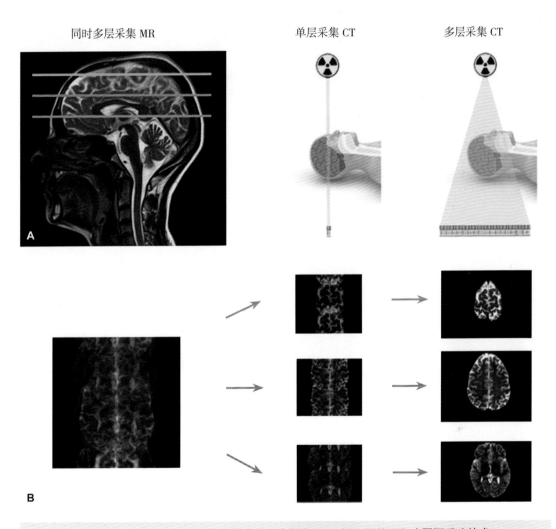

图 3-1-4　同时多层磁共振成像技术中的变换 FOV 的相位编码和鸡尾酒重建技术
BOLD 时空分辨力改变所带来的影像

三、SMS-BOLD 技术在 fMRI 实验中的应用

图 3-1-1 所示为一个采用传统单次单层采集模式所得到的,TR 为 2000 毫秒,分辨率为 3.75mm 各向同性的 BOLD 图像。而 SMS 可以被应用于提高时间分辨力、空间分辨力或者同时提高两者。如果我们把多层采集加速因子全部用于空间分辨力的话,可以得到如图 3-1-5

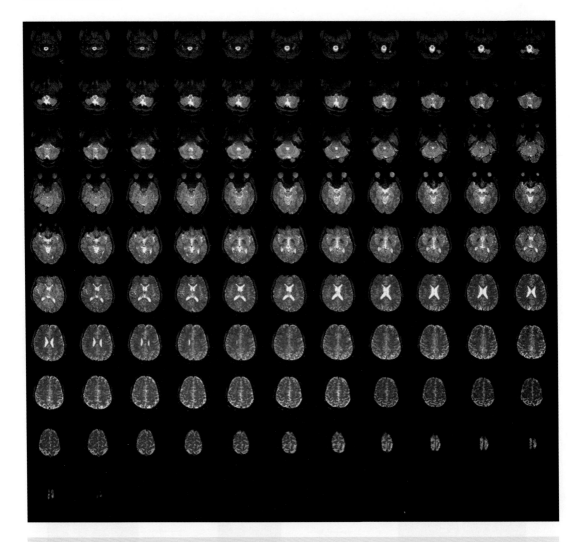

图 3-1-5　采用 SMS 技术采集得到的 BOLD 图像。TR=2000ms，空间分辨力 1.5mm ×1.5mm×1.5mm，108 层

所示的图像。该图像 TR 仍为 2000 毫秒，多层采集加速因子为 4，空间分辨力达到了 1.5mm 各项同性，从图像上我们可以看出，功能影像的分辨率已经十分接近我们常规进行灰白质分割所采用的高分辨 3DT$_1$ 结构像。

　　在常规的 3.75mm 各向同性的分辨率下，靠近人体空腔部位（例如靠近额窦的前额叶，靠近内耳道的颞叶等）的 BOLD 信号，收到磁敏感伪影的影响有很大的变形和信号丢失的现象，这种现象随着场强的提高会变得更加严重。具有高阶匀场线圈和多通道射频发射技术的磁共振设备，可以在一定程度上减小次敏感伪影的影响。而当使用 SMS 技术将空间分辨力提升后，更薄的层厚也使得磁敏感伪影对图像变形的影响大大减少。从图 3-1-5 中可以看出，前额叶和颞叶皮质的大部分信号都可以显示，比不使用 SMS 所采集到的图像信号更加完整。而这些区域都具有十分重要的高级认知功能，能够准确采集到这些区域的信号，对脑科学的研究有着重要的意义。

　　当使用高分辨 BOLD 信号进行任务态 fMRI 实验,我们可以得到更加精确的功能区激活结果,从图 3-1-6 中可以看到,当将任务态(手掌抓握运动,30 秒运动、30 秒休息,重复 3 遍,TR 为 2000ms)fMRI 所计算得到的激活图覆盖在结构像上后,SMS-BOLD 所采集到的 2mm 各向同性分辨率数据所得到的激活区域主要分布在灰质皮质的区域。而常规 EPI 序列所采集到的 BOLD 数据分辨率为 3.75mm 各向同性,其任务态 fMRI 激活结果则会有部分阳性结果显示在了白质或者周围相邻的区域,这说明采用 SMS 技术采集得到更高的空间分辨力,可以提高 fMRI 实验的准确性。

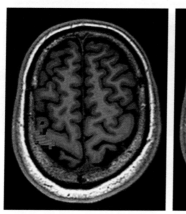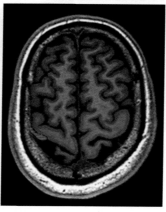

图 3-1-6　手掌抓握运动任务激活图。常规 BOLD 序列空间分辨力:3.75mm 各向同性,SMS-BOLD 序列空间分辨力:2mm 各向同性。TR 均为 2000ms

　　由于 SMS 技术依然是 2D 采集模式,因此层厚和信噪比的对应关系仍然遵守常规 2D 采集序列的物理学原理,即同样条件下,层厚越薄,由于采集到的水分子信号越少,所以信号强度越弱。因此当提高空间分辨力的同时,我们还需要保持图像的信噪比,以达到更好的实验效果。在后面的章节中会介绍 fMRI 数据的处理方法,无论是任务态所得到的反映统计显著性的 t 值,还是静息态数据处理所得到的功能连接的相关系数,其可靠程度都与数据采样点数有着直接的联系。数据采样点数越多,计算得到的统计值越可靠。在以往传统的数据采集模式下,要想获得更多的数据采样点,只能延长数据采集时间。当使用 SMS 技术后,同时多层采集所带来的优势,可以同时应用于时间和空间分辨力上,在提高空间分辨力的同时,也提高时间分辨力,在同样长的时间内获得更多的采样点,保证最终统计结果的准确性。

　　图 3-1-7 所示为一个手掌抓握任务的结果,当分辨力为 2mm 各向同性时,TR 为 3000 毫秒时,激活区的统计显著性较低,且结果中包含一些噪声所导致的激活区。而在同样分辨力下,使用 SMS 技术将 TR 缩短为 750 毫秒后,激活区的显著性明显升高,在提高图像结果显示的阈值后,假阳性区域被很好地去除了。这说明 SMS 技术在高时间分辨力和高空间分辨力上的共同应用,不仅可以保证信噪比,还可以提高结果的准确性。

　　SMS 改变了传统 BOLD 信号采集的模式,使得我们可以获得更高时间、空间分辨力的 BOLD 信号,为影像学的研究开拓了一个新的领域。同时在数据处理方面,可能部分原有的

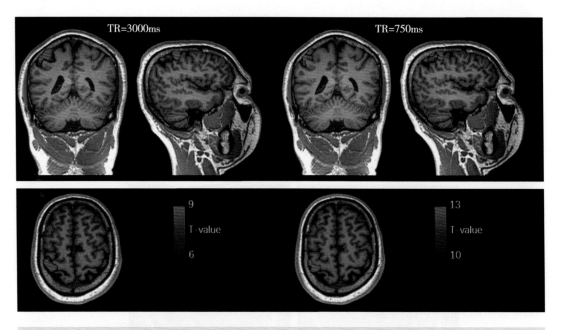

图 3-1-7 手掌抓握运动任务激活图。常规 BOLD 序列 TR=3000ms，SMS-BOLD 序列 TR=750ms。空间分辨力均为 2mm 各向同性

工具也需要随之更新。例如数据量倍增之后，原有的数据处理系统是否有足够的内存来读取和运算数据。有些后处理软件只能输入层面的采集顺序来进行时间矫正。而多层同时采集技术，使得多个层面在同一时间点采集，我们需要读取 dicom 头文件中每一层采集的时间信息以更准确地进行时间矫正。等等一些技术问题，在使用各种后处理软件进行 SMS-BOLD 数据处理的时候，需要格外注意。

参 考 文 献

1. Kwong K K，Belliveau J W，Chesler D A，et al. Dynamic magnetic resonance imaging of human brain activity during primary sensory stimulation. Proceedings of the National Academy of Sciences，1992，89（12）：5675-5679.

2. Bandettini P A，Wong E C，Hinks R S，et al. Time course EPI of human brain function during task activation. Magnetic resonance in medicine，1992，25（2）：390-397.

3. Ogawa S，Tank D W，Menon R，et al. Intrinsic signal changes accompanying sensory stimulation：functional brain mapping with magnetic resonance imaging. Proceedings of the National Academy of Sciences，1992，89（13）：5951-5955.

4. Mueller S，Wang D，Fox M D，et al. Reliability correction for functional connectivity：Theory and implementation. Human brain mapping，2015，36（11）：4664-4680.

5. Breuer F A，Blaimer M，Heidemann R M，et al. Controlled aliasing in parallel imaging results in higher acceleration（CAIPIRINHA）for multi-slice imaging. Magnetic resonance in medicine，2005，53（3）：684-691.

6. Barth M，Breuer F，Koopmans PJ，et al. Simultaneous multi-slice（SMS）imaging techniques. Magnetic Resonance in Medicine. 2016；75（1）：63-81.

7. Runge VM，Richter JK，Heverhagen JT. Speed in Clinical Magnetic Resonance. Investigative Radiology，2017，52（1）：1-17.

第二节　PET 脑成像

正电子发射断层显像术(positron emission tomography,PET)属于放射性核素显像的一种,是放射性示踪原理与放射性探测成像技术结合而成的一种医学影像技术。它利用正电子放射性核素标记的化合物作为显像剂,通过向生物体内部注入显像剂,在体外测量它们的空间分布和时间特性,并对其进行无损的三维成像。PET 能够在体外无创地评估活体内的生理、病理和生化过程,对于研究生命现象本质和疾病发生发展机制,临床中在形态学改变之前,早期诊断疾病、发现亚临床病变、治疗效果的早期准确评估有重要意义。它是当代生物和医学研究以及临床诊断的核医学研究的最新发展。

PET 显像技术开始于 1951 年 Cassen 等人使用闪烁扫描机以影像显示甲状腺内放射性碘原子的分布,并在此后半个世纪里不断完善发展。PET 和单光子断层显像(SPECT)同属于放射性核素显像,都能提供正常和疾病器官的生理信息和(或)细胞内的分子信息,故又被称为生理影像(physiology imaging)或分子影像(molecular imaging)。两者所使用的显像剂中放射性核素的衰变方式不同,其中 PET 因其所使用的正电子显像剂的分子示踪性更佳,种类又多,被广泛应用于医疗及科研活动中。且正电子核素皆属于短半衰期核素,相比 SPECT 降低了受检者的辐射量,也更易被大众所接受(图 3-2-1)。

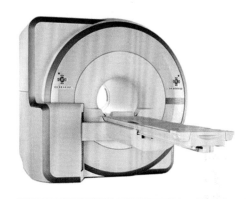

图 3-2-1　临床检查用 PET 扫描仪

一、基本原理

放射性核素显像的原理是被引入生物体内的放射性药物与脏器或组织相互作用,参与体内的代谢过程,被脏器或组织吸收、分布和排泄,其中的放射性核素在自发衰变过程中能够发出射线,射线被特定的显像仪器所检测到,形成图像以显示放射性药物在组织器官中的代谢、分布规律。

PET 则是在此基础上,利用正负电子"湮没"所发出的成对 γ 光子进行复合检测。正电子从 ^{11}C、^{13}N、^{15}O、^{18}F 等核素中发射出来,与周围广泛分布的带负电荷的电子很快发生"湮没"反应,转化为两个方向相反的能量为 511keV 的 γ 光子。PET 扫描仪中相对的两个探头同时检测到两个光子,表明两个探头连线上存在"符合事件",即存在正电子核素标记的示踪剂。核素标记的药物在局部的密集程度,决定了"符合事件"的多少,据此对药物在体内的分布进行精确的定位和定量,经计算机重建后获得三维的生物体 PET 图像(图 3-2-2)。

不同于显示形态结构变化的 CT、MRI 和超声成像等,PET 能显示功能代谢信息,具有较高的特异性。常用的 ^{11}C、^{13}N、^{15}O、^{18}F 等核素都是生物体内常见元素的同位素,利用它们标记人体所需的营养物质(葡萄糖、氨基酸、水、氧)或药物,对生物体的影响较小。PET 扫描仪在体外对这些物质进入生物体后的代谢过程进行无创、定量、动态的观察,而且是从分子水平对其分布和活动进行准确的评估,所以,生成的 PET 图像反映的是示踪剂在体内的分布及随时间的变化,因此 PET 也被称为"活体生化显像"。PET 能精准地反映生物体内的生

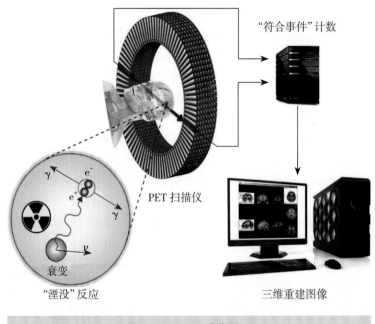

图 3-2-2　PET 成像原理

理、生化改变,方便对生理、生化过程进行准确的定量分析,灵敏度高,且安全无创,一次全身 PET 检查的辐射剂量远小于一个部位的常规 CT。

目前,PET 成像技术被广泛应用于临床及科研领域,其中最主要的是肿瘤学中的应用。此外,还被广泛应用于神经系统疾病诊断、心肌梗死、受体功能成像等方面。

PET 在肿瘤中的应用,主要是判断肿块良恶性及恶性程度、病程分级及预后评价、疗效评估、鉴别治疗后残存组织性质和复发或转移的鉴定等;在神经系统领域,除了可用于脑部肿瘤的诊断治疗,还可用于研究脑梗死和脑缺血时脑内的各组指标变化,以及癫痫病灶的辅助定位和术前评估、痴呆及锥体外系疾病的诊断、精神疾病的辅助诊断等;而对于心脏疾病,PET 在诊断冠心病、评估梗死范围及术后评价都有相当突出的优势。

二、小动物 PET

PET 是目前核医学中最先进的分子显像方法,不仅仅被应用于临床,在小动物科学研究领域也有十分重要的地位。近年来,新的 PET 探测技术不断涌现,专门用于小动物的 PET 仪的功能也越来越完善。而小动物 PET 在开发药物、研究疾病、基因显像等领域有重要的作用(图 3-2-3)。

首次将 PET 显像应用于动物成像是在 1991 年,Ingvar 等用临床 PET 扫描仪对大鼠进行了脑显像,但临床 PET 扫描仪的探测效率及空间分辨力较低,无法满足小动物 PET 显像的要求。20 世纪 90 年代以来,

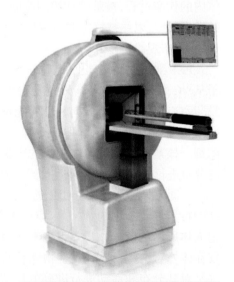

图 3-2-3　小动物 PET 扫描仪

小鼠逐渐成为人类疾病动物模型的主体,且随着分子生物学的快速发展、转基因大鼠模型大量建立及小鼠基因测序的完成,为满足研究需要,专门的小动物 PET 扫描仪也就应运而生。

小型动物的因其体型特点,器官结构小,专用的 PET 扫描仪探测环直径较小,相比起临床用 PET 仪器,所需要的原材料要少得多,费用也低很多。此外其有效视野也较小,所以空间分辨力等主要指标远高于临床 PET 扫描仪。

目前,小动物 PET 扫描仪主要应用于生命科学的基础研究,被广泛用在研发新药、研究药物作用过程、基因治疗等领域,如以动物作为模型研究人类疾病、研究基因工程修饰后的动物模型、研发新的放射性显像剂等。

三、PET 人脑成像

人脑是神经系统中最重要的信息处理部分,除了是维持基本生命活动的中枢,还有记忆、注意、理解、分析综合和运动操作等一系列综合信息加工的功能。长期以来,因方法及伦理所限,人们对脑功能及脑与精神的关系所知甚少,而脑成像技术如 PET、SPECT 等的出现,打破了这一局面。脑成像技术能供生物体内生理病理状态下的脑血流灌注、脑代谢、中枢神经递质和受体等的情况及其随时间变化的特点。其中 PET 脑成像技术常被应用于大脑认知功能和麻醉作用机制的研究,为观察大脑工作的能力、更好地理解脑功能与大脑结构的关系提供了无创、有效的工具。

脑血流灌注与脑功能的活动强弱密切相关,当大脑皮质被激活,相对应脑功能区的血流增加,代谢活跃。PET 脑成像技术,正是通过对葡萄糖等物质进行放射性标记,将其注入生物体内后,结合各种生理刺激试验,同时相对应脑功能区血流增加,代谢活跃,局部脑血流断层显像表现为相应脑区放射性分布增高。而进入脑内的显像剂量与局部脑血流量(regional cerebral blood flow,rCBF)成正比,经计算机处理便可计算出每个 PET 仪探头相对应部位的 rCBF 和血流分布图,从而观察活体脑内特定认知功能对应的部位及其生化改变,研究脑的认知功能原理及其相对应的解剖基础。

PET 在脑功能研究方面也有其独特的优势。PET 所使用的正电子核素,大多为人体的基本元素的核素,化学性质相同,对于人体生理功能研究非常适合;PET 显像使用超短半衰期核素,可以短时间内多次重复检查,符合认知激活显像的要求;同时 PET 也是最早应用于认知功能的认知激活显像,时至今日,仍是认知激活显像的"金标准",现在已有将 PET 与其他影像检查方法结合起来的,尤其是将 PET 功能显像与解剖显像相结合以互补不足,如 PET/MR 等,有望被广泛应用于脑功能研究。

已有大量的研究应用 PET 脑功能成像探索人类大脑的认知功能。研究表明,视觉、听觉、语言刺激可分别引起枕叶视觉中枢、颞叶听觉中枢及额叶语言中枢或精神活动区的脑血流量增加;有意识回忆时,前额叶皮质区特别是右侧前额皮质活动增加。

此外 PET 脑成像技术还用于麻醉作用机制的研究。其原理是血流和葡萄糖代谢的增加提示相应区域神经元的激活,也就是说与生理激活一致,虽然麻醉药物的药理失活机制仍不清楚,但大量研究表明麻醉的作用位点在丘脑,同时可见皮质功能失活。

PET 成像技术作为功能成像技术,缺乏解剖影像参照而难以定位,但目前许多已有许多专用软件能成熟地将 PET 影像与 MRI、CT 等解剖影像甚至标准解剖图谱融合,实现了单独 PET 影像对分子病变影像进行精确的定位,特别是 PET/MRI 融合,其分辨率和密度分辨率精细,相对方便廉价,现已广泛应用于临床与科研中。

PET 作为独特的分子影像,应用于脑功能的研究,为人类探索大脑奥秘打开了一扇新的大门,其临床应用的第一个病种也是脑肿瘤。随着技术的不断发展和完善,PET 也逐渐应用到许多功能性脑病(帕金森病、阿尔茨海默病和癫痫等)。

参 考 文 献

1. Jie Tian. Molecular Imaging. 杭州:浙江大学出版社,2012:241.

2. 石学敏,戴汝为,韩济生,等. 现代针刺组学. 杭州:浙江科学技术出版社,2013:207.

3. Lai X,Ren J,Lu Y,et al. Effects of acupuncture at HT7 on glucose metabolism in a rat model of Alzheimer's disease:an 18F-FDG-PET study. Acupunct Med,2016,3(34):215-22.

4. Lu Y,Ren J,Cui S,et al. Cerebral Glucose Metabolism Assessment in Rat Models of Alzheimer's Disease:An 18F-FDG-PET Study. Am J Alzheimers Dis Other Demen,2016,4(31):333-340.

5. Nie B,Liu H,Chen K,et al. A statistical parametric mapping toolbox used for voxel-wise analysis of FDG-PET images of rat brain. PLoS One,2014,9(9):e108295.

6. Lu Y,Huang Y,Tang C,et al. Brain areas involved in the acupuncture treatment of AD model rats:a PET study. BMC Complement Altern Med,2014,14:178.

7. Xi W,Su D,Nie B,et al. 18F-FDG PET study reveals brain functional changes during attention in rats. J Nucl Med,2013,11(54):1969-73.

第三节 脑 磁 图

一、脑磁图的起源与发展

脑磁图(magne toencepha logram,MEG),是指通过检测脑神经电流产生的微弱生物磁场获取脑功能信息的一种无创伤性脑神经功能诊断技术。MEG 通过非侵入性的、对人体完全无危害的测量,提供精确的皮质电流源的定位,被认为是对大脑皮质活动的直接反映,能提供较好的时间分辨力。

早在 1819 年,丹麦物理学家汉斯·奥司特就发现了导体内的电流会在周围空间产生磁场。20 世纪 60 年代,美国学者 Baule 和 Mc Fee 等用大型通电线圈第一次探测到了心脏的生物电磁场。1967 年美国学者 David Cohen 博士在美国麻省理工大学 Francis Bitter 磁场研究所的磁屏蔽室内用电子放大装置记录到了心脏和脑的磁场,并于 1968 年第一次提出了 MEG 的概念。1969 年超导量子干涉仪(super conducting quantum in terfere device,SQUID)的出现使 MEG 的探测水平发生了质的飞跃,具备了现代 MEG 技术的雏形。1972 年,SQUID 开始用于 MEG 探测器,有两个反向串联线圈的传感器称之为梯度计(gradiometer),当有磁力线穿过时就会在线圈内产生感应电流,利用金属妮制成的 SQUD 与梯度计和磁场强度计(magnetometer)耦合在一起,成为一个能把磁场变为电流,电流变为电压的低噪声高增益转换器。初期的 MEG 为单信道传感装置,在探测脑功能活动过程中需要不断地移动探头,其检测结果精度偏低,且工作量较大。20 世纪 80 年代的 MEG 发展成多信道传感器装置,可进行癫痫的诊断和更多方面的脑功能研究。90 年代研制出全头型的多信道 MEG 测量系统,近年最新机型通道数已达 306 个,只需要经过一次测量就可采集全头的脑磁场信号,能准确反映脑磁场瞬时的功能状况,使用方便、快捷,并配备有专用软件和刺激装置,并与 MRI 进行影像融合,对信号发生源进行精确定位。

二、脑磁图技术的优劣势及现有应用

脑磁图检测具有毫秒级的时间分辨力和毫秒级的空间分辨力,其技术核心是超导物理学和低温技术,可对脑生理活动进行实时观测。MEG 是非侵入性检测,从而使受检者无任何痛苦,而大脑磁场检测不受磁场发生源和探头之间生物组织的影响。因此,使用磁记录可以获取比脑电图更准确的有关脑神经活动源的信息。MEG 是记录神经元活动时所产生的磁场,脑内生物电流产生的生物磁场强度非常弱,生物磁场强度仅为地球磁场的几亿分之一。因此,测定人脑磁场变化的 MEG 需要可靠的磁场屏蔽系统、灵敏的磁场测量系统和信息综合处理系统。MEG 检查时屏蔽室完全封闭,声、光、电等刺激均由刺激器在室外产生后,由室壁上的小孔送入屏蔽室内,监测患者,室内装有经过特殊消磁处理的照明和摄像设备。其原理是通过探测线圈的磁通,经过磁通量变换器耦合到 SQUID 上,由 SQUID 输出信号,经电子设备放大而检测出来。SQUID 安装在杜瓦氏圆桶中,经液氦冷却保持在 −270℃左右,使其处于超导状态。杜瓦氏桶底部有检测磁场的线圈,被检者平卧或坐位,头部伸入头盔式球形探测器内即可测定整个脑磁场变化。

MEG 在临床上应用最多的是研究大脑神经异常活动的癫痫。MEG 定位较其他功能检查在癫痫的诊断、治疗、预后和评价癫痫药物疗效中具有更高的应用价值,是目前最灵敏的无创性癫痫灶定位方法,尤其对颞叶、顶叶、枕叶的病灶诊断价值比较大。MEG 也应用于神经精神疾病的诊疗,如阿尔茨海默病、偏头疼、痴呆、抑郁、精神分裂症等。MEG 还应用于小儿神经发育相关疾病的早期预防、早期治疗和预后判断,如视听功能障碍、学习障碍、朗读障碍、注意力障碍、智力障碍、孤独症等。MEG 具有无创性,重复多次无损害性,可应用在胎儿发育的监测中,具有潜在的诊断作用,以便在胎儿出生前即明确是否存在脑瘫、原发性癫痫、先天性失明、先天性聋哑以及其他神经精神发育障碍。MEG 的研究还扩展至在感觉器官(耳、目、皮肤)刺激而引起脑磁场的变化方面,人类语言形成、认知、记忆、判断等精神行为的图形表现与定位方面。

三、脑磁图在中医、针灸领域的应用现状与前景

有研究认为,针灸的作用途径可能经穴位 - 经络 - 大脑整合 - 靶器官实现。针灸可以理解为一种物理量对穴位的体感刺激,而记录实时体感刺激是 MEG 技术的长处,因而可以利用 MEG 研究针刺穴位的特异性及循经感传对脑功能的影响。顾星选取 6 例健康志愿者,采用电针刺激合谷穴,观察了针刺过程中脑磁场的动态变化。结果发现:刺激正中神经所产生的脑磁场为高,针刺非穴位点次之,针刺合谷穴最低;刺激正中神经的磁场等高线最为密集,针刺非穴位点次之,针刺合谷穴的脑磁场等高线最为稀疏;穴位与非穴位对照点在脑磁发生源位置上无统计学意义,脑磁场强度穴位与非穴位对照点存在差异;因刺激部位和观察时间的不同,其脑磁场强度差异有显著性意义($P<0.05$)。研究表明:针刺合谷穴有降低正中神经电刺激所诱发脑磁场的趋势,抑制脑磁场发生的可能,MEG 检测对手阳明大肠经合谷穴的循经感传研究具有一定特异性。陈奇琦选取 16 名健康志愿者,采用 MEG 比较针刺真穴与非穴后脑神经元活动的变化以 MEG 软件计算针刺引起的脑区活动的顺序性,进而探讨针刺机制。结果针刺太冲穴组 1 分钟、3 分钟、5 分钟脑波平均增幅两两比较差异均有统计学意义;针刺非穴组 1 分钟、3 分钟、5 分钟波幅增值两两比较差异均无统计学意义。将太冲穴组的频率组分定位至 MRI 图像,脑区激活随时间推移呈现出从前脑向后脑转变的趋势,即从低级中枢到高级中枢的激活过程,可见,针刺太冲穴可通过神经网络通路激活脑区而产生

疗效;针刺非穴组在针刺后的波幅变化以及频率组分的激活均无显著性差异,无法将激活的频率组分在 MRI 上进行定位。研究发现针刺太冲穴组双侧额叶、双侧颞叶、扣带回、对侧丘脑、双侧小脑、脑干均有激活,而额上回后部、中央前回、丘脑、扣带回均与痛觉感受有关。额上回与中央前回作为运动前区,与扣带回有神经纤维联系,而丘脑和扣带回是痛觉的上行通路。以上脑区的激活,可能是针刺太冲穴治疗头痛、眩晕的作用机制之一。

参 考 文 献

1. Baillet S. Magnetoencephalography for brain electrophysiology and imaging. Nat Neurosci,2017,20(3):327-339.

2. Pang EW,Snead Iii OC. From Structure to Circuits:The Contribution of MEG Connectivity Studies to Functional Neurosurgery. Front Neuroanat,2016,10:67.

3. Wang Q,Teng P,Luan G. Magnetoencephalography in Preoperative Epileptic Foci Localization:Enlightenment from Cognitive Studies. Front Comput Neurosci.,2017 J,11:58.

4. Uhlhaas PJ,Liddle P,Linden DEJ,et al. Magnetoencephalography as a Tool in Psychiatric Research:Current Status and Perspective. Biol Psychiatry Cogn Neurosci Neuroimaging,2017,2(3):235-244.

5. Maezawa H. Cortical Mechanisms of Tongue Sensorimotor Functions in Humans:A Review of the Magnetoencephalography Approach. Front Hum Neurosci,2017,11:134.

6. 顾星. 针刺合穴对脑磁图的动态观察. 上海针灸杂志,2005,24,(7):39.

7. 陈奇琦. 脑磁图观察针刺太冲穴所致脑部能量变化. 中国医学影像技术,2013,12(29):1927-1930.

第四节　红外热成像

一、红外热成像的起源与发展

热成像,又称红外热成像(thermal imaging system,TIS):是运用红外热成像技术使人眼不能直接看到的目标表面温度分布,变成人眼可以看到的代表目标表面温度分布的热图像。1800 年英国天文学家赫胥尔(William Herschel)用分光棱镜发现人眼不可见的"热线",后称为"红外线",即通常所说的"红外辐射"。红外线是指波长为 0.78~1000 微米的电磁波,其中波长为 0.78~2.0 微米的部分称为近红外,波长为 2.0~1000 微米的部分称为热红外线。自然界中,一切物体都可以辐射红外线,因此利用探测仪测量目标本身与背景间的红外线差可以得到不同的热红外线形成的红外图像。

1964 年美国德克萨斯仪器公司首次研制成功第一代热红外成像装置,即红外前视系统,利用光学元件运动机械,对目标的热辐射进行图像分解扫描,然后应用光电探测器进行光-电转换,最后形成视频图像信号,并在荧屏显示。红外前视系统至今仍是军用飞机、舰船和坦克上的重要装置。20 世纪 60 年代中期瑞典 AGA 公司和瑞典国家电力局,在红外前视装置的基础上,开发了具有温度测量功能的热红外成像装置,被认为是第二代红外成像装置,通常称为热像仪。70 年代法国汤姆苏公司研制不需致冷的红外热电视产品。90 年代出现致冷型和非致冷型的焦平面红外热成像产品,可以进行大规模的工业化生产,将红外热成像的应用提高到一个新的阶段。20 世纪 70 年代我国有关单位开始对红外热成像技术进行研究,到 80 年代初我国在长波红外元件的研制和生产技术上有了一定进展。80 年代末和 90 年代初我国成功研制了实时红外成像样机,其灵敏度、温度分辨率都达到很高水平。90 年代我国在红外成像设备上使用低噪音宽频带前置放大器,微型致冷器等关键技术方面有了发展,并且从实验走向应用,主要用途用于部队,例如便携式野战热像仪,反坦克飞弹、防空雷达以及坦克、军舰火炮等。整体而言,我国在红外热成像技术方面,投入了大量人力物力,形成了相当规模的研发力量,并取得了一些突破。

二、红外热成像技术的优劣势及现有应用

医用红外热成像技术利用红外扫描采集系统,接收人体辐射的红外能量,并转换为数字信号,形成伪色彩热图,利用专用分析软件,经专业医师对热图分析,判断出人体病灶的部位、疾病的性质和病变的程度,为临床诊断提供可靠依据。HR-2 型医用红外热像仪的测温灵敏度极高,能描记低于 0.03~0.05℃的微温度变化,直观反映人体异常温区;通过医用远红外热成像仪采集温度变化的信息,能够在机体没有明显体征情况下解读出潜在的隐患,更早地发现仅有功能性(代谢)改变而没有形成器质性病变的疾病早期形式,甚至比结构影像提前半年乃至更早发现病变,为疾病的早期发现与防治赢得宝贵的时间。凡能引起人体组织热变化的疾病都可以用它来进行检查,如癌前期预示、肿瘤的鉴别诊断及普查、心脑血管疾病、外科、皮肤科、妇科、五官科、人体健康状态的综合检查和评估以及对各类疾病的治疗和药物疗效过程及结果的观察、分析等。

与现有的 CT、核磁、B 超等影像学检查技术相比较,全身远红外热成像检查具有三大优势:①全面系统。专业医生可以结合临床对患者进行全身远红外热成像检查,以便掌握全身情况、全面系统的分析,克服了其他诊断技术局限于某个局部的片面性。②有利于疾病早期发现。与 X 线、B 超、CT 等影像技术相比,远红外热成像检测最重要的一个优势就是早期预警。X 线、B 超、CT 等技术虽各具特点,但它们只有在疾病形成之后才能发现,而疾病在出现组织结构和形态变化之前,细胞代谢会发生异常,人体会发生温度的改变,温度的高低、温场的形状、温差的大小可反映疾病的部位、性质和程度。远红外热成像技术根据人体温度异常发现疾病,因此能够在机体没有明显体征情况下解读出潜在的隐患,更早地发现问题。③无创、"绿色"。许多影像学仪器或多或少对人体都有不同程度的伤害,而远红外热成像诊断不会产生任何射线,无需标记药物。因此,对人体不会造成任何伤害,对环境不会造成任何污染,而且简便经济。远红外热成像技术实现了人类追求绿色健康的梦想,该技术亦被称之为"绿色体检"。

三、红外热成像在中医、针灸领域的应用现状与前景

医用红外成像技术在中医、针灸学原理、经络穴位温度特征和中药方剂学研究等方面的应用受到国内外关注,取得了一些研究成果。

(一) 红外热成像在中医诊断中的应用

张珊琴等用红外热图测定了健康人正常舌质及阴虚证患者舌质表面不同部位的温度变化,结果显示阴虚组舌尖、舌边、舌中的即刻及延时(2 分钟后)温度均明显高于正常组($P<0.05$),且阴虚程度越明显,所测得舌温也越高,提示阴虚程度与舌温呈正相关性。研究者通过对不同人群目、鼻、唇、额、颊、颏等区域的面部红外热图热值数据进行比较,发现平和体质人群面部热结构特征:两目温度高,左右额头温度次之,鼻子温度最低,右面颊略高于左侧,嘴唇和下颏温度与额头接近;而偏颇体质或疾病状态人群面部热结构出现热秩序紊乱,面部各脏腑反应区温度存在一定差别。刘黎青等观察阴虚证、阳虚证、气滞血瘀证、气血两虚证、湿热证 5 个中医辨证分型的红外舌图特征,结果发现:阴虚型患者舌尖、舌前部温度明显高于正常人组及其他证型组,与其他证型组有极显著性差异;阳虚型患者的舌温显著低于

正常人及阴虚型、湿热型患者,与阳虚患者机体阳气虚损、脏腑功能衰退、热量不足有关,符合中医阳虚则外寒的基础理论。

李继华等研究发现:肝气郁结证红外热图表现为肝区多个团片状异常热分布,额头热像呈 M 型;心脾两虚证红外热图表现为鼻区低热,心区低热,脐周为凉区;脾胃虚寒证红外热图表现为胃区低热,大腹低热,唇低热;肺燥证红外热图表现为胸廓出口、肺部、口唇高热;肾阴不足证红外热图表现为示手心、面部热,腰椎两侧热。李洪娟等提出"证候热力学研究"概念,首次将脏腑经络等在红外热图中进行定位,并根据热力学理论进行能量差异计算,比较正常人体热结构特征,研究中医证候与脏腑结构的相关性,拓宽了中医证候学研究方法。采用红外热像仪探索三阴病皮温热像图热态分布特点显示:太阴病证以腹部、四肢皮温低为主;少阴病证,热化时督脉红外轨迹断续,全身皮温较高;寒化时周身皮温偏低,督脉红外轨迹或有局限;头面或手足心皮温高,余处低温者为阴盛格阳;厥阴病证皮温高低错杂。

(二) 红外热成像在针灸领域的应用

通过观察面瘫患者和健康人合谷穴出现的不同红外现象发现:针刺人体合谷穴后面部升温显著,其中口鼻部升温幅度大于面部其他部位,电针面瘫患侧局部穴位面部升温显著,电针升温效果远大于手捻针;温灸后循经高温线的出现率最高,电针次之;部分受试者手指和手腕部在针灸内关后出现短期的降温效应,随后出现长而持久的温热效应,温度升高大约 2℃,认为针刺后由于交感神经抑制,从而导致了升温效应;而部分受试者在电针后由于血管收缩,则出现了降温;针灸效应与交感神经机制有关。胡翔龙等用热像仪研究了人体体表经络红外辐射轨迹的主要特征和显现规律,在完全无外加因素干扰的"自然"情况下将十四经脉的循行路线直观显示,说明体表的经脉循行路线是人体所固有的,认为波长不同的辐射可以作为信息载体,是生物信息传递的一种形式,并指出经络确是人体所固有的某种"组织"和功能。

(三) 红外热成像在中药方剂研究领域的应用

中药复方的靶向研究一直以来是一个难点和热点,因为中药复方里的成分复杂,难以对一个或两个成分的跟踪判断药物的作用靶点。如果应用示踪剂标注一两个成分,又研究代价巨大,且不能反映这个复方的靶向性。红外热像的出现,具有动态、简单、全局、系统观察的特点。郑霞等应用红外热像仪动态采集健康志愿者服用新生化颗粒、补血益母颗粒对下腹、子宫两个区位热值进行动态收集热值,发现下腹和子宫区位是新生化颗粒和补血益母颗粒药物作用靶点之一,客观证明了新生化颗粒较补血益母颗粒活血效力强的作用。同样通过红外热像仪发现左归丸、右归丸的药物靶向性集中在督脉和神阙区位,并非直接针对于下腹、子宫区位。

红外热成像技术在中医学领域的应用研究已成为近年来研究的热点之一。运用红外技术研究中医、针灸学及中药方剂学理论及临床治疗取得了一定的进展,得出了一些较为肯定的结论,但是由于红外热像仪采集不可避免的会受到环境温度的影响,如果环境温度变化太大,就会出现假阴性或假阳性的结果,还有受试者情绪及心理活动的变化也会对研究结果产生一定的影响。这些都是我们研究中需要考虑和克服的因素。

参 考 文 献

1. Cardone D, Merla A. New Frontiers for Applications of Thermal Infrared Imaging Devices:Computational Psychophysiology in the Neurosciences. Sensors(Basel), 2017, 17(5):1042.
2. 王瑞凤,杨宪江,吴伟东. 发展中的红外热成像技术.2008,6(37):699-702.
3. Ioannou S, Gallese V, Merla A. Thermal infrared imaging in psychophysiology:potentialities and limits.

Psychophysiology,2014,51(10):951-63.

4. 张珊琴,肖泸生,盛瑜雯.正常与阴虚舌质红外热图的观察.中西医结合杂志,1990,10(12):732-733.

5. 李洪娟,董继鹏,沙莎,等.证候热力学研究初探.北京中医药大学学报,2012,35(1):43-45.

6. 谢胜,张越,周晓玲.三阴病红外皮温热像图特点及相应中医非药物疗法选析.亚太传统医药,2012,8(3):51.

7. 张栋,付卫星,王淑友,等.不同针灸方法诱发循经高温线现象的比较.中国针灸,2000,20(6):349-353.

8. 胡翔龙,汪培清,许金森,等.人体体表循经红外辐射轨迹的主要特征和显现规律研究.红外与毫米波学报,2001,20(5):325-331.

9. 郑霞,李启佳,刘奕等.应用TTM评价新生化颗粒及补血益母颗粒的药物靶向性研究.四川中医,2013,31(4):58-59.

10. 郑霞,邓延莉,李启佳,等.应用红外热像诊断系统评价左归丸、右归丸及其拆方药物靶向性的研究.中国中西医结合杂志,2014,34(4):446-449.

第五节　近红外光谱成像技术 fNIRs

一、fNIRs 技术的起源与发展

近红外光谱成像(functional Near Infrared Spectroscopy,fNIRS)技术,是利用近红外波段光对人体组织的良好通透性及不同组织分子在该波段的光学性质差异,研究生物组织结构性质的一种光谱分析技术,是一种无创的大脑皮质功能活动检测手段,为临床提供了一种新的可床边实施应用的分析检查手段。

1977 年 Jobsis 第一次用近红外光检测动物大脑皮质的血氧水平,发现血液中的脱氧血红蛋白(deoxy-hemoglobin,HbR)吸收峰在 735nm 处、氧合血红蛋白(oxy-hemoglobin,HbO)吸收峰在 850nm 处,并观察到成年猫大脑皮质内 HbO、HbR 和细胞色素的浓度变化曲线。该报道发表于《科学》杂志,引起了生物医学界的广泛重视,此后很多研究小组对 fNIRS 技术进行了广泛研究。1991 年之前,基于 fNIRS 技术使用的都是透射光检测、近红外光在生物组织内穿透能力有限,fNIRS 仅用于动物和婴儿大脑皮质功能活动的检测。1991 年之后,随着光散射理论模型的运用和电子计算机技术的飞速发展,开创了反射式扩散光学成像技术(reflectance diffuse optical tomography,rDOT)。在 rDOT 中,光接收器放置于距离光源几个厘米的地方,从光源出发到达光接收器的光子,可携带大脑皮质中血氧水平的变化信息。至此,fNIRS 技术开始真正应用于检测成年人大脑皮质的功能活动,开启了一个快速发展的时期。1993 年 Villringer 等首先将 fNIRS 技术应用于成人脑功能的检测,随后单通道的 fNIRS 技术广泛应用于检测成人和婴儿的血流动力学响应,以及脑认知功能和婴儿脑发育过程的研究。1999 年 A.M.Siegel 设计了一套连续波扩散光学层析成像系统,并在系统的噪声功率、动态范围、长时间稳定性、响应时间以及组织所接受的光功率等方面进行了测试。2008 年 Fiachra Matthews 等报道了基于血流动力学响应的脑机接口研究。fNIRS 的发展,也由最初的功能检测作用,朝着多维领域前进,可以进行脑部血流动力学和氧代谢的无创监测,目前广泛应用于神经内、外科、新生儿科、麻醉科的脑监护以及认知科学领域的研究中。

二、fNIRS 技术的优劣势与现有运用

fNIRS 技术的成像原理简单归纳:通过光在物质中传播的吸收与散射作用,了解该物

质的特性。通过光在组织中的传播模型,重建出由输入到输出这一过程中的组织变化,即fNIRS 技术的物理基础。

脑功能活动会对脑血流量和氧代谢率产生影响,当大脑皮质受到刺激,大脑消耗 HbO、HbR 浓度增加,之后由于血流供氧量增加大于耗氧量,表现出 HbO 浓度增加、HbR 浓度降低。在近红外波段 HbO 和 HbR 具有不同的吸收光谱(图 3-5-1),通过光的逆向模型计算,分析光通量的变化,逆向推知 HbO 和 HbR 的浓度变化,监测大脑功能活动,间接评定大脑的功能状态。

近红外光谱仪(near infrared spectrum instrument,NIRS)(图 3-5-2),作为一种非侵入式的脑功能检测仪器,具有如下特点:①完全无创,采用 1~30mw 低功率光,无需放射物跟踪的注入,同时对人体无副反应;②主要检测 HbO 和 HbR 的浓度变化值;③装置小型化,无需 fMRI 或者 PET 似的大型加速器,占用地方小,同时由于探头(光源、检测器)小,可以通过光纤传输,整个装置便于移动和临床监测;④时间响应快,可动态实时监控;⑤避免了脑电波检测仪器的缺点,相对运动的抗稳定性好;⑥投射距离有限;⑦空间分辨力较差。

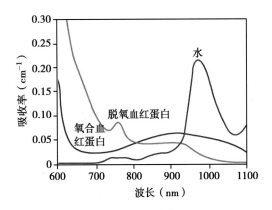

图 3-5-1 氧合血红蛋白(HbO)和脱氧血红蛋白(HbR)在近红外波段的吸收系数

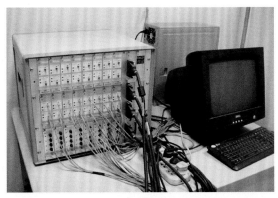

图 3-5-2 近红外仪器实物图

fNIRS 技术能够提供基于血红蛋白浓度变化的血流动力学信息,从而反映大脑皮质的血氧代谢状况,可用于脑功能活动的检测。与其他脑功能检测技术,如脑电图、脑磁图、正电子发射层析成像以及功能磁共振成像等相比,fNIRS 技术具有无创伤、无感染、无痛、可实现多成分同时测量以及连续监测、使用方便、易实施、时间分辨力高、安全、便宜等优点,应用前景非常广阔。目前,fNIRS 广泛用于脑功能研究,包括运动时大脑皮质的响应,以及视觉加工过程、听觉加工过程等许多认知神经科学领域。

对 fNIRS 在脑功能监测中的敏感性、准确性和可靠性与 fMRI 的比较研究发现:在运动测试中,fNIRS 的 HbR 浓度与 fMRI 的血氧水平依赖信号有较好的时间相关性;当受试者在接收视觉刺激时,双侧视皮质血氧水平依赖信号的变化与 HbR 相关,未发现其与 HbO 和总血红蛋白之间的关系;在其他认知任务中,fNIRS 对功能活化皮质的脑血流动力学变化的监测结果也与 fMRI 有较好的相关性;fNIRS 和 fMRI 对血氧信号的监测有普遍的一致性,即使在较为复杂的认知和生理活动中也同样适用,但是相关的对比研究还需进一步深入,以减少偶然的差别对整体结果的影响。

日本研究学组最先应用 fNIRS 对人体进行研究,应用单通道 fNIRS 设备监测受试者双侧前额叶皮质(prefrontal cortex,PFC)功能激活状态下的氧合变化,发现该区域 HbO 的浓度升高而 HbR 的浓度下降。受到技术条件的限制,早期应用 fNIRS 对认知功能的研究大部分都局限于 PFC,之后 fNIRS 对脑功能的监测才从单一部位逐渐扩展到了多个部位。fNIRS 技术用于 PFC 工作记忆作用,研究发现激活脑区存在着典型的激活模式:HbO、总血红蛋白相对浓度的上升往往伴随着 HbR 相对浓度的下降,PFC 在工作记忆的短时存储中存在着明显的功能侧化趋势,言语性材料主要激活 PFC 的左腹外侧脑区,空间性材料则主要激活 PFC 的右腹外侧脑区。应用 24 通道 fNIRS 研究受试者运动控制测试中 PFC 的脑氧变化水平,结果提示受试者 PFC 下极 HbO 的浓度在决定"不执行"时要高于"执行"时。受试者在提取味觉记忆时,双侧 PFC 皮质的代谢变化比编码味觉记忆时更明显,尤其是右侧 PFC,这可能与左右大脑半球对信息的编码和提取不对称有关。当受试者的注意负载增加时,其左侧大部分功能区的代谢活性都要高于右侧。在对不同年龄和性别的患者进行语言流畅性测试中发现,老年受试者左前额叶背外侧的激活程度小于年轻受试者,而性别差异对测试结果的影响不大。

大量研究者已经将 fNIRS 技术应用于脑功能认知任务的定量标准测量中。研究者通过对 fNIRS 技术数据分析,把儿童多动症患者(attention-deficit hyperactivity disorder,ADHD)和与之在年龄、性别、智力、受教育年限上配对正常儿童的执行任务能力比较,分析两者注意力执行时候的前额叶功能差别。研究发现:两组人群均有与激活任务相关的 HbO 和 HbR 的改变,并且 ADHD 组在 NOGO 任务刺激时前额叶 HbO 增加和 HbR 减少的程度弱于正常儿童组;而在 GO 任务刺激时两组间前额叶 HbO 和 HbR 浓度变化无明显的差异,提示额叶异常可能在 ADHD 的病理机制中起重要的作用。轻度认知功能损害的患者左侧额叶、右侧额叶以及左侧顶叶皮质的功能激活,在工作记忆测试中较健康受试者减弱。阿尔茨海默病患者在语言流畅性测试中,双侧额叶和顶叶的血氧增幅明显小于健康对照组,而轻度认知功能损害的患者仅在右侧顶叶有类似的表现。

应用 fNIRS 进行脑功能评估可替代有创的颈内动脉阿米妥钠试验,为癫痫患者术前的语言能力及优势半球的评估提供参考,从而减少测试和手术本身带来的损伤。未来 fNIRS 技术有可能在全麻作用机制、麻醉药对神经功能及认知发育的影响的研究中发挥重要作用。fNIRS 技术可以凭借其较高的时间分辨力,实时准确地反映大脑皮质的神经功能活动,并有可能根据脑功能的活跃状态直接反映麻醉深度。目前应用 fNIRS 技术研究脑功能(如觉醒、意识丧失和认知功能等)的试验才初见成果,而不同麻醉药作用下 fNIRS 信号变化与脑功能变化的相关性研究还处于探索阶段,但是其临床前景不容忽视。

三、fNIRS 技术在中医、针灸中的运用

fNIRS 技术主要通过观测大脑皮质局部脑血流量或血氧浓度变化来研究脑功能,主要应用于认知、记忆等测试和听觉、视觉、触觉等外部刺激条件下的脑活动检测。目前 fNIRS 技术在中医、针灸方面的研究报道较少,还有十分广阔的发展前景。

多功能艾灸仪电子艾灸 20 名健康人百会、神阙穴,并应用连续光谱 fNIRS 动态检测电灸过程中不同时间段前额皮质的血流量变化。研究结果发现:电灸百会、神阙穴 20 分钟、30 分钟后与初始数据比较,均能引起前额大脑皮质局部脑血流量增加,电灸百会与神阙穴成像图片亮度增强区域随时间推移逐渐增大,至电灸 20 分钟时较初始成像增强区域面积明显增大,至电灸 30 分钟时进一步增大,提示百会与神阙穴均促使局部脑血流量增加,提高血氧浓度。

16 例抑郁症患者随机分为针灸组与西药组,入组时和第 1、2、4、8 周治疗后进行汉密尔顿抑郁量表(HAMD-17)疗效评价和 fNIRS 检测大脑情绪相关脑区功能变化,探讨针灸治疗抑郁症的效应与机制。针灸组与西药组在治疗后患者情绪相关脑区 HbO 百分比均不同程度升高,针灸组患者 PFC 背外侧皮质 HbO 百分比在治疗第 1 周末的变化较西药组显著,西药组患者 PFC 背外侧皮 HbO 百分比在治疗第 2 周末、第 8 周末的变化较针灸组显著。针灸初始第 1 周相关脑区激活程度比西药更强,而第 2 周和第 8 周西药组的激活强度超过针灸组。针灸使抑郁症患者情绪中枢的 HbO 百分比增加,从而改善情绪中枢的调节能力,使临床抑郁症状减轻,可能是针灸治疗抑郁症的中枢机制。

参 考 文 献

1. Kamran MA,Mannan MM,Jeong MY. Cortical Signal Analysis and Advances in Functional Near-Infrared Spectroscopy Signal:A Review. Front Hum Neurosci,2016,10:261.

2. Sakudo A. Near-infrared spectroscopy for medical applications:Current status and future perspectives. Clin Chim Acta,2016,455:181-188.

3. Mihara M,Miyai I. Review of functional near-infrared spectroscopy in neurorehabilitation. Neurophotonics,2016, 3(3):031414.

4. Okamoto M,Wada Y,Yamaguchi Y,et al. Process specific prefrontal contributions to episodic encoding and retrieval of tastes:a functional NIRS study. Neuroimage,2011,54(2):1578-1588.

5. Oliveira SR,Machado AC,Miranda DM,et al. Near-infrared spectroscopy as an auxiliary tool in the study of child development. Rev Paul Pediat,2015,33(2):230-240.

6. Chaudhary U,Hall M,Decerce J,et al. Frontal activation and connectivity using near infrared spectroscopy: verbal fluency language study . Brain Res Bull,2011,8 4(3):197-205.

7. 胡汉彬 . 功能近红外光谱成像研究及应用 . 合肥:中国科学技术大学,2010.

8. Niu HJ,Li X,Chen YJ,et a1.Reduced frontal activation during a working memory task in mild cognitive impairment:a non invasive near infrared spectroscopy study . CNS Neuro sci Ther,2013,19(2):125-131.

9. 李虹,侯中伟,白玉兰,等 . 近红外光成像技术研究电子艾灸的脑皮质效应 . 中国针灸,2010,30(11):925-927.

10. 陈小艳 . 针灸对抑郁症患者情绪相关脑区功能的影响 . 成都:成都中医药大学,2015.

第六节　荧 光 成 像

一、生物发光成像技术的起源、发展及应用

随着荧光标记技术和光学成像技术的发展,在体生物光学成像(in vivo optical imaging)已经发展为一项崭新的分子、基因表达的分析检测技术,在生命科学、医学研究及药物研发等领域得到广泛应用,主要分为在体生物发光成像(bioluminescence imaging,BLI)和在体荧光成像(fluorescence imaging)两种成像方式。

二、在体生物发光成像

1995 年 Contag 首次在活体哺乳动物体内检测到含 Lux 操纵子(由荧光素酶基因和其底物合成酶基因组成)的病原菌,在不需要外源性底物的情况下,发出持续的可见光。1997 年他又观察到表达 Fluc 基因的转基因小鼠,注入底物荧光素(luciferin)后,荧光素酶蛋白与荧光素在氧、镁离子存在的条件下消耗 ATP 发生氧化反应,将部分化学能转变为可见光

能释放。由于发光强度与标记细胞的数目呈正比,因此已被广泛应用于在体生物光学成像(bioluminescence imaging, BLI)的研究中。荧光素酶的每个催化反应只产生一个光子,肉眼无法直接观察到。因此,必须采用高灵敏度的光学检测仪器(如 CCD camera)采集并定量检测生物体内所发射的光子数量,然后将其转换成图像。在体生物发光成像中的发光光谱范围通常为可见光到近红外光波段,哺乳动物体内血红蛋白主要吸收可见光,水和脂质主要吸收红外线,但对波长为 590~1500nm 的红光至近红外线吸收能力较差。因此,大部分波长超过 600nm 的红光,经过散射、吸收后能够穿透哺乳动物组织,被生物体外的高敏光学检测仪器探测到,这就为在体生物发光成像技术的完善和发展提供了可靠的理论基础。

根据成像方式的不同,在体生物发光成像主要有生物发光成像(bioluminescent imaging, BLI)和生物发光断层成像(bioluminescent tomography, BLT)两种。其中 BLI 的输出是二维图像,即生物体外探测器上采集的光学信号,在体生物发光成像采用荧光素酶(luciferase)基因标记细胞或 NDA,在体荧光成像则采用荧光报告基团,如绿色荧光蛋白(green fluorescent protein, GFP)和红色荧光蛋白(red fluorescent protein, RFP)等进行标记。利用灵敏的光学检测仪器,如电荷耦合摄像机(charge coupled device camera, CCD camera),观测活体动物体内疾病的发生发展、肿瘤的生长及转移、基因的表达及反应等生物学过程,从而监测活体生物体内的细胞活动和基因行为。

三、在体荧光成像

从 20 世纪 80 年代后期开始,一些研究者尝试向生物体内注射外源性的荧光染料作为对比剂,通过非侵入性或内窥的光学测量手段,在肿瘤检测中区分病态和正常组织。1994 年,Chalife 等首次报道了绿色荧光蛋白基因在大肠埃希菌中的成功表达。此后,作为一种理想的活体标记分子,绿色荧光蛋白被迅速应用于各种生物学研究,特别是肿瘤学的研究。在体荧光成像(fluorescence imaging)主要以荧光报告基团(如绿色荧光蛋白、红色荧光蛋白等)作为标记物或对比剂,用特定波长的激发光激发荧光染料,使其吸收入射光产生能级跃迁,到达高能量状态,然后经过特定的时间衰减回基态,并发出波长长于入射光的发射光。与在体生物发光成像相似,红光在哺乳动物体内的穿透性比蓝绿光要强得多,因此在体荧光成像中通常选红光为激发光,得到近红外波段的发射光。由于荧光蛋白本身对细胞无毒性,无种属、组织和位置特异性,不需要任何反应底物及其他辅助因子,且检测简单,因此,在体荧光成像已广泛应用于肿瘤检测和脑功能成像的研究中。

根据成像方式的不同,在体荧光成像主要有荧光成像(fluorescence imaging, FI)和荧光介导分子层析成像(fluorescence molecular tomography, FMT)两种。FI 通常为平面或反射成像,生物体外探测器上采集的二维图像是从活体动物体表射出的荧光信号的总和,可以快速、便捷、远距离、无损伤地获得小动物的整体在体成像,代表性产品为 Xenogen 的 IVES 成像系统,可检测波长 400~950nm 的荧光,但成像深度往往受限(<5mm),难以获得来自深层组织的更加精细和定量的信号。随着对光和生物组织之间相互作用的研究,20 世纪 90 年代后期出现了一种对生物组织光学特性参数(如吸收系数、散射系数等)进行成像的近红外光学散射断层成像技术,也称为荧光介导分子层析成像(FMT),能够对组织内的荧光报告基团进行量化从而获得高清晰度图像,采用高灵敏度的体外探测器对被测物体进行多点测量和采集;然后,根据光子在强散射性生物组织中的迁移规律和光传播的数学模型,采用特定的反演算法,重建出生物组织内部的荧光光学特性(组织的光学特性参数、荧光寿命、聚集度、量子产

额等)的分布图像。2002 年 Ntziachristos 等用 FMT 开展了小鼠体内组织蛋白酶 B 活性的影像研究,FMT 已在小动物模型上得到了有效验证。随着生物学的发展,在体荧光成像尤其是近红外荧光成像能够实现分子水平的功能检测,在基因表达图谱、受体定位、蛋白质功能研究、细胞通路的解释和小分子蛋白之间相互作用的检测等生物技术方面发挥了重要作用。除此之外,与其他成像方式相比,近红外荧光成像还具有以下优点:探测系统简单,成本较低;无电离辐射,染料稳定,适合长期或频率高的监测;成像结果定量性,在体荧光成像中,当荧光进入生物组织时,一部分被皮肤表面和生物体内各器官表面反射,另一部分则被生物组织吸收和散射。因此,荧光报告基团越深,到达荧光报告基团的激发光信号越少,产生的发射光也就越少。目前,克服组织内的吸收和散射是荧光报告基因的研究者所面临的最大挑战。

四、荧光成像技术在中药、针灸领域的应用现状与前景

近年,新型医学成像技术在中药疗效评估、针灸作用原理和经络穴位研究中发挥着越来越重要的作用,已经成为中药及针灸治病机制的强有力的研究工具,而动物活体荧光成像技术就是其中一种最新型研究手段。

(一) 荧光成像在中药研究领域中的应用

目前,荧光成像主要用于中药抗肿瘤方面,而中药抗肿瘤研究主要关注中药复方、中药有效活性组分和中药单体三个层面。临床应用最广泛的是中药复方,然而中药复方药味多,而中药有效活性组分也包含多种组分,两者均成分庞杂(血清药理学存在种种不确定性,难以获得认可),难以直接在细胞上进行抑瘤实验,而在体荧光成像特别适合中药复方及中药有效活性成分组抗肿瘤的疗效评价,因为基于整体动物成像的中药抑瘤研究不但能够直观地提供肿瘤生长影像资料,借以分析出中药对肿瘤生长曲线的影响,还能够提供中药对生存期的影响,从而能够从整体上评价中药的疗效及其毒性,因而是中药抗肿瘤研究的直观灵敏和可靠的评价方法。

(二) 荧光成像在针灸研究领域中的应用

张栋等首次用活体体内光学成像技术初步研究针灸效应,在裸鼠尾部静脉注射 Cy7 修饰的转铁蛋白(Tf-Cy7)和阿霉素(Dox),并利用活体体内光学成像技术观察针刺对 Tf-Cy7 和 Dox 在体内分布的影响,实验结果显示 Tf-Cy7 主要集中在肝脏和脾脏,而 Dox 则主要聚集在脑部和肺等脏器;观察电针对吲哚菁绿 ICG 在肝脏代谢的影响,比较电针组与非电针组荧光强度及分布区域的差异,结果显示,电针减弱 ICG 荧光强度和持续时间说明电针加速了 ICG 在肝脏的代谢过程,同时指出动物活体荧光成像技术用于针灸作用原理研究是可行的。

目前,在针灸原理和经络的研究中,使用了最新的生物医学技术,研究不仅仅停留在整体、器官、组织等层次,而且已经开展到细胞和分子水平,并取得了大量有价值的研究结果。针灸研究涉及神经递质、细胞信使、神经肽、细胞因子、内分泌激素等,针灸促进基因表达得到许多相关研究的证实,开展此方面的研究有助于针灸原理的揭示。动物活体成像技术在针灸原理研究的初步探索提示,本技术在研究针灸对全身广泛和复杂的调整作用中,将以活体、动态、大范围和精确定位的优势,以直观图像的形式显示针灸的效应,与药物研究的结合,将能深入探索针灸作用机制。

参 考 文 献

1. Mezzanotte L,van't Root M,Karatas H,et al. In Vivo Molecular Bioluminescence Imaging:New Tools and

Applications. Trends Biotechnol，2017，35（7）：640-652.

2. Jiang T，Du L，Li M. Lighting up bioluminescence with coelenterazine：strategies and applications. Photochem Photobiol Sci，2016，15（4）：466-480.

3. Dysli C，Wolf S，Berezin MY，et al. Fluorescence lifetime imaging ophthalmoscopy. Prog Retin Eye Res，2017，60：120-143.

4. Shashkova S，Leake MC. Single-molecule fluorescence microscopy review：shedding new light on old problems. Biosci Rep，2017，37（4）：BSR20170031.

5. 张怡，韩彧，赵春林. 活体动物体内光学成像技术的研究进展. 生命科学 2006，18（1）：25-30.

6. 陆建伟. 胃安宁合剂对人胃癌裸鼠原位移植瘤抑制作用的活体成像观察及其分子机制的研究. 南京中医药大学博士学位论文，2010.

7. 张栋，王淑友，李顺月，等. 电针对肝脏吲哚菁绿代谢的影响活体荧光成像技术. 中国针灸，2013，33（10）：919-923.

第七节　纳 米 成 像

一、纳米微粒（探针）在分子影像领域中的研究进展

随着人们对医学诊断要求的提高，分子影像诊断技术从分子水平对疾病的异常结构和功能进行生理、生化水平显像，能为疾病的诊治提供更为精确的信息。分子影像学的发展除了需要先进的成像设备外，最关键的是要发展新型而高效的成像探针。纳米技术在分子成像方面的应用研究发展很快，纳米微粒的发展出现多元化的显像模式。这些纳米级标志可以用于生物体内特异性细胞和组织的成像，一些纳米微粒对于监测人类疾病的生物过程及评价治疗效果可能有重要作用。

（一）光学纳米探针

光学分子影像同 MRI、核素成像等技术相比，具有无创性、无辐射性、高安全性、高敏感性、分辨力高等优点，近红外荧光成像分辨力 1~2mm，可以穿透 8cm 厚的组织，荧光成像信号强、背景低，可直接发出明亮的信号。近年来，基于贵金属纳米材料（金、银等纳米颗粒）、半导体纳米材料（硒化镉量子点等）、无机非金属纳米材料（碳量子点、石墨烯量子点等）的光学探针迅速发展。量子点作为纳米荧光探针最先被用于活体荧光成像。聂书明课题组最先用量子点在活体内对肿瘤进行定位和成像，采用聚合物纳米颗粒层和聚乙二醇包被量子点，并将其连接到前列腺特异性的单克隆抗体上，然后将这种连接有特异肿瘤靶向配体的量子点探针注射到荷瘤裸鼠体内，结果发现量子点能聚集到肿瘤组织周围，这样就可以通过荧光成像实时获得动物体内肿瘤大小和定位的信息。该工作大大推动了量子点在活体荧光成像领域的应用。Cai 课题组采用 RGD 多肽修饰的量子点实现了对肿瘤细胞和组织的特异性识别。Kim 课题组发展了近红外 CdTe/CdSe 量子点检测前哨淋巴结活组织的新方法，该技术可以实现可视化成像以指导肿瘤定位和外科切除，极具临床实用价值。

（二）磁性 /MRI 探针

临床大量应用的钆螯合物（如 Gd-DTPA 等），存在体内代谢太快、分布无特异性、难于修饰、无靶向等缺点，限制了其在磁共振分子成像中的应用。超顺磁性氧化铁纳米颗粒（SPIONs）及含钆的纳米材料是磁共振分子影像学发展的新方向。目前多种 SPIONs 已被批准用于临床 MRI 对比剂，如右旋糖酐包裹的 Ferumoxtran-10，柠檬酸包裹的 VSOP，聚乙二醇

修饰的淀粉包裹而成的 Feruglose,羧基葡聚糖包裹的 SHU555C。另外还有一些用于不同器官成像的商品化对比剂,如用于肠道的对比剂 Lumiren 和 Gastromark,和用于肝 / 脾成像的对比剂 Endorem 和 Feridex Ⅳ。

(三) CT/PET 探针

目前临床常用的 CT 商用造影剂是含碘的有机分子。碘具有较高的 X 射线吸收系数,然而含碘物质由于迅速被肾脏清除而使得造影时间很短,并具有肾毒性;而且 X 射线会诱导含碘物质电离出碘离子,造成更强的毒性。随着纳米材料和生物技术的发展,基于金纳米颗粒的纳米 CT 探针得到了大力发展。康涅狄格大学和 Nanoprobes 公司于 2006 年第一个将金纳米颗粒用作 CT 造影,采用 1.9nm 的金纳米颗粒对移植有皮下乳腺瘤的小鼠进行 X 射线成像,与碘造影剂造影相比,肿瘤部位也可更清晰地分辨出来,甚至可以看到直径仅 100μm 的血管,而且肿瘤造影时间非常长。PET 是目前最成熟的分子影像技术,具有灵敏度高、可定量以及可由动物实验结果直接推广到临床等优点,目前常用的 PET 造影剂是 18F-氟代脱氧葡萄糖(FDG),FDG 的实质是糖代谢特异性显像剂而非肿瘤特异性显像剂,不能精确地显示肿瘤扩散范围和轮廓。而纳米探针通过修饰同位素、生物配体和 PEG 后具备了影像信号、靶向功能和可改变的药代动力学特性。与原来单一的造影剂信号分子相比,纳米探针的多功能化使得影像更清晰,也使基于影像的诊断更精确。Hawker 研究小组制备成一系列不同分子量 PEG 修饰的标记 ^{64}Cu 的聚合物纳米探针,这种探针具有壳交联结构,在体内比较稳定。PET 成像结果表明不同的 PEG 修饰的纳米探针在小鼠体内的分布和动力性代谢各不相同。通过优化,这种探针能够获得超灵敏的 PET 成像效果。

分子影像技术可以从细胞、分子层面探测到疾病的变化,从而使研究活体内整体微环境的疾病发展过程成为可能,将对现代和未来医学模式将产生革命性的影响。探针作为分子影像发展的基础,决定着医学影像技术发展的方向。纳米探针克服了传统影像探针存在的缺陷,在一定程度上解决了分子探针无法解决的问题,在影像研究领域取得了显著的成就。目前越来越多的纳米探针从基础研究走向临床应用。现有的分子成像技术在时间和空间分辨力、穿透深度、能量延展度、探针的可利用度和探测限度等面各有优缺点,而多种成像技术联合使用将会提供更多更全面的信息。然而,纳米探针的粒径大小、物质组成、形状、表面化学性质,偶联配体的生物活性,探针的显像效果,探针的生物安全性等诸多因素影响着纳米探针进一步的临床应用。动物与人体之间的差异巨大,即使影像纳米探针在动物实验取得了很好的效果,但是最终应用于临床还需进一步开发利用。纳米材料的生物安全性问题,长期毒性影响不容忽视。因此影像纳米探针的临床之路依旧很漫长。随着纳米技术的不断发展,将会产生更多的新型纳米探针。同时,我们也应该关注纳米探针潜在的风险,在遵循自然规律的前提下,合理运用纳米技术来促进分子影像技术的发展。

二、纳米成像在中医、针灸领域的应用前景

纳米成像技术已然成为分子影像学领域的新热点,然而,其在中医、针灸领域的应用鲜有报道。分子影像学的兴起和新型纳米探针的涌现,推动了疾病的早期诊断和治疗,也为临床诊断引入了全新的概念。通过纳米探针靶向定位和动态监测,可能为揭示中医辨证论治物质基础和经络腧穴本质提供新的探索思路和新方法。未来纳米成像技术在中医学领域的应用前景将不可限量。

参 考 文 献

1. 龚萍,杨月婷,石碧华,等. 纳米探针在分子影像领域的研究进展. 科学通报,2013,58(9):762-776.

2. Gao X H,Cui Y Y,Levenson R M,et al. In vivo cancer targeting and imaging with semiconductor quantum dots. Nat Biotechnol,2004,22:969-976.

3. Cai W B,Shin D W,Chen K,et al. Peptide-labeled near-infrared quantum dots for imaging tumor vasculature in living subjects. Nano Lett,2006,6:669-676.

4. Kim S,Lim Y T,Soltesz E G,et al. Near-infrared fluorescent type II quantum dots for sentinel lymph node mapping. Nat Biotechnol,2004,22:93-97.

5. Ali A,Zafar H,Zia M,et al. Synthesis,characterization,applications,and challenges of iron oxide nanoparticles. Nanotechnol Sci Appl,2016,9:49-67.

6. Alcantara D,Lopez S,García-Martin ML,et al. Iron oxide nanoparticles as magnetic relaxation switching(MRSw) sensors:Current applications in nanomedicine. Nanomedicine,2016,12(5):1253-1262.

7. Zhu L,Zhou Z,Mao H,et al. Magnetic nanoparticles for precision oncology:The ranostic magnetic iron oxide nanoparticles for image-guided and targeted cancer therapy. Nanomedicine(Lond). 2017,12(1):73-87.

8. Welch M J,Hawker C J,Wooley K L. The advent ages of nanoparticles for PET. J Nucl Med,2009,50:1743-1746.

第八节　光 声 成 像

一、光声成像的起源与发展

光声成像(photoacoustic tomography,PAT)是一种通过检测光声效应产生的声学信号,从而获取样品的光学吸收特性,并构建样品的二维断层图像或者三维立体图像的一种新颖的复合成像方法。

1880 年 Bell 发现适当的太阳光照射生物组织后,组织中会有超声波出现,这一现象就是光声成像的物理基础—光声效应。所谓的光声效应是指当物质受到脉冲或幅度调制电磁波照射时,由于吸收电磁波能量而转换为热能,进而由于热胀冷缩引起应力变化并激发声波的现象。由于当时各种技术条件的限制,在其后的几十年中,关于光声效应的研究并没有取得大的进展。直到 1971 年,Kreuzer 利用激光诱导光声效应技术成功检测石油成分以后,光声效应才重新受到科学家们的关注。目前,光声效应已经应用于物理、化学和生物医学等各个领域,各种形式的 PAT 系统陆续出现。对于现有的 PAT 系统而言,根据结构形式的不同,可以分为光声计算层析成像(PACT)、光声显微镜(PAM)和基于声透镜的系统。PAT 的各种系统都具有自身的优缺点,所以它们各自的主要应用领域就会有所不同。

二、光声成像技术的优劣势及现有的应用

光声成像将光学成像和超声成像的优点结合起来,一方面,在光声成像中用来重建图像的信号是超声信号,生理组织对超声信号的散射要比对光信号的散射低 2~3 个数量级,因此可提供较深的成像深度和较高的空间分辨力;另一方面,相比纯超声成像,光声图像中不同组织间的光学对比度较高。与传统医学影像技术相比,光声成像具有如下特点:①光声成像能够实现高特异性光谱组织的选择激发,不仅可以反映组织结构特征,更能够实现功能成像,开创一种有别于传统医学影像技术的新成像方法与技术手段。②光声成像结合了

光学成像和声学成像的优点,可突破激光共聚焦显微成像、双光子激发显微成像、光学弱相干层析成像等高分辨率光学成像深度"软"极限(约 1mm);另一方面,拥有更高的分辨率,其图像分辨率可达到亚微米、微米量级,可实现高分辨率的分子成像。③光声成像是一种非入侵、非电离的无损伤的成像技术。但是目前的光声成像系统还存在着一些不足。虽然已经能够实现大面积对动物模型能像,成像深度可以达到几十个毫米,所得图像分辨率也能达到100μm 等等,但这些优点不是都集中在同一套系统中的,因此仍然存在着亟待解决的问题。首先,图像对比度与深层组织成像之间存在矛盾,需要根据预期要达到的实验结果选择合适的波长;其次,能够实现实时成像的光声成像系统很少,大多数成像系统的数据采集仍比较耗时,因此除了对系统改进以外,还需要有快速的数据采集卡及计算机等,即对系统硬件要求严格;再者,大比例的光声图像重构算法对计算机要求较高,算法的优化也是面临的主要问题。

学术界和工业界均在光声成像用于乳腺癌的检测方面做了很多研究。荷兰 Twente 大学生物医学光学研究室 2012 年发表了该研究组在光声乳腺成像系统方面的最新临床研究进展。美国圣路易斯华盛顿大学小组以亚甲基蓝(methylene blue)作为光声对比剂,对大鼠体内 2.5cm 深处(用覆盖鸡肉的方法增加了厚度)的前哨淋巴结进行了成像,成像效果非常地明显——光声成像得到的前哨淋巴结位置与解剖结果一致。荷兰伊拉兹马斯医疗中心的 Krista Jansen 等开发了血管内光声成像系统,组装了外径 1.25mm 的光声 / 超声成像导管。作为新一代的无损医学成像技术,光声成像可以无标记地对单个细胞成像、对血管形态的高分辨成像、对不同组织的成分进行解析和对血液参数高特异性的功能检测,实现了从细胞到组织结构的多尺度示踪及功能成像,可用于研究动物体脑功能、肿瘤细胞转移和肿瘤形态结构、生理病理特征,血流异常、药物代谢功能、深层荧光蛋白表达 / 基因活性等方面的内容,并为生物医学应用领域提供了重要研究及监测手段,具有良好的发展前景和广泛的生物医学应用潜力,预测光声成像技术将会引起基础生命科学以及临床医学影像领域的变革。

三、光声成像技术在中医、针灸领域的应用现状与前景

李婷婷等进行了针灸机制的光声成像研究,将 10 只昆明小白鼠固定、头部脱毛后涂上耦合剂,每只小白鼠分别针刺左侧、右侧足底涌泉穴后,采用光声成像系统,360° 全角度扫描针刺前、针刺后和针刺 5 分钟后捻针的大脑血流动力变化情况,系统参数为激光波长 532nm,重复频率 1Hz,能量 300mJ,探测器中心频率 5MHz。对 PAT 成像结果进行归纳,统计分析显示 $P<0.05$,无论小白鼠接受左侧涌泉穴或者右侧涌泉穴的针刺,其脑部血流产生变化具有统计学意义。同时注意到针刺左、右侧涌泉穴引起血流变化的位置基本相同。为了进一步验证针刺多个穴位引起的脑皮质血流变化,实验又采取同时针刺小白鼠双侧涌泉穴。研究结果发现单独针刺左、右侧涌泉引起的血流加快或者增多的位置基本一致,只是变化程度各有不同。但同时针刺左右涌泉穴时,重建图像呈现的变化远比前两者复杂。这表明针刺多个穴位对机体产生的作用并非是简单的单独针刺单个穴位引起的机体作用的叠加,而是表现为更为复杂的变化。由于血流变化是一个动态过程,实验中检测的脑皮质血流分布是对一段时间平均后的效果,为了排除这种平均是否会使 PAT 系统在不同的时段重建血流分布出现较大的差异性,进行了在相同的实验条件下不同时间间隔的 PAT 脑皮质成像实验,针刺 5 分钟后左侧分支血管及中动脉下方都有非常细微的变化。但当利用两者光声信号差值获取的重建图像却没有体现任何变化。这说明细微的差异表明未接受针刺的小白鼠血流变化虽然是一个动态过程,但这种细微差异进行图像重建后 PAT 无法识别。相比于血流动

态变化的细微差异,针刺引起的脑皮质血流变化非常大。排除了这种较大差异出现的可能性。PTA 系统能够检测到针刺引起血流变化的平均效果,说明它适用于作为针刺机制可视化研究的工具,为可视化的研究针刺机制开辟了一条全新、有效的途径。

参 考 文 献

1. Heijblom M,Piras D,Xia W,et al. Visualizing breast cancer using the twente photoacoustic mammoscope:what do we learn from twelve new patient measurements. Optics Express,2012,20(11):11582-11597.

2. Erpelding T N,Kim C,Pramanik M,et al. Sentinel lymph nodes in the rat:noninvasive photoacoustic and us imaging with a clinical us system . Radiology,2010,256(1):102-110.

3. Jansen K,Steen A,Springeling G,et al. Intravascular photoacoustic imaging of human coronary atherosclerosis. Optics Letters,2011,36(5):597-599.

4. 曾礼漳,杨思华,邢达 . 光声成像技术及其医学应用进展 . 华南师范大学学报(自然科学版),2016,48(1):9-15.

5. 李婷婷 . 光声成像技术在针刺疗法的应用 . 成都:电子科技大学,2014.

第九节　MRI 的 APT 成像

酰胺质子转移(amide proton transfer,APT)磁共振成像(magnetic resonance imaging,MRI)是一种基于化学交换饱和转移(chemical exchange saturation transfer,CEST)技术的无创性成像方法。APT MRI 通过 APT 加权信号来反映人体组织中内源性游离蛋白和肽类的含量以及酰胺质子的交换速率。目前,APT MRI 已被成功地应用于人体多个系统的疾病诊断和科学研究中。

活体生物组织中内源性游离蛋白和多肽主链上的酰胺键与水的氢质子之间存在着化学交换,通过施加特定频率的射频脉冲可对酰胺质子进行饱和标记,被饱和的酰胺质子通过与未被饱和的水的氢质子进行交换,使部分水的氢质子被饱和,经过多次反复的化学交换后可导致水的信号降低,从而通过水的信号降低程度间接测得酰胺质子的浓度或交换速率(图3-9-1)。APT 加权信号是通过对 Z 谱中水频率两侧 ±3.5ppm 处的非对称性磁化转移率进行计算得到的,计算公式见式(3-9-1):

$$MTR_{asym}(3.5ppm)=MTR(+3.5ppm)-MTR(-3.5ppm)$$
$$=S_{sat}(-3.5ppm)/S_0-S_{sat}(+3.5ppm)/S_0, \quad\quad 式(3-9-1)$$

MTR 代表磁化转移率,MTR_{asym} 是非对称性磁化转移率,S_0 代表未施加饱和脉冲的信号强度,S_{sat} 为施加饱和脉冲后的信号强度。APT 加权信号强度受到人体组织内内源性游离蛋白和肽类的含量及氨基质子的交换速率的影响。内源性游离蛋白和肽类含量的增加造成APT 加权信号强度升高,而 pH 下降导致氨基质子的交换速率减低,从而使得 APT 加权信号强度降低。需要注意的是,APT 加权信号强度还受非直接化学交换的核奥氏效应(nuclear overhauser effect,NOE)的影响,NOE 通常存在于 Z 谱的 –2.0ppm 至 –4.0ppm 之间。在对活体组织的 APT MRI 中,NOE 可能来自组织中水的氢质子与游离蛋白及多肽、代谢分子和脂质之间的相互作用,包括分子间的空间偶极耦合等。

内源性游离蛋白的酰胺质子和水的氢质子和之间存在着化学交换。通过施加射频脉冲对内源性游离蛋白酰胺质子进行饱和。酰胺质子的饱和可以转移到水的氢质子中,从而使水的信号下降。

如今,APT MRI 技术已由最初的二维单层成像发展为可进行三维全脑成像,同时扫描时

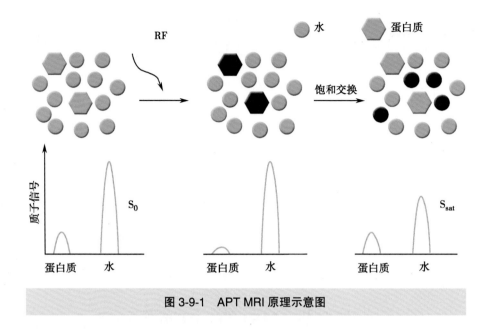

水   蛋白质

RF

饱和交换

质子信号

S_0

S_{sat}

蛋白质   水

蛋白质   水

蛋白质   水

图 3-9-1   APT MRI 原理示意图

间在不断减少而信噪比在不断提升。随着 APT MRI 技术的不断完善和发展,未来将会在临床诊疗中发挥更为重要的作用。

在探索中医针灸的复杂神经机制中,可作为指标之一。

参 考 文 献

1. Zhou J,Payen JF,Wilson DA,et al. Using the amide proton signals of intracellular proteins and peptides to detect pH effects in MRI. Nat Med,2003,9(8):1085-1090.

2. Zhou J,Zhu H,Lim M,et al. Three-dimensional amide proton transfer MR imaging of gliomas:initial experience and comparison with gadolinium enhancement. J Magn Reson Imaging,2013,38(5):1119-1128.

3. McVicar N,Li AX,Meakin SO,et al. Imaging chemical exchange saturation transfer(CEST)effects following tumor-selective acidification using lonidamine. NMR Biomed,2015,28(5):566-575.

4. Heo HY,Zhang Y,Jiang S,et al. Quantitative assessment of amide proton transfer(APT)and nuclear overhauser enhancement(NOE)imaging with extrapolated semisolid magnetization transfer reference(EMR)signals:II. Comparison of three EMR models and application to human brain glioma at 3 Tesla. Magn Reson Med,2016,75(4):1630-1639.

5. Bai Y,Zuo P,Schmitt B,et al. Amide proton transfer MRI in patients with high-grade and low-grade gliomas. Magnetom Flash,2014,3(4):39-41.

6. Zhao X,Wen Z,Zhang G,et al. Three-dimensional turbo-spin-echo amide proton transfer MR imaging at 3 Tesla and its application to high-grade human brain tumors. Mol Imaging Biol,2013,15(1):114-122.

第十节   小动物彩色多普勒超声成像

一、小动物彩色多普勒超声系统的原理及优势

小动物彩色多普勒超声系统是专为小鼠、大鼠等实验小动物设计的超高分辨超声成像诊断系统。该设备具有无创、无辐射、检测快速、低耗材超声成像的优点,不但可以对小动物

活体内的组织形态和结构进行实时观察、解剖学分析,还可对血流进行实时血流动力学分析及多种生理功能评价(包括心功能、肾功能、肝功能),从而对心脏、血管、肿瘤、胚胎及腹部脏器(肝脏、肾脏等)等疾病的小动物模型进行解剖结构、生理功能和病理特征等方面的高清晰成像和精确量化评价。

该设备在心脏功能评价、多部位血流功能评价、图像引导介入治疗和高通量快速筛检等方面具有他成像方法无法取代的优势,是满足进行可重复性、高通量、动态随访性高水平药理毒理学研究需求的最佳选择。

此外,该设备适于 SPF 级动物房屏障内使用,以对不宜迁出屏障外的多种低免疫大小鼠模型进行无创连续观察,通过对活体器官解剖结构、血流/血管特征和生理功能的定量评价,可更好地开展针对肿瘤(多种原发、转移、异位移植肿瘤)、心脏(心肌梗死、心力衰竭、心肌肥厚、冠心病、心律失常、心肌炎等)、血管(狭窄、斑块、血栓、动脉粥样硬化等)、肾脏(肾衰竭、结石、积水、肾炎等)、肝脏(纤维化、硬化、脂肪肝等)、代谢综合征等疾病方面的药物研发进行长期纵贯性药理学和毒理学研究。

二、小动物彩色多普勒超声系统在生物医学领域中的应用

(一) 心血管医学

结合其专利的心电图采集分析、超声多普勒血流测量、彩色超声和心脏 B 型、M 型超声技术,可以有效实时记录心动周期内心脏各形态结构的动态改变及心功能测量,测量血流量和血流速度,血压改变与血流速度、血流量、心腔体积改变间的关系;应用于所有临床心血管疾病的基础医学小动物实验研究,常见的如心肌梗死、心肌肥大、心力衰竭、高血压等。

(二) 肿瘤生物学

在不需要任何标记物的条件下即可精确检测小至 $0.1mm^2$ 肿瘤组织的三维结构、任意径向的距离,面积和肿瘤组织的体积。肿瘤转移研究,凋亡研究。肿瘤内部中空坏死,肿瘤周边脂肪及相关组织病变,淋巴结病变等。采用能量多普勒显示肿瘤组织内微血管新生的生长和分布情况,微血管/肿瘤体积比,并研究肿瘤的供血情况,为肿瘤学的研究提供前所未有的帮助。

(三) 发育生物学

采用专用的超声探头,可以达到 $30\mu m$ 的超高分辨率,检测从胚胎发育第五天起的各组织结构,心功能测量,神经管发育等,甚至可以检测斑马鱼的组织结构,并可以通过图像引导注射系统对胚胎期的各系统发育进行干涉,还可以进行胚胎供血的测量以及各部分血流流速及分部的检测。

(四) 血管生物学

B 超检测不同血管的切面影像,精确测量大鼠或小鼠的动脉管壁的厚度,管腔的大小,测量血管壁的内膜、中膜、外膜等,动态观察动脉粥样硬化的发生、发展和预后。观测动脉粥样硬化斑块的形成与消融,血栓的形成与消融;通过超声弹性成像分析斑块的性质、软硬度等。同时可以通过脉冲多普勒测量粥样硬化/血栓所导致的血流量和血流速度等变化,彩色超声观测血流方向改变甚至涡流。

(五) 图像引导注射(介入治疗)

可以在超声图像引导下,将细胞/药物等进行精确的特定位置注射,或特定部位的细胞取材。如:可以精确地将干细胞/药物/细胞因子等注射至跳动的心肌肌肉内治疗心肌梗死,

或是注射至血栓,粥样硬化/斑块部位,以及应用在在肿瘤原位种植等研究中。进行转染和基因治疗,其精确性可达 nl 级,为疾病治疗研究及疾病模型等建立提供方便。

（六）分子生物学

小动物超声除了上述医学影像学常用应用功能以外,开发了用来靶向研究分子的造影剂标记抗体的功能,在体研究细胞因子/膜受体的表达变化,如细胞生长相关的 VEGF-R2 研究肿瘤血管新生,炎症相关的 P-选择素,黏附因子 VCAM,ICAM,整合素等任意靶向膜分子;并且还可以通过造影剂微泡破碎来进行药物/基因的靶向输送和治疗研究。

三、小动物彩色多普勒超声系统在针灸研究领域中的应用

1. 该系统可以有效实时记录心动周期内心脏各形态结构的动态改变及心功能测量,测量血流量和血流速度,血压改变与血流速度、血流量、心腔体积改变间的关系检测不同血管的切面影像等指标,可主要应用于所有针灸对于心血管疾病效应的基础医学研究,如对于心肌梗死、心肌肥大、心力衰竭、高血压等,并可以检测/追踪针灸对于多类血管疾病的效应,如冠脉血流、跟踪动脉粥样硬化斑块形成的各个阶段等的针灸效应及其机制研究(图 3-10-1,图 3-10-2)。

2. 该系统具有无创性、实时、连续进行小动物活体结构及功能观察、精确测量及细微构造分析的特点,可实现针灸对于心脏、血管、腹部脏器、眼部、肿瘤及其微细血管功能的实时观察、量化与相关疾病方面的效应评价分析及其机制研究。

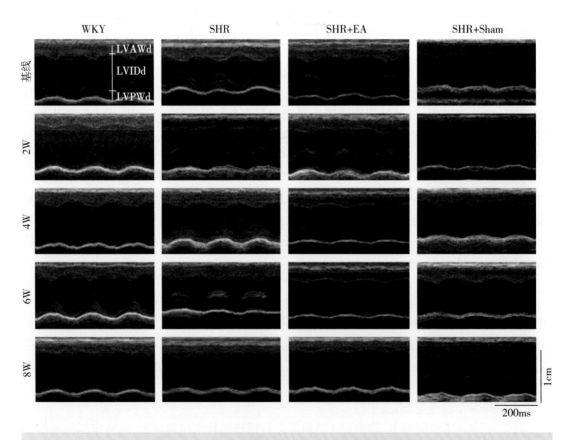

图 3-10-1　电针改善自发性高血压大鼠左室室壁厚度

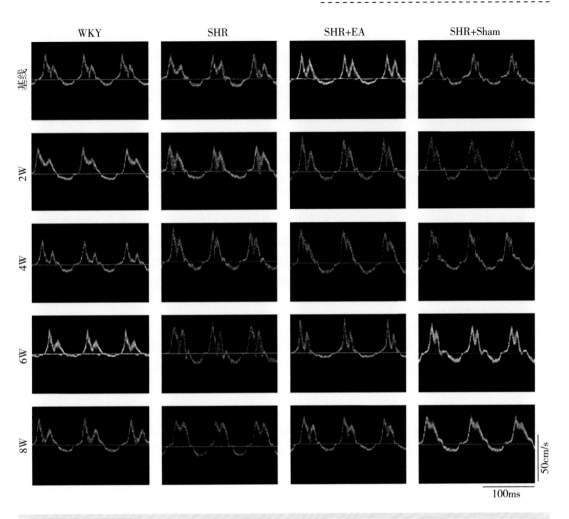

图 3-10-2 电针提高自发性高血压大鼠二尖瓣血流频谱 E/A 比值

参 考 文 献

1. Nicole Tee, Yacui Gu, Murni, et al. Comparative Myocardial Deformation in 3 Myocardial Layers in Mice by Speckle Tracking Echocardiography. Biomed Res Int, 2015, 2015: 148501.

2. Cai X, Zhang W, Hu J, et al. Tbx20 acts upstream of Wnt signaling to regulate endocardial cushion formation and valve remodeling during mouse cardiogenesis. Development, 2013, 140 (15): 3176-3187.

3. Zhou YQ, Cahill LS, Wong MD, et al. Assessment of flow distribution in the mouse fetal circulation at late gestation by high-frequency Doppler ultrasound. Physiol Genomics, 2014, 46 (16): 602-614.

4. Lammers T, Koczera P, Fokong S, et al. Theranostic USPIO-Loaded Microbubbles for Mediating and Monitoring Blood-Brain Barrier Permeation. Adv Funct Mater, 2015, 25 (1): 36-43.

5. Xin JJ, Gao JH, Wang YY, et al. Antihypertensive and Antihypertrophic Effects of Acupuncture at PC6 Acupoints in Spontaneously Hypertensive Rats and the Underlying Mechanisms. Evid Based Complement Alternat Med, 2017, 2017: 9708094.

6. Ram R, Mickelsen DM, Theodoropoulos C, et al. New approaches in small animal echocardiography: imaging the sounds of silence. Am J Physiol Heart Circ Physiol, 2011, 301 (5): H1765-1780.

第十一节　与影像技术结合的前沿神经环路技术

传统的中枢神经系统影像诊断技术,如 X 线、CT、MRI 等,主要适用于具有解剖学上明显器质性变化的疾病检测。而随着神经影像技术的不断进步,多种新型具有高精时空分辨力优势的大脑功能成像手段不断出现,如本书其他章节提及的 fMRI、PET、DWI 和 MEG 等,已经成为大脑功能检测和疾病诊断的有力手段。 然而目前这些成像仍然存在局限性,尚不能完全解释神经环路和脑认知功能之间的关系;对于神经发育障碍性疾病的发生发展以及对于精神疾患的诊疗应用方面仍然有限。

由于大脑高级功能是由非常复杂和高度动态的神经网络体构建的,若想探明神经环路体系,将依赖于现代各学科包括分子生物学、物理化学、纳米材料、信息学等前沿技术的交叉结合。下面列举部分现代神经环路研究的新型技术,这些新技术或将与 fMRI 等高级活体脑功能检测技术做到完美的融合,为将来的无创性脑功能研究取得重大突破。

一、光遗传技术

光遗传学是结合了光学及遗传学的技术,能在活体甚至是自由运动的动物脑内,精准地控制特定种类神经元的活动。该技术目前在神经科学领域应用非常广泛,未来可能会应用于多种神经和精神疾病的治疗,如帕金森病,阿尔茨海默病和精神分裂症等。

光遗传学的基本原理为神经元或可兴奋细胞转入光敏感性膜通道蛋白,例如 Channelrhodopsin-2(ChR2)或 Halorhodopsin(NpHR)。对于 ChR2 来说,当有 470nm 的蓝光激光照射时,这些通道蛋白的通道打开,允许阳离子(如钠离子)大量内流,产生动作电位,即让神经元处于兴奋状态。对于 NpHR 来说,当有 580nm 的黄光激光照射时,这些通道蛋白的通道打开,允许氯离子通过,使神经元一直处于静息电位或超极化状态,从而抑制神经元的活动。光遗传学研究的一般步骤为:需要寻找合适的光敏蛋白:例如①起兴奋神经元作用的 ChR2,起抑制神经元作用的 NpHR 或 Arch 等;②将遗传信息传递给靶细胞:一般通过病毒转导,转染或者转基因动物等方式;③可控性演示:即通过导入光纤,控制激光来实现对神经元活动的精确控制;④表型检测:通过行为学测试来评估神经元活动对动物行为的影响(图 3-11-1)。

二、用于神经环路示踪和操控病毒

神经环路示踪和操控病毒是指利用自然界存在的野生型病毒或基因工程改造的重组病毒作为一种特殊的研究工具。在大脑神经科学研究领域,工具病毒广泛应用于神经细胞的标记和操纵。目前国际上常用于神经环路示踪系统,主要可分为 3 大类:①疱疹病毒科的伪狂犬病毒和单纯疱疹病毒;②弹状病毒科的狂犬病毒和水疱炎病毒;③限制跨突触病毒感染和传播范围的辅助病毒,包括腺相关病毒、反转录病毒和慢病毒等。不同的病毒类型或毒株都有其独特的结构、感染及复制特性,利用反向遗传学及同源重组等手段,把神经工具病毒作为外源基因的表达载体,将不同的探针携带进入神经细胞,从而达到跨突触追踪或实现对细胞兴奋、抑制性调控的目的。在利用工具病毒标记策略的基础上,结合转基因技术、光遗传、电生理、行为学、微透析、免疫组化等技术,多层次、多角度地剖析神经网络的功能信息(图 3-11-2)。

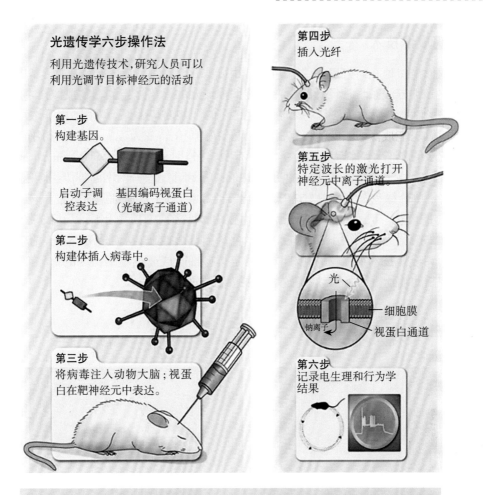

图 3-11-1　光遗传技术的操作过程。包含基因操作、病毒制作、病毒注射、光纤埋植、光刺激输入、电生理和行为学记录等步骤（引自 Buchen L. 发表在《自然》杂志上的《神经科学阐释大脑机制》一文）

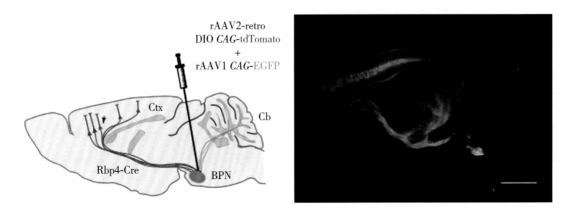

图 3-11-2　特异标记转基因 Rbp4_KL100Cre 小鼠皮质第五层神经元，在脑桥基底核定位注射 rAAV-retro-DIO-CAG-tdTomato 和 rAAV-CAG-EGFP 病毒（引自 Tervo DG《神经元》）

三、钙成像技术

光学成像是目前在研究脑神经环路的常用方法,结合钙敏感荧光蛋白和转基因技术使得可以利用光学方法实现神经环路中特定类型神经元的钙信号检测。钙成像技术(calcium imaging)是指借助神经元活动与钙离子浓度之间的严格对应关系,利用钙离子浓度指示剂检测细胞或组织中钙离子浓度的变化,将钙离子浓度变化转变为荧光信号,使得细胞电活动转化为可记录的光信号。钙离子指示剂主要有两类,分别是化学指示剂(chemical indicators)和遗传编码指示剂(genetically-encoded indicators)。目前普遍使用的遗传编码指示剂为GCaMPs,它是单个绿色荧光蛋白(GFP)、钙调蛋白(CaM)和平滑肌细胞肌球蛋白轻链激酶片段M13融合的产物。CaM结合钙离子后发生变构,环绕在M13肽周围,以其铰链区和M13结合,Ca^{2+}-CaM-M13相互作用,引起EGFP生色基因环境改变,从而使GCaMPs的荧光强度明显增加。钙成像技术可广泛应用于检测特定类型细胞或亚细胞结构内的信号变化,研究神经网络控制的动物行为,研究疾病发生发展机制等(图3-11-3)。

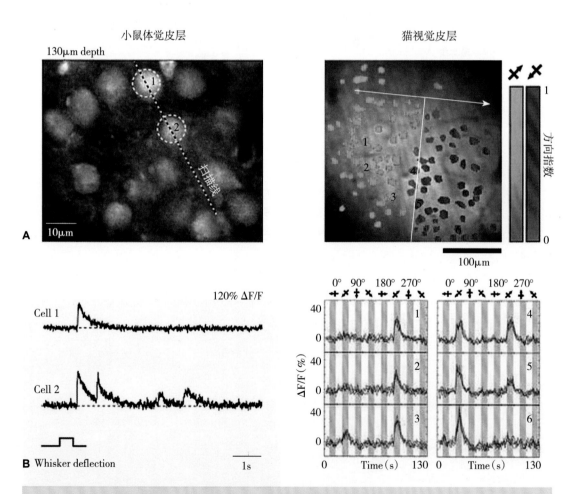

图3-11-3 不同动物模型的环路分析

A.小鼠体觉皮质内胡须偏向所引起的钙瞬变的体内记录;B.猫初级视觉皮质由视觉刺激所引起的钙瞬变的体内记录(引自 Christine Grienberger, Arthur Konnerth《神经元》)

四、新型材料植入式神经电极

电极是神经工程系统中最基本和最关键的一部分,其功能主要有两方面:一是将神经活动转换为电信号记录下来进行分析研究,二是利用电信号激励或抑制神经活动—实现功能性电刺激。传统的神经电极主要是金属电极,由于金属电极的热噪声随着器件尺寸的降低而增大,极大限制了空间分辨力;同时金属电极与生物相容性较差,容易引起生物体的排异反应。电极的性能直接影响神经电刺激和神经信号记录的质量。

目前新型材料植入式神经电极根据基质材料主要分为刚性和柔性两大类,刚性微电极主要是硅基材料,具有良好的生物相容性,但其刚性和脆性较高,容易操作过程中对组织造成损伤。为了减少电极对生物组织的损伤,以聚酰亚胺、纳米材料等聚合物作为电极基质的柔性电极使用更为广泛。例如神经生物学家利用石墨烯二维半导体纳米材料柔性透明的特性发明了一种新型的神经电极。这种柔性网状电极可以通过针管注射的方式导入到小鼠的脑组织中,不会引起小鼠的免疫排斥反应;而数周后超薄柔性网状电极与神经元可以形成稳定的接触界面,实现对神经信息的长期稳定检测,从而极大提高神经分析的可靠性。

五、新型分子荧光探针

荧光探针技术是指以荧光物质作为指示剂,并在一定波长光的激发下使指示剂产生荧光,通过检测所产生荧光实现对被测物质的定性或定量分析。目前由于脑科学的发展需求,在活体动物中进行长时间成像的新型分子荧光探针的研发非常重要。为了能在活体动物身上进行长时间可视化记录神经元膜电位变化,目前已研发出多种新型的电压敏感荧光探针,如电压敏感分子荧光探针和新型电压敏感纳米荧光探针。其原理是将神经元细胞膜上对电压敏感的有机分子或区域与荧光蛋白结合或相连形成嵌合蛋白,当细胞膜电压发生改变时,使带电荷的有机分子移动与相连的荧光蛋白产生荧光共振能量转移效应而使荧光亮度改变,或蛋白构象发生变化而使相连荧光蛋白的发射光增强或减弱。新型电压敏感纳米荧光探针,相对于荧光分子,量子点(quantum dot)的荧光强度较高,电压响应较快,并且在光照下有着更好的稳定性。目前量子点对电压敏感性的研究尚处于初期,其毒性制约了在活体动物上的应用,因此,兼顾检测性能与生物相容性的荧光检测无疑是今后的重点研究方向之一。

参 考 文 献

1. Buchen L. Neuroscience Illuminating the brain. Nature, 2010, 465(7294):26-28.

2. 杜久林,毕国强,骆清明,等. 脑科学研究新技术. 中国科学院院刊, 2016, 31(7):783-792.

3. Tervo DG, Hwang BY, Viswanathan S, et al. A Designer AAV Variant Permits Efficient Retrograde Access to Projection Neurons. Neuron, 2016, 92(2):372-382.

4. Akerboom J, Rivera J D, Guilbe M M, et al. Crystal structures of the GCaMP calcium sensor reveal the mechanism of fluorescence signal change and aid rational desin. J Biol Chem, 2009, 284(10):6455-6464.

5. Christine Grienberger, Arthur Konnerth. Imaging Calcium in Neurons. Neuron, 2012, 73(5):862-885.

6. Liu J, Fu T, Cheng Z, et al. Syringe-injectable electronics. Nature Nanotechnology, 2015, 10(7):629-636.

7. Gong Y, Huang C, Li J Z, et al. High-speed recording of neural spikes in awake mice and flies with a fluorescent

voltage sensor. Science,2015,350(6266):1361-1366.

8. Rowland C E,Susumu K,Stewart M H,et al. Electric field modulation of semiconductor quantum dot photoluminescence:insights into the design of robust voltage-sensitive cellular imaging probes. Nano Letters, 2015,15(10):6848-6854.

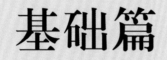

基础篇

第四章　针灸研究脑成像实验方法

第一节　fMRI 实验设计

一、fMRI 针刺研究的实验设计范式

组块设计（block design）及事件相关（event-related）设计是 fMRI 研究主要采用的两种设计范式。两者的设计原理略有不同，因而各自的应用范围也不尽相同。一般情况下，需要对具体实验具体分析再进行综合考虑后，方可确定适合的实验设计方案。

Block 设计方法是一种常规且获得较早应用的实验范式。单组块设计的基本模式为：静息期（无刺激状态）、针刺期（进行针刺并均匀提插捻转）以及针刺后效应期，可避免针刺后效应的影响。但由于 BOLD 信号改变幅度较小（一般只有 1%~3%），因此，一般需要刺激的数次叠加才可获得较稳定的探测信号。故多采用多组块实验设计，其基本模式为：任务—静息……任务—静息（如图 4-1-1 所示），即通过一系列反复刺激获得较稳定的信号变化；其中任务为刺激状态，静息为无任务状态（也被看作衡量刺激状态神经响应的基线）。

目前针刺的 fMRI 研究大都采用多组块实验设计范式（如图 4-1-1 所示），图中的"ON"代表实验的相应刺激阶段，可以是视觉、运动刺激或是更复杂的认知任务刺激；而"OFF"部分则代表相应的基线状态。fMRI 技术的实验研究基于如下假设：大脑对于刺激的反应是线性时不变的，因此可以将视觉刺激或者运动刺激的响应定义为时不变系统的脉冲响应函数。然后，用这组脉冲响应函数与血流动力学函数进行卷积运算，便可获得大脑对外部刺

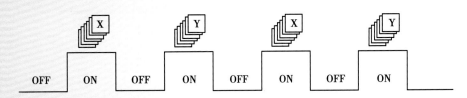

图 4-1-1　Block 实验设计

激的时序函数。最后,将这一预测序列与全脑体素做相关统计分析,如果相关系数大于所设门限值,则认为大脑相应体素处于激活状态。

目前,针刺影像学研究普遍采用多组块实验设计的研究模式。该实验设计的基本假设为:针刺中枢神经响应的变化模式完全遵循刺激状态与静息状态的交替变化,依据多组块实验设计的减法原理,将静息状态作为基线,可以估计针刺刺激状态相关的大脑响应信号变化。另一方面,根据传统中医理论以及大量临床报道,针刺治疗效应在刺激停止后的较长时间内依然存在。最直接的影响就是,刺激停止后的静息状态仍然有相关效应的残留(基线水平已经发生改变,需要较长时间才能复位),因此,实验设计不合理会直接导致分析结果出现偏差。

二、基于多组块实验设计的 fMRI 针刺研究回顾

随着现代医学成像技术的发展,特别是功能磁共振技术应用的普及,国内外针刺研究工作者在针刺神经加工回路、穴位与针感、经穴—脏腑相互关系及其联系途径等方面已作了大量的研究工作,一度掀起针刺机制的研究热潮,高水平文章数量也呈迅速上升趋势。其中具代表性的研究工作者为美国麻省总医院的许健生(Hui KKS)教授、台湾的吴铭庭(Wu MT)博士、以及美籍韩国人赵常锡(Cho ZH)。下面我们将对他们所采用的基本研究基本模式以及主要结论进行简要回顾。

(一) 赵常锡关于视觉穴位相对功能特异性的研究

美籍韩国人赵常锡,采用血氧水平依赖的功能磁共振成像技术,发现针刺足部视觉相关穴位(至阴、足通骨、束骨和昆仑穴)可以引发大脑皮质视觉区域的显著激活,并得到了与直接的视觉刺激极其类似的大脑激活区域,但此现象并未在针刺假穴后出现(如图 4-1-2A)。这一研究成果发表于 1998 年的美国科学院院刊 PNAS 上,成为当时针刺机制研究发表刊物等级最高且最具影响力的文章。后因多个研究发现他的针刺视觉特异性结果,在多个穴位或非穴位刺激时也出现了视中枢激活,从而否定了其特异性,支持视中枢效应具有广泛性。

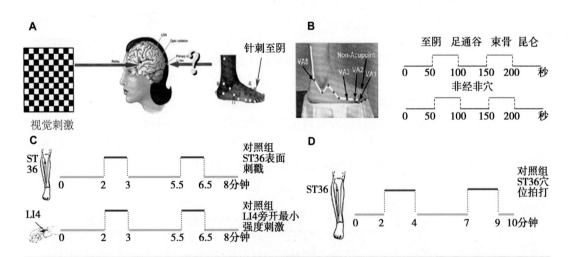

图 4-1-2 三种多组块针刺实验设计
A. 视觉穴位特异性的神经表象;B. 赵常锡多组块针刺实验设计;C. 吴铭庭多组块针刺实验设计;D. 许健生多组块针刺实验设计

2006年,赵氏的课题组主动撤回此前发表的论文。该研究在科学界产生了极其不好的影响,同时也警醒后来研究者,解释实验现象时需要谨慎小心,经多方面实验验证后才能下结论。

该研究模式以及分析方法如下所述:

实验设计模式:多组块实验设计(如图4-1-2B所示);

研究主穴:视觉相关穴位(至阴、足通骨、束骨以及昆仑穴);

对照组:至阴穴旁开2~5cm处的非经非穴点,刺激手法和方式完全等同于针刺视觉穴位组;

统计分析方法:广义线性模型(SPM分析软件)。

(二) 吴铭庭关于针刺镇痛传导通路的研究

学者吴铭庭重点考察了针刺镇痛穴(足三里、合谷穴)对大脑痛觉神经加工通路的调节模式,再次验证了针刺效应的发挥源于中枢神经系统多个核团相互整合的结果,并推测针刺镇痛效应主要通过对镇痛下行抑制传导通路的调节作用得以实现,提出了重要的针刺参与下行抑制传导通路的理论假说。

其研究模式以及分析方法如下所述:

实验设计模式:多组块实验设计(如图4-1-2C所示);

研究主穴:镇痛穴足三里、合谷穴;

对照组:针刺足三里穴的对照组为该穴位点上进行表面浅刺(1mm),合谷穴的对照组为足三里穴旁开2~3cm非经非穴上施加最小强度的针刺刺激(浅刺,5mm);

统计分析方法:反卷积模型(AFNI分析软件)。

分析了足三里、合谷两穴(主镇痛)大脑激活模式的异同:针刺足三里以及合谷穴都会引起镇痛下行抑制通路的神经响应信号变化(下丘脑、伏隔阂表现为正激活;前扣带回、杏仁核以及海马回则表现为负激活);两者的差异主要表现在下丘脑激活强度的差异,针刺合谷穴引起下丘脑的激活范围更广。相较于针刺组,对照组主要引起感觉运动区以及额叶的正激活,并未出现负激活现象。研究结论为,针刺足三里以及合谷穴选择性激活了疼痛下行抑制通路的主要核团,针刺镇痛效应的发挥主要依赖对下行抑制镇痛通路的调节作用。

(三) Hui 关于针刺负激活边缘系统理论假说的提出

美国麻省总医院的Hui KKS(许健生)医生领导的研究组是最早开展fMRI针刺研究的团队之一,于1997年在世界针灸杂志(英文版)上发表了第一篇fMRI针刺脑效应论文,开创了基于BOLD-fMRI技术进行针刺机制研究的全新时代。其后,美国麻省总医院的多个研究组一直活跃在针刺机制研究领域,发表了大量的高水平学术论文。其中早期最具代表性的研究成果为,提出了针刺负激活边缘系统的全新理论假说。该研究指出:针刺刺激会引起大脑广泛区域,特别是边缘系统—小脑神经响应信号的显著降低,并推测与针刺作用涉及复杂多系统效应相关。而且,以这种负激活为主导的响应模式,在经历得气感的被试中最为显著;当被试经历尖锐痛时,大脑核团则呈现以正激活为主导的响应模式。根据传统中医理论,得气感是针刺效应起效的标志,而尖锐痛主要是由于针刺操作不当引起的,或由针对特别疾病状态的针刺强刺激而激发;研究者推测伴随得气感的产生而引发边缘系统的负激活现象可能与针刺效应有关。鉴于针刺穴位为镇痛穴、合谷穴及足三里穴,因此推测这种神经响应激活模式可能与抑制、与针刺镇痛以及缓解疼痛伴随的焦虑情绪有关。

实验设计模式:多组块实验设计(如图4-1-2D所示);

研究主穴:镇痛穴、合谷穴、足三里穴;

对照组：足三里穴位上实施纤毛针（Von Frey）刺激；

统计分析方法：反卷积模型（AFNI 分析软件）。

三、多组块实验设计所遵循的减法原理分析准则

依据上一节对 fMRI 针刺研究模式的简要回顾，我们发现目前的 fMRI 针刺研究普遍采用多组块的实验设计模式；该研究模式对神经激活模式的判定主要遵循减法原理准则。下面我们通过一个简单的实例（黄色圆环刺激引发的大脑响应），对减法原理的分析步骤进行简要介绍。

多组块实验设计的基本模式为：在磁共振扫描启动后，我们首先让被试观看一幅纯色图片，作为大脑响应的基线水平；紧接着，再让被试观看一张包含黄色大圆环且背景完全相同的图片，将这段时间内的神经响应作为刺激状态，为了有效提高信噪比，这种静息与刺激状态会交替呈现数次。依据减法原理的基本准则，我们将所有静息状态的平均作为基线水平，并用刺激状态信号的平均减去该基线水平，就可以得到中枢神经对黄色大圆环刺激的相应响应（如图 4-1-3A 所示）。

即使刺激条件仍保持不变，基线状态发生改变，即由纯色图片转变为较小黄色圆环的视觉刺激，分析方法依然遵循减法原理，那么最终得到的大脑对刺激状态黄色大圆环的神经响应也会发生相应的变化（如图 4-1-3B 所示）。

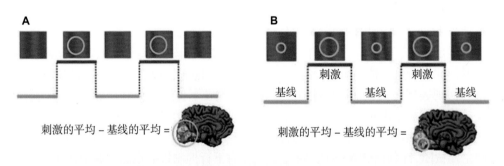

图 4-1-3　减法原则

A. 大脑对黄色大圆环刺激的神经响应；B. 基线水平发生变化后，大脑对黄色大圆环刺激的神经响应

四、fMRI 针刺研究的问题分析

通过前文对 fMRI 针刺研究的简要回顾，目前针刺机制研究模式的共性特征主要可概括为以下三点：

1. 多组块的实验设计模式；

2. 基于模型的数据分析方法（广义线性模型或反卷积模型）；

3. 旨在探讨针刺特定穴位与大脑功能皮质的空间对应关系。

依据传统中医理论以及大量临床报道，针刺效应在捻针操作结束后的较长时间内依然存在；特别是，已有研究指出针刺镇痛效应在针刺操作结束后的一段时间内才可达到最大值，进而推测针刺镇痛作用需经历一个慢起慢落的变化过程。以往部分 fMRI 研究考虑到基线回落到原来水平（如 Hui 及吴的研究，间隔至少 1~2 分钟左右），但有些多组块设计研究未考虑到回落到基线。

这就提出一系列新的问题：①针刺作为一种物理刺激治疗，它激发的 fMRI 脑血流变化效应短时间内多久将回到原来水平；②通过此刺激，它进一步广泛影响到脑网络、脑区神经递质、神经内分泌、神经信息的传导的广泛变化，这就是针灸的延后及积累效应，这种达到整体调节的治疗效应是需经历一个缓慢积累的变化过程的，值得以后深入研究。在功能影像研究中，根据 BOLD-fMRI 的原理，刺激停止后，针刺增加的脑血流改变很快恢复到了原来状态。如图 4-1-4 示：吴铭庭关于针刺镇痛传导通路的研究，Nac（伏隔核）和 NA（杏仁核）可见 1 分钟后基本回到基线水平，但 Hy（下丘脑）在 2 分半内始终未回到基线水平，显示了不一致，存在矛盾。

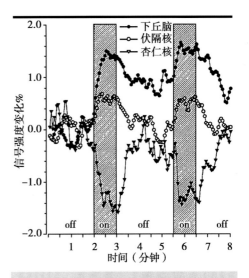

图 4-1-4　吴铭庭的研究显示针刺 1 分钟后，Hy（下丘脑）在 2 分半内始终未回到基线水平，Nac（伏隔核）和 NA（杏仁核）可见 1 分钟后基本回到基线水平，引自 Wu, et al, 1998, *Radiology*

但部分研究忽略了针刺这一基本特性，那么对于针刺持续性效应是否会对以往多组块实验结果的分析造成影响、如何显示针刺的积累效应等问题的研究就十分必要了。

五、针刺持续性效应假说的提出

综上所述，所有问题的解决关键就在于验证针刺持续性效应是否存在，存在多久？考虑到 fMRI 针刺研究普遍采用多组块的实验设计模式，我们同样也需要采用该实验设计模式对针刺持续性效应加以验证。

多组块设计源于经典的心理学实验设计，由于神经响应信号的改变幅度较小（1%~3%），因此多组块设计可以通过数次刺激的累加以便获得较稳定且可探测的 BOLD 响应信号。该实验设计模式普遍采用基于模型的分析方法，其基本操作原理为：通过刺激序列（实验设计）卷积血流动力学函数（已知）来获取对刺激事件神经时间响应函数的预测序列。大量研究已证实，经典的视觉刺激以及手指运动所引发的大脑神经响应模式基本上符合经模型估计得出的预测序列。而对于药物干涉、情绪响应等复杂刺激事件，由于我们无法事先对其神经动力学函数作出预测，因此基于模型的分析方法对于此类事件神经响应模式的提取就表现出一定的局限性。

据此我们提出本章的研究问题，针刺持续性效应是否存在？如果存在，对于多组块实验设计，它将表现出怎样的神经响应模式？按照前文对多组块实验设计原则的论述，对于经典的多组块视觉刺激，其神经响应模式将遵循"基线 = 静息 1= 静息 2；刺激 1= 刺激 2"的变化模式；我们认为，如果针刺持续性效应在脑血流层面上的确存在，需要多久才恢复到基线水平？如果需要恢复的时间很长，相较于视觉刺激，其相应的神经响应模式将呈现"基线 ≠ 静息 1 ≠ 静息 2；刺激 1 ≠ 刺激 2"的变化模式。有专家认为，对于弱刺激来说，提高可信度，增强信噪比，多组块设计较好。就在这样的争论中，就有学者提出了单组块设计。单组块的设计因刺激量更弱的问题，存在局限性，但这方面已有多个实验团队在多个实验中采用，并创造性设计了相应的数据处理方法，是此领域的创新。

"在此领域内,对于多组块及单组块设计均体现了针刺的效应,各有千秋,在研究中均广泛使用,谁更有优势还没有定论",资深针灸影像研究专家哈佛大学麻省总医院孔健教授这样评论说。

这个问题将来还需要多方面的客观实验研究,从而优化针刺研究的 fMRI 设计方案。

参 考 文 献

1. Farran E K,Jarrold C,Gathercole S E. Block Design Performance in the Williams Syndrome Phenotype:A Problem with Mental Imagery? .Journal of Child Psychology & Psychiatry & Allied Disciplines,2001,42(6):719-728.
2. MA. Yassa. Functional MRI User's Guide. 2005.
3. Cho Z H,Chung S C,Jones J P,et al. New findings of the correlation between acupoints and corresponding brain cortices using functional MRI. Proceedings of the National Academy of Sciences of the United States of America,1998,95(5):2670-2673.
4. Wu M T,Hsieh J C,Xiong J,et al. Central nervous pathway for acupuncture stimulation:localization of processing with functional MR imaging of the brain--preliminary experience. Radiology,1999,212(1):133-141.
5. Hui KKS,Liu J,Kwong KK. Functional mapping of the human brain during acupuncture with magnetic resonance imaging somatosensory cortex activation. World J Acupuncture-Moxibustion,1997,7:44-49.
6. Hui KKS,Liu J,Makris N,et al .Acupuncture modulates the limbic system and subcortical gray structures of the human brain:Evidence from fMRI studies in normal subjects. Hum Brain Mapp,2000,9:13-25.
7. Hui KKS,Liu J,Marina O,et al The integrated response of the human cerebro-cerebellar and limbic systems to acupuncture stimulation at ST36 as evidenced by fMRI. Neuroimage,2005,27:479-496.
8. Price D D,Rafii A,Watkins L R,et al. A psychophysical analysis of acupuncture analgesia. . Pain,1984,19(1):27-42.
9. Bai L,Zhang M,Chen S,et al. Characterizing Acupuncture De Qi in Mild Cognitive Impairment:Relations with Small-World Efficiency of Functional Brain Networks. Evidence-Based Complementray and Alternative Medicine,2013,2013(3):304804.
10. Bai L,Tao Y,Wang D,et al. Acupuncture Induces Time-Dependent Remodelling Brain Network on the Stable Somatosensory First-Ever Stroke Patients:Combining Diffusion Tensor and Functional MR Imaging. Evidence-Based Complementray and Alternative Medicine,2014(1):740480.

第二节　fMRI 实验器材

fMRI 常用实验器材

(一) 磁共振扫描仪

针刺脑效应的磁共振脑功能成像实验,所用的磁共振扫描仪一般由实验者所在科研基地的医院放射科提供。目前常用的磁共振扫描仪磁场强度有 1.5T、3.0T,而 7TMRI 也于近年逐渐应用于科研及临床中:

1. 德国西门子公司:Siemens Avanto,Symphony 1.5T;Trio,Vetro,Skyra,Prisma 3.0T 超导型磁共振扫描仪,配有标准正交头颅线圈,或 8,20,32,64 通道头颅线圈(产地)。

2. 美国 GE 公司:Signa Excite,HD,1.5T;MR750 3.0T 磁共振扫描仪,头部正交线圈 8,32,64 通道头颅线圈(产地)。

3. 飞利浦公司:1.5T Achieva,3.0T Achieva Ingenia 超导磁共振成像仪和 8 通道头部

线圈。

(二) 针具

针具一般选取一次性无菌针灸针。本试验可选用特制银针以避免与磁共振机器强度的磁场产生相互干扰。其规格需根据实验目的的不同而选取不一样的尺寸,常用针具来源及尺寸如下,部分厂家还生产套管针:

1. 华伦牌　苏州医疗用品有限公司生产的无菌针灸针。规格:$0.25 \times 25mm$、$0.25 \times 40mm$、$0.25 \times 50mm$,即粗细规格为 25 号,长短规格为 1 寸、1.5 寸、2 寸;银质针刺针(含银 85%),规格为:$0.35 \times 50mm$;无菌无磁性银合金针灸针。

2. 环球牌　苏州环球针灸医疗器械有限公司生产的无菌不锈钢毫针。

3. 云龙牌　吴江市云龙医疗器械有限公司生产的一次性针灸针。

4. 汉医牌　一次性无菌针灸针。

5. 顺和牌　中国苏州医疗用品厂有限公司生产无菌处理的一次性不锈钢针灸针;一次性铜柄不锈钢针灸管针。

6. 经消磁处理的一次性塑柄不锈钢针——中国无锡佳健医疗用品厂有限公司生产。

7. 特制脱磁针灸针 ——中国长城医疗用品厂　规格:$0.3mm \times 40.00mm$

8. 一次性针灸针——贵州安迪药械有限公司生产　规格:$0.25mm \times 40.00mm$

9. 特制银针——北京中研太和有限公司　规格:$0.3mm \times 40.00mm$

(三) 电针仪

常用的电针仪及型号:

1. 韩氏电针仪　南京济生医疗科技有限公司,常用型号:HANS-200A、HANS-200e。

2. 韩式穴位神经刺激仪　北京华卫产业开发公司,型号:LH202H 型。

3. 低频脉冲治疗仪　上海华谊医用仪器有限公司制造,G6805-1A 型、G6805-2A 型。

4. 华伦牌耳迷走神经刺激仪　中国中医科学院针灸研究所与苏州医疗用品厂有限公司联合研制,型号:TENS-200,300。

第三节　fMRI 实验操作流程

fMRI 近十年发展迅速,以其无创、高分辨率的特点,在显示大脑结构及功能定位方面开辟了一片广阔的天地。但是,作为一项新技术,fMRI 在针刺方面研究还较局限,还存在一些不足之处,特别在新针刺方法及穴位组合研究,在 3TMRI 的研究,有待进一步改进。本文供大家在实践中参考,以后大家进一步共同交流,逐步提高,建立 fMRI 针刺研究操作规范。

一、功能磁共振操作步骤

(一) 受试者的筛查选择

预实验做好后,对受试者的实验条件及受试者的实验临床条件必须有严格的要求,不能降低筛选条件,必须严格执行。

(二) 登记

1. 网络登记,PACS 系统的应用,可以保证数据的网络化,能够及时查询,因此,患者信息的 PACS 登记是很有必要的。

2. 实验记录本的登记,包括实验的时间,受试者的姓名,年龄,性别,以及实验编号等。

实验参数及数据做成表格,每次实验时填写扫描序列是否顺利实施或者成功。

（三）准备

1. 和受试者谈话,询问基本信息,解释 MRI 扫描适应证及禁忌证,回答相关右利手及健康问卷,告知实验过程及注意事项,签署实验知情同意书;解释常见的针刺感觉的分类和强度主观评判方法,消除受试者对 MRI 扫描及针刺的恐惧心理,实验者需保证每一受试者得到相同的指令和信息实验人员的准备,由于一般的 fMRI 时间较长,因此告知受试者检查的时间,让其有心理准备,尽量避免长时间扫描带来的焦躁等。

2. 告知受试者实验目的,并针对 MRI 有无辐射或者对身体有无伤害进行说明,减轻受试者的心理压力。

（四）受试者检查的体位摆放

常规仰卧位,头先进,双腿自然摆放,双手放在身体两侧。

（五）头动控制方法

由于受试者的头动会对扫描图像产生空间像素的移动及模糊图像的影响,使得这些扫描的图像不能使用而造成人力、物力的浪费,因此需要控制头动。

1. 物理方法　对受试者的头部进行固定,如用软的泡沫或者用海绵垫填充头与头线圈之间的空间,并且反复询问受试者,调试耳部及面颊部的海绵垫,达到较舒适不难受为止。

2. 人文语言交流　长时间的实验检查,受试者容易产生各种心理问题,如焦虑、孤独、害怕等。还有就是身体的长时间不动容易僵硬,导致小范围的移动,为避免这种情况,特采用以下方法:

在扫描完一个序列后都会告知受试者小幅度多次活动四肢,尽量保持头部不动,有利于扫描时的稳定;每个序列扫描后和受试者进行交流,得到其应答后,告知下一个序列的要求和扫描时间,并询问其情况。

给予受试者良好的噪音防护装置保护,尽量减少噪音干扰,进而减少心情的烦扰。一般给予棉球塞入耳朵,然后外面再戴上耳机。

二、扫描中的对话交流举例

在受试者进入扫描仪以后,在正式开始扫描之前,应确认采集系统无误以及对受试者进行短暂的任务训练。

扫描前对话:

1. "你可以清楚地听见我的声音吗?"

是的话,继续下步。

2. 问感觉有何不舒服吗? 特别是头部、耳部等,如果无异常感觉,准备好了以后,请回答是。

3. 预扫描完毕以后,问被扫描者刚才是否可以在扫描时保持清醒、闭眼并保持身体不动。得到肯定回答后进行下一步。

4. 扫描定位片或 3D 解剖像前　现在我们可以开始了,接下来的扫描将持续 6 分钟,你在扫描时,整个身体都须保持不动。如果你准备好了以后,请回答是。

5. 扫描静息脑功能序列前　先活动一下,四肢轻微的小幅度多运动几次,但是头部要尽量保持不动。待活动结束后,告诉受试者下一次扫描将持续 6 分钟,请闭上眼睛放松休息,不要想具体的事情,但不要入睡,注意在整个扫描过程中保持不动。如果你准备好了以后,请回答是。我们开始。

6. 扫描针刺脑功能序列前　现在医生将进入室内开始针灸操作,针刺时不要紧张,身体放松,但是你需要保持头部静止。

注意,我们将进行一个6分钟的扫描,请全身放松,在整个扫描过程中保持不动,如万一不可忍受的感觉(包括剧烈针刺疼痛),请说明。

7. 试验完成后,询问受试者整个过程感觉,并作记录。

三、针刺选择注意事项

1. 得气　手针和电针均需避免产生尖锐性疼痛,尽量要针灸师诱导出酸麻胀重的得气感。

2. 手针　下肢可用钢针,但需要针灸师注意握紧,以免伤到受试者;特别是避免钢针飞入磁场中央,伤及眼睛等重要器官。

无磁性的银针可放心用于全身穴位,但目前国内直径为0.35mm,较粗大,需针灸师小心操作。

3. 电针　需配置超长抗干扰磁屏蔽电线连接刺激仪,室外操作刺激仪,一点点改变电流量,反复测试电流量的大小,以免引起不适感,特别是避免产生疼痛;电极需用铜质电极,头部附近穴位特别要注意是否通电后产生图像伪影。

四、扫描定位及序列

目前科研常用序列有:

1. 3D T_1WI 解剖像

2. BOLD fMRI(单次激发 GRE-EPI T_2*WI 序列)　进行静息(Rest)状态下扫描和任务(Task)态下的扫描,一般定位是平行于胼胝体下缘进行定位,包全大脑。

3. ASL

4. DTI

5. MRS

6. MEGA-PRESS 检测 GABA 时要求比较高,一般对全宽半高(FWHM)有限制,西门子3TSkyra 一般要求是低于30;受试者身上不能有任何的金属,否则做任务态的波谱时 FWHM 会明显升高。

第四节　神经影像研究针灸的质量控制

质量控制(quality control,QC),是指在质量保证系统范围内,为达到临床试验某一质量要求所采取的具体操作技术和实施的行为,以保证与研究有关的活动符合质量要求。为了保证研究结果真实可信,临床研究就要采取严格的质量控制措施,将各种影响因素控制在尽可能小的程度。严格的质量控制是保证和提高针刺临床试验的重要手段,在临床研究中,必须严格控制各项影响因素,尽最大可能的减少各种因素对实验结果的影响。在针刺神经影像学研究中,由于脑功能活动的复杂性、针刺调节的多靶向性和整体性以及针刺操作的个体差异性等,使得质量控制在针刺神经影像学研究中显得尤为重要。针刺神经影像研究的质量控制大体可以从样本量、受试者纳入、针刺操作以及影像的数据采集与分析等方面进行。

影像数据采集和分析将在本书的其他章节进行介绍,本节重要从样本量、受试者纳入、针刺操作等方面进行讨论。

一、样本量

由于神经影像学数据特点、高成本等原因,神经影像学研究的受试者样本量较少,且尚无统一标准界定多大样本量具有稳定的统计效力。2002 年有研究发现静息态 BOLD-fMRI 研究中,12 例受试者的样本量已具有较稳定的统计效力。在 2007 年有研究者发现听觉刺激下的 BOLD-fMRI 研究,13~15 例受试者的样本量已经具有较稳定的统计效力。2011 年有研究者随机选取 5 例、8 例、14 例、17 例、21 例样本,在保证其他影响因素基本一致的前提下,脑 fMRI 结果发现,5 例、8 例等较小样本量时,脑内活动区较少,差异较大,当样本量逐渐增加时,脑内激活区也随之增多,组间差异也随之减小。因而,建议在伦理和试验条件允许的情况下,尽量扩大研究样本量,达到单组样本量 20 例以上。此外,个体差异有可能会明显影响试验结果,因此,需严格进行受试者随机分组,尽量规避个体差异对试验结果的影响。

二、受试者的纳入

严格的纳入和排除标准是受试者一致性的重要保证,在临床试验的质量控制中具有重要意义。由于针刺神经影像研究样本量相对较小,因此更应该有严格的受试者纳入标准以保证研究的质量。

(一) 受试者状态

目前大多数的针刺神经影像学研究选用健康受试者作为研究对象。但是中医针灸理论认为,针灸治疗的目的是扶正祛邪,其治疗效果是针对阴阳失衡的病理状态。在健康状态下,穴位处于"沉寂"状态,而在病理情况下,穴位由"沉寂"转为"激活",其治疗作用往往具有疾病导向性。因此,针刺神经影像研究尤其是针刺治疗效应机制研究和穴位特异性研究应当选择疾病患者作为研究对象。

此外,当选择患者作为针刺神经影像学的研究对象时,应充分考虑疾病不同亚型对结果的可能影响。因为不同亚型的疾病患者可能存在大脑功能或结构的差异。例如,精神分裂症阴性症状患者大脑代谢异常比阳性症状患者更明显。因此,在针刺神经影像研究中,若非涉及疾病的分型比较,应尽量选择同一疾病亚型以确保受试对象的同质性,尽量降低受试者基线状态脑功能的差异。

(二) 受试者人口学特征

受试者的人口学特征包括年龄、性别、种族和利手等。①随着年龄的增长,脑功能和结构发生相应的变化。一些研究表明,在 40 岁以后脑葡萄糖代谢开始不均匀降低,脑组织开始老化。因此,在针刺神经影像学研究中,参与者的年龄范围是不可忽视的。②利手所导致的大脑功能和结果的差异一直是人们多关注的研究热点,然而其机制尚不清楚。目前大多数针刺影像学研究以右利手受试者作为研究对象。③性别差异是神经影像学研究中的一个重要问题。已有研究确定,性别差异对神经元活动区域和大脑结构有显著影响。④种族差异可能导致大脑功能和结构的差异,有研究显示大脑大小因种族的不同而存在差异。因此,在针刺神经影像学实验设计时,需要将年龄、利手、性别和种族作为纳入标准的重要考量内容。

(三) 受试者情绪状态

目前针刺 fMRI 研究中,对受试者心理、精神进行评估的文章较少。但受试者的心理、精神状态对脑功能影响较大。有研究发现抑郁症患者的前扣带回与杏仁核、纹状体、丘脑内侧等脑区的功能连接程度减弱。在受试者纳入时应对受试者进行心理评估,目前常用量表包括简易精神状态评价量表(mini-mental state examination,MMSE)、抑郁自评量表(self-rating depression scale,SDS)、焦虑自评量表(self-rating anxiety scale,SAS)和贝克抑郁量表(Beck depression inventory,BDI)。

此外,还需考虑排除幽闭恐惧症。幽闭恐惧症是对狭小、封闭空间表现出来的恐惧反应。因为磁共振成像(MRI)检查是在狭窄的桶状环境内进行的,幽闭恐惧症患者容易出现心慌、呼吸困难、憋气、眩晕和情绪失控而导致检查失败或成像效果不理想。

(四) 其他伴随症状 / 疾病

伴随症状 / 疾病如头部外伤、疼痛(包括头痛,痛经)、失眠等,应尽可能排除;这些伴随症状 / 疾病会对针刺神经影像学试验的数据有所影响。例如,Cheng-HaoTu 等发现原发性痛经的患者,即使在没有疼痛的情况下,灰质体积变化也存在。此外,在针灸研究中应排除凝血障碍的受试者。

(五) 针灸治疗经历

有报道称,有针刺经历和没有针刺经历的受试者之间的脑反应有显著差异。为保证参与者的基线一致性和结果的可比性,应考虑参与者的针刺经历或对针灸的了解程度。

三、针刺操作

(一) 针刺的规范化操作

在研究中,应制订针刺操作的规范化流程(SOP),对进针角度、深度,行针手法等做出具体的规范。针刺操作者应选择具有资质的专业针灸师,并尽量保证由同一针灸师进行治疗,以保证手法的一致性。另外,传统针灸理论认为得气是针灸起效的关键环节。现代研究也证实了得气的重要性,如针刺治疗贝尔面瘫时,得气组患者症状改善显著优于不得气组。因此,在针刺 fMRI 研究中,应尽量记录患者得气状况,也可采用诸如麻省总医院针感量表(MGH acupuncture sensation scale,MASS)、针刺主观感觉量表(subjective acupuncture sensation scale,SASS)、视觉评估法(visual analog scales,VAS)客观评价受试者针感。

(二) 针刺过程的描述

若针刺过程的描述不完整,研究中提及的针刺技术无法得到复制,试验结果也难以得到重现。在针刺过程中遵守 CONSORT 声明和 STRICTA 标准中相关条目,注意记录以下的信息:①针刺的细节(穴位名称、插针数目、插针深度、针刺反应、针刺激方式、留针时间、针具类型);②治疗方案(治疗频次、疗程);③辅助干预措施;④针灸治疗师资质(培训时间、临床经验、专业技能),以体现研究方案的科学性,提高研究的可信度和可重复性。

四、依从性的良好保持

影响受试者依从性的因素主要有:患者对试验过程不了解、对疗效持怀疑态度、对操作者不信任、对针灸恐惧等,同时也与被试个体的年龄、受教育程度等有不同程度的关系。为保证患者的依从性,试验操作者需在与患者谈知情同意书时让其了解整个试验流程以及需要配合的工作,耐心解答患者提出的问题。

五、影像数据采集和分析的质量控制

（一）影像数据的采集

①核对 MRI 检查申请单，明确检查目的和要求；②确定患者无禁忌证，凡体内装有金属植入物（如：心脏起搏器、金属关节、电子耳蜗等）的患者，严禁做 MRI 检查；③进入扫描室前嘱患者除去随身携带的任何金属物品（如：手机、手表、钥匙等）；④根据检查部位选用相应的线圈，头颅、头部血管成像、垂体、内耳等采用专用线圈；⑤体位的摆放：体位取仰卧标准解剖正位，头先进、定位十字线，经两侧外眼角和正中矢状面对准线圈横轴中心；保持头部不动，呼吸平静，嘱咐患者闭眼、双眼球不能转动，不能做咀嚼及吞咽动作，以免产生伪影，影响图像质量；⑥正确选择扫描序列，优化扫描参数；⑦密切观察患者是否移动及图像凸显效果，若图像不符合诊断要求，应根据原因立即重新扫描。

（二）影像数据的分析

①去除前十幅图像，保证磁共振图像的稳定性；②时间校正，去除磁共振图像采集过程中随时间漂移；③几何位移及头动校正，并剔除头动大于 3mm 的影像数据；④标准化，因不同被试上同一位置的体素并不能代表解剖结构上的同一大脑区域，需将所有的影像数据配准到标准空间；⑤滤除频率在 0.01~0.1Hz 以外的信号，去除呼吸等生理噪声的干扰；⑥去除白质、脑脊液、全脑及头动（6 个参数）这 9 个参数及其协变量的影响；⑦高斯平滑，选取半高全宽（FWHM）为 6mm，减弱随机噪声；⑧剔除信噪比小于 100 的被试。

六、小结

神经影像技术是针刺机制研究的前沿技术，由于针刺神经影像学研究的复杂性，针刺神经影像学研究质量控制显得尤为重要，样本量的多少直接影响研究结果的统计权效，制定严格的受试者纳入标准对保证针刺神经影像学试验质量具有重要意义，同时针刺的规范化操作与针刺过程的记录直接影响结果的可重复性。

参 考 文 献

1. Desmond JE, Glover GH. Estimating sample size in functional MRI（fMRI）neuroimaging studies：statistical power analyses. J Neurosci Methods，2002，118（2）：115-128.

2. Hayasaka S, Peiffer AM, Hugenschmidt CE, et al. Power and sample size calculation for neuroimaging studies by 31 non-central random field theory. Neuroimage，2007，37（3）：721-730.

3. 徐春生，李传富，杨骏，等．样本量大小对针刺脑功能成像激活区定位的影响．中国中西医结合影像学杂志，2011，04：289-292+308.

4. Hu Y, Xu Q, Li K, et al. Gender Differences of Brain Glucose Metabolic Networks Revealed by FDG-PET：Evidence from a Large Cohort of 400 Young Adults. PLoS ONE，2013，8（12）：e83821.

5. 韩新华．幽闭恐惧症患者磁共振检查临床分析．中国药物经济学，2014，S1：380.

6. Tu C H, Niddam D M, Yeh T C, et al. Menstrual pain is associated with rapid structural alterations in the brain. Pain.2013，154：1718-1724.

7. Xu SB, Huang B, Zhang CY, et al. Effectiveness of strengthened stimulation during acupuncture for the treatment of Bell palsy：a randomized controlled trial. CMAJ，2013，185（6）：473-479.

第五节　fMRI 实验操作规范

fMRI 数据采集及注意事项

fMRI 数据采集包括基于 T_1 加权的高分辨率结构像扫描和基于 T_2^* 加权的回波平面成像扫描,有些研究还包括用于对回波平面成像序列进行变形校正的基于梯度回波的双回波场图序列等,不同的扫描参数和扫描方式将会影响数据采集质量,最终对实验结果产生影响。本节内容主要从 fMRI 扫描参数设置、fMRI 实验磁共振设备稳定性检测以及 fMRI 数据采集过程中的注意事项三个方面加以介绍,以使读者能够在今后的 fMRI 研究中得到可靠的数据和实验结果。

(一) fMRI 扫描参数

fMRI 研究通常都会有一个高分辨率的 T_1 加权结构像和一个低分辨率的用于检测大脑活动的 BOLD 功能像,有些研究还会包含一个与 BOLD 像相同分辨率的场图序列。fMRI 研究中可能会用到各种不同厂家的磁共振系统以及不同方法的成像序列,受篇幅所限,本书无法一一列出,仅以西门子 3.0T Prisma 磁共振系统为例加以说明,其他厂家的磁共振系统会做简单介绍。

1. T_1 高分辨率结构像　由于 BOLD 像分辨率很低,通常体素边长为 3~4mm,难以精确进行解剖定位,因此,在 fMRI 研究中通常需要一个高空间分辨力的结构像与之匹配,从而进行解剖位置的精确定位。该解剖像通常使用 T_1 加权的序列,西门子磁共振系统常用 MPRAGE 序列或 3D FLASH 序列,GE 磁共振系统常用 3D FSPGR 序列,飞利浦磁共振系统常用 3D TFE 序列。在西门子磁共振系统中最常使用的是 MPRAGE 序列,相比于 3D FLASH 序列,该序列得到的图像组织对比度高,但信噪比略低。MPRAGE 序列是一个 3D 序列,为了防止颈部组织在图像上产生折叠伪影,通常采用矢状位方向扫描,另一个原因是人的头部在左右方向上宽度最小,所需采集层数也最少。北京大学磁共振成像研究中心的西门子 Prisma 成像仪 T_1 结构像扫描参数如下:重复时间 TR=2530ms,回波时间 TE 取最小值,翻转时间 TI=1100ms,倾倒角 7 度,视野 FOV=256mm × 256mm,采集矩阵 256 × 256,层厚 1mm,层数 192 层,相位编码方向从前到后,带宽 BW=240Hz/pixel。使用该参数可以得到较好的图像对比度和信噪比,既可用于 BOLD 功能像的定位,也可用于基于体素的形态学分析或皮质厚度分析,见图 4-5-1。

2. BOLD 功能像　BOLD 功能像最常用的是基于梯度回波的回波平面序列(GE-EPI),该序列对场的不均匀性特别敏感,能够检测出大脑活动时脑组织的含氧血红蛋白和脱氧血红蛋白的比例变化,从而间接反映大脑的神经活动,在 fMRI 研究中被广泛采用。以下将详细介绍 BOLD 功能像各扫描参数及意义。

重复时间 TR(repeat time)。根据研究内容的需要,重复时间通常取 500~10 000ms,其中 TR=2000ms 或 3000ms 较常见。TR 时间越短则数据采集的时间分辨力越高,在相同的采集时间内采集的数据点也越多,使用广义线性模型(GLM)统计分析时,激活效率也越高,但受磁共振设备采集速度限制,TR 时间越短在相同的平面分辨率下,能采集的层数也越少。以及受 BOLD 效应的限制,TR 并非越短越好,根据 BOLD 效应的血流动力学函数可知,大脑接收到一个神经刺激,特定脑区的血流在 4~6 秒会达到峰值,因此 TR 时间越短,则 BOLD 图像上信号强度的变化也越小。目前在 3.0T 的磁共振设备中 TR=2000ms 最为常用。

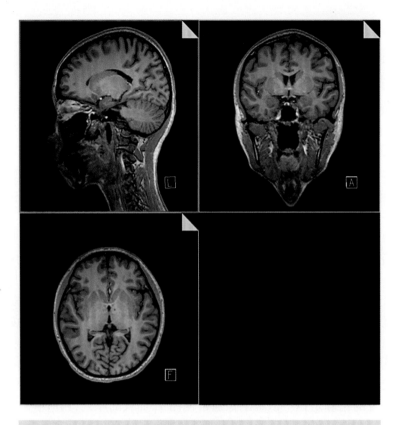

图 4-5-1　西门子 3.0T Prisma 成像仪使用 MPRAGE 序列得到的 T₁ 加权高分辨率结构像，空间分辨力为 1mm×1mm×1mm

回波时间 TE（echo time）。回波时间决定了大脑在活动和静息时的图像信号强度差，该值通常选为人脑组织在磁场中 T_2^* 值的 2/3，在该时间下大脑活动时脑组织的 T_2^* 衰减曲线与大脑静息时的脑组织 T_2^* 衰减曲线差值最大，如图 4-5-2 所示。在 3.0T 磁场环境下，人脑组织的 T_2^* 约为 50ms，所以在 3.0T 磁共振系统中 TE 通常设为 30~35ms。而在 1.5T 磁场环境下，人脑组织的 T_2^* 约为 70ms，回波时间 TE 通常设为 40~50ms。

倾倒角或翻转角 FA（flip angle）。倾倒角是指把成像物体中的宏观磁化矢量从平行于主磁场方向偏离的角度，在功能磁共振成像研究中，取合适的倾倒角可以使 BOLD 得到最大信号强度。为了

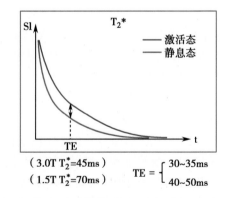

图 4-5-2　脑组织在活动和静息时的 T_2^* 衰减曲线

验证在实际实验中 FA 取多少度为佳条件，我们做了如下实验，在 BOLD 序列中保持其他参数不变，仅改变倾倒角 FA，FA 从 60° 到 120° 取不同的值，如图 4-5-3A 所示，每个倾倒角采集 10 个时间点并对后 8 个时间点取平均，在大脑的平均图像上，灰质区域和白质区域各画一个 ROI，如图 4-5-3B 所示，可以分别画出灰质和白质的信号强度与倾倒角的分布曲线，对这

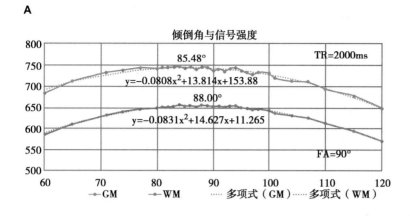

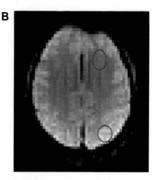

倾倒角 Flip Angle（FA）

$$\cos(\theta_E) = e^{-\frac{TR}{T1}}$$

BO=3.0T　T1=1200ms

TR=2000ms　FA=79.11°

TR=3000ms　FA=85.29°

图 4-5-3　灰、白质在不同倾倒角下对应的信号强度分布曲线
A. 曲线；B. 图像及公式

　　两条曲线进行数值拟合并求出最大值,可得到灰质在倾倒角为 85.48° 时信号强度最大,白质在 88.00° 时信号强度最大。可见这两个值与 90° 非常接近,因此在大多数 BOLD 研究中倾倒角均取 90°。

　　采集矩阵(matrix)。采集矩阵是指在平面成像时图像的点阵大小,比如在 BOLD 成像中各厂家常用或默认的矩阵大小为 64×64,根据研究的不同,某些研究中也有采用 72×72 或 96×96 等不同的采集矩阵,采集矩阵的分辨率越高则平面分辨率越高,但图像的信噪比会下降,在相同的 TR 下能采集的层数也会减少。在 BOLD fMRI 研究中采集矩阵 64×64 较为常见。

　　成像视野(field of view,FOV)。成像视野是指平面成像的范围大小,通常从 192mm × 192mm 到 256mm × 256mm,在相同的采集矩阵下,视野越小则图像的分辨率越高,反之则越低。当采集矩阵为 64×64 时,192mm × 192mm 和 256mm × 256mm 的视野分别对应于 3mm × 3mm 和 4mm × 4mm 的体素分辨率。视野的选取原则是以尽可能覆盖住大多数人群的大脑为主,门卫伟博士在北京大学对 1212 名青年健康志愿者(男女各半)的大脑进行了测量,得出中国人头部长度为 169~216mm,宽度为 148~181mm,大脑高度为 123~155mm,北京大学磁共振成像研究中心建议视野大小于 224mm × 224mm,则对应的平面分辨率为 3.5mm × 3.5mm。

　　扫描层数。扫描层数是指在一个重复时间内的采集层数,通常为磁共振成像系统在一个重复时间内的最大采集层数。当重复时间、回波时间和扫描矩阵确定后,磁共振成像系统的成像性能就决定了最大采集层数,如 TR=2000ms,TE=30ms,采集矩阵为 64×64,无并行采集时,西门子 Prisma、Trio Tim 系统可以采集 33 层。

　　扫描层间距。扫描层间距指扫描层与层之间的距离,该数值的确定是由人脑高度和成像系统最大扫描层数两个因素确定(特殊需求除外),对于中国人脑大脑高度的平均值是(136.96 ± 5.03)mm,即 140mm 可以覆盖大多数中国人脑,所以中国人脑的层间距可以用 140mm/ 最大层数来确定,对于西门子 Prisma、Trio Tim 系统,层间距可以设为

140mm/33=4.2424mm。在磁共振系统上设置时,层间距是由层厚和层间隔两部分组成,层厚加层间隔等于层间距,层间隔可以设为零也可以设为其他值。北京大学磁共振成像研究中心将层厚设为 3.5mm,层间隔设为 0.7mm,目的是为了能够全脑覆盖同时又能得到各向同性的体素大小。如果将层厚设为 3.5mm,层间隔设为 0,则对于大多数中国人脑均不能全脑覆盖,而如果将层厚直接设为 4.2mm,好处是可以得到比较高的信噪比,但缺点是在不同组织边界处,由于部分容积效应,体素内信号散相严重,信号强度严重衰减,同时体素也不是各向同性的。

层扫描顺序。层扫描顺序是指 BOLD 图像的采集顺序,根据采集方式可以分为逐层采集和隔层采集两种,根据扫描方向可以分为从头向脚方向采集或从脚向头方向采集两种。逐层采集可以是 1、2、3、……N 或 N、N-1、……1。隔层采集顺序比较复杂,不同磁共振厂家有不同的定义。对于西门子磁共振成像系统,隔层采集顺序由扫描总层数的奇偶性决定,当扫描层数为奇数时,先采奇数层再采偶数层,扫描顺序列为 1、3、5、……N,2、4、6、……N-1;当扫描层数为偶数时则相反,先采偶数层再采奇数层,扫描顺序列为 2、4、6、……N-1,1、3、5、……N。对于美国通用公司的磁共振成像系统则没有此规定,无论是奇数还是偶数均是按 1、3、5、……N,2、4、6、……N-1 的顺序采集。

并行成像。并行成像的目的是为了加快采集速度,它是利用线圈的空间位置信息,让不同通道同时采集空间不同区域内的信号。同其他磁共振参数一样,并行成像技术既有优点也有缺点,优点是采集速度快,回波间隔小,图像变形小,相同 TR 时间内可以采集更多的层,缺点是信噪比和信号稳定性会下降。根据研究内容的不同可以选择性的开或不开并行成像,对于大多数的脑功能成像研究,我们希望得到更好的图像信噪比和数据稳定性,因此不开并行成像,而对于研究变形比较大的脑区时,如颅底、额极和颞下回等区域时,为了减小图像的变形和信号丢失可以利用并行成像的优点,但同时又要牺牲一点信噪比和稳定性。

滤波。滤波可以分为图像域滤波和频率域滤波即原始 K 空间数据滤波。滤波的目的是为了减小噪声影响,提高图像细节,使图像强度更均匀等,但这些处理会影响数据的时间信号变化,以及降低体素与体素之间的独立性,所以在功能磁共振成像研究中一般不建议打开滤波选项和图像强度校正选项。

带宽与回波间隔。磁共振成像是在一定频率范围内进行成像,因此每个特定的成像区域会对应一个特定的成像频率范围,这个频率范围就称为带宽,但不同磁共振成像系统对带宽的定义不同,西门子磁共振成像系统是以每个体素对应的频率范围为单位,即 Hz/pixel,而其他厂家有的是指成像的整个频率范围,这里不做详细介绍。带宽与信噪比成反比例关系,带宽越大则信噪比越低,反之则信噪比越高。回波间隔是指 EPI 序列中两个相邻回波之间的间隔时间。带宽与回波间隔是互相关联的,设置不同的带宽会有不同的回波间隔,最佳带宽的设置原则是取回波间隔最小时对应的带宽作为 BOLD 序列的最佳带宽,此时 BOLD 图像变形最小。为了增加信噪比也可以适当减小带宽,但会加重图像的变形程度。

根据以上介绍的内容,北京大学磁共振成像研究中心的西门子 3.0T Prisma 成像系统常规 BOLD EPI 序列参数见表 4-5-1。

表 4-5-1　北京大学磁共振成像研究中心西门子 3.0T Prisma BOLD 序列扫描参数

扫描参数	英文简写	数值
重复时间	TR	2000ms
回波时间	TE	30ms
视野	FOV	224mm
相位编码方向	Phase Encoding Dir.	P → A
倾倒角	FA	90°
层数	Slices	33
层厚	Slice Thickness	3.5
层间隔	Dist. Factor/Gap	20%（0.7mm）
并行采集	PAT	Off
扫描顺序	Interleaved/Sequential	Interleaved
主磁场匀场	B0 Shim	Advanced
局部匀场	Local Shim	On
带宽	Bandwidth	2368 Hz/pixel
回波间隔	Echo Spacing	0.49ms

　　3. 场图（field map）　磁共振系统的主磁场（B0 场）在成像区域内是不均匀的,特别是当患者进入磁场后。如头部成像,头部有皮肤、肌肉、颅骨、脑脊液、灰质、白质以及内部的一些空腔等组成,不同组织的磁化率不同,因此当头部处于静磁场中会改变头部所处区域的静磁场分布。前面我们介绍过 BOLD 序列使用的是基于梯度回波的平面回波成像（GRE-EPI）方法,该方法对场的不均匀性特别敏感,因此可以检测到由于含氧血红蛋白和脱氧血红蛋白的比值变化。由于成像部位,如头部,改变了成像区域内的静磁场分布,在不同的组织分界处磁场强度变化较大,因此会对 BOLD 成像造成较大的变形和信号丢失,特别是额极、双侧颞下回、靠近颅底的直回等附近有空腔的脑区。场图校正的目的是通过检测成像区域的静磁场分布,计算出体素位移图,然后使用体素位移图对变形的 EPI 图像进行变形校正,在最大程度上减小场的不均匀性造成的 EPI 图像变形,以便使 EPI 图像能够尽可能地与结构像匹配。

　　场图序列使用的也是梯度回波序列,只是有两个不同的回波时间,我们知道磁共振成像时会产生一个幅度像和一个相位像,当有两个不同的回波时间时就会产生两个幅度像和两个相位像。在西门子成像系统中提供了一个叫"gre_field_mapping"的序列,该序列有两个回波时间 TE1=4.92ms,TE2=7.38ms,扫描完成后会产生三组图像,两组幅度图对应于不同的回波时间,一组相位差图是两个回波时间所对应的相位图之差。很多功能磁共振处理软件都提供了场图校正工具,最常用的是 SPM 和 FSL 软件包。场图序列的参数设置原则是保证场图序列的视野 FOV、扫描层数、层厚、层间隔与 EPI 序列完全相同,最重要的一点是在重建"Reconstruction"选项里要选择"Magn./Phase"选项,这样才能同时得到幅度图和相位差图,否则默认情况下只有幅度图,而没有相位差图是不能进行场图校正的。图 4-5-4 是 ACR 水模的 EPI 图像在场图校正前后的比较,可见场图校正可以在一定程度上对 EPI 图像的变形进行校正。

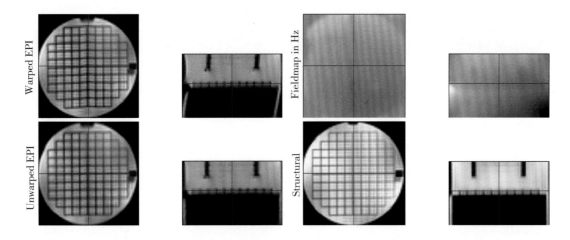

图 4-5-4　ACR 水模的 EPI 图像使用场图校正前后比较
Warped EPI 指原始采集的 EPI 图像，Fieldmap in Hz 指体素位移图像，Structural 指场图扫描的幅度像，
Unwarped EPI 指使用场图校正方法校正的 EPI 图像

（二）磁共振系统稳定性与数据质量保证

磁共振系统工作状态不是一直不变的，每天的工作状态都是不同的，这既与个别硬件有关，也与系统稳定性有关。如何保证磁共振设备的稳定性满足 fMRI 实验要求在 fMRI 实验中是至关重要的一点。

fMRI 实验中头线圈是必须使用的，随着线圈通道数的增加，单个通道线圈损坏的可能性也大大增加，在最终图像上却很难发现，这势必会对 fMRI 实验结果造成影响，因此在 fMRI 实验前需要确保所要使用的线圈是完好的并能正常工作。图 4-5-5 给出一 32 通道头线圈的图像，从左侧图像很难判断线圈是否有问题，当分别显示每个通道的图像时可以看到其中一个线圈通道完全没有信号，因此可以判断该通道损坏，线圈有问题。在日常的操作中

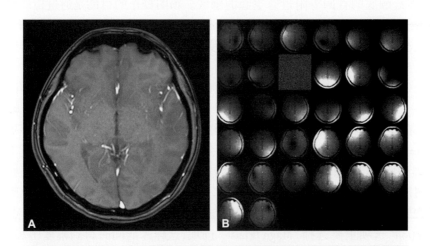

图 4-5-5　多通道线圈检查
A. 32 通道头线圈组合图像；B. 32 通道头线圈各通道图像，可以清楚地看到
有一个通道没有信号，完全是噪声

我们该如何检查呢？多通道线圈的图像是通过组合每个通道的图像得到的，系统默认给出的是组合后的图像，当我们需要检查各个通道是否正常时，只需要在系统中把"组合"选项关闭就可以给出每个通道的图像，由于各个厂家的设置方式不同，这里就不一一介绍了。

2006 年美国斯坦福大学的 Gary H. Glover 教授提出了一套描述磁共振系统稳定性的评估方法和评价指标，用于评估多中心数据的可靠性，一般称为 fMRI 质量保证（quality assurance，QA），目前该方法已经成为评估 fMRI 数据可靠性的金标准。为了监控磁共振设备的稳定性每隔一段时间（一周或每天）使用固定参数的 EPI 序列对特定模体（phantom）进行扫描，模体最好是琼脂膜（避免扫描过程中液体的运动），如果没有也可以用磁共振厂家提供的水模进行扫描，水模的成份通常是硫酸镍和氯化钠的水溶液，使用水模时需要提前静置 10 分钟。扫描参数为：横断位扫描，FOV=220mm×220mm，27 层，层厚 4mm，层间隔 1mm，TR=2000ms，TE=30ms（3.0T），倾倒角 90°，带宽 ≥ ±100KHz，成像矩阵 64×64，采集 200 个时间点，扫描时间为 6 分 40 秒。扫描后得到的图像使用文献中描述的方法进行处理，得到设备稳定性的各个指标。图 4-5-6 为北京大学磁共振成像研究中心西门子 Prisma 扫描仪某一天的 QA 测量结果，该中心每天都对设备进行稳定性检测，水模在前一天实验结束后摆放好，当天开机后用上面的参数扫描两遍，通常第二遍的结果要优于第一遍的，原因是第一遍扫描机器是一个逐渐预热的过程，而第二遍扫描机器已达到稳定状态。如果当天的 QA 结果不达标则要请物理师查找原因，直到故障解决，才能进行 fMRI 实验。

（三）fMRI 数据采集注意事项

1. 线圈选择　功能磁共振成像除了对磁共振成像仪有较高要求外，对接收线圈也有较高要求。这是因为在磁场强度一定的情况下，使用多通道相控阵接收线圈可以提高图像的信噪比。由于多通道相控阵接收线圈是由多个小的表面线圈构成，磁共振图像的信噪比与表面线圈的位置及其直径有关，成像物体与表面线圈越近，信噪比越高，表面线圈半径越小，则接收信号的穿透能力越弱，所以接收线圈通道数越多，则越靠近线圈的位置信噪比越高，越靠近线圈中心的位置信噪比越差。在功能磁共振图像上表现为皮质处图像较亮，大脑中心处图像较暗，见图 4-5-7。由于脑功能磁共振成像主要关注的是脑皮质，所以通道数越多的头线圈可以得到更高的信噪比，如前所述脑功能磁共振成像得到的是随时间变化的信号，因此功能像上图像强度的不均匀性不会影响实验结果。目前脑功能磁共振成像常用的接收线圈有 8 通道头线圈（通用、飞利浦 1.5T 和 3.0T 系统）、12 通道头线圈（西门子 Trio、Verio 3.0T 系统）、20 通道头线圈（西门子 Skyra、Prisma 3.0T 系统）、32 通道头线圈（通用 MR750，西门子 Trio、Verio、Skyra、Prisma，飞利浦 Ingenia 等型号的 3.0T 磁共振系统）和 64 通道头线圈（西门子 Prisma 3.0T 系统），除此之外飞利浦 Ingenia 机型还推出了光纤接口的头线圈，各通道头线圈见图 4-5-8。如果磁共振成像仪配有多个头线圈，则在进行脑功能磁共振成像研究时推荐优先选择通道数多的头线圈。但通道数多的头线圈也有一定的局限性，空间小，大多数的脑功能实验是视觉或听觉刺激，需要受试者或患者配带校正眼镜或磁兼容耳机，受试者的头如果太大则不适用（头放不进线圈），因此需要权衡。但有一点需要注意，同一研究项目请尽量使用同一种头线圈，最大限度减小实验条件对结果的影响。

2. 局部匀场　磁共振成像是对选定的视野内的区域进行成像，在临床检查中，通常会根据患者头部尺寸适当调整视野大小。但在功能磁共振成像中，为了使所有数据的扫描参数相同，视野是固定不变的。在采集数据前，磁共振系统会对视野内的区域进行匀场，但成像部分比视野小，为了得到更好的数据，可以打开局部匀场功能，前面匀场的基础上再对更

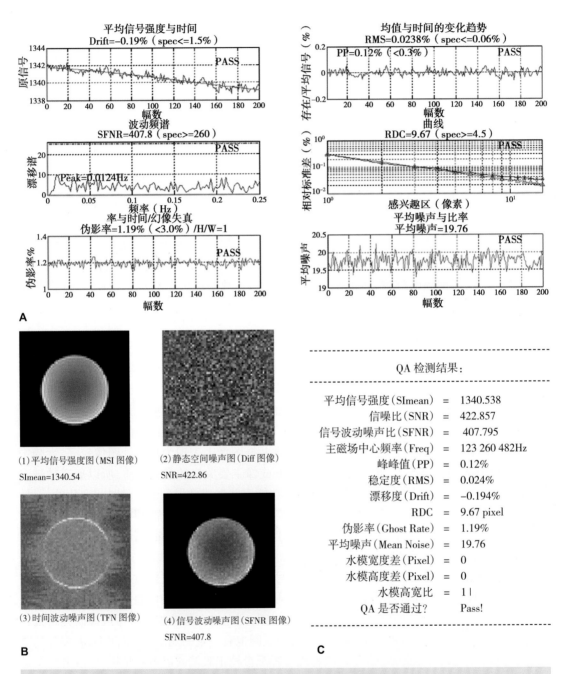

图 4-5-6 西门子 3.0T Prisma QA 检测结果
A. QA 检测信号曲线图；B. QA 计算图；C. QA 检测结果

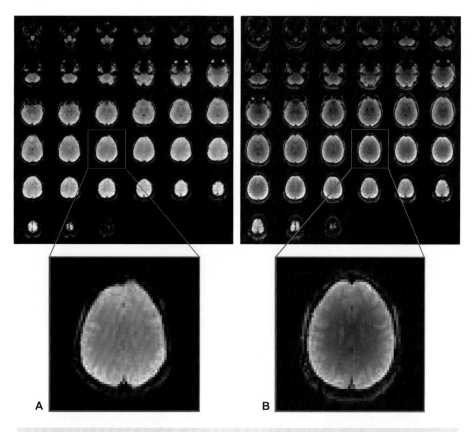

图 4-5-7 西门子 20 通道头线圈和 64 通道头线圈采集图像对比
A. 20 通道头线圈图像；B. 64 通道头线圈图像

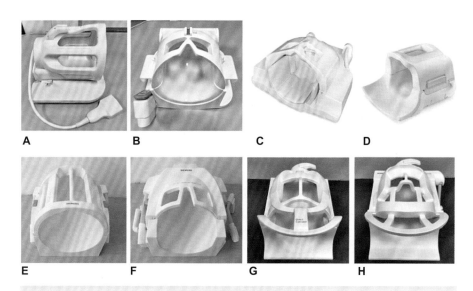

图 4-5-8 常见的多通道头线圈
A. 美国通用和飞利浦的 8 通道头线圈；B. 美国通用 32 通道头线圈；C 飞利浦 32 通道
头线圈；D 飞利浦光纤头线圈；E. 西门子 12 通道头线圈；F. 西门子 32 通道头线圈；
G. 西门子 20 通道头线圈；H. 西门子 64 通道头线圈

小的成像部位区域进行匀场。西门子磁共振系统在"Position Toolbar"的右下角倒数第二个小磁铁图标就代表局部匀场功能,见图4-5-9,点击后会在三平面定位像上出现绿色的区域选择框,此时我们可以缩小绿框,使得绿框恰好能把成像部分覆盖住。打开局部匀场功能后,磁共振系统会在视野匀场的基础上再对绿框选择的局部区域进行二次匀场,从而使得我们选择的成像区域内磁场的均匀性更好。除西门子磁共振成像系统外,其他磁共振系统也有类似功能。

3. 相位编码方向　相位编码方向是指磁共振系统在数据采集时K空间内的相位填充方向。对于BOLD成像,一般是成像平面平等于前连合与后连合的连线,也可以平行于直回,这样在这个斜横断位上相位编码方向可以从前向后、从后向前、从左向右以及从右向左。西门子成像系统中EPI图像默认的相位编码方向是从前向后,采集到的图像如图4-5-10A所

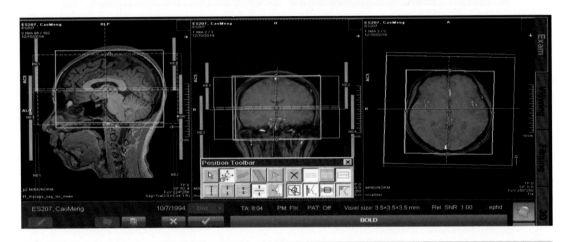

图 4-5-9　西门子磁共振成像系统局部匀场功能

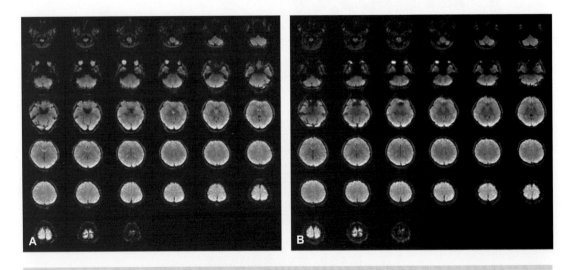

图 4-5-10　西门子磁共振 EPI 图像相位编码方向

A.西门子磁共振成像系统默认相位编码方向,从前向后,A→P方向;B.手动修改,相位编码方向从后向前,P→A方向

示,由于大脑前额叶有空腔,所以 EPI 图像在额极处会有校大的变形,而这一变形又与相位编码方向有关,当相位编码方向是从前向后的则额极处图像向后挤压,EPI 图像是凹进去的,反之,如果相位编码方向是从后向前的则额极处图像向前推出,EPI 图像是凸出来的,如图 4-5-10B 所示。可见,不管相位编码方向是从前向后还是从后向前,在磁场不均匀处 EPI 图像都会产生较大变形,但是向外突出的变形可以使用场图校正方法对 EPI 图像变形进行较好的校正,而向内挤压的 EPI 图像校正效果较差。如果相位编码是从左向右或从右向左,则采集的 EPI 图像是不对称的,一般情况下是不能用于功能磁共振成像研究的。

4. 生理活动对 fMRI 实验结果的影响　呼吸和心跳是人的正常心理活动,会引起人脑内血流血氧的周期性变化,同时还会造成大脑形状的周期性改变,这里大脑不再是一个刚体,从外科手术视频中可以清晰地看到大脑表面随心跳和呼吸在做周期性的波动,波动的幅度约为 1mm。这些变化会造成 fMRI 信号的周期性变化,从而影响 fMRI 实验结果的可靠性,出现假阳性激活,fMRI 采集体素越小,影响越大。为了消除呼吸和心跳对 fMRI 结果的影响,目前有两种常用方法:一种是在 fMRI 数据采集时使用呼吸和心跳传感器同步采集呼吸和心跳周期性变化的信号,经过数据处理建立呼吸和心跳协变量回归矩阵,在统计分析时作为协变量回归掉,从而减去生理活动的影响,见图 4-5-11。另一种是 fMRI 数据采集时不需要记

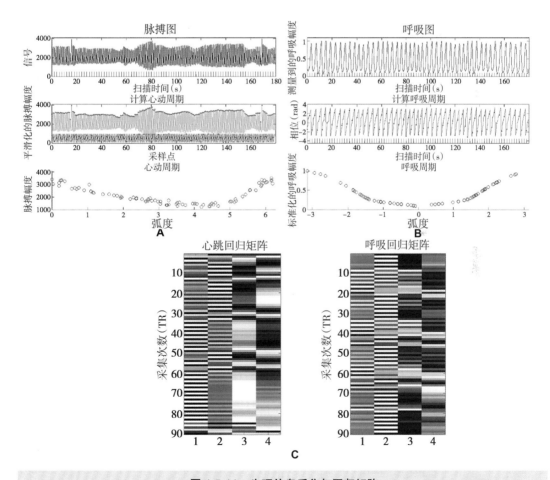

图 4-5-11　生理信息采集与回归矩阵
A. 心跳采集信号与下采样数据;B. 呼吸采集信号与下采样数据;C. 心跳和呼吸回归矩阵(二阶拟合)

录呼吸和心跳信号,通过独立成分分析找出呼吸和心跳对应的频率成分,统计分析时作为协变量回归掉。两种处理方法都能在一定程度上减小生理信息对 fMRI 结果的影响。图 4-5-12 是采用第一种方法去除生理信息前后的 fMRI 结果,可见回归掉生理信息后激活团簇变小,杂散的一些激活点也消失了,激活结果更为集中。

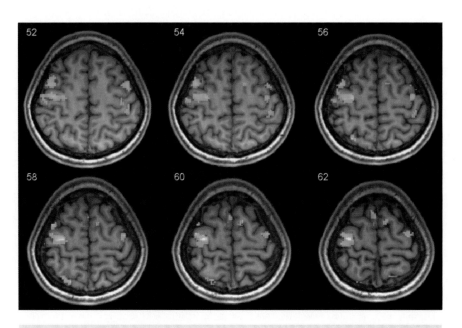

图 4-5-12　生理信息去除前后激活结果比较,该实验任务为示指连继敲击,组块式实验设计,红色表示没有去除生理噪声的激活,黄色表示去除生理噪声后的激活,橙色表示两种方式得到的结果叠加区域

参 考 文 献

1. Men, W. and D. Falk, et al. "The corpus callosum of Albert Einstein's brain: another clue to his high intelligence?". Brain, 2014, 137 (Pt 4): e268.

2. Chai, Y. J. Sheng. "MR imaging of oscillatory magnetic field changes: Progressing from phantom to human.". Magn Reson Imaging, 2017, 36: 167-174.

3. Xiao, X. Q. Dong. "Transformed Neural Pattern Reinstatement during Episodic Memory Retrieval.". J Neurosci, 2017, 37 (11): 2986-2998.

4. Friedman L, Glover G H. Report on a multicenter fMRI quality assurance protocol. . Journal of Magnetic Resonance Imaging, 2006, 23 (6): 827-839.

第六节　VBM 脑皮质分析

基于体素的形态学方法(voxel-based morphometry, VBM)是一种在体素水平上对脑影响进行统计分析从而获得灰质、白质和脑脊液密度体积变化的方法。VBM 是一种简洁直观的基于体素的全脑范围的医学影像分析方法,能够精确显示脑组织的形态学变化,主要步骤包括:将所有被试的 T_1 图像配准至 MNI 标准空间,然后将其分割为灰质、白质和脑脊液三部分,经过平滑处理后基于一般线性模型(general linear model,GLM)进行统计分析。VBM 是一种全脑分析方法,和基于感兴趣区的分析方法相比,能更全面反映灰质体积改变,该方法已经用于针灸师的大脑可塑性研究和针刺典型适用证的研究上。

一、VBM 安装使用

(一) 安装与启动

VBM 是 SPM8 的插件,安装 SPM8 就可包含 VBM,启动 Matlab,将 SPM8 安装至 matlab 目录下运行命令:spm。

(二) 预处理

目的:为了减少图像采集时的位置差异(配准距离),从而增加 vbm 组织分割的准确率,需要进行手动对齐前联合,具体操作为:点击 SPM 的 "Display" 按钮,选择目录 SPM8/templates/ 下的 T1.nii 文件,点击左侧 "Crosshair Position" 按钮,观察该模板图像的视角和前联合位置。调整目标图像位置步骤为:点击 "Display" 按钮→选择目标图像(设为 G201.img,如下)→将十字准线调至与模板一致的位置→这时 "Crosshair Position" 按钮下文本框内有三个数据,表示与前联合的偏差量(单位:mm),将这三个数据分别取反后,填至下方的 "right(mm)"、"forward(mm)"、"up(mm)"→点击 "Reorient images" 按钮,然后选择同一目标图像。

注意:图像经过调制后,可使用 "Display" 并点击 "Crosshair Position" 按钮,观察十字准线是否正确。此外,"Reorient images" 还可以通过 "pitch(rad)"、"roll(rad)"、"yaw(rad)" 三个参数调整图像的旋转视角。

(三) VBM 参数估计与分割

点击 SPM8 的界面选择 VBM,然后点击工具窗口的菜单 Normalise(Estimate & write),通过 "Data" 项选择待处理的图像,Estimation options 参数项中 Set Origin 子项参数改为 Use origin from header,其他使用默认参数。

(四) 分割效果检验

选择 check reg,可查看分割结果的分布情况,若出现偏差较大的点,说明对应的个体图像存在问题,成像质量不佳 或 分割有误。

(五) 统计分析

按照实验设计,使用 SPM8 的模型分析工具 Basic models,对分割获得的某种组织成分(灰质,白质)进行统计分析。

二、针灸师大脑可塑性研究

人类大脑具有可塑性,经常接受某项训练会影响大脑的神经塑性,针灸师在接受长期的规范的针刺训练后会对大脑造成一定影响。行针过程需要针灸师根据触觉辨别制订手指运动计划,从而进行手指的细微运动,然后再根据新的触觉辨别制订新的手指运动计划,这个过程涉及感觉运动中枢和认知中枢的协作实现,是研究大脑可塑性的很好模型。

Dong 等采集 22 名针灸师和 22 名普通对照的 T_1 图像,利用 VBM 的方法进行分析得到大脑皮质发生的灰质体积变化,并采集了针灸师进行针刺培训的时间以分析其与灰质改变的相关性。研究发现接受长期针刺培训的针灸师和普通对照相比,在左侧初级躯体感觉区、右小叶、双侧腹前扣带回和内侧前额叶皮质存在灰质体积变化(图 4-6-1 左);并且在初级躯体感觉区的灰质体积变化和接受针刺培训时间成正比。

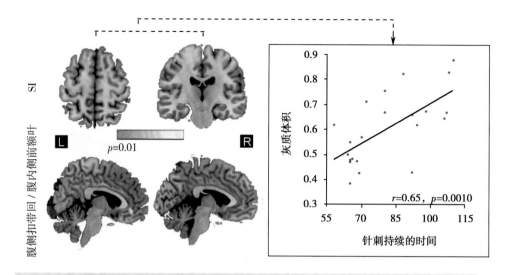

图 4-6-1　针灸师和普通对照之间灰质体积存在显著差异的区域（左）；躯体感觉区域的灰质体积变化和接受针刺培训的时间成正比

研究发现针灸师在左侧初级躯体感觉区域存在显著的灰质体积增加,这可能和针灸师需要很强的初级辨别能力有关。针刺的目的在于引起患者身体的独特的反应,这种反应会反映为在针刺周围的细微变化,而针灸师正是通过这种细微的变化调整行针以达到最佳的治疗效果。然后每一轮下针都会诱发一种独特的患者反应,因此对针刺的反应是动态的,在这种情况下,针灸师就需要仔细的通过触觉辨别以确定患者的反应是否是期望反应。而躯体感觉区恰恰就是在触觉感知中发挥重要作用的区域。之前研究发现躯体感觉区的灰质体积增加和手指的触觉功能提高有显著相关性,而伴随着灰质萎缩则体现为触觉功能下降。

回归分析发现左侧躯体感觉区域的灰质体积变化和接受针刺训练的时间成正比。这与之前的研究是一致的,长期的专业的手指运用会导致躯体运动感觉区域灰质的体积增大,并且有可能呈现为一种时间函数的关系。这暗示着培训时间是确定大脑皮质改变的重要变量。

三、针刺典型适应证的神经机制研究

药物成瘾和网络成瘾是针刺的典型适应证,药物成瘾是一种反应抑制受损行为,体现在强迫性的服药并导致一系列不良后果。大量的形态学研究显示海洛因成瘾者会呈现灰质萎缩,Yuan 等采用 VBM 的方法对 11 名海洛因依赖者和 13 名正常对照进行分析以研究海洛因导致的灰质体积变化,并分析这种变化和成瘾时间的相关性。

Yuan 等发现和正常人相比,海洛因感染者在右侧前额叶背外侧皮质、左侧下顶叶、右侧梭状回和左侧中间扣带皮质呈现显著的灰质体积萎缩;并且在右侧前额叶背外侧皮质的灰质体积和海洛因成瘾时间呈现显著负相关性(图 4-6-2)。

该研究发现海洛因感染者在右侧前额叶背外侧皮质、左侧下顶叶、右侧梭状回和左侧中间扣带皮质呈现显著的灰质体积萎缩,这和之前的研究是相符的。该研究还发现海洛因感染者在右侧前额叶背外侧皮质的灰质体积和海洛因成瘾时间呈现显著负相关性,这种相关性表明海洛因使用是有累积效果的;海洛因使用时间越长,成瘾者在相关脑区的灰

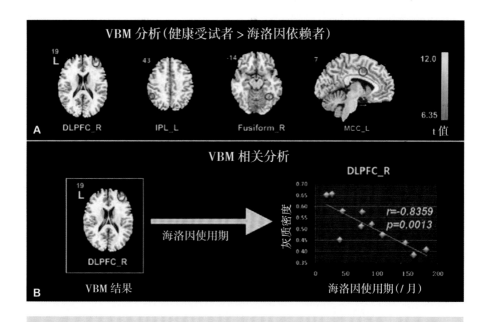

图 4-6-2

A. 海洛因感染者在右侧前额叶背外侧皮质、左侧下顶叶、右侧梭状回和左侧中间扣带皮质呈现显著的灰质体积萎缩；B. 海洛因感染者在右侧前额叶背外侧皮质的灰质体积和海洛因成瘾时间呈现显著负相关性

质萎缩体积越明显。大量研究表明，在海洛因使用者会呈现前额叶背外侧皮质的显著激活，一些动物实验表明大鼠的前边缘皮质（功能上等同于人类的前额叶背外侧皮质）在意外的受到刺激时会影响行为的调整，这表明该区域对认知控制和目标导向行为是至关重要的。

在过去的数年中网络在全世界的范围内已经大量的普及应用，然而不当的网络使用会导致使用者的心理健康、学习工作受影响；虽然尚未官方确认，网瘾已经影响了很多青少年并且已经越来越多地引起社会各界的重视。大量的研究表明网瘾的形成会对大脑皮质造成影响。例如，Yuan 等采用 VBM 的分析方法对 18 名网瘾患者和 18 名正常对照组进行分析，以研究网瘾造成的灰质体积变化，并分析该变化和网瘾时间的相关性。Yuan 等发现，和正常对照相比，网瘾青少年在双侧前额叶背外侧皮质、辅助运动区、眶额叶皮质、小脑和左侧喙状前扣带回区域呈现灰质体积萎缩；并且在前额叶背外侧皮质、辅助运动区和喙状前扣带回区域灰质体积和网瘾时间呈现显著负相关性（图 4-6-3）。

和之前的研究一致的是，该研究没有发现网瘾群体呈现灰质体积增加的区域。该研究发现在前额叶背外侧皮质、辅助运动区和喙状前扣带回区域灰质体积和网瘾时间呈现显著负相关性，这表明随着网瘾时间的增加，大脑在前额叶背外侧皮质、辅助运动区和喙状前扣带回区域的灰质萎缩不断加剧。该研究发现网瘾青少年在双侧前额叶背外侧皮质、辅助运动区、眶额叶皮质、小脑和左侧喙状前扣带回区域呈现灰质体积萎缩，之前大量的研究表明前额叶背外侧皮质和喙状前扣带回区域和认知控制有重要的作用，这表明网瘾的形成可能和认知控制下降有关。

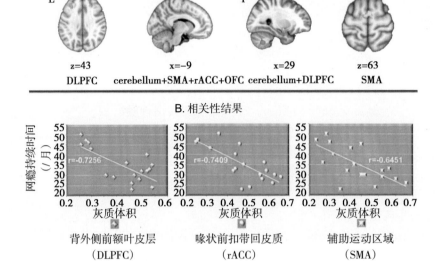

A. VBM 结果（CON>IAD）

L　　　　　　　　　　　　　　　　P

z=43　　　x=-9　　　　　x=29　　　　z=63
DLPFC　cerebellum+SMA+rACC+OFC cerebellum+DLPFC　SMA

B. 相关性结果

网瘾持续时间（/月）

r=-0.7256　　　　r=-0.7409　　　　r=-0.6451

灰质体积　　　　灰质体积　　　　灰质体积

背外侧前额叶皮层　　　喙状前扣带回皮质　　　辅助运动区域
（DLPFC）　　　　　（rACC）　　　　　（SMA）

图 4-6-3　网瘾青少年在双侧前额叶背外侧皮质、辅助运动区、眶额叶皮质、小脑和左侧喙状前扣带回区域呈现灰质体积萎缩；并且在前额叶背外侧皮质、辅助运动区和喙状前扣带回区域灰质体积和网瘾时间呈现显著负相关性

四、VBM 的应用于脑皮质分析

目前 VBM 技术逐渐成熟，其在脑皮质分析上的应用也越来越广泛，VBM 可以研究长期状态刺激对大脑皮质的影响，并且有可能用于针刺典型适应证的机制研究中，为针刺机制研究提供启发和新视角。

参 考 文 献

1. Ashburner J, Friston K J. Voxel-based morphometry—the methods. Neuroimage, 2000, 11 (6): 805-821.

2. Dong M, Zhao L, Yuan K, et al. Length of acupuncture training and structural plastic brain changes in professional acupuncturists. PloS One, 2013, 8 (6): e66591.

3. Chen Xinnong. Chinese acupuncture and moxibustion. Beijing: Foreign Languages Press, 1987.

4. Qin W, Bai L, Liu Z, et al. How the ancient art of acupuncture works: neuroimaging studies shed light on brain activity in advances in computational psychophysiology. Washington, DC: Science/AAAS, 2015: 38-40.

5. Yuan K, Qin W, Dong M, et al. Gray matter deficits and resting-state abnormalities in abstinent heroin-dependent individuals. Neuroscience Letters, 2010, 482 (2): 101-105.

6. Lyoo I K, Pollack M H, Silveri M M, et al. Prefrontal and temporal gray matter density decreases in opiate dependence. Psychopharmacology, 2006, 184 (2): 139-144.

7. Yuan Y, Zhu Z, Shi J, et al. Gray matter density negatively correlates with duration of heroin use in young lifetime heroin-dependent individuals. Brain and Cognition, 2009, 71 (3): 223-228.

8. Yuan K, Qin W, Wang G, et al. Microstructure abnormalities in adolescents with internet addiction disorder. PloS One, 2011, 6 (6): e20708.

9. Wilson S J, Sayette M A, Fiez J A. Prefrontal responses to drug cues: a neurocognitive analysis. Nature Neuroscience, 2004, 7 (3): 211-214.

10. Liu Z, Wei W, Bai L, et al. Exploring the Patterns of Acupuncture on Mild Cognitive Impairment Patients Using Regional Homogeneity. 2014, PloS One, 9(6): e99335.

第七节　扩散磁共振成像分析

一、扩散张量成像的基本原理

大脑的白质结构是连接灰质皮质的主要通路,主要由神经元的轴突组成。水分子大脑白质中的扩散受到包括细胞胞体、轴突膜、髓鞘和周围组织等周围结构的约束。在统计学上,水分子沿着神经纤维的扩散较快,但是在垂直神经纤维的方向扩散比较慢。因此,水分子在白质纤维之间的扩散的分布表现,是扩散磁共振成像(diffusion MRI, dMRI)能刻画神经纤维走向的物理基础。

扩散磁共振成像中使用的经典扩散梯度序列是由 Stejskal 和 Tanner 提出的脉冲梯度自旋回波序列。该序列具有 90° 和 180° 梯度脉冲,持续时间 δ 和间隔时间 Δ。为了体现自旋密度的差异性,我们需要针对扩散加权成像(DWI)信号的至少两个测量,即 S(b),其中 b 为公式(4-7-1)中的扩散加权因子,和 S(0)(也即 b= 0,表示没有扩散梯度的参考图像)。

$$b = \gamma^2 \delta^2 \left(\Delta - \frac{\delta}{3} \right) \| G \|^2 \qquad \text{式(4-7-1)}$$

公式(4-7-1)中, γ 是质子旋磁比,$\mathbf{G} = \|\mathbf{G}\|\mathbf{u}$ 是具有长度 $\| G \|$ 和方向 u 的扩散梯度脉冲, $\tau = \Delta - \frac{1}{3}\delta$ 通常用于描述有效扩散时间及时间间隔。扩散加权脉冲磁场下衰减后的测量信号 E(b) 由 Stejskal-Tanner 方程给出:

$$E(b) = \frac{S(b)}{S(0)} = \exp(-bD) \qquad \text{式(4-7-2)}$$

其中 D 被称为表观扩散系数(ADC)。注意,在一般情况下,ADC D 也以复杂的方式依赖于 G,然而 DTI 中的自由扩散假设 D 仅取决于 G 的方向,即 $\mathbf{u} = \mathbf{G}/\|\mathbf{G}\|$。dMRI 在早期研究中通过考察 ADC D 在不同方向的图像变化从而判断白质结构的病变。Basser 等人引入扩散张量来表示 ADC: $D(u) = u^T D u$,其中 D 称为扩散张量,它是一个独立于 u 的 3×3 对称正定义矩阵,这种方法被称为扩散张量成像(diffusion tensor imaging, DTI),是 dMRI 技术中最常见的方法。在 DTI 中,信号 E(b) 表示为:

$$E(B) = \exp(-bu^\tau D u) \qquad \text{式(4-7-3)}$$

扩散张量 D 可以通过简单最小二乘法或加权最小二乘法求解,或者考虑正定义约束或 Rician 噪声约束方式。如果使用单 b 值,张量估计的最佳 b 值在 $(0.7{\sim}1.5) \times 10^{-3} \text{s/mm}^2$ 范围。在求解得到张量 D 的特征值和特征方向后,我们可以针对单个体素导出不同的统计变量,包括各项异性 FA(fractional anisotropy)和平均扩散度 MD(mean diffusivity)等,分别定义如下:

$$FA = \frac{\sqrt{3} \left\| D - \frac{1}{3}\text{Trace}(D)I \right\|}{\sqrt{2} \| D \|} = \sqrt{\frac{3}{2}} \sqrt{\frac{(\lambda_1 - \bar{\lambda})^2 + (\lambda_2 - \bar{\lambda})^2 + (\lambda_3 - \bar{\lambda})^2}{\lambda_1^2 + \lambda_2^2 + \lambda_3^2}} \qquad \text{式(4-7-4)}$$

$$MD = \bar{\lambda} = \frac{1}{3}\text{Trace}(D) = \frac{\lambda_1 + \lambda_2 + \lambda_3}{3}$$
式(4-7-5)

其中，$\{\lambda_i\}_{i=1}^3$ 是张量 D 的三个特征值，$\bar{\lambda}$ 为特征值的平均值。FA 和 MD 已被用于许多临床神经精神疾病应用研究。单个体素内计算得到的张量或标量如图 4-7-1 所示，包括张量叠加的效果图、FA/MD 叠加的效果图，以及根据主特征向量定义的方向 RGB 图。

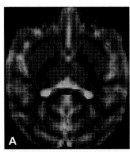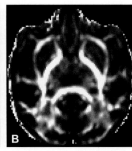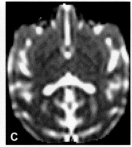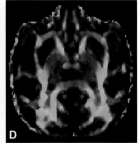

图 4-7-1　由扩散张量得到的张量和标量图，b =1500s/mm²
A. 张量场；B. FA 图；C. MD 图；D. RGB 方向图

应用上述单个体素得到的标量值，可以在体数据上统计得到许多有意义的发现，包括抑郁症患者的情感调控网络的受损、精神分裂症患者的白质改变，以及阿尔茨海默症（Alzheimer's Disease）的脑白质退化现象。

二、高角度分辨率扩散磁共振成像方法

尽管 dMRI 技术在临床针对脑白质的应用研究中已经受到了极大关注，但仍然有一些关键性的技术没有得到解决。这主要是因为目前已有的基于扩散张量成像（DTI）的 dMRI 技术以及相应的纤维重建算法不能很好地解决单个体素内多纤维交叉问题（包括纤维交叉、汇合、分离等情形）。目前的算法绝大部分是假设水分子在有纤维束约束的情形下的扩散服从高斯分布，然而这种假设只是在一束（同向）纤维存在的时候成立，遇到两束交叉的纤维分布时就会失效，如图 4-7-2 所示。

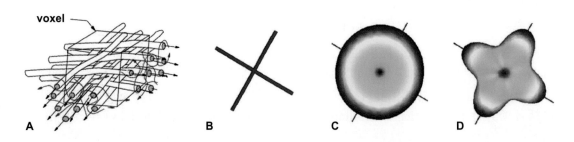

图 4-7-2　在交叉纤维的情形下的 dMRI 建模的图示
A. 在组织的体素内，出现交叉纤维而不是仅一束定向纤维；B. 描绘上述体素内部的纤维分布的图解形式；C. 传统 DTI 建模未能有效刻画纤维交叉结构；D. 理想中的描绘扩散方向的可能模型

利用 dMRI 技术对单体素内白质纤维走向分布的研究，理想目的是得到体素内水分子完整的扩散分布概率密度函数 $P(\vec{r})$。如公式(4-7-6)所示，这是表征 MRI 信号在外加磁场下衰减的 Stejskal-Tanner(ST)方程，其中 E(q) 为归一化后的测量值，由此可以看出，待求的概率密度函数 P(r) 的 Fourier 变换即为实际测量的数据。

$$E(q) = \frac{S(q\,|\,\tau)}{S_0} = \int_{\Re^3} P(r\,|\,r_0,\tau) \exp(-2\pi i q^T r)\,dr = F\big[P(r\,|\,r_0,\tau)\big] \qquad 式(4\text{-}7\text{-}6)$$

实际中求解扩散分布的概率密度函数 P(r) 需求条件比较苛刻，所以我们通常只求解代表概率密度函数的某类特征函数，称为扩散属性函数，用以间接求解纤维的分布方向。这类属性函数包括表观扩散系数 ADC，扩散方向密度函数(diffusion orientation distribution function, dODF)，以及纤维束方向概率密度分布(fiber orientation distribution function, fODF)等。以下我们统称为针对扩散属性函数的求解。

数学上，对于函数的求解，一般包括三种手段：①直接求逆，该方法最为直接，通过足够的采样点来推算(求逆)得到原始的函数表达式，但通常需要非常多的采样点，且跟求逆方式有很大关系；②基于模型假设，该方法基于某种先验假设待求函数拥有某种形式(状)，然后根据测量值估计参数，其中先验模型及求解方式都至关重要；③基于函数基展开，比如泰勒多项式展开，该方法对函数基的选择要求很高，决定了所需要的基的长度及拟合精度。以上三类方式各有优缺点，根据不同的先验知识和已知数据状态，有不同性能表现。基于上述思想，目前求解扩散属性函数的方法也可分为类似的三个类别：直接求逆变换求解、基于模型假设求解和基于函数基分解。

(一) 直接求逆的求解方案

根据上述公式 6 我们可以看出，如果在 E(q) 函数空间(频域)进行全空间采样，则可以直接求 Fourier 逆变换求解得到扩散概率密度函数 P(r)。这正是 Wedeen 及 Tuch 等人提出扩散光谱成像的依据。有了该概率密度函数，就有了体素内纤维分布的几乎全部的信息。扩散光谱成像的优点是非参数模型，计算很方便，缺点是需要的加权方向过多(一般大于200)，需要的外加磁场过大(大于 8000s/mm^2)。另外，基于对扩散波谱成像和采集数据 E(q) 函数空间的研究，Tuch 提出了 Q-ball imaging(QBI)。Tuch 证明，对信号应用 Funk-Radon 变换，对一个球壳(shell,扩散磁场强度 b 值为常数)上的信号作圆周积分，可以得到平滑的方向分布函数。当扩散磁场强度 b 值趋向于无穷大时，可以得到真实的方向分布函数。但是由于扩散磁场强度大时信噪比低，所以 QBI 中磁场强度较大。但总体来说，上述的方法因采集时间过长，对机器要求很高，成像信号偏弱，所以对噪声敏感，信噪比比较低。因此扩散光谱成像主要用于一些动物实验，尚很难用于临床。

(二) 基于模型假设的求解方案

在传统扩散张量磁共振成像模型中，假设扩散为高斯分布，则扩散模型完全由张量决定，对常规的扩散张量下的确定性跟踪算法来说，张量的主方向对应于纤维束的走向。而在纤维束结构复杂的体素内，扩散属性函数可能不止一个极大值(比如纤维束交叉的情况)，而且其极值也不对应于概率密度函数的极值和纤维束的走向。Tuch 提出了离散混合张量模型，用多个张量为系数组成的二次型拟合扩散属性函数，每个张量对应一个纤维束。Aganj 等人的最新的研究提出扩散方向分布函数可以解析地由单球壳方式采集的数据估计出来，这为针对 HARDI 的快速求解提供了理论基础。

另外还有一类基于纤维卷积叠加的模型假设求解方式。采集的信号看作是由这个纤维方向分布函数和一个标准的单个纤维束响应做卷积得到的。由此引出了解卷积技术。解卷积技术主要是因为方向分布函数沿纤维方向不够尖锐,以至于当两个纤维之间的夹角比较小的时候就无法从扩散属性函数分辨出来两个极大值。另一种基于多纤维方向叠加的模型是 Behrens 及 Hosey 等人研究的 Ball-Stick 模型,这是提取扩散主方向的一种做法,但由于参数多且局部极值多,求解不稳定,且计算量非常大,所以他们只做了两根纤维交叉的模型,这也是模型假设求解的通常缺陷。

(三) 基于函数基的求解方案

也有研究人员用一些球上的函数基分解方法求解分布属性函数,比较有代表性的方法有 Ozarslan 等人提出的有高阶张量基模型,Alexander 及 Descoteaux 等人提出的球调和基模型等。这类模型因为用的是函数基,所以理论上可以拟合任意扩散方向分布函数,并且算法也相对简单,尤其 Descoteaux 等人提出的快速算法,采用了 Laplace-Beltrami 算子优化能量函数,对噪声去除也好,是目前该领域引用较多的方法之一。Cheng 等人也针对球极 Fourier 基函数的解析解,使得基于基函数展开的方式具有更强的纤维方向刻画能力。另外,基于调和基函数的反卷积的求解方式也受到了极大的关注,该方法在数据噪声不明显的情形有较好的方向刻画能力,缺点是迭代的求解过程速度较慢,因为通常会引进 OpenMP 或者 GPU 等硬件加速方式。这类方法,在扩散脉冲强度 b 值的选取上,已经被证明单 b 值的数据情形,$b=2000s/mm^2$ 是最优的 b 值选取,小的 b 值不能很好的求解扩散方向,更大的 b 值却会引进更严重的数据噪声。

三、纤维跟踪算法介绍

当单个体素内纤维纤维分布模型确立之后,我们可以基于体素之间的方向连贯性把体素连接起来以形成神经纤维的宏观尺度(目前为毫米尺度)分布图。计算方法分为局部跟踪或全局跟踪、确定性或概率性等模式。最经典的纤维跟踪方法是基于扩散张量的主方向连接形式。在该算法中需要考虑几个问题,包括体素之间的位置的张量表达需要在近邻体素间插值才能得到;还需要设定 FA 的阈值和最大弯折角度阈值设置为停止条件,使得尽可能在白质到达灰质之前停止跟踪,并且白质流线走向不出现剧烈的弯折(否则不符合脑解剖结构)。

扩散张量流线跟踪方法包含固有建模误差,因此,有研究人员通过使用多张量,或者通过考虑 ODF 的最大值来获取单个体素内可能存在的多个纤维走向,它已被推广为多张量或 ODF 流线算法。并且,全局优化的跟踪算法由于考虑到全脑纤维的连接属性,表现出比局部跟踪方法更好的性能。同时,不确定性的设计和先验概率信息可以并入贝叶斯形式化中,以获得给定局部扩散模型中的后验概率。基于后验概率模式,可以执行多次确定性跟踪以最终获得两个区域之间的概率。

如果我们知道整个大脑的白质纤维束,给定两个预定义的感兴趣区域(ROI)作为开始和结束,我们可以容易地定义两个 ROI 之间的纤维连接强度。这是基于 dMRI 技术构建解剖网络的基础。我们有许多类型的预定义 ROI,从解剖学,功能脑区定义或多种模式的综合。此外,当我们想将纤维连接研究限制在一些特定的子网络时,可以通过感兴趣的区域选择一些局部纤维束,例如前扣带皮质和前额叶,我们还可以利用纤维聚类方法,或者与 fMRI 功能连接模式相互组合来对不同纤维连接通路进行分类,并以此形成基于连接模式的脑功能去划分。

四、常用软件介绍

扩散磁共振成像因其具有刻画活体白质纤维束的能力而受到越来越多的关注。利用扩散磁共振成像数据,我们可以在活体上获得不同脑区之间的纤维连接,从而可以构建大脑的解剖结构网络。为了能够从原始数据获得最终的结构网络,不同的研究组已经开发了一些扩散磁共振成像数据分析软件。这些软件各自都有不同的应用针对性,因此自身也存在某些限制,比如:部分必需的功能缺失,不具备完整的处理流程;显示功能不够完整和强大;软件包体积庞大且不支持跨操作系统运行等。在表 4-7-1 中,我们给出一个完整的综合对照表格,系统的比较了目前本领域可以免费获得的针对扩散磁共振数据分析的软件的各种功能。

为了给本领域的研究人员提供一个简单易用的针对扩散磁共振图像处理的软件,我们开发出了 DiffusionKit 软件,从表 4-7-1 的功能比较可以看出,从数据预处理开始,经过纤维方向分布的估计、全脑白质纤维束的跟踪,最后根据纤维束的统计属性构建脑网络,DiffusionKit 提供了所有的完整的分析处理和可视化功能,并且用户操作可以通过图形界面实现,也可以通过编写脚本完成(方便批量数据处理)。在数据预处理部分,我们包含了数据格式转换、数据头动和涡流等的矫正和去除非脑组织等功能;在数据估计方面,我们包含了目前流行的两类主要的方法,分别是扩散张量成像和高角分辨率扩散成像;在纤维跟踪方面,我们采用了确定性纤维跟踪的方法。最后我们包含了多种纤维操作功能,用以构建脑结构网络。DiffusionKit 软件的主界面如图 4-7-3 所示,该软件可以在开发者网站 http://diffusion.brainnetome.org 免费下载,该网站也包含详细的测试数据、用户手册和入门教程,以及常用的脑网络构建的批处理脚本,另外,开发者针对用户在邮件群的提问也都给予快速的解答。

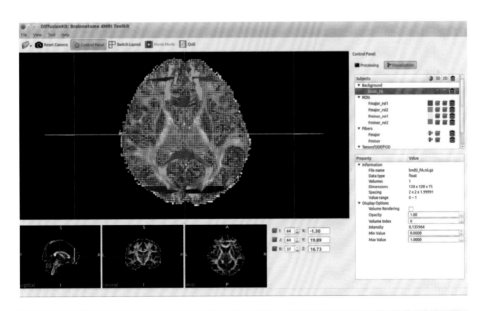

图 4-7-3　DiffusionKit 软件的主界面,集成了数据可视化、数据预处理和建模分析等功能

表 4-7-1　扩散磁共振分析软件功能对比分析

软件名称	DiffusionKit	FSL	CMTK	PANDA	MRtrix	MriStudio	TrackVis	Camino	DSI Studio	ExploreDTI	MedInria	DiPy
编写语言	C/C++	C/C++	Python	MATLAB	C/C++	C/C++	C/C++	Java	C/C++	MATLAB	C/C++	Python
跨平台 (Linux/Win)*	√	×	√	√	×	×	√	×	√	√	√	√
安装大小(MBytes)**	15-50	>300	15	10	1.5	1.8	28	15	54	159	47	5
独立可执行所有功能	√	√	×	×	√	√	√	√	×	×	√	×
操作界面	√	√	√	√	√	√	√	×	√	√	√	×
命令行执行	√	√	√	√	√	×	√	√	√	√	×	√
数据预处理功能	√	√	√	√	×	√	×	√	×	√	√	√
单体素建模 DTI	√	√	√	√	√	√	√	√	√	√	√	√
单体素建模 HARDI	√	√	√	×	√	√	√	√	√	√	×	√
纤维跟踪	√	√	√	√	√	√	×	√	√	√	√	√
纤维束统计	√	√	√	√	√	√	√	×	√	√	√	√
可视化 2D/3D	√	√	×	×	√	√	√	×	√	√	√	√
可视化 张量/ODF/FOD	√	×	√	×	√(2D)	×	√	×	√	√	×	√
可视化 纤维束	√	×	√	√	√	√	√	×	√	√	√	√

该表格只针对可以免费获得的扩散磁共振软件,其中 √ 和 × 分别表示某软件是否具备该项功能

* 此处的跨平台是指至少支持 Linux/MS Windows 两个及以上的平台

** 这个软件体积大小只是大概比较,因为涉及因素比较多,比如不同操作系统软件安装大小不同;另外,需要注意的是,有的软件是综合软件,不只是针对扩散磁振图像处理,比如 FSL、MedInria 等;另外有部分软件,包括 CMTK 及 PANDA 等,只提供了统一的用户接口,实际应用过程还需要调用相应的第三方软件(比如 FSL、MRtrix 等)才能进行计算

第五章 fMRI 常用分析软件

第一节 SPM

已有很多对 fMRI 的图像进行处理和数据分析的软件,例如 SPM,AFNI,FSL 等,下面我们将对 SPM 做一个简单的介绍。

SPM 简介

SPM(Statistical Parametric Mapping)(http://www.fil.ion.ucl.ac.uk/spm/)主要是指用来统计分析功能图像的一个处理工具。主要处理分析平台依赖于 Matlab 软件。该软件最初的几位主要开发者包括 Karl Friston 教授,Keith Worseley 教授等。

目前的 SPM 12 版本也可以用来处理 fMRI,PET,SPECT,EEG 和 MEG.

数据。关于该软件的详细帮助文档可以在其官方软件下载或者(../man/manul.pdf),关于软件使用的各类培训 PPT 也可以在官方网站(http://www.fil.ion.ucl.ac.uk/spm/doc/)下载。详细的原理也可以在专著 Statistical Parametric Mapping: The Analysis of Functional Brain Images(2007)中详细阅读(图 5-1-1,图 5-1-2)。

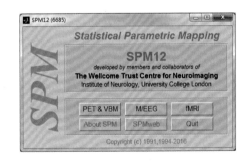

图 5-1-1　SPM 12 的主界面

对于 fMRI 数据,一般可以借助 SPM 进行数据预处理、数据分析、统计分析三个主要步骤。

(一)数据预处理

由于 fMRI 数据信噪比较低,必要的数据预处理可以有效地抑制信号中的噪声,避免其他因素干扰,通常包括以下几个方面:

层间校正(slicing timing):对于 fMRI 序列图像而言,每一次全脑扫描大概需要 1~3 秒钟的时间,图像每一层由于扫描时间的轻微差别,可能会带来一定的系统误差,一般做法是选择中间扫描层的时间为基准,对时间误差进

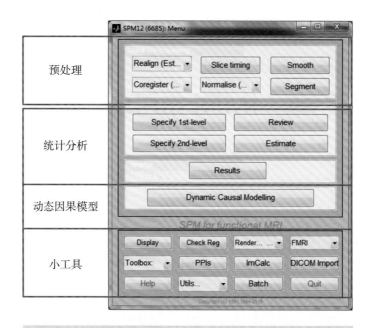

图 5-1-2　SPM 功能图像处理的主要界面及简单的介绍

行校正。主要输入包括图像的扫描时间、扫描层数、扫描顺序和参考层几个参数。尤其注意扫描顺序的输入,不同的机器有不同的扫描序列,一定要仔细检查。

头动校正(motion correction): 在磁共振扫描阶段,被试难免有不由自主地头部移动,这既包括物理性的头部的摆动,也包括生理性活动,如呼吸和心跳引起的头部移动和脑组织波动。一般处理方法是采用头部固定方法减少被试的头部运动。即使是这样,被试的头部轻微的移动还是可能会引起 fMRI 序列中的信号错位混淆,导致较大的误差。所以,对图像进行头动校正是很必要的。到目前为止,图像配准算法的研究大多集中在图像间进行配准。一般做法是从时间序列图像中选择一幅典型图像,其他图像依次与之配准。需要注意的是最近很多的研究发现头动会对信号产生较大的影响,需要研究者后续继续加以校正。

空间标准化(spatial normalization): 对于多个被试的研究,由于不同人的脑尺寸、形态各不相同,为了减少个体之间的这些解剖差异,一般认为需要一个模板,把所有被试脑根据标准模板进行变换。目前被广泛接受的标准坐标系是 Talairach & Tournoux 坐标系,另一个比较常用的是加拿大蒙特利尔神经科学研究所提出的标准脑模型。建议修改 SPM 默认的参数到 MNI 的 bounding box.

空间平滑(spatial smoothing): 空间平滑能够有效地削弱随机噪声,提高信噪比。但是它同时会降低图像的对比度,所以必须在提高信噪比和维持图像的对比度之间进行权衡。一般建议选择的参数为 1.5~3 倍体素的大小。

正如头动校正中说的那样,对于静息态的 fMRI 数据,研究者还需要一定的去除噪声和滤波去掉高频噪声的工作,这些一般需要自己写程序或者使用其他软件共同辅助完成。

(二) 数据统计分析

SPM 的统计分析可以分为 1 阶水平和 2 阶水平两个主要层次。

1st-level 统计分析:主要用来统计特殊的任务设计下,脑内每一个体素参与到对应任务的统计程度。主要输入为任务的设计和预处理后数据时间序列,这里一定要切记保持数据的对应。

2nd-level 统计分析：主要包括组间比较，主要输入是统计分析设计方法（包含单样本 t-test，双样本 t-test、配对 t-test、回归分析、方差分析等），协变量等参数。需要注意输入参数和任务的对应，协变量和被试统计图之间的对应。

输入参数后，会生成一个设计矩阵，也可以用 review 重新检查统计检验的设计，最后的设计都会被存放在对应路径下的一个 SPM.mat 文件下面，可以使用 Estimate 输入后进行统计分析。统计分析的结果可以在 Results 下显示你需要的组间差异图。

（三）动态、因果建模

该方法是一个基于功能磁共振时间序列关于神经活动和交互的推断方法（Friston et al.，2003），主要提出者为 Karl Friston 教授，该方法要求研究者对特定的任务或者脑网络有较强的假设基础，并且运算量较大大，一般不建议考察超过 10 个脑区以上动态因果关系。

目前还可以使用 SPM 进行数据质量的检查，数据格式的转换（注意并不是所有的 DICOM 格式都能正确转换）等。也有很多学者基于 SPM 开发了一些扩展程序（http://www.fil.ion.ucl.ac.uk/spm/ext/），可以更好的帮助研究者使用该工具。

但是使用过程中，我们同时也注意到该软件不能很好的支持目前的某些文件格式，如 *.nii.gz 格式，这样导致数据处理中间过程产生大量的中间数据占用较大的磁盘空间（如果使用 nii.gz 可以节约大概 2~4 倍）。受限于 matlab 本身的特点，该软件相对于一些基于 C 语言、C++ 语言开发的软件速度慢，并且对计算机的内存要求较高等短板。但是由于其界面简单、代码易懂、该软件对于计算机编程一般的研究者具有更好的吸引力。

参 考 文 献

1. Friston K. J.，Harrison L.，Penny W. Dynamic causal modelling. Neuroimage，2003，19（4）：1273-1302.

2. Power J. D.，Barnes K. A.，Snyder A. Z.，et al. Spurious but systematic correlations in functional connectivity MRI networks arise from subject motion. Neuroimage，2012，59（3）：2142-2154.

3. Power J. D.，Schlaggar B. L.，Petersen S. E. Recent progress and outstanding issues in motion correction in resting state fMRI. Neuroimage，2015，105：536-551.

4. Reuter M.，Tisdall M. D.，Qureshi A.，et al. Head motion during MRI acquisition reduces gray matter volume and thickness estimates. Neuroimage，2015，107：107-115.

5. Satterthwaite T. D.，Wolf D. H.，Loughead J.，et al. Impact of in-scanner head motion on multiple measures of functional connectivity：relevance for studies of neurodevelopment in youth. Neuroimage，2012，60（1）：623-632.

6. Scheinost D.，Papademetris X.，Constable R. T. The impact of image smoothness on intrinsic functional connectivity and head motion confounds. Neuroimage，2014，95：13-21.

7. Van Dijk K. R.，Sabuncu M. R.，Buckner R. L. The influence of head motion on intrinsic functional connectivity MRI. Neuroimage，2012，59（1）：431-438.

8. Zeng L. L.，Wang D.，Fox M. D.，et al. Neurobiological basis of head motion in brain imaging. Proc Natl Acad Sci U S A，2014，111（16）：6058-6062.

第二节 AFNI

AFNI 软件介绍及使用界面

（一）AFNI 简介

功能性神经影像分析软件（analysis of functional neuro images，AFNI）是由美国 Wisconsin

医学院生物物理研究所开发研制的,其开发者是 cox 博士。AFNI 是一个交互式的脑功能成像数据分析软件,它可以将低分辨率的脑功能成像的数据结果叠加在具有较高分辨率的结构脑图像上进行三维显示;通过选择一些特定的特征点,它可以将实验数据转换到立体定位(talairach-tournoux)坐标,它可以同时在屏幕上显示三个正交的平面图像,显示的图像可以在各种功能和解剖数据之间互相转换;其附加的程序包可以对三维图像数据集进行操作和融合。AFNI 可以在 UNIX 工作站环境上运行,目前 AFNI 不能运行于微软公司的 Windows 平台和苹果公司的 Macintosh 平台。

(二) AFNI 特点

1. AFNI 实现了 3D 图像的可视化,并对解剖图的基点进行标定,将数据集转化到标准坐标系下,AFNI 同时提供多种工具,对数据进行分析,可以清楚辨别刺激下脑区激活情况。

坐标系的定位和功能图的转换,AFNI 使用 Talairach 图谱作为研究标准图谱,以前联合(AC)和后联合(PC)完全确定其标准坐标系。标准坐标系的水平轴是由经过前联合的上沿和后联合下沿的切线确定的,并作为坐标系的 Y 轴;Z 轴垂直于 AC-PC 线,是经过前联合后沿线的切线;O 为 Y 轴和 Z 轴的交点;X 轴是垂直于 YOZ 平面的直线。通常人脑在尺寸上大小不一,所以在标准坐标系中把脑划分为 12 个区域,按照 Talairach 图谱对个体脑在各个轴面上进行准点标定,确定标准个体脑结构。

AFNI 利用功能数据集与解剖数据集之间的几何关系,对数据集合以及其间的继承关系进行抽象,将功能图像叠加于解剖图像之上。功能图像一旦映射或融合到解剖图像上,也就可以映射到立体定位坐标。

2. 数据组织和分析 在 AFNI 中,使用数据集(datasets)组织解剖和功能的图像数据。一个数据集由一个存放相关信息的头文件和一个 16 位数值的 3D 数据块组成,其中头文件包括 3D 数据块像元的方位和空间信息。数据集分为解剖和功能数据,解剖数据集每个像元上只有一个数值,而功能数据集可能会有一个或两个数值。在对功能数据进行分析时,需要使用多个程序求出激活强度显著性的统计值。

3. AFNI 主要功能 AFNI 可在任何含有 Unix+X11+Motif 的系统平台上运行,它可以为用户显示主窗口、图像、各种图像控制键、立体定位坐标和输入输出数据集。AFNI 由主程序和辅助程序组成,分别完成不同的数据处理需要。

主程序有两个,即 afni 和 to3d。数据集和进程都是由 to3d 产生,它将一组图像数据读入并输出一个包括数据块和头文件的数据集。to3d 可以交互式地或以批处理的方式进行。程序 AFNI 主要是显示三维(横轴、冠状及矢状切面)的图像、显示立体定位坐标,进行 AC-PC 和 Talairach 转换、进行时间序列分析、显示功能图像和叠加在解剖像上的功能图像。

辅助程序大致分为两类,用于二维处理的三维处理的程序。具体细分可以有:用于不同计算机系统数据转换的程序(2swap,4swap);将二维数据转换到三维数据的程序,以及转换回来的程序(from3d,3dproject);合并、编辑和分析数据的程序(sqwave,3ddup,3dfim);对实验过程中被试头部运动进行校正的程序(3drotate,3dmerge);提供数据统计信息的程序(3dinfo,3dhistog,3dclust);对数据进行统计分析的程序(3dttest,3dANOVA,3dANOVA2,3DANOVA3)等。

4. AFNI 数据处理基本步骤 ①原始功能像的重建(reconstruction of raw functional images);②转换成 AFNI 格式(conversion to AFNI format);③功能像层面时间校正和运动校正(slice timing correction and motion correction of functional images);④功能像的时间域滤

波(temporal filtering of functional images);⑤ 功能像的空间平滑(spatial blurring of functional images);⑥单个被试通用线性模型分析(single-subject analysis with GLM)及结果显示;⑦变换至 Talairach 坐标系(/ 空间归一化或标准化)(Talairach transforming /Spatial normalization);⑧统计图的空间平滑(spatial blurring of statistical map);⑨各被试统计图的组分析(group analysis of individual statistical maps)。

5. AFNI 应用举例

(1) 举例一。徐春生等利用 fMRI 技术探讨个体差异因素对针刺腧穴脑功能性磁共振成像的影像。通过选取 26 例健康志愿者,针刺左侧足三里,采用相同的实验设计和数据采集参数进行功能数据采集,对符合条件的 26 例个体数据,按照随机分组的原则,分别随机抽取 5 次,分别得到 A、B、C、D、E 5 组样本,每次抽取的样本量均为 11 例,然后采用 AFNI 对每组数据进行分析,具体数据处理步骤如下:①去除数据的线性漂移(3dDetrend);②去除原始数据 160 个时间点的前 4 个时间点以避免设备扫描开始之初不稳定因素的影响;③头动校正(3dvolreg),将剩余 156 个时间点的数据与第 1 个时间点的数据对齐,并得到每一个体数据的头动参数,包括上下、左右、前后位移量以及沿着 x、y、z 3 轴的旋转量,扫描过程中头动范围超过 2mm 或 2°的数据将被剔除;④数据平滑(3Dmerge),采用半高全宽(FWHM)为 4mm 的高斯函数进行滤波,对数据进行平滑化处理;⑤数据标准化,为了消除不同个体或同一个个体不同次扫描数据之间的全局漂移,对数据进行标准化,使得不同数据平均值相同;⑥经过上述预处理后的数据最后利用 AFNI 的反卷积程序(3dDeconvolve),采用单因素回归模型计算每一个体的统计参数图,将 6 个头动因素和常量因素作为回归模型基线函数的回归因子。

将每一组 11 例的个体统计参数图数据转换到 Talairach 标准空间,利用单样本 t 检验计算出每一组研究数据的脑功能激活区。采用 Monte Carlo 模拟校正方法,选择 $P<0.05$,$\alpha<0.05$ 计算出最小数据簇大小。阈值校正后,显示激活区,统计并记录激活区的位置、布鲁德曼(Brodmann)分区和信号类型。

结果表明 A、B、C、D、E 5 组均见不同程度的脑激活区,但不同组之间结果差异很大,C 组脑内活动区表现为信号减低,D 组脑内活动区表现为信号增高,A、B、E 组表现为部分区域信号减低,部分区域信号增高。

基于以上结果,研究表明在严格控制实验设计、针刺方法、数据采集参数以及数据处理方法的前提下,同一组被试的不同随机分组得出的脑功能激活区差别巨大,说明不同个体之间的针刺脑功能激活区存在着显著的个体差异,这种个体差异有可能会明显影响针刺脑功能成像的研究结果以及基于这些研究结果得出的结论。

(2) 举例二。Napadow 等对 13 例正常志愿者的足三里穴进行电针和手针的对照研究,分别采用了 4 种刺激模式:手针,2Hz 电针,100Hz 电针和安慰触觉对照组。数据处理用到的 AFNI 功能包括:头动校正(平移量 >3mm),利用 3dDeconvolve 程序计算统计参数图,将个体数据转换到标准的 Talairach 空间,采用半高全宽(FWHM)为 2mm 的高斯函数进行滤波,利用 AlphaSim 计算 α 值,利用 AFNI 的 ROI 功能进行解剖分析等。

结果提示电针和手针有不同的效应产生,不同频率的电针也存在着差异,电针和手针均较安慰触觉对照组产生了更广泛的 fMRI 信号反应,其中低频电针较手针产生了更广泛的 fMRI 信号增强,低频电针刺激能增强扣带回皮质前部和中部的信号,而手针则无此作用(图 5-2-1~ 图 5-2-3)。

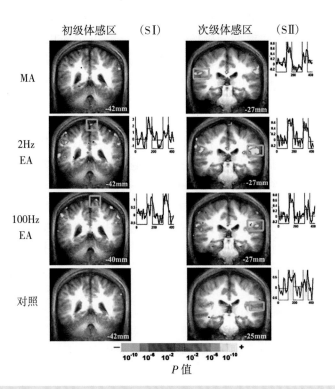

图 5-2-1　大脑体感皮质对实验刺激的反应

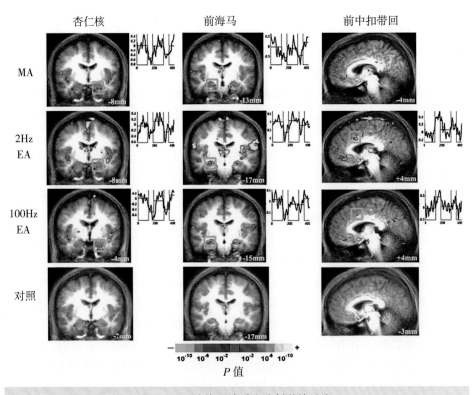

图 5-2-2　边缘系统对实验刺激的反应

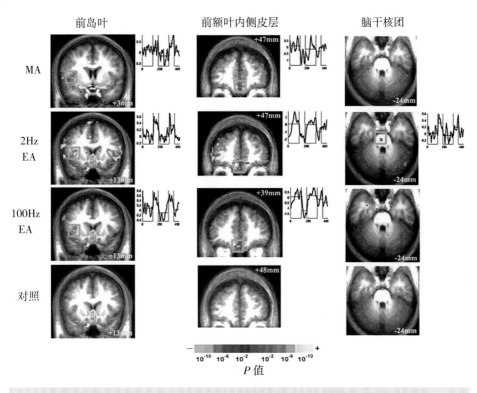

图 5-2-3　边缘相关的结构对实验刺激的反应

参 考 文 献

1. Cox RW. AFNI：Software for analysis and visualization of functional magnetic resonance neuroimages. Computers and Biomedical Research，1996，29：162.
2. 徐春生，李传富，杨骏，等 . 针刺脑功能成像的个体差异初步研究 . 中国针灸，2012，32（1）：69-74.
3. Napadow V，Makris N，Liu J，et al. Effects of electroacupuncture versus manual acupuncture on the human brain as measured by fMRI. Human Brain Mapping，2005，24（3）：193-205.
4. Li C，Yang J，Park K，et al. Prolonged Repeated Acupuncture Stimulation Induces Habituation Effects in Pain-Related Brain Areas：An fMRI Study. PLoS ONE，2014，9：e97502.
5. 汪林英，徐春生，朱一芳，等 . 针刺左、右侧合谷穴功能偏侧性的 fMRI 研究 . 中国针灸，2015，35（8）：806-811.

第三节　FSL

一、引言

　　脑功能磁共振图像软件（FMRIB software library，FSL），是牛津大学脑功能磁共振图像中心（Oxford Centre for Functional MRI of the Brain，FMRIB）于 2000 年开发的一款分析大脑图像的软件。该软件通过使用多种功能磁共振成像技术，获得高分辨率的大脑结构详细图像，实现对大脑活动的分析，并对大脑的链接模式进行绘制。

　　为了进一步方便用户使用，牛津大学研发团队还创建了 FSL 软件的官方网站 http://fsl.

fmrib.ox.ac.uk/fslcourse/。该网站提供 FSL 软件的免费下载服务,并且每年都会发布一个新的版本,以满足不断发展的学术要求。初学者不仅能够在 FSL 网站获得详细的英文版教程解析,还能通过网站所提供的实例数据运行 FSL,从而熟悉软件的操作流程。如今,随着磁共振成像(MRI)在脑结构、功能、发育和病理学研究中的深入应用,FSL 已经在学术界得到了广泛的使用。

二、FSL 软件主要功能介绍

FSL 软件拥有各类数据的处理工具包、强大的图像显示工具以及多种终端指令,下面我们将简要说明各主要功能及特点。

(一) FSL 数据处理工具包

FSL 处理的对象是磁共振数据,为了实现不同的数据处理效果,又包含了多种磁共振数据处理工具包。常见的磁共振数据有结构磁共振数据(structural MRI data)、功能磁共振数据(functional MRI data)和弥散张量数据(diffusion MRI data)。结构磁共振数据,是通过在变化的磁场中追踪氢核的位置和种类,进而绘制出的大脑的精细立体结构数据,处理工具有 BET、FAST、FIRST、FLIRT & FNIRT 和 FSL-VBM 等。基于类似的磁共振成像原理,功能磁共振数据则是通过追踪神经元活动引发的血液动力的改变,进而反映出神经活动与皮质之间的功能联系的数据,数据处理的主要工具有 FEAT 和 MELODIC。与前两者的形成原理不同,弥散张量数据是基于变化磁场中人体的水分子移动方向而采集得来,主要处理工具有 FDT 和 TBSS。

FSL5.0 版的用户界面如图 5-3-1,各个工具选项的功能如下:

BET(brain extraction tool) - 纯脑提取工具,可以将采集得来的大脑结构数据中的非脑结构,比如颅骨、皮肤、眼球等,剥离而留下一个完整的纯脑结构,从而为下一步的配准或者分割做准备。在不同数据处理操作之前,对 BET 处理的精度要求也不相同。在进行分割操作(segmentation)之前,BET 需要做到高度精确,但如果是在为配准操作(registration)做准备,精确度的要求就没有那么高了。

SUSAN(nonlinear image noise reduction) - 非线性减噪工具,通过非线性滤波设定阈值,去除 2D、3D 图像中的非线性噪声,而保持原有的结构图像不变。

FAET(FMRIB's linear image registration) - 自动分割工具,针对纯脑结构的 3D 图像进行操作,将灰质、白质、脑脊液等组织完整地分割出来,并对变化的结构图像灰度值进行矫正。

FLIRT(FMRIB's linear image registration tool) - 线性配准工具,能够自动而精确地对区域内以及跨模态的脑结构图像进行线性配准。

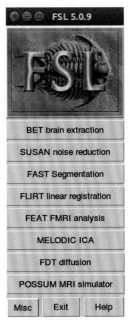

图 5-3-1 FSL 用户界面

FEAT(FMRI expert analysis tool) - FMRI 专家分析工具,可以对时间、运动以及基于场强图的扭曲等进行校正,还能够将基于 GLM 模型的初级时间序列的白化处理用于结构像与标准模板的配准。

MELODIC(multivariate exploratory linear optimized decomposition into independent components)-独立成分分析工具,以 ICA 为基础的数据分析,它的功能是将单个或者多重 4D 图像数据分割成不同的时间和空间成分。在特定的时间序列模型下,能够把功能活跃的区域与其他区域分隔开来。

FDT(FMRIB's diffusion toolbox)-弥散分析工具包,主要用于分析弥散图像,可以对图像数据进行预处理、构建弥散模型以及纤维束示踪成像。

POSSUM(physics-oriented simulated scanner for understanding MRI)-MRI 模拟器,能够产生仿真的 MRI 和 fMRI 图像以及时间序列。可以模拟生成脉冲序列、信号,对图像添加噪声,还可以对图像进行重建。

还有一些常用工具,虽然没有出现在图形界面,但是可以通过在 Ubuntu 系统的指令终端(按下 Ctrl+Alt+T 键,即可显示)输入名称进行调用。

FNIRT(FMRIB's nonlinear image registration tool)-非线性图像配准工具,与 FLIRT 相对,专门对非线性数据进行配准操作。

FUGUE(FMRIB's utility for geometrically unwarping EPIs)-几何形变校正工具,对基于电场图的 EPI 失真进行矫正,从而优化配准效果。

TBSS(tract-based spatial statistics)-基于传导束的空间统计分析,首先将所有离散数据一次配准到指定的空间,随后建立一个基于平均值的骨架图,并将此骨架图用于之后的数据处理。

如果想更加详细地了解各类数据处理工具,可以登录 FSL 官网的工具介绍专页 FslWiki (http://fsl.fmrib.ox.ac.uk/fsl/fslwiki/),进行更深刻地了解。

(二)图像显示工具 FSLView

FSLView 是一种简单的 3D、4D 数据查看器,总共有两种视图显示模式,分别是三正交面视角模式(ortho)和多视角同时显示模式(lightbox),但是通常 FSLView 默认的查看模式是 ortho。此外,该工具还可以通过图表或者循环影像来显示时间序列,进行数据的视后的 3D 渲染,以及当标准脑绘制时简单的徒手标注。

(三)FSL 终端指令

由于基于 Ubuntu 系统的指令终端功能(按下 Ctrl+Alt+T,终端即可显示),FSL 还有一些用于数据处理的指令。下面我们将介绍一些常用的指令,供读者参考。

fslstats,用于统计图像的密度值;

fslmath,用于对图像进行相应的数学计算;

control+c,关闭当前的作业窗口;

control+z,停止当前的作业窗口;

bg,使当前作业在后台工作;

fg,将后台运行的作业放在前台运行。

在输入工具名称时,在名称后面加 &,如 fslview&。在后台运行。

以上是数据处理过程中常用的终端指令,如果想更加详细地了解其他的指令,可以登录 FSLcourse 官网,进行更为深刻地了解和学习。

三、基本应用举例

(一)FSLView 图像显示

第一步,我们从 FSL 官网数据文件部分(data files)下载示例数据 File1 -intro,用于此次操作演示。另外,为了方便终端调用,暂时保存在桌面,故终端调用路径为"cd ~/Desktop/intro/"。

第二步,基本图像的显示,打开终端输入 fslview,打开 FSLView 窗口,并开启全屏模式。点击左上角 File > Open,选择文件 example_func.nii.gz,在点击打开(如图 5-3-2)。显示的默认模式是 ortho 三正交面视角模式。

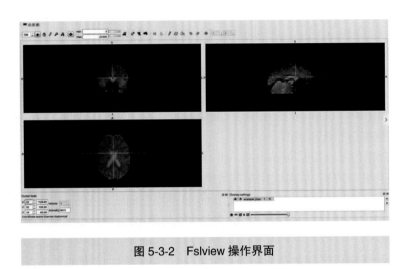

图 5-3-2　Fslview 操作界面

第三步,查看 4D 图像和时间序列,关闭上一步的数据文件,另外打开 filtered_func_data 文件,这是一个 4D fMRI 时间序列数据文件。再点击右上角的幻灯片按钮,即可重复循环 4D 图像。然后点击 Tools > Timeseries,时间序列就会在右侧显示。

窗口右上角是视图工具栏,可根据用户的不同需求,对图像进行调整。大多数的磁共振数据图像都可以通过以上的步骤进行显示。

(二) 纯脑提取工具 BET 的使用

BET 是主要的数据预处理工具,为大多数的数据处理做初期准备。下面我们将介绍 BET 的操作步骤。

第一步,从 FSL 官网数据文件部分(data files)下载示例数据 File1 -intro,用于此次操作演示。另外,为了方便终端调用,暂时保存在桌面,故终端调用路径为"cd ~/Desktop/intro/"。

第二步,打开 BET 界面,可以直接点击 FSL 的用户界面的 BET 按钮,也可以通过在指令终端输入"Bet"打开功能界面,如图 5-3-3。

第三步,输入文件,点击输入文件选项 input file,选择文件 structural.nii.gz。

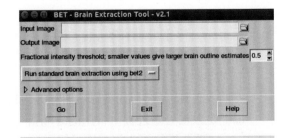

图 5-3-3　BET 操作界面

第四步,输出文件,选择输出选项 various optional outputs,选择输出结果的类型,如纯脑图像、二元标准脑以及颅脑表面图像等。点击 Go,稍等片刻即可得到输出结果。值得注意的是,BET 的输出文件名默认为 structural_brain,读者可根据实际需要更改名字。

(三) 基于 FEAT 的配准操作

配准(registration)是 MRI 数据处理过程中最重要的过程之一。功能数据的处理最主要的工具则是 fMRI 专家分析工具 FEAT。下面我们将介绍基于 FEAT 的 fMRI 数据配准过程。

第一步,从 FSL 官网数据文件部分(data files)下载示例数据 File2 -registration,用于此次操作演示。另外,为了方便终端调用,暂时保存在桌面,故终端调用路径为"cd ~/Desktop/registration/"。

第二步,准备结构数据图,运行 BET,打开文件夹 registration 中的文件"001_new_reg",对其中的 struct.nii.gz 数据进行纯脑提取,所得的结果默认名为 STRUCT_brain.nii.gz。

第三步,提取场图的幅度图像,先通过 BET 将原始数据的幅度图 FMAP_MAG.nii.gz,得到 FMAP_MAG_brain.nii.gz。然后再通过 fslmaths 指令操作(fslmaths FMAP_MAG_brain -ero FMAP_MAG_brain_ero)将数据图像的三位像素边缘的模糊部分削去,使场图的幅度图像更加清晰。

第四步,提取场图的相位图像,输入指令 Fsl_prepare_fieldmap,打开 Fsl prepare fieldmap,phase image 选项选择 FMAP_PHASE.nii.gz,the brain extracted magnitude image 选项选择 FMAP_MAG_brain_ero.nii.gz,output 则选好保存途径修改名称为 FMAP_RADS,如图 5-3-4。点击 Go 运行。

第五步,运行 FEAT 进行配准(如图 5-3-5),首先点开 Data 选项,选择 Select 4D data 按钮,并在 image 选项中选择 FUNCT.nii.gz 文件。在输出选项 Output directory 中,将地址修改为 registration/001_new_reg/feat_example,默认输出文件名为 001_reg。然后点开 Pre-stats 选项,点击"B0 unwarping button",Fieldmap 一栏选择 FMAP_RADS,Fieldmap mag 选择 FMAP_MAG_brain_ero,Effective EPI echo spacing 将数值改为 0.50 ms,EPI TE 则是 28ms。其他的数位规定为默认值。最后,进入 Registration 选项,点击"Main structural image"选项。在 file 一栏中选择文件 STRUCT_brain,再检查 MNI152_T1_2mm_brain 文件是否在正确的目录中。

第六步,在 Data 选项中将输出文件命名为 001_reg_no_fmap,并再次检查 Pre-stats 和 Registration 的设置是否正确。点击 Go,等待十分钟左右配准过程即可完成。

ICA 和弥散数据的配准过程,与 FEAT 的过程相同,操作时可以进行参考。

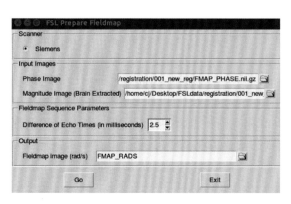

图 5-3-4　Fsl_prepare_fieldmap 运行界面

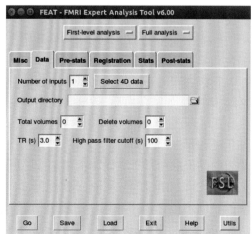

图 5-3-5　FEAT 操作界面

除了配准操作,FSL 还有多种实用的处理方法,由于篇幅有限,这里不再一一叙述,读者今后可以在 FSLcourse 网站上进行更为全面的学习。

参 考 文 献

1. 刘树伟,尹岭,唐一源.功能神经影像学.济南:山东科学技术出版社,2011:276-286.
2. 杨金成,张南.独立成分分析技术综述.舰船科学技术,2007,(2):83-86.
3. Behrens TEJ,Waalrichrnw,Jenkinsanm,et al. Bayesian analysis of neuroimaging data in FSL.NeuroImage,2004, 23(S1):208-219.
4. T.E.J. Behren,M.W. Woolrich,M. Jenkinson,et al. Characterization and propagation of uncertainty in diffusion-weighted MR imaging.Magn Reson Med,2003,50(5):1077-1088.
5. FMRIB. 关于 FSL 软件的使用 .http://fsl.fmrib.ox.ac.uk/fslcourse/〔2016.9.20〕

第四节　FreeSurfer

一、引言

FreeSurfer 是一种脑成像软件包,用于分析 fMRI 扫描数据,由位于马萨诸塞州综合医院的 Athinoula A. Martinos 生物医学成像中心开发。是脑功能成像中进行自动皮质和皮质下核团分割的一种重要工具,有助于高度折叠大脑皮质功能区的可视化(图 5-4-1)。

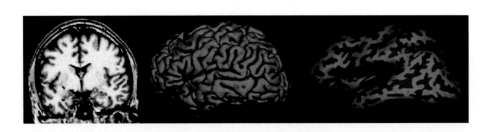

图 5-4-1　FreeSurfer 提取的皮质表面

FreeSurfer 可以在 UNIX 工作站环境上运行,目前 AFNI 不能运行于微软公司的 Windows 平台和苹果公司的 Macintosh 平台。

它包含进行基于体素和基于表面的分析工具,主要是用于白质表面分析。FreeSurfer 包括很多工具,如脑灰白质、软脑膜的拓扑结构和精确几何模型的重建,皮质厚度、脑表面及脑折叠区域的测量,基于皮质折叠模式的被试间配准的计算。其主要特点是非刚性配准,该软件包还包括 35 个非皮质区域的自动标示。FreeSurfer 利用大脑皮质是相连的整体,涉及皮质表面的提取和基于表面特征如脑沟脑回的标准化。基于表面的标准化第一步是从解剖像上提取皮质表面,在 FreeSurfer 软件包,这一过程已基本实现自动化,必须填补方式以确保提取的表面不包含拓扑缺陷。比起以体素为基础的低维度配准,基于表面配准要求更精确的皮质特征配准,对于皮质是有限的神经科学研究这是非常好的 fMRI 数据处理方法;缺点就是仅用于皮质表面,该软件不能对深部脑区域进行分析。然而现在该软件已经发展为结合基于表面和体素配准。

　　FreeSurfer 以最少的人力输入,提供自动生成的皮质表面模型和解剖分割,成为越来越有用的 fMRI 数据处理方法。使用基于表面的方法这些模型能够被用于被试数据校正,在某些情况下,对于被试间校正,基于表面的分析方法比基于体素的分析方法更准确。输入 SPM或者 FSL 获取的统计结果并投射到重建的皮质表面,可获得基于表面的组分析统计结果。

二、基本应用举例

　　FreeSurfer 可以应用于脑功能研究的很多领域,如针灸治疗面瘫、抑郁症、阿尔茨海默病等。

　　举例:He 等利用 fMRI 技术研究针刺治疗不同病理阶段面瘫的主要躯体感觉皮质(primary somatosensory cortex,S I)脑功能连接变化,选取面瘫早期者 18 人、面瘫后期者 21 人、面瘫治愈者 19 人、健康志愿者 20 人,分别是针刺治疗前、治疗过程中、恢复后,治疗前获取fMRI 数据为患者没有进行任何的针刺治疗,患者接收针刺治疗每周三次,面瘫患者采取的是半个性化治疗,每个患者依个体临床症状不同针灸医师给予穴位针刺,治疗过程中 fMRI扫描大概在针刺治疗后的 2~4 周,具体数据处理步骤如下:

　　1. 使用 Freesurfer recon-all 重建解剖像。

　　2. 3drefit 和 fslorient 对功能像及解剖像倾斜校正。

　　3. mri_watershed 对解剖像、BET 对功能像去颅骨及颅外组织。

　　4. MCFLIRT(Motion Correction using FMRIB's Linear Image Regression Tool) 及 melodic进行头动校正。

　　5. 使用 BBREGISTER 把功能数据配准到 Freesurfer 重建后的高分辨率解剖像,然后使用 FNIRT 及 FLIRT 把功能像数据配准到统一的标准脑模板空间,使用的是非刚性配准。

　　6. 为了降低低频漂移和高频噪声,所有 fMRI 信号强度时间序列使用 fslmaths 进行双通滤波($0.007Hz<f<0.1Hz$)、空间平滑(半高全宽值约为 6mm)进行空间标准化。

　　7. 预处理后获取到个体 4D 数据集用于种子点功能连接分析。

　　8. 配对 T 检验组间分析使用高水平模型 FLAME(FMRIB's local analysis of mixed effects),选择 $P<0.05$,$\alpha<0.05$ 计算出最小数据簇大小。

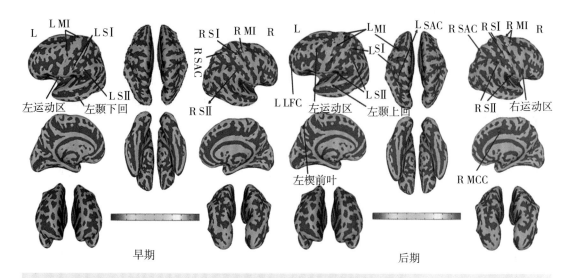

图 5-4-2　面瘫早期组和后期组 S I 功能连接

结果表明,虽然面瘫不同阶段组及健康对照组针刺刺激方案相同,但是针刺后较针刺前比较,仅在面瘫早期和面瘫后期SⅠ的功能连接发生改变,SⅠ的功能连接在面瘫康复期及健康对照组没有发生改变(图5-4-2)。

参 考 文 献

1. Postelnicu,G,Zollei,L,Fischl,B. Combined volumetric and surface registration. IEEE Trans Med Imaging, 2009,28(4),508-522.

2. Xiaoxuan He,Yifang Zhu,Chuanfu Li,et al. Acupuncture-induced changes in functional connectivity of the primary somatosensory cortex varied with pathological stages of Bell's palsy. Clinical neuroscience,2014,25: 1162-1168.

3. Hayyah Clairman,Jovanka Skocic,Julieta E. et al. do children with congenital hypothyroidism exhibit abnormal cortical morphology. Nature,2015,78(3):286-297.

4. Sheng Hu,Yuanyuan Wu,Chuanfu Li,et al. Increasing functional connectivity of anterior cingulate cortex in the course of recovery from Bell's palsy. Neuroreport,2015,26(1):6-12.

第五节　ReHo

局部一致性(regional homogeneity,ReHo)分析方法是由臧玉峰等开发研究的一种新的图像处理方法,用于衡量全脑每个单一体素与其周围相邻体素(7个、19个或27个体素)在时间序列活动上的一致性,刻画了脑自发活动的局部特征,提供了用功能磁共振成像(functional magnetic resonance imaging,fMRI)研究大脑局部连接性的方法。ReHo基于功能分离的原则,用来度量静息态脑自发活动在空间局部范围内的同步性,其原理是:假设在一定条件下,功能区内相邻体素在同一时间序列中的血氧水平依赖(blood oxygen level dependent,BOLD)信号随时间变化具有相似性,从活动一致性的角度反映神经元自发活动的协同功能。

目前ReHo计算的指标包括如下2个:①基于Kendall和谐系数(Kendall's coefficient of concordance,KCC-ReHo),KCC的计算依赖于时间序列的时域特征,对时间序列间的相位差敏感。②基于相干的方法(Coherence ReHo,Cohe-ReHo)来测量静息态低频振荡的局部一致性,相干只考虑时间序列之间的幅度关系而忽略相位关系。

ReHo可以用于观察任务状态和静息状态下的脑功能活动,其增高或降低均提示该脑区自发神经元活动同步性与协调机制可能异常,有助于我们更好地理解疾病相关的脑功能。局部一致性方法已被应用于多种疾病的研究,如注意缺陷多动障碍(attention-deficit hyperactivity disorder,ADHD)、阿尔茨海默病(Alzheimer's disease,AD)、精神分裂症等,Zang等发现静息态下ADHD的右侧额下回、左侧感觉运动区、双侧小脑、右侧扣带回前部、双侧脑干和正常对照相比,其强度有差异;He等发现在静息态AD的后扣带回与正常人相比较,其神经活动的局部一致程度有明显减低。

参 考 文 献

1. Zang YF,Jiang TZ,Lu YL,et al. Regional homogeneity approach to fMRI data analysis. Neuroimage,2004,22: 394-400.

2. Zhang Z,Liu Y,Jiang T,et al. Altered spontaneous activity in Alzheimer's disease and mild cognitive impairment revealed by Regional Homogeneity. Neuroimage,2012,59:1429-1440

3. Liu D, Yan C, Ren J, et al. Using coherence to measure regional homogeneity of resting-state FMRI signal. Front Syst Neurosci, 2010, 4:24.

4. Cao QJ, Zang YF, Sun L, et al. Abnormal neural activity in children with attention deficit hyperactivity disorder: a resting-state functional magnetic resonance imaging study. Neuroreport, 2006, 17:1033-1036.

5. Liu HH, Liu ZN, Liang M, et al. Decreased regional homogeneity in schizophrenia: a resting-state functional magnetic resonance imaging study. Neuroreport, 2006, 17:19-22.

6. Zang YF, He Y, Zhu CZ, et al. Altered baseline brain activity in children with ADHD revealed by resting-state functional MRI. Brain, 2007, (29):83-91.

7. He Y, Wang L, Zang Y, et al. Regional coherence changes in the early stages of Alzheimer's disease: a combined structural and resting-state functional MRI study. Neuroimage, 2007, (35):488-500.

第六节 ALFF

一、低频振幅

低频振幅(amplitude of low frequency fluctuation, ALFF)是在体素水平上考察自身时间序列的特点,从而反映大脑自发神经元活动的局部特征,其考察了每一个体素的时间序列在特定频率段内其波动的能量,即局部脑活动波动的幅度,其主要反映了局部神经自发活动(图5-6-1)。

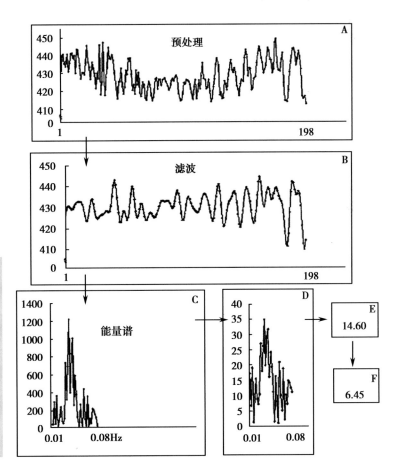

图 5-6-1 ALFF 分析的流程图:信号强度用任意单位测量
A. 预处理后的时间序列;B. 滤波(0.01~0.08 Hz)后的时间序列;C. 使用快速傅里叶转换后的能谱;D.(0.01~0.08Hz)能谱的平方根,即ALFF;E. 平均 ALFF 位于 0.01~0.08Hz(14.60)和全脑平均 ALFF 值(2.26);F. 标准化 ALFF(6.45)(Zang et al., 2007)

对于任一体素的时间序列 $x(t)$，首先将其分解为不同频率成分的线性组合：

$$x(t) = \sum_{k=1}^{T} \left[a_k \cos(2\pi f_k t) + b_k \sin(2\pi f_k t) \right] \qquad 式(5\text{-}6\text{-}1)$$

而

$$ALFF = \sum_{k: f(k) \in [0.01, 0.08]} \sqrt{\frac{a_k (f_k)^2 + b_k (f_k)^2}{T}} \qquad 式(5\text{-}6\text{-}2)$$

二、低频振幅积分（fractional amplitude of low frequency fluctuation，fALFF）

由于脑室、脑池和大血管等区域存在一些生理噪声，为了有效抑制脑室、脑池和大血管等区域的低频振幅从而有效提高灰质敏感性，Zou 等人提出了低频振幅积分，即计算每个体素时间序列低频振幅（如，0.01~0.08Hz）与全频段振幅（如，0.01~0.25Hz）的比值。由于脑室、脑池和大血管等区域能量在各频段上分布较均匀，而灰质部分低频段（如，0.01~0.08Hz）的能量占有很大比例，因此灰质部分的低频振幅积分要高于脑室、脑池和大血管等区域。

对于上述的时间序列 $x(t)$，比值低频振幅可通过如下公式计算：

$$fALFF = \sum_{k: f(k) \in [0.01, 0.08]} \sqrt{\frac{a_k (f_k)^2 + b_k (f_k)^2}{T}} \Big/ \sum_{K=1}^{T} \sqrt{\frac{a_k (f_k)^2 + b_k (f_k)^2}{T}} \qquad 式(5\text{-}6\text{-}3)$$

需要指出的是，Zuo 等用类内相关系数（intraclass correlation，ICC）对 ALFF 和 fALFF 这两个方法的信度（test-retest reliability）进行了评价（zuo et al.，2010），发现这两种方法在大部分灰质区域上的重测可靠性都很高，而在大部分白质区域它们的重测可靠性较低。这些发现也为静息态下的自发低频振荡来自于神经元活动提供了进一步的证据。

三、ALFF 和 fALFF 安装使用

（一）安装与启动

启动 Matlab，将 spm8 和 DPARSF 安装至 matlab 目录下（图 5-6-2，图 5-6-3），运行命令：spm 和 dpabi。

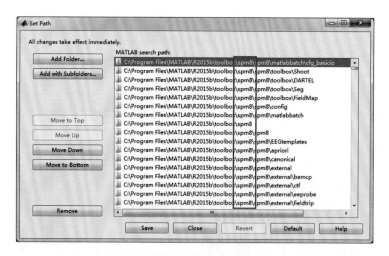

图 5-6-2　将 spm8 安装至 matlab 目录下

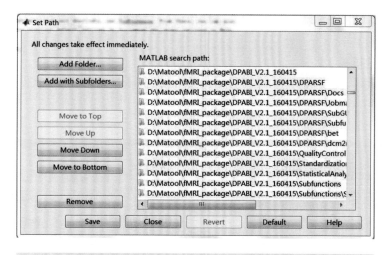

图 5-6-3　将 dpabi 安装至 matlab 目录下

（二）预处理

包括将 DICOM 数据转化为 NIFTI 数据、层间时间校正、头动校正、空间标准化［将数据空间标准化至加拿大蒙特利尔神经病学研究所（MNI）空间，以助于组间比较］、空间平滑［以半高全宽（FWHM）为 4mm、6mm 或 8mm］进行高斯平滑、线性或二次趋势去除、低通滤波（0~0.08Hz，以消除呼吸、心脏搏动和低频噪声）及去除干扰信号（如使用线性回归的方式去除脑室、白质和全脑的平均时间序列及头动校正中产生的头动参数的影响）等（图 5-6-4）。同时计

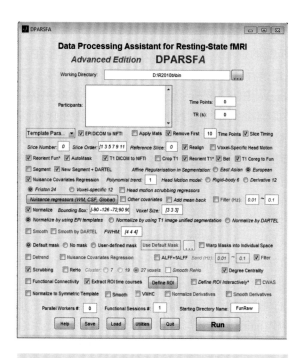

图 5-6-4　Data Processing Assistant for Resting-State Functional Magnetic Resonance Imaging（DPARSFA）用户使用界面

算 ALFF 或者 fALFF 值,最后通过除以全脑均值作归一化处理获得 mALFF 值和 mfALFF 值,以去除个体均值差异。

（三）统计分析

按照实验设计,使用 SPM8 的模型分析工具 Basic models 或者 REST 软件进行统计分析,如图 5-6-5,图 5-6-6。

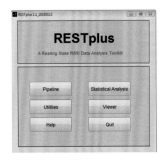

图 5-6-5　纠正后的（RESTplus）界面（Eklund et al.,2016）

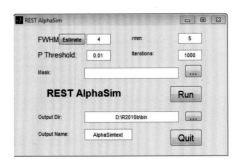

图 5-6-6　静息态磁共振数据分析工具（REST）AlphaSim 界面

四、ALFF 和 fALFF 在抑郁中的应用

采用 fALFF 技术对抑郁症发作期、未患病同胞和健康对照进行研究,发现抑郁症发作期较未患病同胞和健康对照右侧背内侧前额叶 fALFF 值增高,双侧舌回 fALFF 值降低,提示右侧背内侧前额叶可能是抑郁症的状态指标;采用 ALFF 和 fALFF 对女性抑郁症发作期、女性抑郁症缓解期和匹配的健康对照进行研究,发现三组间存在右腹内侧前额叶、右侧楔前叶、左侧舌回和右侧壳核存在差异,进一步进行感兴趣区及受试者工作特征曲线（receive operating characteristic curve,ROC）分析,发现右腹内侧前额叶更能反映抑郁症发作期的异常,而右侧壳核可见于抑郁症发作期和缓解期,提示右侧腹内侧前额叶可能是抑郁症的状态指标;采用 ALFF 和 fALFF 技术对焦虑型抑郁、缓解期抑郁和健康对照进行研究,发现焦虑型抑郁症与缓解期抑郁症和健康对照相比,右前岛叶背侧 ALFF 和 fALFF 值增高,右腹侧前扣带 fALFF 值增高,提示默认网络前部（右腹侧前扣带）和突显网络（右前岛叶背侧）在焦虑型抑郁病理生理过程中起关键作用;采用 ALFF 技术对部分缓解期抑郁和健康对照进行研究,发现部分缓解期抑郁症与健康对照相比,左前岛叶腹侧、双侧岛叶后部和双侧缘上回 ALFF 值增高,左侧距状回 ALFF 值降低,同时发作次数与右岛叶后部 ALFF 值呈正相关,提示岛叶不同亚区参与部分缓解期抑郁的病理生理过程;采用 fALFF 技术对复发性 MDD 抑郁期、复发性 MDD 缓解期和健康对照进行研究,发现复发性抑郁症发作期与复发性抑郁症缓解期和健康对照相比,右侧楔前叶 / 后扣带和右侧岛叶后部 fALFF 值降低,左腹侧前扣带回 fALFF 值增高;同时右侧楔前叶 / 后扣带 fALFF 值与抑郁发作次数和疾病持续时间呈负相关,提示默认网络（尤其楔前叶 / 后扣带）参与复发性抑郁症的病理生理过程（图 5-6-7）。由此可见,通过上述不同的分析方法和不同临床亚区的分析,我们得到与抑郁症相关的脑区虽不尽相同,本研究团队的结果基本提示突显网络和默认网络在抑郁症发病机制中有重要作用,其中默认网络（尤其楔前叶 / 后扣带）在复发性抑郁症中起关键作用。

A.患者组右侧楔前叶 / 后扣带回的相关

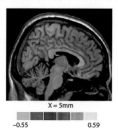

B.控制变量后患者组右侧楔前叶的相关

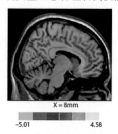

C.右侧楔前叶fALFF与病程显著相关

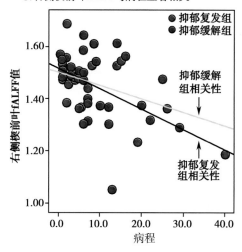

D.右侧楔前叶fALFF与抑郁发作次数显著相关

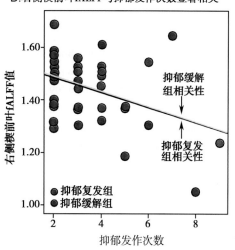

图 5-6-7　右侧楔前叶 / 后扣带低频振幅积分值与抑郁发作次数、疾病持续时间呈负相关。红色:复发性抑郁症发作期组,紫色:复发性抑郁症缓解期组,黑线:复发性抑郁症发作期相关,黄线:复发性抑郁症缓解期相关

五、ALFF 在双相情感障碍中的应用

采用 fALFF 对 27 例双相情感障碍抑郁期和 27 例性别、年龄和受教育程度匹配的健康对照进行了研究,发现双相情感障碍抑郁期左侧岛叶、右侧尾状核、颞叶、双侧额下回和小脑后叶 ALFF 值增高,左侧中央后回、左侧海马旁回和左侧小脑 ALFF 值减少,提示双相情感障碍抑郁期患者存在自发神经元活动的异常;使用 ALFF 对 27 例双相情感障碍抑郁期和 27 例性别、年龄、受教育程度匹配的 27 例单相抑郁进行研究,发现双相情感障碍抑郁期和单相抑郁患者存在岛叶亚区的差异。

六、fALFF 在健康人有失眠抱怨的应用

采用 fALFF 对 31 例健康人有失眠抱怨和 71 例性别、年龄和受教育程度匹配的健康对照无失眠抱怨进行了研究,发现健康人有失眠抱怨左侧前岛叶腹侧、双侧岛叶后部、左侧丘脑、脑桥 fALFF 值降低,双侧枕中回和右侧中央前回 fALFF 值增加,提示失眠抱怨存在丘脑警觉网络和岛叶突显网络的异常。

参 考 文 献

1. Zang YF，He Y，Zhu CZ，et al. Altered baseline brain activity in children with ADHD revealed by resting-state functional MRI. Brain Dev.2007，29（2）：83-91.

2. Liu CH，Ma X，Zhen Y，et al. Decreased resting-state activity in the precuneus is associated with depressive episodes in recurrent depression. J Clin Psychiatry，2017，78（4）：e372-e382.

3. Liu CH，Ma X，Wu X，et al. Resting-state brain activity in major depressive disorder patients and their siblings. J Affect Disord，2013，149（1-3）：299-306.

4. Jing B，Liu CH，Ma X，et al. Difference in amplitude of low-frequency fluctuation between currently depressed and remitted females withmajor depressive disorder. Brain Res，2013，1540：74-83.

5. Liu CH，Ma X，Song LP，et al. Abnormal spontaneous neural activity in the anterior insular and anterior cingulate cortices in anxious depression. Behav Brain Res，2015，281：339-47.

6. Liu CH，Ma X，Song LP，et al. Alteration of spontaneous neuronal activity within the salience network in partially remitted depression. Brain Res，2015，1599：93-102.

7. Liu CH，Liu CZ，Zhang J，et al.　Reduced spontaneous neuronal activity in the insular cortex and thalamus in healthy adults with insomniasymptoms. Brain Res，2016，1648（Pt A）：317-324.

8. Liu CH，Ma X，Wu X，et al. Resting-state abnormal baseline brain activity in unipolar and bipolar depression. Neurosci Lett，2012，516（2）：202-206.

9. Zou QH，Zhu CZ，Yang Y，et al. An improved approach to detection of amplitude of low-frequency fluctuation （ALFF）for resting-state fMRI：fractional ALFF.J Neurosci Methods，2008，172：137-141.

10. Zuo XN，Di Martino A，Kelly C，et al. The oscillating brain：complex and reliable. Neuroimage，2010，49（2）：1432-1445.

第七节　图　　论

一、基于图论的功能连接 fMRI 数据分析方法

对于静息状态脑网络的研究多采用功能连接的方法来测量功能脑区之间的关系。基于"种子"体素分析的功能连接方法，是最常用的一种分析方法，它能识别出与"种子"体素功能相关的脑区，但不能描述多个脑区之间的内在相互联系。研究表明，将图论相关知识应用于全脑分析是描述和定量分析脑区间功能连接的一种直观有效的方法。

图论（graph theory）是目前复杂网络分析领域最主要的数学工具。在图论中，一个复杂网络可以表述为一个图。图由节点集合和边集合构成。度是对节点互相连接统计特性最重要的描述，也反映重要的网络演化特性。节点的度越大则该节点的连接就越多，节点在网络中的地位也就越重要。

Jiang 等在研究从静息状态转移到运动任务状态时的脑网络时，提出一种改进的脑功能连接的分析方法：利用基于图论的网络模型描述脑功能连接，把各个脑区视为网络中的节点，分别计算各个节点与其他节点之间的连接强度，然后得到其他节点作用于该节点的总连接强度。该节点的总连接强度越大，说明其在网络中与其他节点的联系越紧密，即功能上更加相关。

在全脑分析中常借用图论的知识，将研究的脑区或像素视为节点，两两之间的连接信息用加权矢量或标量来表示，进而研究全脑网络属性。为了测量节点 i 和 j 之间的连接度

η_{ij},我们采用最简单的、彼此之间的距离呈指数相关的方法,测量两个节点之间关系的强度怎样随着距离下降,见式(5-7-1):

$$\eta_{ij} = \exp(-\xi d_i) \qquad\qquad 式(5-7-1)$$

ξ 是一个真正的绝对常数,它是根据 Lopez 和 Sanjuan 的研究所作的主观选择,在这里固定 $\xi = 2$。d_{ij} 是两个节点之间的距离,根据双曲线相关方法来计算,见式(5-7-2):

$$d_{ij} = (1-c_{ij})/(1 + c_{ij}) \qquad\qquad 式(5-7-2)$$

c_{ij} 代表两个节点之间的 Pearson 相关系数(即平均时间序列中交叉相关的两个)。根据这种方法,我们可以用节点 i 和其他所有节点的连接度之和作为图中节点 i 的总连接度 Γ_i,见式(5-7-3):

$$\Gamma_i = \sum_{j=1}^{n} \eta_{ij} = \eta_{i1} + \eta_{i2} + \cdots + \eta_{in} \qquad\qquad 式(5-7-3)$$

该公式描述了节点 i 接受特定网络的信息量。具有较高的 Γ 值意味着在脑网络中此脑区与其他脑区功能更相关。这样,在不同的脑活动状态下通过检测一些特定脑区的 Γ 值可能会发现整个脑功能连接网络的变化。

二、基于图论的功能连接针刺研究回顾

根据传统中医理论,针刺不同穴位或者穴位组合可以治疗不同疾病。明确不同穴位对应的不同中枢神经系统激活模式,即探索人体穴位特异性,是研究针刺机制的课题。为了有效评价针刺的穴位特异性,任燕双等比较针刺同一个经络上的不同穴位和不同经络的不同穴位,观察针刺不同穴位后静息态脑功能磁共振成像的脑网络调节模式,旨在发现针刺穴位与特殊脑区的特异性关系。研究模式以及分析方法如下所述:

1. 实验设计模式采用非重复事件相关的实验设计方法。

2. 研究主穴为治疗恶心和呕吐的重要穴位内关穴(PC6)。

3. 对照组分别为治疗多种眼疾(如白内障、夜盲症和视神经萎缩等)疗效很好的光明穴(GB37),其与 PC6 属于不同经络;和治疗抑郁症和心悸的大陵穴(PC7),其与 PC6 属于同一条经络。

4. 在该研究中借用图论的知识进行全脑分析,将研究脑区或像素视为节点,进而分析针刺后静息态脑的网络模型。在三种静息状态之间存在不同的时间点和预处理,因此采用了校正节点 i 的 Γ_i 为公式 $\Gamma'_i = \Gamma_i / \sum_{j=1}^{n} \Gamma_j$。所有被试根据 Γ'($\pm$ 标准差)选取的脑区列表,具有较大 Γ' 值的脑区被认为是静息态功能连接网络中重要的节点。

研究发现针刺不同穴位(PC6 和 PC7 同属一条经络,而 PC6 和 GB37 属于两条不同经络)可选择性引发不同调节机制,表现为针刺穴位后在静息态脑网络中,以特定脑区激活的调节方式来发挥针刺的特定疗效,因此得出针刺不同穴位可发挥功能导向的神经调节机制的结论。该研究不仅为针刺穴位相对功能特异性提供全新的研究途径,而且为针刺穴位的临床应用提供客观的理论根据(图 5-7-1~ 图 5-7-3)。

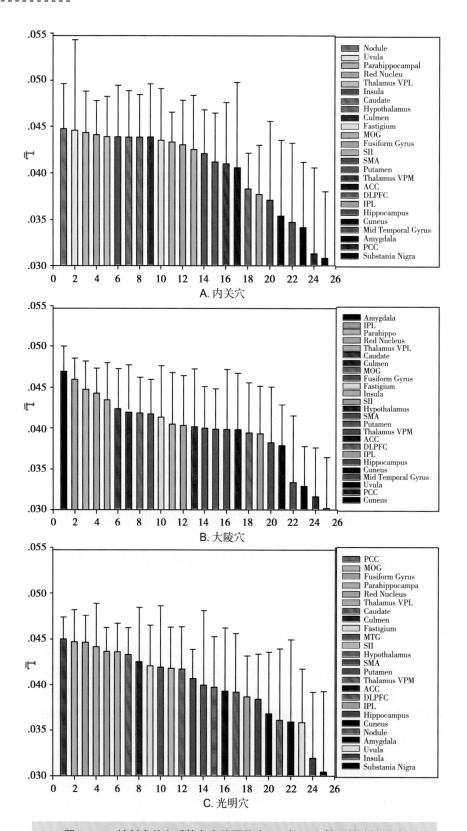

图 5-7-1　针刺内关穴后静息态脑网络中 25 个 ROI 的总的连接强度

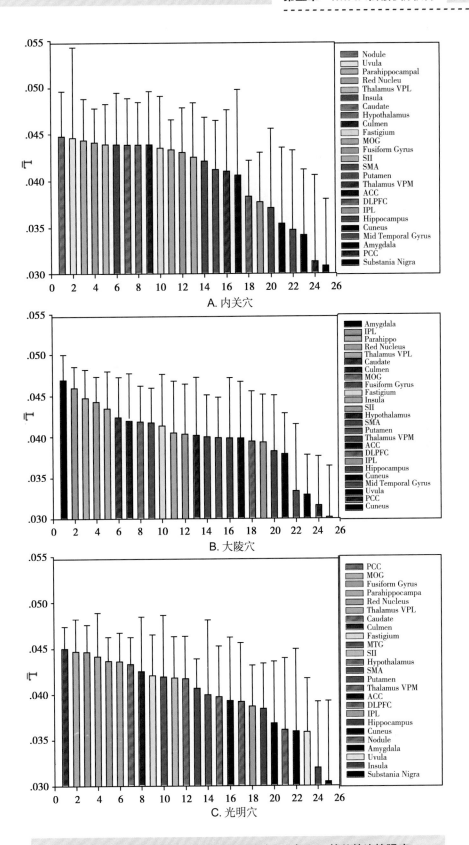

图 5-7-2　针刺大陵穴后静息态脑网络中 25 个 ROI 的总的连接强度

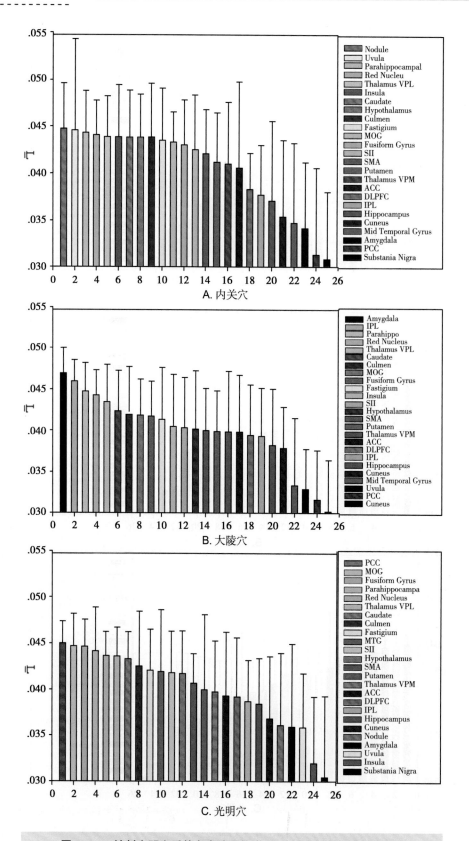

图 5-7-3　针刺光明穴后静息态脑网络中 25 个 ROI 的总的连接强度

参 考 文 献

1. Biswal B., Yetkin F.Z., Haughton V.M., et al. Functional connectivity in the motorcortex of resting human brain using echo-planar MRI. Magn Reson Med, 1995, 34: 537-541.

2. Luca M. De, Beckmann C.F., Stefano N. De, et al. fMRI resting state networks define distinct modes of long distance interactions in the human brain. Neuroimage, 2006, 29: 1359-1367.

3. Fransson P. How default is the default mode of brain function? Further evidence from intrinsic BOLD signal fluctuations. Neuropsychologia, 2006, 44: 2836 -2845.4.

4. Jiang T, He Y, Zang Y, et al. Modulation of functional connectivity during the resting state and the motor task. Hum Brain Mapp, 2004, 22(1): 63-71.

5. L. Lopez, M.A.F. Sanjuan. Relation between structure and size in social networks. Phys Rev E, 2002, 65: 036107.

6. Ren Y, Bai L, Feng Y, et al. Investigation of acupoint specificity by functional connectivity analysis based on graph theory. Neuroscience Letters, 2010, 482(2): 95-100.

7. Bai L, Qin W, Tian J, et al. Time-varied characteristics of acupuncture effects in fMRI studies. Hum Brain Mapp, 2009, 30: 3445-3460.

8. Wang H, Ren Y, Zhang W. Morphometry Based on Effective and Accurate Correspondences of Localized Patterns. PLoS One, 2012, 7(4): e35745.

9. Wang L, Ren Y, Fan Y, et al. Right auditory dysfunction during acute Leber's hereditary optic neuropathy harboring the 14484 mtDNA mutation: a case report. Int J Clin Exp Med, 2016, 9(7): 14457-14460.

10. Feng Y, Bai L, Ren Y, et al. fMRI connectivity analysis of acupuncture effects on the whole brain network in mild cognitive impairment patients. Magneti Resonance Imaging, 2012, 30(5): 672-682.

第八节　Mricron

　　Mricron 是由南卡罗莱纳大学的 Chris Rorden 的神经生理学实验室开发的免费软件。从 Mricrogl 发布至今经过数版的升级改版,Mricron 已经发展成一个成熟的脑图像工具。Mricron 是一个跨平台的 NIFTI 格式图像转换查看工具。它可以加载多个图像层、进行体积渲染和绘制感兴趣区域。它还能将 DICOM 图像转换成 NIFTI 图像。此软件支持 windows、linux 和 Macintosh OSX 系统。

　　主要功能包括,脑功能医学图像格式转换、在大脑解剖图像上创建 2D 或 3D 统计图、感兴趣区域的绘制(ROI)、病灶定位,以及时间序列分析的基本功能。

　　Mricron 工具的特点:①能够将医学图像 DICOM 格式转换为其他脑图像处理工具所支持的 NIFTI 格式;②它可以加载多层图像,通过图层的叠加实现强大的功能。

一、图像格式转换

　　Mricron 可以将扫描格式的图像转换成可以被 FSL、SPM 等其他脑图像处理软件识别的 NIFTI 格式。NIFTI 格式是 Analyze 格式的演变,包含了图像的方向等重要信息,是专为脑图像科学分析所设计的。这种格式具有简单、紧凑、通用性强的特点。NIFTI 格式的图像被储存为一对文件(hdr 和 img 文件),其一个好的特点是保留了原始图像的空间方位信息,能减少被读取时造成左右颠倒的错误。

　　将 DICOM 图像转换成 NIFTI 图像有两种操作方式。

　　1. 打开 dcm2niigui.exe 的图形用户界面进行转换。

2. 打开 dcm2nii.exeDOS 命令模式进行转换。

打开 dcm2giigui.exe 后,首先在 output format 中选择输出格式:spm5(3D NIFTI hdr/img)或者 compressed FSL(4D NIFTI nii)格式。然后在菜单栏 help 项中点击 reference(如图 5-8-1 所示),设置输出文件的名字,确保把不同被试的数据区分开。另外一定勾上进行图像的 reorient。这个参数比较重要,确定 Min Reorient Matrix=255 后,这个参数表示只对 3D 结构像进行 reorient。DTI 和 FMRI 数据本身不能进行 reorient,这会破坏 DTI 和 FMRI 数据的图像信息。DTI 和 FMRI 数据的纬度都小于 255。3D 结构像一般是 256×256 matrix,fMRI 是 64×64 matrix 和 DTI 是 128×128 matrix。另外一个参数 Recursive Folder Search Depth 意思是递归转换文件夹下几级的文件夹中的数据。如"5"则表示当前文件夹下的 5 级文件夹的数据也要一起转换。这个可以根据你自己存放数据的结构填写。

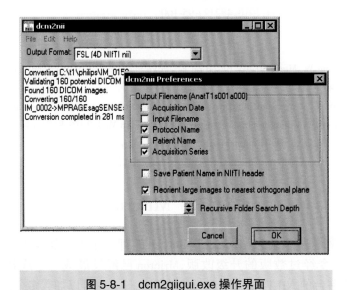

图 5-8-1   dcm2giigui.exe 操作界面

然后从下拉菜单 file 中选择 DICOM to NifTI,浏览到原始数据所在文件夹,然后点击确定,就开始进行数据转换了。

同理,DOS 命令模式参数设置好后,将待转换的文件路径输入即可完成转换。

二、多层图像加载功能

多图层加载功能的实现大致步骤如下:

1. 通过主窗口菜单栏的 Open 命令项,可以加载背景图像。

2. 在 Overlay 菜单项下选择 Add 命令项可以实现在背景图像上加载其他图像。上层图像按比例缩放呈现在背景图像之上。

3. 通过图层工具栏可以分别对背景图像和上层图像进行调节,包括图像灰度的显示范围、颜色模式等。

4. 通过主窗口的 Overlay 菜单栏下的命令项,可以设置各个图层的显示模式(相对于其他图层透明度的设置以及是否与其他层叠加)。

5. 另外,Windows 菜单下的 Render 和 Multislice 还有体视图和多层窗口显模式(图 5-8-2)。

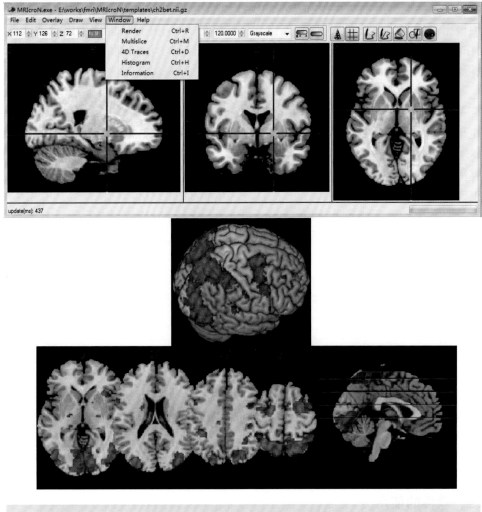

图 5-8-2 体视图和多层窗口显示模式

第九节 xjView

一、引言

xjView 是一个常用的用来观察大脑皮质区域激活结果的 matlab 插件,该插件的使用是基于 matlab 平台 SPM 软件的。

该软件是由斯坦福大学的崔旭研究员及其团队完成,属于免费开源软件,目前该软件下载量已经超过 15 000 次,截至 2017 年约 500 余篇 SCI 收录文章提到了该软件的使用。

在 SPM 软件或者 REST 软件中完成统计分析后的结果可以在软件自带的路径和操作下观察激活脑区的结果,但是软件自带的观察方式往往比较简单,并且操作起来灵活性较差,其中 SPM 软件的操作更是如此,并且在探究单独的激活区域特性时不太便利。

xjView 插件很好地解决了以上问题。它可以非常方便的进行多种格式图像的观察,软件内也提供了标准的解剖学模板和基本的统计校准操作。在观察激活结果时,使用者可以灵活的根据需要调整统计参数 P 值,调整激活区域的大小,并且还能够生成激活区域的报告,制作图表,便利地比较不同激活图像结果。目前在脑科学认知领域得到了相当广泛的使用,也得到了国内外科学界的认可。

二、软件的下载与安装

在任意搜索引擎中键入"xjView"即可转接至其官网(xjView:http://www.alivelearn.net/xjview8/),官网提供下载方式,只要按照要求留下联系邮箱即可得到下载链接。除此之外,崔旭研究员会通过邮箱与使用者保持联系,交流软件的基本功能和使用方法,确保使用者能够独立正确的使用该软件(图 5-9-1)。

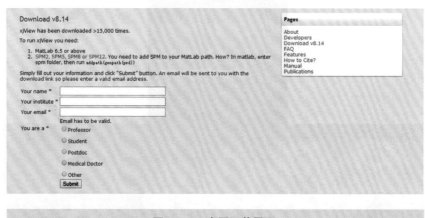

图 5-9-1 官网下载界面

三、软件的使用

xjView 软件的使用非常直观、便利。在完成路径安装后,在主界面 command window 中键入"xjview"然后回车即可调用软件,其基本界面如图 5-9-2 所示:

该软件的基本功能包含了以下方面:

1. 打开完成校验后的图像 下拉菜单栏"File"点选"Open Images",在弹出的文件选择框内选择需要查看的对应文件即可,支持多种格式,基本涵盖了脑科学领域各大软件处理后的激活图像,如 nii、img 等;

2. 修改统计参数 P 值 对完成 t 检验或者 F 检验后的结果,我们可以通过调整 P 值来进行显著性的范围确定。P 值越小,代表随机性越弱,结果的显著性、可信度也就越高。

在软件主界面左下角对应的参数框内输入参数即可,常见的显著性需要达到 0.05 以下方可认为激活区域和实验结论是可信的。除此之外,使用者也可以直接利用滑块拖动进行连续调节,并进行观察调整。

3. 修改激活区域的尺寸 激活区域的尺寸与设置好的 P 值以及实验处理过程中的平滑核以及原始数据的采集有密切联系,Cluster size 的选择是根据 AlphaSim Threshold 的标准模板表格来选定,具体可参考(http://afni.nih.gov/afni/docpdf/AlphaSim.pdf)文件。比如:rmm=4,平滑核是 4mm,每个 voxel 的 P 值是 0.05 的时候,在这种情况下,对应的 cluster size

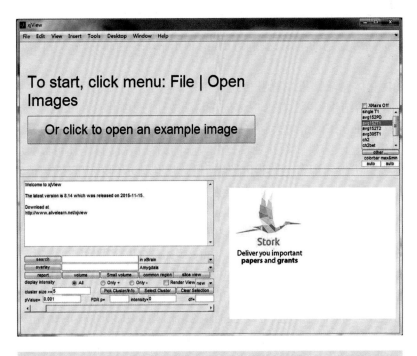

图 5-9-2　xjView 软件的基本操作界面

是 54。

　　操作时根据需要修改软件界面的 "cluster size>=" 为自己所需要的阈值,随后回车确认即可完成修改。除开严格参照标准量表之外,也可以按照所需要寻找的激活区域的实际大小来进行一定程度的调整。

　　4. 更改 FDR 校验的 P 值(仅针对 t 检验图像)　对于单个体素,$P=0.05$ 即可认为该区域是可信的,即有 5% 的犯错概率。但如果要对五个体素一起校正,那么犯错误概率就会变成 $P=1-(0.95)^5=0.23$。这样的话很容易就会出现 "假阳性(false positive)"。随着体素数目增多,I 型错误("弃真"错误)的概率增大了。但这种情况下,即使出现假设被拒绝,我们也不能说假设为假。

　　为了控制这种情况。最简单的方法是把每个体素 P 值都减小,例如 bonferroni's correction:假设需要所有 5 个体素犯错误概率为 0.05,那么控制每个体素 $P=0.05/5=0.01$。但这种方法太严格,如果体素较多,例如 100 个,那么控制每个体素 $P=0.005$ 已经很难,更别说大脑中动辄上万个体素了。所以我们一般考虑其他更灵活的矫正方式,如 FWE、FDR 以及 AlphaSim。

　　FDR 错误控制法是 Benjamini 于 1995 年提出一种方法,通过控制 FDR(False Discovery Rate)来决定 P 值的域值,假设你挑选了 R 个差异表达的基因,其中有 S 个是真正有差异表达的,另外有 V 个其实是没有差异表达的,是假阳性的。实践中希望错误比例 Q=V/R 平均而言不能超过某个预先设定的值(比如 0.05),在统计学上,这也就等价于控制 FDR 不能超过 5%。

　　对所有候选基因的 P 值进行从小到大排序,则若想控制 fdr 不能超过 q,则只需找到最大的正整数 i,使得 p(i)<=(i*q)/m,然后挑选对应 p(1),p(2),…,p(i) 的基因作为差异表达基因,

这样就能从统计学上保证 fdr 不超过 q。

出于这种提高可信度的考虑,我们可以在 "FDR p=" 栏目框内输入 FDR 校验的所需要的 p 值即可。

5. 观察 3D 立体激活结果   除开传统的三视图模式,xjView 还提供了更加多元的更加直观的 3D 立体激活结果显示,点击 "render view" 按钮,选择相应的 "new" 或者 "old" 模式即可观察激活区域在立体模型的大脑皮质的显示情况。

6. 观察片层式显示结果   除开观察整个大脑的激活情况,我们还可以集中观察某些区域的点击 "slice view" 按钮即可;并且还能够通过片层化显示的左下角的数值输入调整每一层的空间位置,以及页面所显示的片层数目来进行特定空间位置的观察。

7. 选择显示正性 / 负性激活区域   Xjview 不仅可以同时显示所有激活,而且还能选择性的显示正性或者负性激活情况,所有激活的强弱和性质都可以通过颜色区别。

使用时按需点选主界面下方的 "All", "Only +", or "Only−" 即可。

8. 根据观察需要选择背景结构像   xjView 提供了多种结构向背景模板,在实际使用过程中可以按照自己的需要在 "section view" 的下拉菜单里选择。除此之外,软件还支持外部结构像的使用,选择 "other" 按钮就可以选择其他结构背景像,如个体的结构像等。

9. 更改激活背景色块   可以选择对比度明显的颜色来进行激活区域的划分在 "corlor max" 框内输入理想的数字,点击确认即可。

10. 隐藏坐标光标   在保存图片时,可能需要隐藏十字光标,平常确定激活区域时则需要显示十字光标,使用者可以按照需求点选或者取消选择 "XHairs Off" 来进行调整。

11. 调整观察脑区位置   使用者可以通过鼠标调整参考十字光标的位置来调整大脑区域位置的观察,也可以利用键盘的方向按键来进行调整。

除此之外,还可以拖动红色箭头在图像显示框上的位置,或者鼠标右键菜单选择调整位置。

12. 确认体素的解剖学位置   鼠标点选目标体素区域后,观察下侧边框的注解,软件会同步显示选定体素的解剖学位置。

13. 联网查找选定脑区的更多信息   点选 "Google Scholar", "PubMed",或者 "wiki" 搜索引擎,然后点击 "search" 按钮即可。

14. 选择兴趣区域   点击按钮 "Pick Cluster/Info",即可在软件界面上的中段位置显示该区域的解剖学信息。

15. 选择多个兴趣区域   如果觉得 report 的结果太多,只想挑几个显著的结果,看看激活脑区。那先确定好的激活点,通过 "goto nearest local maxima" "goto global maxima" 来确定选定的想看的激活结果,之后点击 "select cluster"。——该操作重复操作 N 次时,在中间的提示栏里会对应出现 "n cluster selected",之后点击 "pick cluster" 就会出现相应的激活脑区。

利用 "Select Cluster" 分别选择感兴趣的区域,最后点击 "Pick Cluster" 完成选择,如果需要你修改所选择的区域可以选择 "clear Select" 按钮。

16. 覆盖模板区域   选择一个区域然后点击 "Overlay" 按键。

17. 报告所有的激活区域   点击 "Report" 按钮,所有区域的激活结果借口在 matlab 主界面的 command window 显示。

"Number of voxels:" 体素的总数。在结果报告的下面的具体的 "# voxels " 的个数总数加起来与底下的可能会有不一致的时候,因为有时会有重复的时候。

以下面的两份报告为例:

例1 Cluster 6

Number of voxels：1010

Peak MNI coordinate：9 -69 27

Peak MNI coordinate region： // Right Cerebrum // Occipital Lobe // Precuneus // White Matter // undefined // Cuneus_R（aal）

Peak intensity：9.248

\# voxels structure

1010 --TOTAL # VOXELS—

536 Right Cerebrum

427 Gray Matter

365 Left Cerebrum

351 Precuneus

310 Occipital Lobe

304 Parietal Lobe

277 White Matter

273 Limbic Lobe

230 Precuneus_R（aal）

188 Cingulate Gyrus

185 Cuneus

169 Precuneus_L（aal）

155 brodmann area 31

143 Calcarine_R（aal）

129 brodmann area 7

117 Calcarine_L（aal）

109 Inter-Hemispheric

92 Posterior Cingulate

57 Cingulum_Mid_R（aal）

53 Cuneus_L（aal）

53 Cingulum_Post_L（aal）

50 Cingulum_Mid_L（aal）

47 brodmann area 23

45 Cuneus_R（aal）

43 Lingual Gyrus

34 Cingulum_Post_R（aal）

28 brodmann area 17

26 brodmann area 18

25 Paracentral Lobule

22 Frontal Lobe

18 brodmann area 30

18 Lingual_L（aal）

17 brodmann area 5

16 Postcentral Gyrus

11 Lingual_R（aal）

7 Paracentral_Lobule_R（aal）

4 Sub-Gyral

4 Superior Parietal Lobule

4 Temporal Lobe

3 brodmann area 4

2 brodmann area 29

1 brodmann area 24

首先，Peak Intensity 是该激活区域内的最大值，在一定程度上显示了该区域的激活特异性，其坐标为：9 -69 27，对应起来其所在的脑区是 Precuneus 或者说 Cuneus_R（aal），这在报告中可以直观的查询到，这在最后的结果中也必须给出。

其次，可以观察 voxel 数量最多的、有意义的脑区，观察其所在的脑区位置：左右脑，灰质白质，某个脑叶。通过确认以上信息，可以大致确定该区域在大脑皮质的位置，通过查询相关文献可以基本确认该区域的激活机制等。同时，如果激活区域的位置不是特殊区域，或者激活区域范围过大过小，则在结果中一般不予讨论。

例如这里 voxel 数量最大的区域是楔前叶（Precuneus）位置。基于以上两点，Precuneus 应该是这个团块的主要脑区。另外，如果你对某个脑区非常关注，也可以在结果中给出，比如对后扣带感兴趣，根据文章的需要也可以讨论，但是该区域依旧不是结果的主要脑区。

例 1   Cluster 10

Number of voxels：11

Peak MNI coordinate：-27   30.8   34

Peak MNI coordinate region：// Left Cerebrum // Frontal Lobe // Middle Frontal Gyrus // Gray Matter // brodmann area 9 // Frontal_Mid_L（aal）

Peak intensity：2.0568

\# voxels   structure

   11   --TOTAL \# VOXELS--

   11   Frontal Lobe

   11   Left Cerebrum

    8   Frontal_Mid_L（aal）

    8   White Matter

    7   Middle Frontal Gyrus

    3   Sub-Gyral

    3   Frontal_Sup_L（aal）

    3   brodmann area 9

    3   Gray Matter

    1   Superior Frontal Gyrus

很多时候我们会发现 report 里面激活区域的描述并不是完全由大到小的，而是有可能从不同的分类分区方式来描述的。报告出来的区域并不是互相排斥的，但是这些区域可能会有部分体素重合的情况。

比如上面的例子,共 11 个 voxel,其中 11 个在前脑,11 个在左脑。"前脑"和"左脑"并不排斥。这些区域是根据不同的标准分的。

这些区域是根据 voxel 数目排序的,因此并不代表下面的区域一定就会包含在上面的区域里面。所以在上述报告中提到的额中回(middle frontal gyrus)并不在白质(white matter)区域里面。其次,11 个体素中有 8 个在 white matter,8 个在 middle frontal gyrus,这个分区描述的结果很正常,因为一部分的额中回(middle frontal gyrus)确实就是白质区域(white matter),当然,你也可以继续细化,区域位置报左额中回(Frontal_Mid_L(aal))。

18. 列出几乎所有区域信息 点击"Volume"按钮,即可得到所有激活区域的相关信息的制表,表内会包括区域内 peak 值及其坐标位置,并且还列出了一些主要激活区域的坐标点及其激活情况。

在点选某一区域的坐标位置时还可以调整图像中光标的位置,便于观察。

19. 打开多幅图像 双击任意空白区域,然后选择多幅图像即可同时在不同窗口中观察多幅激活图像。

20. 找到所有图像的共同区域 xjView 可以寻找所有已打开图像的共同激活区域,用于进一步分析。点击按钮"Common region",所有的共同激活区域即可以中间色的形式在图像中来进行显示(图 5-9-3)。

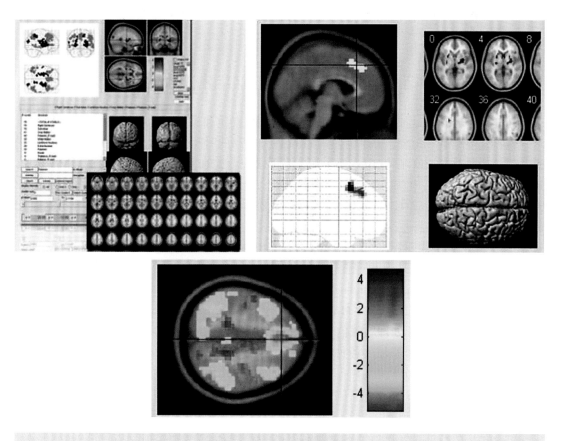

图 5-9-3 xjView 操作界面

参 考 文 献

1. xjview 8 manual：http：//www.alivelearn.net/xjview/xjView%208%20Manual.pdf

2. Cui X，Stetson C，Montague P R，et al. Ready. go：Amplitude of the FMRI signal encodes expectation of cue arrival time. Plos Biology，2009，7（8）：10.

3. Eldar E，Cohen J D，Niv Y. The effects of neural gain on attention and learning［J］. Nature Neuroscience，2013，16（8）：1146-1153.

4. Jamadar S，O'Neil K M，Pearlson G D，et al. Impairment in semantic retrieval is associated with symptoms in schizophrenia but not bipolar disorder. Biological Psychiatry，2013，73（6）：555-564.

5. Chiu P H，Kayali M A，Kishida K T，et al. Self Responses along Cingulate Cortex Reveal Quantitative Neural Phenotype for High-Functioning Autism. Neuron，2008，57（3）：463-473.

6. Stelzel C，Fiebach C J，Cools R，et al. Dissociable fronto-striatal effects of dopamine D2 receptor stimulation on cognitive versus motor flexibility. Cortex，2013，49（10）：2799-2811.

7. Diuk C，Tsai K，Wallis J，et al. Hierarchical Learning Induces Two Simultaneous，But Separable，Prediction Errors in Human Basal Ganglia. Journal of Neuroscience the Official Journal of the Society for Neuroscience，2013，33（13）：5797-5805.

8. Bankó E M，Gál V，Körtvélyes J，et al. Dissociating the effect of noise on sensory processing and overall decision difficulty. Journal of Neuroscience the Official Journal of the Society for Neuroscience，2011，31（7）：2663-2674.

9. Li C，Cai P，Shi L，et al. Voxel-based morphometry of the visual-related cortex in primary open angle glaucoma. Current Eye Research，2012，37（9）：794-802.

10. Xu C，Bray S，Bryant D M. A quantitative comparison of NIRS and fMRI across multiple cognitive tasks. Neuroimage，2011，54（4）：2808-2821.

第十节　脑电信号（EEG）分析软件

脑电信号（EEG）是神经细胞电生理活动在大脑皮质和头皮的总体反映，是对大量神经元活动的直接测量。相较于 fMRI 技术，EEG 具有更高的时间分辨力。事件相关电位（ERP）和时频分析是针灸 EEG 研究中主要采用的两种方法。ERP 是一种简单的 EEG 分析手段，其振幅反映了突触后电位的强弱。不同的 ERP 成分常对应不同的认知过程。常见的 ERP 成分包括视觉感觉反应（C1，P1，N1），N2 和 P3 家族。相较于时域 ERP，频域信号分析更能反映脑电信号包含的各种复杂信息，通过对脑电信号在时间频率域上分解，可以提取有用的脑电特征波形。有研究表明针灸作用前后，常伴随 ERP 成分（P3）和脑电节律（theta）的参数改变。

EEG 信号处理可以采用不同脑电采集设备配套的分析软件，也可采用 EEG 主流分析软件 EEGLAB（https://sccn.ucsd.edu/eeglab/）。EEGLAB 是一个基于 MATLAB 脚本语言的工具箱，支持多种数据格式的导入，如：MATLAB、ASSCII、Neuroscan、Brain Vision 等。除了 EEG 信号，EEGLAB 也可用于处理脑磁信号（MEG）和其他电生理数据。EEGLAB 可以便捷的对脑电信号进行时间域、频率域的各种分析处理，如滤波、伪迹去除、epoch 提取、数据叠加平均、独立成分分析、时频分析等。

一、EEGLAB 预处理

EEGLAB 预处理过程包括重设参考电极，根据研究目的对脑电信号进行低、高通滤波，并可通过设置 50Hz 陷波，去除数据采集过程中的工频干扰。

重设参考电极:在设置参考电极时,可使用所有电极的平均值,也可以脑部特定通道为参考电极,并根据需要保留或去除原参考电极的数据。目前,大多数电极帽均以鼻尖作为参考电极,而进行 ERP 分析时,常需将参考电极重设为左右乳突电极平均。

Current Source Density(CSD):脑电信号常受到容积导电影响,即大脑某一部位的活动导致相距很远的另一部分头皮的电位变化。CSD 处理可以极大程度上降低由容积导电带来的假阳性结果。

滤波:EEGLAB 提供了有限脉冲响应(FIR)和无限脉冲响应(IIR)两种滤波方式。在数据处理中,可以根据研究目的选择合适的滤波器进行特定频段的滤波。如 ERP 的滤波范围常设置为 0.01~35Hz。

伪迹去除:EEGLAB 针对连续和分段的信号提供了不同的伪迹去除方法。针对连续信号,可以采用视觉判别和基于通道统计特性的方法。而视觉判别又包含手动和半自动判别。半自动判别利用插件 Adjust 判别伪迹成分,图中的红色成分即为通过 Adjust 判断出来的伪迹。针对分段信号,除了人工判别外,EEGLAB 还提供了基于极值(限定最大最小振幅值),奇异趋势(限定一段时间内信号的斜率),信号非正常分布等判别方法。

另外,EEGLAB 还提供了独立成分分析(ICA)去除伪迹的方法(图 5-10-1)。

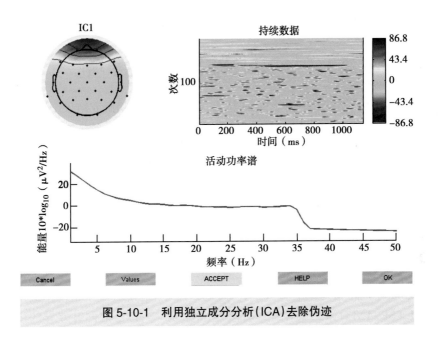

图 5-10-1 利用独立成分分析(ICA)去除伪迹

二、EEGLAB ERP 数据处理操作流程

在进行上述预处理后,可以按照以下步骤获得 ERP 波形图:

Epoch 提取:通过调用 EEGLAB 中的 Extract epochs 功能实现 Epoch 的提取,提取 Epoch 过程需要根据特定标记(如响应 marker),选择 epoch 开始和结束时间。

基线校正:任务态的脑电信号常受到大脑自发活动的影响,因此,在数据处理过程中需要将其去除,获得较"纯净"的任务诱发脑电。刺激出现前的脑电信号常被用来进行基线校正。基线选择时间则需要根据实验范式具体选择。

数据叠加平均：信号采集，处理过程中常受到随机噪声干扰，实验获得的 EEG 信号可以看成是 ERP 和随机噪声的叠加。一般认为相同类型试次具有相同的 ERP 波形，而随机噪声却与时间锁定事件完全无关。因而将大量 ERP 波形平均，会得到和单试次相同的事件诱发波形。而由于噪声在每个试次均不同，大量试次平均可以获得均值为零的噪声。调用 EEGLAB 中的 Plot ->Channel ERPs ->In scalp/rect.array 功能，选择想要研究的数据在时域的时间范围即可得到如图 5-10-2 所示的单电极 ERP 波形。

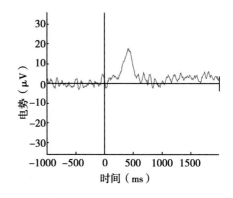

图 5-10-2   数据叠加平均的 ERP 波形

三、EEGLAB 时频分析

由于脑电信号为非平稳信号，相较于时域 ERP，时频分析方法可以提供更多的信息。快速傅里叶变换（FFT）和小波变换是 MATLAB 时频分析的重要理论依据。EEGLAB 时频分析包含以下几种：①频谱分析；②功率谱分析；③独立成分分析（ICA）；④基于 ICA 的 ERP 成分分析。

第十一节   软件统计方法注意事项

近日，一篇名为《PNAS 研究质疑 fMRI 技术，过去 15 年的脑研究结果全错了？》的文章在网上流传。受此影响，不少人对 fMRI 技术产生了疑问。其实在笔者看来，媒体取这样的题目，套用现在流行的一句话：无非是想搞个大新闻。

发表在美国科学院院刊上（PNAS）的这篇文章题目为：Cluster failure：Why fMRI inferences for spatial extent have inflated false-positive rates，翻译成中文就是：功能磁共振研究中基于 cluster 的统计方法具有较高的假阳性。简单总结一下该篇文章：作者从网上的公共数据集收集了 449 例健康志愿者的静息态（resting-state）功能磁共振数据，并随机分成三百万对 groups 进行比较，用 0.05 作为显著性的阈值。由于均为正常人数据，所以 group 之间应该没有显著差异，由于均为静息态数据，所以数据应该没有一致的振荡模式，所以文章的假设是得到 group 与 group 之间有差异的比率应该不到百分之五。但是使用最常见的统计软件（如 SPM，FSL，ANFI）采用某种统计方法得出 group 与 group 之间有差异的比率却显著高于百分之五。需要特别指出的是，造成如此之高假阳性的统计方法是基于 cluster 的参数统计方法。文章质疑的也正是这种统计方法，而非 fMRI 这种技术。作者指出，"先用 voxel 水平 $P<0.01$ 界定 cluster，再对 cluster 进行校正"的这种方法假阳性非常高，有些情况下甚至会高达百分之七十，而如果用 voxel 水平 $P<0.001$ 界定 cluster，但是 cluster 的大小武断地选择为 10 个体素，这样的统计假阳性也非常高，相当于 FWE-corrected 的 P 值 0.6~0.9（如图 5-11-1）。

而采用非参数检验的统计方法，则可以最大程度地减少假阳性。因此，根据文章的结果，我们在表 5-11-1 中总结了值得推荐使用的功能磁共振数据的统计分析方法。

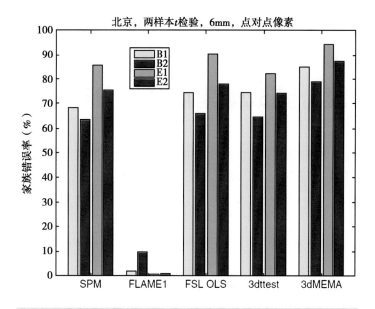

图 5-11-1　voxel 水平 *P*<0.001+10 个体素的统计方法假阳性很高

表 5-11-1　推荐使用的统计方法

	Voxel-wise	Cluster-extent
参数统计	可信	假阳性较高
非参数统计	可信	可信

参 考 文 献

1. Luck Steven J 著 . 事件相关电位基础 . 范思陆，丁玉珑，等译 . 上海：华东师范大学出版社，2009，27-38.

2. Liu Q，Wang X J，Zhang Z C，et al. Neuroprotection against vascular dementia after acupuncture combined with donepezil hydrochloride：P300 event related potential. Neural Regen Res，2016，11（3）：460-464

3. Chen A C，Liu F J，Wang L，et al. Mode and site of acupuncture modulation in the human brain：3D（124-ch）EEG power spectrum mapping and source imaging. Neuroimage，2006，29（4）：1080-1091

4. Anders Eklund，Thomas E.Nichols，Hans Knutsson. Cluster failure：Why fMRI inferences for spatial extent have inflated false-positive rates. PNAS，2016，113（28）：7900-7905.

第六章　脑成像常用功能分析方法

第一节　脑　激　活

近几十年来,fMRI 在认知神经科学以及临床神经科学等领域已经取得了显著成就,fMRI 数据的分析主要集中在脑激活区检测和脑区连接分析这两个方面。借助于磁共振快速成像技术,人们可以研究人脑在某类特定心理活动时的脑局部区域的血流和血氧的变化情况。由实验任务所引发的脑活动区域,称为激活区(activated area)。在脑功能成像中,神经科学家的一个目标是了解脑激活和所观察到的磁共振信号之间的对应关系。在精心设计的激活任务的刺激下,人脑中与任务相关的特定区域便有相应的活动。我们的问题是:如何根据特定的算法找到与外在刺激任务有关的激活脑区?根据 fMRI 实验数据找到人脑中与实验任务相对应的活动区域的过程称为激活区检测,有时会进一步对激活区内部的时间序列曲线的变化情况进行定量分析。激活区检测算法大体上分为模型驱动算法和数据驱动算法两类。模型驱动算法指将脑区看成是一个线性时不变系统,利用刺激序列的先验知识来检测激活脑区的算法,一般包括相关分析、广义线性模型和反卷积模型等。而数据驱动算法是完全基于数据本身的信息,但不考虑刺激序列的先验知识,常用方法包括主成分分析(principal component analysis,PCA)、独立成分分析(independent component analysis,ICA)等。

目前,最常用的模型驱动算法是广义线性模型和反卷积模型。广义线性模型是脑功能分析软件 SPM 的核心算法,而反卷积模型则是脑功能分析软件 AFNI 中使用率最高的算法。

一、广义线性模型(general linear model,GLM)

广义线性模型在 fMRI 领域中的应用源于 Friston 在 1994 年至 1995 年的工作。GLM 是一种基于体素的模型,将位于某一个体素的观测数据表达成若干个解释变量的线性组合,之后创建出一种统计参数的映射,这种映射反映的是统计的显著性以及特殊的区域响应。Friston 引入了 GLM 的框架并对其进行不断的完善,使得 GLM 日趋成熟,由此形成了软件 SPM,并使

GLM 成为整个软件的核心算法。

在使用 GLM 时,记 X($N \times T$ 的矩阵)为 fMRI 的数据矩阵,其中 N 为体素的数目,T 是时间序列的长度,$X_n(t)$ 则表示体素 n 在时刻 t 的信号,可对该模型作如下假设:①因刺激而引起的系统响应是线性时不变的;②每个体素的血流动力学响应函数都是一致的;③噪声 ε_n 是一个独立同分布变量,服从方差为 σ^2 期望为 0 的正态分布,记做 $\varepsilon_n \sim N(0, \sigma^2)$。基本的信号模型如下:

$$X_n(t) = b_0 + \sum_{m=1}^{M} b_m(n) h * P_m(t) + \varepsilon_n(t) \qquad \text{式}(6\text{-}1\text{-}1)$$

其中,$P_m(t)$ 表示刺激函数的时间序列,h 为血流动力学函数,$b_m(n)$ 表示刺激响应的幅值,$\varepsilon_n(t)$ 是噪声。在后文中,假设信号已经中心化,即 $b_0=0$。

记 $g_m(t) = h * P_m(t), m=1, 2, \cdots, M$,我们可得到如下表达式:

$$X = G\beta + \varepsilon \qquad \text{式}(6\text{-}1\text{-}2)$$

其中,$G = \{g_m(t)\}$ 是设计矩阵,G 包括的是关于实验条件的解释变量,当且仅当设计矩阵是满秩时,β 的最小方差估计由下式唯一给定:

$$\hat{\beta} = (G^T G)^{-1} G^T X \qquad \text{式}(6\text{-}1\text{-}3)$$

根据高斯—马尔可夫定理,当误差服从正态分布时,最小方差估计也是最大似然估计,同时也是最优无偏估计。也就是说,在所有的无偏估计中,最小方差估计的方差是最小的。

假设模型中的参数向量用 β 表示,同时具有如下公式 $\beta^T = \left[\beta_1^T | \beta_2^T \right]^T$,待检验的假设是 $H: \beta=0$。若对于相应的设计矩阵 $G, G = \left[G_1, G_2 \right]$,那么整个模型可用如下公式加以表述:

$$X = \left[G_1 \ \vdots \ G_2 \right] \begin{bmatrix} \beta_1 \\ \cdots \\ \beta_2 \end{bmatrix} + \varepsilon \qquad \text{式}(6\text{-}1\text{-}4)$$

当假设 H 为真时,模型就简化为:$X = G_2\beta_2 + \varepsilon$。假设原始模型以及简化模型的剩余误差分别为 $g(\beta)$ 和 $g(\beta_2)$,则在已知 β_2 时,由 β_1 所引起的误差可以表示为 $s(\beta_1|\beta_2) = s(\beta_2) - s(\beta_1)$。假设 H 为真时,那么 $s(\beta)$ 和 $s(\beta_1|\beta_2)$ 就是独立的,并且 $s(\beta_1|\beta_2) \sim \sigma^2\chi_p^2$,其中自由度 p 是 $rank(G) - rank(G_2)$,可用下式检验假设:

$$F = \frac{(s(\beta_2) - s(\beta))/(p-p_2)}{s(\beta)/(T-p)} \sim F_{P-P_2, T-P} \qquad \text{式}(6\text{-}1\text{-}5)$$

其中 $p=rank(G), p_2=rank(G_2)$,且 T 是扫描的序列总数。

广义线性模型充分利用了刺激序列的先验知识,并且计算复杂性低。但由于广义线性模型是基于独立体素的,故没有充分利用空间信息。此外,脑的某些区域存在非线性,比如运动区核听觉区,该情况下线性系统的假设不成立。

二、反卷积模型

在反卷积模型中,假设整个系统是线性时不变系统。那么对于线性时不变系统的一个任意输入,其对应的输出可由脉冲响应函数确定。脉冲函数 $\delta(t)$(Dirac 函数)由下式表示:

$$\delta(t) = \begin{cases} +\infty, & t=0 \\ 0, & t \neq 0 \end{cases} \qquad \text{式}(6\text{-}1\text{-}6)$$

记 $f(t)$ 为：

$$f(t) = \int_{-\infty}^{+\infty} f(\tau)\delta(t-\tau)\,d\tau$$ 式(6-1-7)

其离散形式：

$$f(t) = \lim_{\Delta t \to 0} \sum_{-\infty}^{+\infty} f(n\Delta t)\delta(t-n\Delta t)\Delta t$$ 式(6-1-8)

记为：

$$h(t) = T(\delta(t))$$ 式(6-1-9)

对于任意输入 $f(t)$，假设其相应的输出 $y(t)$ 为：

$$y(t) = T(f(t))$$ 式(6-1-10)

由于系统的线性性质，上式可以转化为：

$$y(t) = \lim_{\Delta t \to 0} \sum_{-\infty}^{+\infty} f(n\Delta t)T(\delta(t-n\Delta t))\Delta t$$ 式(6-1-11)

同时，由于系统的时不变性质，可以得到：

$$y(t) = \lim_{\Delta t \to 0} \sum_{-\infty}^{+\infty} f(n\Delta t)h(t-n\Delta t)\Delta t$$ 式(6-1-12)

其相应的积分形式如下：

$$y(t) = \int_{-\infty}^{+\infty} f(\tau)h(t-\tau)\,d\tau$$ 式(6-1-13)

事实上，所有实际的物理系统都是因果的，也就是说系统在 t_0 时刻的输出只是与 $t \le t_0$ 时刻的系统输入有关系，同时对于所有 $t<0$ 时刻的输入均为 0，则有下式成立：

$$y(t) = \int_{0}^{t} f(\tau)h(t-\tau)\,d\tau$$ 式(6-1-14)

其离散形式如下所示：

$$y(n\Delta t) = \sum_{m=0}^{n} f(m\Delta t)h(n\Delta t-m\Delta t)\Delta t$$ 式(6-1-15)

其数值解为：

$$y_n = \sum_{m=0}^{p} f_{n-m}h_m, \quad n \ge p$$ 式(6-1-16)

显然，对于所有的实际系统，观测值中肯定包含一定的噪声，我们记 Z_n 是真实的观测信号，那么

$$Z_n = \sum_{m=0}^{p} f_{n-m}h_m + \varepsilon_n, \quad n \ge p$$ 式(6-1-17)

对于 fMRI 数据，我们有如下的等式：

$$Z = X\beta + \varepsilon$$ 式(6-1-18)

其中，

$$Z = \begin{bmatrix} Z_p \\ Z_{p+1} \\ \vdots \\ Z_{N-1} \end{bmatrix}, \quad X = \begin{bmatrix} 1 & p & f_p & \cdots & f_0 \\ 1 & p+1 & f_{p+1} & \cdots & f_1 \\ \vdots & \vdots & \vdots & \vdots & \vdots \\ 1 & N-1 & f_{N-1} & \cdots & f_{N-p-1} \end{bmatrix}, \quad \beta = \begin{bmatrix} \beta_0 \\ \beta_1 \\ h_0 \\ \vdots \\ h_p \end{bmatrix}, \quad \varepsilon = \begin{bmatrix} \varepsilon_p \\ \varepsilon_{p+1} \\ \vdots \\ h_p \end{bmatrix}$$

现在,可以使用各种统计检测方法(如 t 检验、F 检验等)对假设进行检验,然后根据一个给定的阈值确定大脑的激活区。

反卷积模型充分利用了刺激序列的先验知识,计算复杂性低,且不需要人为设定血流动力学函数。同广义线性模型一样,反卷积模型是基于独立体素的,没有利用空间信息;但在脑的运动区和听觉区中存在非线性,该模型不适用。

第二节 功 能 连 接

功能连接最早是由 Friston 教授等人将其从电生理研究中扩展到功能影像领域的,并将其划分为有效连接度(effective connectivity)和功能连接度(functional connectivity)。功能连接度衡量不同脑区之间是否存在连接关系,而不考虑相互作用的方向性,常用的算法有基于种子点的功能连接分析方法、主成分分析等;有效连接度衡量脑区间的关系是如何传递的,考虑脑区之间相互作用的方向性,常用的算法有结构方程模型、动态因果模型等。

一、基于种子点的功能连接度分析

功能连接定义为两个空间上远距离的脑区之间血氧水平信号波动的时域相关性,与 fMRI 分析不同,功能连接不需要比较实验条件和基态。基于弥散张量成像(diffusion tensor imaging,DTI)影像学的研究方法只能检测大脑的结构水平的物理性损伤,但是无法预测患者临床症状,但研究发现,大脑组织结构的改变不一定会导致其功能的异常。因此,针对多种疾病的国际研究逐渐转向对大脑内源性功能构造的探索,而功能连接度为我们研究疾病的脑损伤机制提出了切实可行的方法,可定量测量基线状态下神经元之间的自发性交互作用,反映大脑内部结构连接及功能构成,这有利于我们研究大脑功能异常及临床症状。目前较为流行的功能连接的分析有两类方法,一类是如 PCA、ICA 等多元分析法,另一类是种子点相关分析法。在时域中,种子点相关性是用来度量脑区之间是否存在相互依赖关系的重要指标之一,且应用最为广泛。

种子点相关性分析方法的一般步骤如下:

1. 数据预处理,一般包括以下几个步骤:

(1) 剔除前几幅图像:为了保证长时间磁共振成像图像稳定性,剔除每个被试的前十个时间点的图像;

(2) 几何位移矫正以及头动矫正:一般我们选择剔除头动平移 >3mm 或转动 >3° 的图像数据;

(3) 配准到标准空间:一般情况下采集 fMRI 数据,需要大量被试参与,但不同被试的大脑功能图像中同一位置处的体素并不能代表解剖结构上的同一大脑区域,所以需要将不同被试的所有数据都配准到同一标准空间,并将图像重采样为各向同性体素。一般将数据配准到加拿大蒙特利尔神经科学研究所(Montreal Neurological Institute,MNI)研发的 MNI 模板；

(4) 平滑：采用高斯函数对数据进行空间平滑，可以有效地减弱随机噪声对 fMRI 信号的影响，提高数据的信噪比。fMRI 数据的空间平滑一般选用三维高斯函数，通常选用半高全宽(full width at half maximum,FWHM)为 6mm 或 8mm 的高斯核函数进行空间平滑；

(5) 去除基线漂移：对 fMRI 数据进行去线性处理，可以减弱由于机器长时间工作导致升温或者被试的不适应而存在的线性漂移；

(6) 滤波：由于静息态 fMRI 信号的频率主要集中在 0.01~0.08Hz 范围内，故一般采用频率范围为 0.01~0.08Hz 的带通滤波器对数据进行时域带通滤波，去除与呼吸、心跳等有关的生理噪声。

(7) 回归其余变量：进行线性回归去除 9 个协变量(白质、脑脊液、全脑，及 6 个头动信号)。

2. 选取感兴趣区域(regions of interest,ROI)　在功能连接度分析中，ROI 一般根据解剖知识或者激活区选取，或者在强先验假设的实验得到大脑激活区的基础上，提取获得 ROI。

3. 相关性分析　对于每个被试，先求出 ROI 的时间序列作为参考时间序列，用 ROI 内的参考时间序列与全脑其他体素做相关性分析。相关系数计算采用 Pearson 相关系数，计算公式如下：

$$cc = \frac{\sum\limits_{i=1}^{N} (r(i) - \bar{R}) \cdot (S_i - \bar{S})}{\sqrt{\sum\limits_{i=1}^{N} (r(i) - \bar{R})^2 \cdot \sum\limits_{i=1}^{N} (S_i - \bar{S})^2}} \qquad 式(6\text{-}2\text{-}1)$$

其中，r 是参考时间序列，S 是体素的时间序列信号，$\bar{R}$ 和 $\bar{S}$ 分别是参考时间序列和当前体素的时间序列的均值。一般设定一个阈值，若计算出的相关系数超过该阈值，则认为这两个核团之间存在功能连接；反之，则认为没有功能连接。通常，为了使功能连接呈正态分布，通过 Fisher 变化对相关关系数进行标准化转换，使其呈近似的正态分布，再通过 Lowe 提出的方法转换为标准正态分布。由于各个时间点之间的数据是不独立的，还要通过 Bartlett 定理对自由度进行校正(图 6-2-1)。

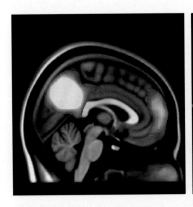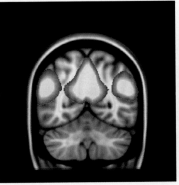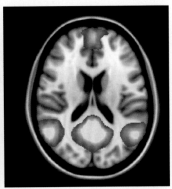

图 6-2-1　默认模式网络的功能连接

功能连接分析对神经科学具有重要意义,基于功能磁共振成像的功能连接分析已广泛应用于人脑的感觉、认知、情感机制以及功能网络组织结构的研究中,也广泛应用于解释诸如癫痫、阿尔茨海默病、多发性硬化症等神经精神疾病的发病机制。在针刺研究中,功能连接度分析常用于研究刺激任务中多个激活脑区之间的相关性,及多个脑区之间是如何相互作用构成一个神经网络来执行相应的功能。通常我们认为某个脑区具有其特定的功能,但是为什么在多种针刺条件下都会引起同一脑区的激活,这也是需要利用功能连接度所解决的问题。

二、基于格兰杰的因果有效连接度分析

有效连接度可以衡量有效连接,一般定义为一个神经单元通过直接或间接方式对其他核团可能发挥的影响。在针刺相关的研究中,功能连接虽然可以在一定程度上反映出针刺效应对于大脑网络协同作用的加工机制,但该方法无法描述不同脑区之间连接的方向性和强度,有效连接能够比功能连接更加清晰地反映脑区之间的相互作用以及信息在脑区间的传递。

格兰杰因果分析(Granger causality analysis,GCA)由 Granger 从经济学领域引出,Friston 将其引用到神经科学领域中,它可以详细描述大脑中枢神经的因果传导通路,继而进一步诠释大脑对信号的协同加工机制。格兰杰因果分析仅利用实际观测数据就可得出变量间的因果关系,无需先验神经传导关系的模型,近年来在功能磁共振成像领域显示出强大的功能,并获得广泛应用。其基本思想是平稳时间序列 X 的过去如果能预测平稳时间序列的将来,那么就称 X 对 Y 有因果影响,即 X 是 Y 的因,其因果关系定义为"依赖于使用过去某些时点上所有信息的最佳最小二乘预测的方差"。多元格兰杰因果分析算法(multivariate Granger causality analysis,mGCA)是一种改良的格兰杰因果分析方法,该方法通过建立感兴趣脑区时间序列之间的多元自回归模型计算得到直接转移矩阵,从而描述多个脑区之间的格兰杰因果关系。

对于给定的 M 个感兴趣区域的时间序列,用 $X(t)=[x_1(t),x_2(t),\cdots,x_M(t)]$ 表示时间序列矩阵。若用 p 表示自回归模型的阶,则多元自回归模型可以表示为:

$$X(t)=\sum_{n=1}^{p}A(n)X(t-n)+E(t)\qquad\text{式(6-2-2)}$$

一般根据赤池信息准则(Akaike information criteria,AIC)或贝叶斯信息准则(Bayesian information criteria,BIC)来选取回归模型的阶数。将上式转化到频域上,我们可得:

$$X(f)=A^{-1}(f)E(f)=H(f)E(f)\qquad\text{式(6-2-3)}$$

其中,$H(f)=A^{-1}(f)$,且

$$a_{ij}(f)=\delta_{ij}-\sum_{n=1}^{p}a_{ij}(n)e^{-i2\pi fn}\qquad\text{式(6-2-4)}$$

δ_{ij} 是狄里克拉函数,$i=j$ 时为 $\delta_{ij}=1$,反之为 $\delta_{ij}=0$。$H(f)$ 称为频域转移矩阵,$\delta_{ij}(f)$ 表示第 j 个感兴趣区域对第 i 个感兴趣区域施加的影响。为了增强直接关联而减弱间接影响,直接转移矩阵由 $h_{ij}(f)$ 乘以第 j 个感兴趣区域和第 i 个感兴趣区域的偏相关得到。第 j 个感兴趣区域和第 i 个感兴趣区域的偏相关如下:

$$\nu_{ij}(f)=\frac{M_{ij}^2(f)}{M_{ii}(f)M_{jj}(f)}\qquad(\text{式 6-2-5})$$

其中,M_{ij} 为 S 矩阵去掉 i 行 j 列数据的得到的剩余矩阵,偏相关值在 0~1 范围内。若

M_{ij}=0,则表示第 j 个感兴趣区域和第 i 个感兴趣区域之间无直接关系;若 M_{ij}=1,则表示第 j 个感兴趣区域和第 i 个感兴趣区域之间有完全直接的关联。最后直接转移矩阵通过所有频率的未归一化的直接转移矩阵和偏相关乘积和得到:

$$dDTF_{ij} = \sum_f h_{ij}(f) v_{ij}(f) \qquad \text{式}(6\text{-}2\text{-}6)$$

$dDTF_{ij}$ 的权值表示第 i 个感兴趣区域和第 j 个感兴趣区域之间的因果关系强度大小。而直接转移矩阵权重的统计重要性我们通过替代数据来确定,替代数据通过随机化原有时间序列的相位而保持其幅值不变的方法产生。首先我们产生 2500 组原有时间序列的替代数据,计算每组替代数据的直接转移矩阵。然后用 p=0.05 的单尾 t 检验来确定哪些直接转移矩阵权重有统计意义,将他们作为所关注的脑区之间的有效性连接,即为因果传导通路网络,该网络可以描述网络内部感兴趣区域之间的信息流方向和强度大小(图 6-2-2)。

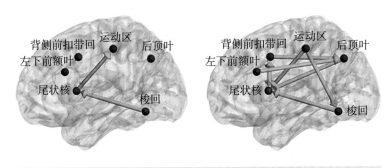

图 6-2-2　基于格兰杰因果分析(GCA)的有效连接

第三节　独立成分分析

独立分量分析方法(independent component analysis,ICA)是 20 世纪 90 年代后期在信号处理领域中发展起来的一种新的分析方法,最早提出 ICA 概念的是 Jutten 和 Herault。ICA 的目的是将观察到的数据进行某种线性分解,使其分解成统计独立的成分,其处理的对象是相互独立的信号源经线性混合而产生的一组混合信号。假设有 N 个统计独立的源信号和 M 个观测信号,观测信号 X 和源信号 S 之间存在下式关系:

$$X=AS \qquad \text{式}(6\text{-}3\text{-}1)$$

其中,其中 $X=[x_1,x_2,\cdots,x_m]^T$ 是 M 维的观测信号向量,A 为未知的 $M \times N$ 的混合矩阵,$S=[s_1,s_2,\cdots,s_n]$ 是未知的 N 维独立源信号向量,ICA 模型框图如图 6-3-1 所示。求解 ICA 问题就是要求解一个解混矩阵 B,并通过 B 将 M 个观测信号分解成 N 个相互独立的成分 Y_1,Y_2,$\cdots$,Y_n,即 $Y=[y_1,y_2,\cdots,y_n]=BX$。当信号源的数量为 N,且相互独立时,则各个独立成分分别是各信号源的逼近,$Y \to S$。

从原理上说,仅靠单一通道观察不可能实现这样的分解,必须借助于一组能把这些信源按不同的混合比例组合起来的多通道同步观察,换句话说,ICA 是一种多通道信号处理方法。但是,把一组观察信号分解成若干独立成分,分解结果肯定不唯一,因此需对分解施加一些约束条件,使分解出的成分接近于所期望的结果:①观测信号的数目 M 等于源信号的

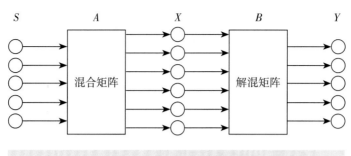

图 6-3-1　ICA 的基本模式图

数目 N,此时混合矩阵 A 是一个确定且未知的 $N \times N$ 方阵,且 A 的逆矩阵 A^{-1} 存在:②源信号中至多只能有一个信号为高斯信号,因为高斯信号线性叠加的结果仍然是高斯信号,不可能被分开;③源信号的各个分量均为零均值、实随机变量,且各分量之间是瞬时统计独立的。

　　求解 ICA 问题时,独立成分的基本判别准则(独立性判据)最根本的独立性判据应该是统计学的定义:各信号的概率密度函数的乘积是否等于所有信号的联合概率密度函数。一般常用的独立性判据主要有信息极大化判据(infomax)、基于非高斯最大化判据(complex maximization of nongaussianity,CMN)、互信息极小化判据(minimum mutual information,MM)和极大似然估计判据(maximum likelihood estimation,MLE)。A. J. Bell 和 T. J. Sejnowski 两人充分利用神经网络的知识以及信息极大化原理提出了一个简单的能够盲分离独立源信号 S 的线性混合分量 Y,即 Infomax 算法(也称 B-S 算法)。此算法可有效地分离多个超高斯信号的源信号,在处理 fMRI 数据时,一般用它来寻找解混矩阵 B。其特点是在输出 y 之后逐分量地引入一个非线性函数来代替对高阶统计量的估计,如图 6-3-2 所示,其中 $r_i = g(y_i)$。

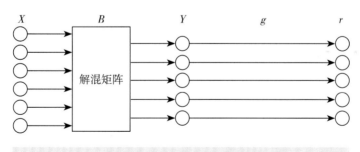

图 6-3-2　Infomax 算法示意图

　　基于信息最大化判算法要处理的基本问题是使神经网络的输出 r 中包含的关于其输入 x 的互信息最大。r 与 x 的互信息定义为:

$$I(r,x) = \iint p(r,x) \ln \frac{p(r,x)}{p(r)p(x)} dxdr = H(r) - H(r/x) \qquad \text{式(6-3-2)}$$

　　通常情况下,$H(r/x)$ 是由噪声获得,与解混矩阵 B 无关。因此,$I(r/x)$ 最大化等价于输出的联合熵 $H(r)$ 的最大化。因此,Infomax 判据就是要调整 B,使非线性输出的联合熵达到

最大。神经网络的联合熵 $H(r)$ 可表示为:

$$H(r)=H(r_1,r_2,\cdots,r_n)=H(r_1)+H(r_2)+\cdots+H(r_n)-I(r_1,r_2,\cdots,r_n) \qquad \text{式(6-3-3)}$$

其中, $H(r_i)$ 是输出分量的边缘熵, $I(r_1,r_2,\cdots,r_n)$ 是它们的互信息。极大化 $H(r)$ 即意味着边缘熵的极大化和互信息的极小化,因此当互信息极小为 0 时,此时输出的联合熵等于边缘熵的和。Infomax 判据可描述为当非线性函数 g 是各个信源的概率分布函数时,调整 B,使得 $r=g(y)$ 的联合熵 $H(r)$ 达到最大。

在生物医学信号和图像处理中,常需要提取信号的状态特征,作为诊断和识别的依据,提取特征都是基于信号的低阶统计特性,ICA 则充分利用了信号的高阶相关性,能有效的提取信号在生理意义上的本质特征,将源信号分解成独立分量,再从独立分量中提取有关可表征一定的生理意义的特征,进而可以用作信号的特征提取或分类。

根据奇异值分解(singular value decomposition,SVD)和主成分分析(principle component analysis,PCA)技术分解多通道信号,都是基于线性代数理论,其本质是一致的。虽然可以保证分解得到的各个分量之间是互不相关的,但无法保证分量之间的独立性(不包括高斯过程,对高斯信号而言,不相关等价于独立)。在大多电生理数据的测量中,观察值实际上是由若干相对独立的信源加权而成,如心脏阻抗信号中的呼吸干扰;胎儿心电中的胎儿心电、母亲心电和肌电;脑电记录中的自发脑电、诱发脑电及其他干扰成分(如快速眼动 REM、头皮肌电、工频干扰等)。这导致使用 SVD 和 PCA 技术分解出的多通道信号缺少了实际的生理意义,从而降低所提取的特征的典型性。

第四节   复杂网络分析

近年来,由于计算机学科的迅速发展,数据处理速度和运算能力得到很大提升,科学家们发现许多真实网络具有与随机网络和规则网络皆不同的统计特征,称为复杂网络(complex network)。目前对复杂网络没有具体的定义,但研究发现复杂网络具有以下特征:①大量真实复杂系统的拓扑结构抽象;②比随机网络和规则网络更加复杂,目前还没有一种简单方法可以生成完全符合真实统计特征的复杂网络;③复杂网络是大量复杂系统得以存在的拓扑基础,对其研究可以有助于理解"复杂系统之所以复杂"这一至关重要的问题。目前,复杂网络分析方法现已应用于多个不同领域,如生命科学、物理学、计算机科学、管理学、信息学以及经济学等。研究者借助复杂网络来分析实际系统的网络特性,例如脑功能网络、新陈代谢网络、神经网络、交通网络等。

复杂网络具有两个重要的统计特征,无标度性和小世界性。无标度网络是一种节点度分布服从幂律分布的复杂网络(如图 6-4-1A 所示)。小世界网络是一种介于规则网络和随机网络之间的过渡网络,具有高的局部聚类系数和短的平均路径长度,由最近邻规则网络经随机化重连或加边得到(如图 6-4-1B 所示)。小世界网络和无标度网络都属于复杂网络。

复杂网络通常情况下均可用一组节点集 V 和一组边集 E 组成的图 $G=(V,E)$ 表示,节点数记为 $N=|V|$,边数记为 $M=|E|$,E 中的每一条边都有 N 中的节点与之对应。如果任意 (i,j) 与 (j,i) 对应同一条边,则该网络称为无向网络(undirected network),反之称为有向网络(directed network);如果每条边都赋有权值,则称为加权网络(weighted network),反之称为无权网络(unweighted network)。

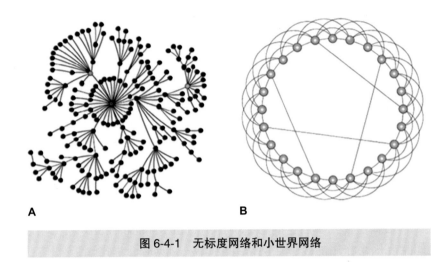

A **B**

图 6-4-1 无标度网络和小世界网络

近年来,人们在刻画复杂网络结构的统计特性上提出了许多概念和方法,如:平均路径长度(average path length)、聚类系数(clustering coefficient)和度分布(degree distribution)等。

1. 特征路径长度 网络中从一个节点到另一个节点所通过的节点和边的不重复的序列定义为两个节点之间的路径,节点之间的距离 d_{ij} 定义为连接两个节点的最短路径上的边数,该路径成为特征路径。特征路径长度是用于描述网络内部结构的一个很重要的参数,在网络的信息传输和通讯中起着重要的作用。网络的特征路径长度定义为网络中任意两个节点之间距离的平均值,N 表示网络的节点数,则特征路径长度定义为:

$$L = \frac{1}{\frac{1}{2}N(N-1)} \sum_{i \geqslant j} d_{ij}$$
式(6-4-1)

不考虑节点到自身的距离。

2. 聚类系数 聚类系数是度量网络性质的另一个重要参数,用于度量某一节点的两个邻居节点互为邻居节点的可能性。假设网络中的一个节点 i 的度值为 k_i,则存在 k_i 个节点与之相邻,这些节点成为节点 i 的邻居节点。在这 k_i 个节点之间,最多可能存在 $k_i(k_i-1)/2$ 条边,这些节点之间实际存在的边的数目与可能存在的最多的边的数目之比称为节点 i 的聚类系数,即

$$C_i = \frac{2E_i}{k_i(k_i-1)}$$
式(6-4-2)

整个网络的聚类系数 C 就是所有节点 i 的聚类系数 C_i 的平均值,$0 \leqslant C \leqslant 1$。当 $C=0$ 时,所有的节点均为孤立节点,即没有任何边连接;$C=1$ 时,即网络是全局耦合的,即网络中任意两个节点都直接相连。对于一个大规模的完全随机网络来说,$C=O(N^{-1})$。虽然许多实际网络的聚类系数都远小于 1 且比 $O(N^{-1})$ 大得多,但大多都具有明显的聚类效应。

3. 度分布 网络中任意一个节点 i 的度值 k_i 定义为与该节点相连的其他节点的数目,即 $k_i = \sum_{j \in \nu} a_{ij}$。在有向网络中,度分为出度(out-degree)和入度(in-degree),出度值指从该节点指向其他节点的边的数目,入度值是指从其他节点指向该节点的边的数目,总度值应为

出度值与入度值之和。直观上看,网络中节点的度值越大,说明该节点越重要。网络中节点的度的分布情况可用分布函数 $P(k)$ 来描述,$P(k)$ 表示的是一个随机选定的节点的度恰好为 k 的概率。完全随机网络的度分布近似于 Poisson 分布,其形状在远离 $\langle k \rangle$ 处呈指数下降,这意味着度值满足 $k > \langle k \rangle$ 的节点实际上是不存在的。其中 $\langle k \rangle$ 为网络中所有节点的度值的平均值,称为网络的平均度。而近年来的研究发现,许多实际网络的度分布明显地不同于 Poisson 分布,而多数实际网络服从幂律分布,分布函数满足 $P(k) \propto k^{-\langle k \rangle}$。

一般在脑网络的研究中,将脑中的脑区看成是网络中的节点,而将脑区之间的相关性连接看成是网络的边,从而将复杂的脑构建成一个能够高效提取和整合各种信息的复杂网络,来研究大脑信号传递、同步、编码和控制等。复杂脑网络的研究主要从三个方面入手:基于神经物理性结构的结构性网络(structural network)、由于神经元集群的非线性动力学行为呈现统计学依赖性模式所产生的功能性网络(functional network)和比功能性网络更强调节点之间相互因果作用的效率性网络(effective network)。脑网络分析方法目前已广泛应用于精神神经性疾病的研究当中。Stam 等人将"小世界"模型的构建方法第一次应用到阿尔茨海默病的研究中,研究结果显示患者脑功能网络的最短路径长度相比于健康正常人来说明显增大,可以揭示大脑工作效率和神经网络整合效率明显降低;而且通过分析最短路径长度与患者神经心理量表之间的评分关系发现最短路径长度和神经心理学量表之间呈现正相关。Lanius 等人研究发现,相比于健康对照组,创伤后应激障碍患者在创伤想象任务下自身状态知觉网络中的节点之间表现出更强的功能连接,这一研究结果表明自身知觉异常可能是创伤后应激障碍患者潜在的病理基础。Supekar 等人研究发现,阿尔茨海默病(Alzheimer's disease,AD)患者相比于健康对照组来说脑功能网络的小世界特性出现退化,而且这种现象表现出了高的特异性和敏感性,借此可为临床诊断提供一个客观指标。

第五节　基于模式识别的分类方法

利用 fMRI 研究针刺效应,需要对复杂的、遍布噪声的多变量 fMRI 数据进行分析。通常,针刺刺激对大脑的影响更多地表现为多个体素的共同激活,而非单个体素上的激活,所以体素的时间序列变化模式具有一定的共性。传统的基于单体素的分析方法,如 GLM(广义线性模型),忽略了体素之间的相关信息,没有将大脑神经激活模式作为一个整体来考虑。而多体素模式分析(multi-voxel pattern analysis,MVPA)方法,也称作多变量模式解码(multi-variate pattern decoding)、模式识别或机器学习等,已越来越多地应用于脑影像学数据的研究中。MVPA 作为一种基于数据驱动的分析方法,将 fMRI 数据中的多个体素的激活看作一个激活模式,而不仅仅局限于体素级,并且从该激活模式中解码出与实验条件相关的信息。

在 fMRI 领域,MVPA 分析方法具有很多优点:①相比于传统的单体素分析方法,MVPA能够更敏感地检测到 fMRI 数据中细微的多体素模式变化,从而推论特定认知状态的神经表征。②相比于传统基于组分析的方法,MVPA 可以建立个体诊断模型,因此结果具有更高的临床转换能力。该方法对大脑呈空间分布的、细微的差异比较敏感,而这些差异无法由传统的单元方法检测出来。③相比于传统的分类方法,MVPA 具有以下优势:A. MVPA 是基于多体素的,它通过研究同一时间点不同体素的响应程度来研究体素获得,没有引入空间平均,从而避免了信号损失,因此识别认知状态和区域更加敏感;B. MVPA 可以将分类的结果与多次行为实验的结果关联起来分析,这是其重要的优势之一;C. MVPA 认为认知状态是由多个方面构成的,即由不同维构成,不同的值属于一个特定的维,并由不同的神经模式表现出来。基于这种思想,不同的大脑区域对不同的输入响应不同,我们可以通过训练得到这些不同的区域到底对于哪种输入的响应更为强烈,即从事哪种不同的认知任务,从而达到认识大脑功能的目的。

基于 MVPA 分析方法的研究方法主要包含五个步骤:数据预处理、模式匹配、特征选取、分类训练以及算法测试,如图 6-5-1 所示:

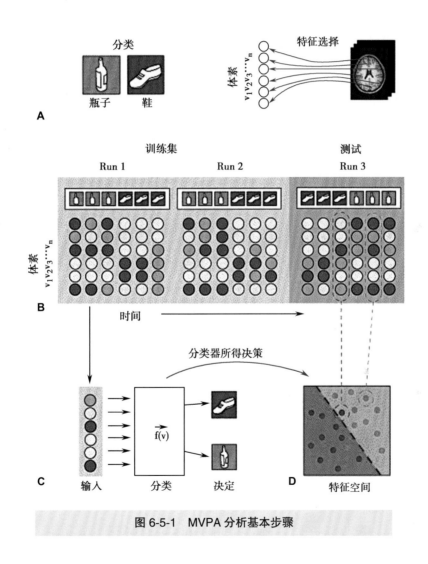

图 6-5-1　MVPA 分析基本步骤

一、数据预处理

数据预处理方法同第二节中的相关内容一致。但值得注意的是,预处理步骤中,空间平滑虽然可以有效地减小噪声,但是可能同时减小两种有意义的激活信号:①减弱激活强度较弱但包含判据信息的信号；②空间平滑可能会模糊掉空间模式中的一些细微纹理特征，进而减少了可以区分不同刺激条件所对应的激活模式的有意义的信息。所以一般在应用MVPA进行数据分析时，为了避免信号的缺少，在预处理步骤中常忽略体素信号空间平滑这一步骤。

二、特征选择/提取

fMRI技术的空间分辨力较高，采集的fMRI图像中每一幅图像都是数以万计的体素个数，若以每个体素作为一个特征，那么全脑体素创建的样本将是超高维的，会大大降低数据有效分类的效率。因此，在进行分类之前需要预先选取全脑体素的一个子集（特征选择）或者计算体素的加权组合作为新的特征（特征提取），特征选择和特征提取实质上是降维的过程，维数的降低可以大大减少计算量，如图6-5-1A所示。

特征选择的过程即判断数据中哪些体素可以作为特征体素用来进行分类分析，首先选取一个体素的子集，使用该子集创建样本并进行模式分类。特征选择的方法多种多样，下面介绍四种常用方法。①最常用的方法是选择区分目标最敏感的特征，一般选取其中互信息最大的n个值作为特征；②其次，根据活动强度来进行特征选择的方法也是可行的，即选择那些活动强度最大的体素来作为特征；③在感兴趣的区域中选择n个活动强度最高的体素。首先选取n个ROI，对于每一个ROI都根据②中的方法去选择m/n个体素作为特征，这样被选出体素就构成了m个特征；④计算每个ROI中的平均活动强度。先用③中的方法选出n个ROI的m/n个体素，然后计算出每个ROI在t时刻的平均活动强度，从而每个ROI内都形成了一个超级体素，当前ROI中所有被选择体素活动信号的平均信号。

特征提取指对体素进行加权组合得到新的特征作为新的维度。例如通过机器学习中的降维算法进行降维，常用的方法包括主成分分析（principal component analysis，PCA）、独立成分分析、多维度尺度分析等。这些方法虽然没有使用类别的相关信息，但是大大降低了维度，一定程度上缓解了过拟合带来的影响。

三、模式分类

如图6-5-1B所示，对实验中采集的fMRI数据进行重新组合，即根据实验设计中的不同的刺激条件，将每一位被试的全脑fMRI时间序列按照不同的刺激时间段截断分组，并重新组合成新的特征向量。特征向量一般有多个特征值组成，研究者一般可以根据刺激类别、被试看到刺激时的响应或者决定等一些与特征向量绑定的测量值作为类别的标签来进行模式分类等。我们进一步需要将提取出的特征数据分为训练集和测试集。

四、模式训练

如图6-5-1C所示，将提取的训练集和匹配好的实验状态放入多体素模式分类算法中进行训练，通过这些数据的训练，分类器可以在特征体素和实验状态中找到对应的关系图。目前常用的分类器主要有线性分类器和非线性分类器两类。线性分类器的基本假设：不同实验条件下的响应都有一个多变量的均值，该均值能代表对应实验条件下真实的体素响应模式，观测到的数据受测量噪声和其他人为因素的影响正态分布在该均值附近。常用的线性分类器主要有模式-相关分类器、线性判决分析和线性支持向量机等。目前大部分的MVPA

研究都是应用线性的分类器。在很多情况下,实验条件引起的激活模式并不是简单的正态分布。机器学习发展出了很多适合于处理这种复杂情形的非线性分类器。常用的非线性分类器主要有 K 近邻分类器、高斯朴素贝叶斯和径向基函数支持向量机,不同的分类器有着不同的分类准则和判决面。

五、分类器测试

如图 6-5-1D 所示,对训练好的分类器进行测试,将测试集数据放入分类器中,通过分类器学习到的映射图找到其对应的实验状态,由此来判断分类器是否训练好。图中蓝色背景表示了分类机所决定的处于该区域内的特征向量对应模式的所属类别,红色虚线为分类边界,每一个圆点对应一个特征向量(其中蓝色和绿色分别对应于两个不同的刺激条件)。从图中可以看出,有一个虚线标出的蓝色圆点被错分到绿色区域,还可以看到被正确分类的绿色圆点。

第六节　时间序列状态分析

基于体素的广义线性模型(GLM)分析已经广泛应用,该算法目的是检测大脑脑区的活动是否符合已知的输入血流动力学函数,然而当神经响应信号变化的起始时间与持续时间不能准确判断时,GLM 方法不再适用。由于针刺效应较为复杂,引起的血流动力学函数难以事先确定,GLM 难以适用针刺效应的研究中。本节主要介绍基于指数加权滑动平均(exponentially weighted moving averages,EWMA)的时间序列状态分析算法。

一、EWMA 模型

假设 fMRI 神经响应的时间序列服从正态分布。在基线状态下,产生的均值为 θ_0 的数据,这个状态称为 In-Control。在 τ 时刻,由于新的生理状态引起的大脑皮质神经活动的增强或减弱,从而使 fMRI 时间序列的状态发生改变,进一步导致时间序列中的数据从均值为 θ_0 转变成均值为 θ_1 的分布状态,则 τ 时刻称为变点,而第二个时间段称为 Out-of-Control 状态,如图 6-6-1 所示:

该算法的统计模型为:

$$x_i = s_t + \varepsilon_t \tag{式(6-6-1)}$$

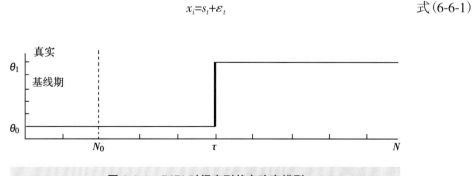

图 6-6-1　fMRI 时间序列状态改变模型

其中 $t=1,2,\cdots,n$，S_t 指 t 时刻的信号，ε_t 指 t 时刻的噪声信号，且 ε_t 服从均值为 0 的正态分布。

EWMA 算法基于统计量 z_t，z_t 定义如下：

$$z_t = \lambda \sum_{j=0}^{t-1} (1-\lambda)^j x_{t-j} + (1-\lambda)^t \theta_0 \qquad 式（6-6-2）$$

其中，其中 $t=1,2,\cdots,n$，λ 为平滑参数，初始值 z_0 取基线状态的均值 θ_0。因此，z_t 的每个值都是由当前观测值 x_t 与前一个 EWMA 统计模型值的加权平均。

假设 $z_0=0$ 时，EWMA 的统计模型也表示为：

$$\vec{Z} = \Lambda \vec{x} \qquad 式（6-6-3）$$

其中，$\vec{Z} = (z_1, z_2, \cdots, z_n)^T$，$\Lambda$ 是一个下三角平滑矩阵，如下：

$$\Lambda = \lambda \begin{vmatrix} 1 & 0 & \cdots & 0 & 0 \\ (1-\lambda) & 1 & \cdots & 0 & 0 \\ \cdots & \cdots & \cdots & \cdots & \cdots \\ (1-\lambda)^{n-2} & (1-\lambda)^{n-3} & \cdots & 1 & 0 \\ (1-\lambda)^{n-1} & (1-\lambda)^{n-2} & \cdots & (1-\lambda) & 1 \end{vmatrix} \qquad 式（6-6-4）$$

二、EWMA 模型激活状态的统计推断

一般情况下，基于 EWMA 模型，通过对数据分布形式加以判断就可以推断偏离基线的状态是否发生，如果检测到改变，我们进一步估计变化是在哪个时刻发生，即未知变量 τ 的值。为此做出假设，零假设为均值为常数 μ，即信号状态没有发生改变；备择假设为存在两组状态（基线状态和激活状态），均值 μ 对应不同的值，即：

H_0：　$\mu = \theta_0$　$t=1,\cdots,n$

H_1：
$$\begin{aligned} \mu &= \theta_0 & t=1,\cdots,\tau \\ \mu &= \theta_1 & t=\tau,\cdots,n \end{aligned}$$

我们的目的是为了估计数据服从零假设分布 H_0 的概率，在基线状态下，针对每个 EWMA 模型统计量 z_t，都可以根据下式计算出检验统计量 T_t

$$T_t = \frac{z_t - \theta_0}{\sqrt{Var(z_t)}} \qquad 式（6-6-5）$$

其中，$Var(z_t)$ 是 EWMA 模型统计量在 t 时刻的方差。检验统计量 T_t 服从自由度为 d 的 t 分布，每个 t 值相对应一个统计推断 p 值。置信区间定义为：

$$\theta_0 \pm t^* \sqrt{Var(z_t)} \qquad 式（6-6-6）$$

其中，t^* 是 t 分布中对应的假阳性率的临界值。若 z_t 一旦超出置信区间，则表明状态发生改变，拒绝零假设，接受备择假设。

三、时间维度校正和空间维度校正

由上可知，fMRI 时间序列中的每个时间点都计算了一个 p 值。Bonferroni 是目前较为常用的一种校正方法，但由于它基于各时间点数据相互独立的前提假设，过于保守而不适用于此。一般采用一种更敏感的方法——蒙特 - 卡洛模拟方法（Monte Carlo Integration）。在零假

设前提下,检验统计量序列 $T=(T_1,T_2,\cdots,T_n)$ 服从自由度为 d、协方差矩阵为 $\sum^*$ 的多变量 t 分布。时间维的 Family-wise error rate(FWER)控制由 $t(\sum^*,df)$ 分布随机产生 n 维 t 值向量,用其最大值对最大零假设 t 值的分布进行估计。

一般采用 False Discovery Rate(FDR)控制来校正空间上的相关,由于 FDR 作用在 p 值上,所以在应用 EWMA 模型后直接进行。

四、变点估计

如果上述已检测出状态发生变化,还需对状态改变的时刻做出准确估计。即对参数 τ 做出估计,参数 τ 被看做统计量超过置信区间的第一时间点。

动态特征信息不但包含了状态变化的起始时刻,还包含对状态变化的持续时间做出的相应估计。这里采用高斯混合模型对状态变化的持续时间加以推测:

$$X=(1-\Delta)X_0+\Delta X_1 \qquad 式(6-6-7)$$

其中,Δ 的概率为 p,X 的密度函数为:

$$f_X(x)=(1-p)f_{X0}(x)+pf_{X1}(x) \qquad 式(6-6-8)$$

所以,时间序列上的数据点属于激活状态的概率为:

$$P(active/x_1)=pf_{Xi}(x_i)/f_X(x_i) \qquad 式(6-6-9)$$

若 $P(active/x_1)>0.5$,则该时间点被判定为激活状态,将所有处于激活状态的时间点数相加,便可获得对状态变化持续时间的相应估计。

第七节 脑磁图基本分析方法

一、脑磁图

利用高灵敏度和低噪声的超导量子干涉仪测量器可以对脑神经元活动产生的微弱生物磁场进行测量,将这些测得的磁场值绘成图,称为脑磁图(magnetoencephalography,MEG)。与脑电图(electroencephalogram,EEG)相比,MEG 信号在穿过脑组织和头盖骨时,不受颅骨的影响,非线性畸变较少,空间分辨力较高,其精度在 mm 之内。MEG 对脑部损伤的定位诊断更为准确,且其测量可以重复多次而不会给大脑带来任何副反应,因此受到了应用越来越广泛。MEG 具有综合信息处理系统,通过计算机指令能将获得的信号转换成曲线图或等高线图信息,与 MRI 或 CT 等解剖学影像信息叠加整合,形成脑功能解剖定位。此外 MEG 还可与 EEG 等技术相互进行综合信息处理,把握细胞活动部位的精确位置,对于各种临床诊断、脑外科手术前的手术计划制定以及脑的基础研究等都具有十分重要的意义。

神经振荡是中枢神经系统中存在的一种节律性,或是重复性的神经元活动,主要靠单个神经元或者神经元之间的相互作用引发。作为反映大脑神经震荡的脑磁图信号具有以下特点:①随机性和非平稳性:脑磁图是由大量神经元突触后电位产生的磁场的综合,非常复杂难以找到规律,且随时间和大脑状态以及外界刺激的不同,信号而发生变化并表现出很强的非平稳性;②信号微弱,噪声和干扰强;③非线性;④频率成分多样。大脑中不同规模的神经元群以不同的频率振荡,表现为具有不同频率和作用的神经元振荡活动,研究人员按振荡频率从低到高将神经振荡信号划分为:delta、theta、alpha、beta 和 gamma 五个主要节律。

在没有外加刺激条件下,大脑皮质神经元持续的、节律性的信号变化被称为自发信号;

如果在特定刺激条件下,诱发大脑皮质产生神经电活动,则被称为诱发信号。无论是自发信号还是诱发信号,都反映了大脑的神经活动及功能状态,当受试者处于不同的生理状态或者患有某种大脑神经系统疾病时,会呈现出不同的神经振荡模式,根据这些模式就可以了解大脑的功能活动,从而判断出被试的生理或病理状态。

二、MEG 应用

MEG 广泛应用于听觉、视觉、语言、运动、脑细胞信息处理、胎脑发育、记忆、智力、睡眠与心理研究等众多基础领域。MEG 能够定位听觉中枢,显示出听觉脑神经组织,进行注意力效果的测定。另外,对视觉中枢也能够明确定位,并且容易测量到与视网膜关联的脑神经组织,以及相关的病理学状态,并能评价其视觉功能上的特殊性。MEG 能够用于辨别大脑皮质中进行语言处理的区域,使语言与脑功能区的研究更加方便和深入。通过 MEG 信号源定位解析法,合成孔径脑磁源定位技术(synthetic aperture magnetometry,SAM)不仅可以检测到经典的语言中枢,而且可以进一步证实小脑在语言活动中的重要作用。目前 MEG 已应用于一系列的脑神经科学、精神医学和心理学方面的研究,例如认知、情感、联想、语言、学习等脑的高级功能方面的研究。

此外,在临床医学的研究中,MEG 也发挥了重要作用,可应用于癫痫病灶定位、颅脑手术前脑功能区和手术靶点定位、脑功能损害定位、神经精神疾病诊断、胎儿脑磁图以及针刺机制研究等方面。MEG 的临床诊断适应证已得到充分的肯定,并取得了卓有成效的诊断效果(图 6-7-1)。

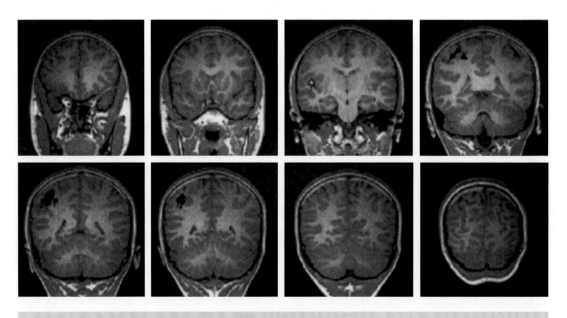

图 6-7-1　脑磁图功能区
注:● 棘波偶极子;⅄ 听觉偶极子;▲ 体感偶极子

Dhond 等人采用低频电针刺激正常被试左手的内关穴位作为实验组,在同一处施加非破皮的假针作为对照组,通过采集 MEG 数据分析发现,针刺组和对照组均能引起大脑对侧初级躯体感觉皮质的激活反应,而且发现针刺组引起的大脑潜伏期要短于对照组,而对照组引起的大脑源信号活动要高于针刺组,并指出针刺疗效可能与 SI 去的调节作用有关。Asghar 等人研究发现,与基线相比,针刺被试右手合谷穴后,左侧 SI 去和额上回在 beta 频段的能量均显著降低,而右侧只有额上回在 beta 和 gamma 频段的能量显著降低。

三、MEG 数据分析模型

人脑是一个十分复杂的器官,大脑皮质中的神经元是脑内活动的基本单位,当大脑处理信息时,神经元会产生微弱的电流,该电流即脑磁场的源。

在脑磁问题研究中,一般由已知电流源来推算球面各处的磁场强度分布,称为脑磁正问题;而脑磁逆问题,是根据测量到的人脑外部磁信号来研究产生这些磁信号的源的信息。

1. 脑磁正问题　一般来说,常用的脑电磁场的计算方法有两种:一种是解析法;另一种是数值法。其中解析法是最早出现的方法,而数值法的出现,使脑电磁场的计算从经典的解析法中分离出来,离散化为数值方法求解,这样使一些用解析法难以解决的问题迎刃而解,极大地促进了脑电磁场数值计算的发展。脑电磁场数值计算常用的方法有:有限元法、有限元差分法、有限体积法和边界元法。

2. 脑磁逆问题　从本质上讲,脑磁逆问题是不适定问题,因为利用导体外的磁场数据无法唯一确定导体内的电流分布,所以同一种电场分布可能对应无数种电流分布。所以脑磁图解具有非唯一性,在脑磁逆问题研究中必须在满足条件的解集中通过施加一定的限制条件而找出所谓合理的解。目前针对脑磁逆问题存在两类解决方法:一类称为磁源重建,这是基于图像重建技术的方法。在这类方法中,假设磁源位于脑内离散化的固定位置处,问题转化为对欠定线性方程组的求解,主要包括最小范数解及加权最小范数解等。另一类称为偶极子定位方法,鉴于多数实际情况下,脑内磁源只有一两个,而磁场测量点数相对较多。从而使欲求的未知参数少于磁场方程的数目,问题转化为求超定的非线性方程组的最小二乘解。

一般在处理脑磁正逆问题时,我们会首先建立如下数学模型:

$$m(t) = A \cdot s(t) + n(t) \qquad \text{式}(6\text{-}7\text{-}1)$$

其中,$s(t) = [s_1, s_2, \cdots, s_N]$。$m(t)$ 表示脑磁图系统每个通道在头皮处记录到的磁感应强度信号,$s(t)$ 为大脑信号源的激活响应,A 是一个前向算子,其值受头模的形状以及导电率影响,$n(t)$ 为噪声信号。结合脑磁正逆问题来看,若已知 $s(t)$ 和 A,求 $m(t)$ 即脑磁正问题;若已知 $m(t)$ 和 A,求 $s(t)$ 即逆问题。

3. 电流偶极子定位

在脑磁研究中,头模型指头的数字模型,与脑内信号源发生器和头的周围组织有关,一般采用两种头模型:一种为球对称导体模型,电导率 $\sigma = \sigma(r)$,其中最简单的是将头看成各向同性、电导率均匀的介质球均匀球模型;另一种谓之真实头模型,即根据 CT 或 MRI 扫描的脑组织结构数据,划分出若干区域,在每一个区域内,电导率近似相等,然后在不同区域的交界面上构造边界元小三角形,并假设在每一个小三角形上电势相等。在脑磁问题中广泛采用电流偶极子模型(current diople)代表脑内的一个小体积的神经活动,可用位置、方向、强度三个参数来描述。

偶极子定位的基本原理如下:等效电流偶极子是 MEG 逆问题研究中被广泛使用的源模型,用来代表局部的神经活动,在该模型下,脑磁逆问题的解决需要估计偶极子的位置强度参数。其中每个偶极子对应一个六维参量：三个位置坐标参量和三个偶极矩参量。虽然每一个偶极子参数是六维的，但若在球队称导体模型下简化为五维参量，这是因为偶极子的径向测量来说是磁静寂的，每个偶极子表示为：

$$\beta = (\rho, \vartheta, \varphi, P_\vartheta, P_\varphi) \qquad \text{式(6-7-2)}$$

其中，ρ、ϑ 和 φ 是非线性的位置参数，P_ϑ 和 P_φ 线性的偶极矩强度的切向分量的参数。因为一般脑内磁源只有一两个，而磁场测量点数相对较多，从而使欲求的未知参数少于磁场方程的数目，则问题转化为求超定的非线性方程组的最小二乘解。定义目标函数为：

$$\arg\min \| a\text{-}As \|_F^2 \qquad \text{式(6-7-3)}$$

在求解时可利用基于 Moore-Penrose 广义逆的近似计算法的方法，可得：

$$m = A^+ s \qquad \text{式(6-7-4)}$$

若设 A 为 m×n 阶实矩阵，且 m<n，其中 m 为 MEG 扫描通道数，b 为网格节点数。求解广义逆 A+ 可采用基于奇异值分解的方法，可得：

$$A^+ = \sum_{i=1}^{r} \frac{1}{\delta_i} v_i u_i^T \qquad \text{式(6-7-5)}$$

四、MEG 数据分析方法

MEG 信号十分微弱，很容易受到其他电生理信号以及外界环境的干扰，而这些干扰会影响 MEG 自身信号。所以一般在 MEG 数据的分析之前，首先需要对数据进行预处理操作，一般包括迹去除、基线校正和滤波三个方面的内容。伪迹消除是预处理步骤中的重点；滤波的作用除了除噪以外，还可将数据滤波到 delta（0.5~4Hz）、theta（4~8Hz）、alpha（8~13Hz）、beta（13~30Hz）和 gamma（30~48Hz）五个频段。支持 MEG 数据处理的软件包有 Brainstorm、SPM 和 EEGLAB 等软件包。

如上文所述 MEG 信号和 EEG 信号一样分为自发和诱发，属于时空信号，均包含多种频率成分。一般对 MEG 数据的处理主要从时域、频域、空域以下几个方面入手：

1. 从时域的角度分析，主要为了提取 MEG 的波形特征（如：峰值、潜伏期）和成分特征，提取方法有 PCA 和 ICA。

2. 对 MEG 信号频域方面的分析主要有：MEG 的谱分析、MEG 相关通道间或 MEG 与其他电生理信号（如 EMG）的相干性分析。

3. 由于 MEG 信号是非平稳信号，研究 MEG 频谱随时间变化的情况非常必要。

4. 从空域上分析，即 MEG 信号的源分析问题，即上述脑磁逆问题；目前文献中用到的脑磁逆问题的求解方法主要有：等效电流偶极子法（equivalent current dipole，ECD）、重信号分类法（multiple signal classification，MUSIC）及其扩展算法（recursively applied and projected，RAP-MUSIC）、最小模估计法（minimum norm estimates，MNE）以及基于空间滤波概念的波束形成器类方法（beam forming）如：相干源动态成像法（dynamical imaging of coherence Sources，DICS）、线性约束最小方差法（linearly constrained minimum variance，LCMV）、以及合成孔径磁场测定法（synthetic aperture magnetometry，SAM）等。

五、相对谱能量计算和统计分析

如上所述，MEG 信号包含多种频率成分，有特征节律波，同 EEG 信号一样可以在感觉运动区可以记录到 beta 节律，在枕部记录到 alpha 节律，且特定的节律成分会表现出事件相关的概率变化,所以对 MEG 信号进行频域分析,可以进一步了解大脑特定的活动机制,对 MEG 信号进行功率谱分析必须要体现时域和频域的联合特征。

首先采用傅里叶变换算法的方法,分别计算某个频段内针刺段前后每个通道的 MEG 数据,从而获得每个通道的谱能量数据,傅里叶变换公式如下:

$$F_\sigma(u) = \int_{-\infty}^{+\infty} f(x)\exp(-j2\pi ux)\,dx \qquad\qquad 式(6\text{-}7\text{-}6)$$

其次定义每个通道信号的相位谱、振幅谱和谱能量分别为:

$$|\phi_\sigma(u)| = \tan^{-1}\left[I(u)/R(u)\right] \qquad\qquad 式(6\text{-}7\text{-}7)$$

$$|F_\sigma(u)| = \left[R^2(u) + I^2(u)\right]^{1/2} \qquad\qquad 式(6\text{-}7\text{-}8)$$

$$E_\sigma(u) = R^2(u) + I^2(u) \qquad\qquad 式(6\text{-}7\text{-}9)$$

其中,R 和 I 分别表示傅里叶变换的实部和虚部。我们还可以计算每位被试的某一频段内的 MEG 数据在针刺前后的谱能量数据:

$$E(u) = R^2(u) + I^2(u) \qquad\qquad 式(6\text{-}7\text{-}10)$$

定义该频段内每个通道信号的相对谱能量(Relative Spectral Power)如下:

$$R(u) = E_\sigma(u)/E(u) \qquad\qquad 式(6\text{-}7\text{-}11)$$

最后,采用 SPSS 软件进行统计分析,可以对不同组内的被试前后各个主要脑区在该频段下的相对谱能量进行检验,分析各个脑区在特定频段内相对谱能量的差异性变化,从而进一步讨论针刺调节大脑功能区的作用。

参 考 文 献

1. Bandettini P A, Jesmanowicz A, Wong E C, et al. Processing strategies for time-course data sets in functional mri of the human brain. Magnetic Resonance in Medicine, 1993, 30(2):161-173.

2. 黄成众,赵京英,江桦,等. 静息状态脑功能网络的研究及应用. 中国组织工程研究与临床康复,2007,22(11):4388-4391.

3. 戴汝为,韩济生,石学敏,等. 现代针刺组学. 杭州:浙江科学技术出版社,2013.

4. Friston K J, Jezzard P, Turner R. Analysis of functional MRI time-series. Ukrainian Mathematical Journal, 1994, 1(2):153-171.

5. Lowe MJ, Mock BJ, Sorenson JA. Functional connectivity in single and multislice echo-planar imaging using resting-state fluctuations. Neuroimage, 1998, 7(2):119-132.

6. Granger, C. W. J. Investigating causal relations by econometric models and cross-spectral methods. Econometrica, 1969, 37, 424-438.

7. Friston, K. J. Functional and effective connectivity in neuroimaging:A synthesis. Human Brain Mapping, 1994, 2, 56-78.

8. 赵浩,周卫东,钟凌惠. 独立分量分析在生物医学信号处理中的应用. 生物医学工程研究,2003,22(4):56-60.

9. 周涛,柏文洁,汪秉宏,等. 复杂网络研究概述. 物理,2005,34(1):31-36.

10. 郝崇清. 基于时间序列的复杂脑网络构建与分析. 天津:天津大学,2012.

11. Stam C J, Jones B F, Nolte G, et al. Small-world networks and functional connectivity in Alzheimer's disease. Cereb Cortex, 2007, 17(1):92-99.

12. Lanius RA, Williamson PC, Bluhm RL, et al. Functional connectivity of dissociative responses in posttraumatic stress disorder:a functional magnetic resonance imaging in vestigation. Biological psychiatry, 2005, 57(8):873-884.

13. Supekar K, Menon V, Rubin D, et al. Network Analysis of Intrinsic Functional Brain Connectivity in Alzheimer's Disease. Plos Computational Biology, 2008, 4(6):1-11.

14. 刘风. 基于磁共振成像的多变量模式分析方法学与应用研究. 成都:电子科技大学, 2014.

15. 吕维帅. 模式识别方法在功能磁共振数据处理中的应用. 成都:电子科技大学, 2010.

16. Norman K A, Polyn S M, Detre G J, et al. Beyond mind-reading:multi-voxel pattern analysis of fMRI data. Trends in Cognitive Sciences, 2006, 10(9):424-430.

17. 童莉, 王理军, 郑载舟, 等. 基于多体素模式分析的 fMRI 视觉解码研究综述. 信息工程大学学报, 2015, 16(1):66-72.

18. Lindquist M A, Waugh C, Wager T D. Modeling state-related fMRI activity using change-point theory. Neuroimage, 2007, 35(3):1125-1141.

19. 程光, 章翔. 脑磁图的发展及应用研究. 中华神经外科疾病研究杂志, 2002, 1(3):277-279.

20. Streitberger K, Kleinhenz J. Introducing a placebo needle into acupuncture research. Lancet, 1998, 352:364-365.

21. Friston KJ, Asbburner J, Frith CD, et al. Spatial registration and normalization of images. Human Brain Mapping, 1995(2):165-189.

22. 李军. 几种优化方法在脑磁逆问题中的应用与比较. 电子学报, 2001, 29(1):61-63.

23. 尤优博. 基于脑磁图及其与功能磁共振融合的针刺穴位特异性问题研究. 中国科学院大学, 2014.

24. 李卫娜. 手指运动相关脑磁图信号的处理方法研究. 重庆大学, 2009.

25. 马洁铭, 王斌, 张立明. 基于独立元分析的脑磁图源定位. 生物物理学报, 2006, 22(5):50-50.

26. 刘妍, 陈波, 郭永明, 等. 针灸临床操作者质量控制方法探讨. 上海针灸杂志. 2016, 8(35):902-905.

27. 吴滨, 何竟, 李宁, 等. 循证医学与《中国针灸》临床研究报道的质量评价. 中国针灸, 2000, 20(8):504-506.

28. 李洪皎, 何丽云, 刘志顺, 等. 针灸随机对照试验质量控制方法探讨. 上海针灸杂志, 2014, 33(3):270-273.

29. 陈昊, 李广林, 徐文韬, 等. 国内循证针灸临床实践指南的质量评价. 中国循证医学杂志, 2014, 14(6):772-775.

第八节　磁共振波谱的基本原理与应用

一、概述

自 20 世纪 80 年代在体磁共振波谱(magnetic resonance spectroscopy, MRS)首次应用于颅脑研究以来, MRS 技术发展迅猛, 特别是高场强磁共振的出现, 使得 MRS 能广泛应用于临床和科学研究。与传统磁共振成像(magnetic resonance imaging, MRI)不同, MRS 可以检测多种与疾病相关的代谢物, 也是目前唯一能够在体无创获得颅内神经化学信息的技术。

相较于 ^{31}P、^{13}C 和 ^{23}Na 等原子核, 氢质子(^1H)在人体组织中的丰度最高, 是临床上最常用于磁共振波谱研究和应用的原子核。早期 MRS 临床研究主要围绕颅脑肿瘤和神经退行性疾病。近几年来, 随着波谱编辑等技术的普及, 大脑兴奋性神经递质谷氨酸(glutamate, Glu)和抑制性神经递质 γ- 氨基丁酸(gamma-aminobutyric acid, GABA)已经成为 MRS 研究的热点, 并在针刺、腰痛等领域有诸多的应用。

二、MRS 基本原理

当对置于均匀磁场中的原子核施以 90° 射频脉冲, 原子核受激发, 关闭脉冲后, 被激发的原子核将回到它初始的位置,此过程可产生信号,即自由诱导衰减(free induction decay, FID)。接受线圈检测信号,FID 可绘制成对应时间域信息的指数衰减函数曲线(即信号强度 - 时间曲线),傅里叶转换可将这种信号转变成共振频率峰值的波谱曲线(图 6-8-1)。

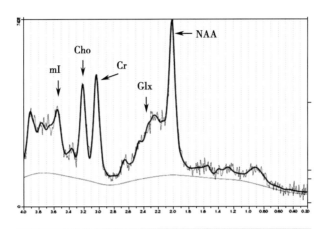

图 6-8-1　正常大脑 MRS
NAA,氮 - 乙酰天门冬氨酸;Glx,谷氨酸与谷氨酰胺;Cr,
肌酸与磷酸肌酸;Cho,胆碱;mI,肌醇

　　MRS 基本原理主要包括化学位移和自旋耦合。根据 Larmor 公式,原子核的进动频率由原子核磁旋比以及外加磁场强度决定。由于磁旋比是原子核的固有性质,因此氢质子自身的进动频率主要与外加磁场强度相关。由于氢核周围有电子云包绕,氢质子实际的共振频率还受到了氢质子在化合物中所处化学环境的影响。在化合物中氢核周围电子在外加磁场的作用下形成环电流,这种电流产生感应磁场。当其方向与外加磁场方向相反,表现一定的抗磁性时,对氢质子产生了一定的屏蔽效应,影响了有效磁场强度。因此,即使氢质子在同一磁场中,由于所处化合物的化学环境不同,产生氢质子共振频率也就不同,这种现象称为化学位移(chemical shift,CS)。^{1}H MRS 利用了氢质子的化学位移变化来采集信息,波谱图的横轴代表化学位移,即频率。化合物的化学位移不同,其在 MRS 上共振峰的位置也不同。为便于观察,常用百万分之一(part per million,ppm)表示。波谱图纵轴代表了代谢物的相对信号强度,共振峰的面积大小与共振氢质子的数量成正比,反映了化合物的浓度。

　　在分子中,不仅核外的电子云会对氢质子的共振吸收产生影响,邻近的氢质子也会因相互之间产生的作用影响对方磁共振吸收,引起共振谱线增多。这种相邻原子核之间的相互干扰称为自旋耦合。这一现象的产生与磁场强度无关,主要是磁矩之间产生的能量耦合,可使得共振峰裂分成双重峰、三重峰甚至四重峰、五重峰。常用耦合常数 J 作为自旋耦合的量度,J 值越大,耦合作用越强,体现在波谱上就是裂分峰之间的距离越大。

　　由此可见,MRS 对磁场的变化非常敏感,有时一个均匀磁场中的微小变化都能引起波峰的增宽和基线的变形,因此,磁共振波谱检查时施加匀场技术十分重要。而且,同水相比,组织中代谢物含量非常低,来源于水的信号可很大程度的影响感兴趣区(region of interest, ROI)代谢物的信号,故须使用特定技术进行水抑制,如化学位移选择饱和法(chemical shift selective saturation，CHESS）。正是这一些技术的出现，使得 ^{1}H MRS 蓬勃发展。

三、MRS 波谱技术

1. 扫描序列 激励回波检测法（stimulated echo acquisition mode，STEAM）和点分辨波谱（pointed resolved spectroscopy，PRESS）是目前在体 MRS 常用的序列。MEGA-PRESS（Mescher-Garwood point resolved spectroscopy）序列可在体检测脑内 GABA。

（1）STEAM：外加三个相互垂直的选择性 90° 射频脉冲，只有同时位于这三个方向的组织才能形成回波信号从而完成定位。这个序列选择性很强，可以达到单数据采集。因其 TE 时间短，常为 20~30ms，适用于观察短 T_2 的代谢物如肌醇等。该序列只有在扫描的后半时段用于数据采集，因而信噪比较低，同时对运动比较敏感。

（2）PRESS：先给予两个 180° 脉冲之后再给予一个 90° 脉冲从而选择感兴趣区。与 STEAM 相比该序列的选择性亦很强，同时因在扫描全程都采集数据，故信噪比较高，对运动不敏感，对匀场和抑水的要求不如 STEAM 严格，但是此序列的 TE 时间较长（一般为 135~270ms），难以检测短 T_2 的物质。

（3）MEGA-PRESS：该序列由 Mesher 和 Garwood 等首先提出，先给予非选择性 90° 脉冲，再施加一个非选择性 180° 脉冲，使化学位移失相位的质子可在特定时间得以重聚。然而，这期间因为自旋 - 自旋耦合即 J 耦合效应引起的失相位未得到重聚，再施加一个选择性 180° 脉冲，把 J 耦合效应引起的失相位自旋反转，在施加第二个选择性脉冲时得以再次反转，由化学位移造成的失相位在第二个非选择性脉冲的作用下及相同的演变时间段内，即信号接收前正好重聚（图 6-8-2）。

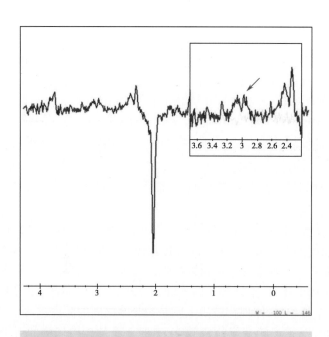

图 6-8-2 正常大脑 MEGA-PRESS 波谱图显示 GABA 共振峰（箭）

2. 主要技术参数

(1) 重复/回波时间（TR/TE）：可直接影响波谱分析结果，短 TR 可因 T_1 效应而造成代谢物浓度的低估，长 TR 意味着扫描时间延长（TR 与波谱采集时间呈正相关），出现运动伪影概率增大。短 TE 可用于检测 T_2 较短的代谢物，如肌醇、谷氨酸等，但可增加大分子物质的干扰，影响代谢物分析准确性；长 TE 可消除大分子物质干扰，但较短 T_2 代谢物的检测能力随之下降。由于 TR/TE 可直接影响代谢物测量值，因此，波谱研究应保持 TR/TE 等扫描参数的一致性。

(2) 波谱体素：直接影响磁共振波谱的分辨力。目前，常用的单体素氢质子波谱体素为 $2cm \times 2cm \times 2cm$，最小可以 $1cm^3$。体素太小，其信噪比相对较低，需要增加扫描时间以提高谱线的信噪比；反之，体素过大，则易受靶组织周围以及邻近组织影响，谱线变形。显然，波谱的分辨力尚不够理想，这也是阻碍其发展的主要因素之一。

(3) 匀场和水抑制：波谱的信噪比和分辨力主要决定于谱线线宽，谱线线宽受原子核自然线宽及磁场均匀度的影响，内磁场的均匀度越高，线宽越小，基线越平整光滑。^1H 波谱用水峰的半高全宽（full width at half maximum，FWHM）来检测磁场的均匀性，通常要求单体素波谱的 FWHM 在 7~10Hz 以内，多体素在 15Hz 以内。

水抑制是专用于质子波谱的技术，波谱的信号与所测物质的浓度成正比。我们研究的代谢物含量都非常低，通常在 3~16mmol/kgww 之间，而水的浓度可以是其 1000 倍，因此如果不采用水抑制措施，将干扰代谢物的观察。

(4) 代谢物分析：氢质子波谱的谱峰位置与该代谢物的含氢基团有关，是确认具体某种化合物的依据。而谱峰面积与代谢物的浓度呈正比，波谱观察代谢物主要通过其位置和谱峰大小做出判断。谱峰的观察可以通过目测、相对浓度和（或）绝对浓度测量等方法进行，由于在体波谱的共振峰常相互重叠，定量分析代谢物浓度通常需要专用后处理软件。

1) 目测法：通过共振峰高度的肉眼来观察判断代谢物的升高或下降（图 6-8-3，图 6-8-4），该方法简便但准确性较低。

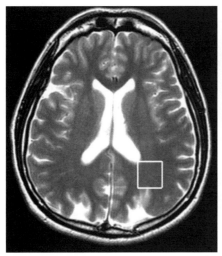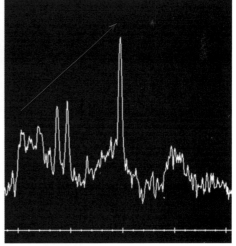

图 6-8-3 正常脑波谱，代谢物谱峰从左到右呈上升排列（红箭），即亨特角（Hunter's angle）

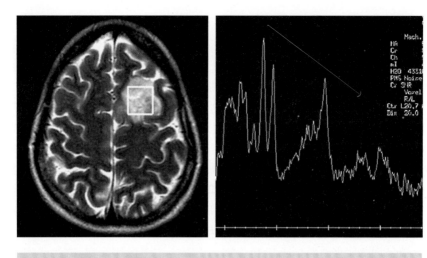

图 6-8-4　左额叶星形细胞瘤,代谢物谱峰从左到右呈下降排列(红箭),缺乏正常的亨特角

　　2)相对浓度测量:用 2 种代谢物共振峰面积的比值,肌酸峰(/Cr)是比较多采用的比值。这是相对简便和常用的方法,但因肌酸峰也可能发生变动,因此可影响其定量准确性。

　　3)绝对浓度测量:将已知含量的化合物或体内水作为参照标准,用其峰下面积校正代谢物的峰下面积,计算出代谢物含量的绝对值。线性拟合模型法(linear combination model, LCModel)等专用分析软件可提高波谱分析数据的准确性(图 6-8-5)。但此法受到磁共振设

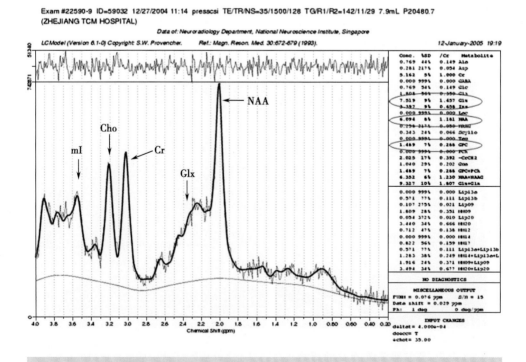

图 6-8-5　采用 LCModel 专用软件分析波谱数据,可自动获取代谢物相对和绝对浓度(椭圆)

备和生物体本身等许多相关因素的影响,准确性仍然面临挑战。

四、MRS 常见神经代谢物

MRS 能检测脑内许多代谢物,主要包括氮 - 乙酰天门冬氨酸(N-acetyl-aspartate,NAA)、胆碱(choline,Cho)、肌酸与磷酸肌酸(creatine and phosphocreatine,tCr)、肌醇(myo-inositol,mI)、乳酸(lactate,Lac)、脂质(lipid,Lip)、谷氨酸(glutamate,Glu)、谷氨酰胺(glutamine,Gln)、γ- 氨基丁酸(gamma -aminobutyric acid,GABA)和氮 - 乙酰天冬氨酰谷氨酸(N-acetylaspartylglutamate,NAAG)等。这些代谢物存在于特定的细胞和代谢中,可应用于疾病的病理生理研究。

1. N- 乙酰天门冬氨酸(NAA)　位于波谱 2.0ppm 最高的波峰,另有分别位于 2.49ppm、2.67ppm、4.38ppm 和 7.82ppm 的双峰,浓度约 12mmol/kgww。NAA 主要在神经元的线粒体内合成,仅存在于神经元及其轴突内,是神经、轴突密度和异型性的标志物,而不出现于神经的胶质细胞中,被公认为神经元内的标志物,其含量多少可反映神经元的数量和完整性。许多对脑组织有损害的疾病均可引起其浓度下降,如神经退行性疾病、脑肿瘤和脱髓鞘疾病等。唯一的例外是 Canavan 病(海绵状脑白质营养不良),因 ASPA 基因突变,NAA 无法水解为乙酸和天冬氨酸,因而 NAA 在脑内聚集,最终导致中枢神经系统功能障碍。NAA 的功能还不十分清楚。脑内不同部位和不同年龄的 NAA 浓度不同,在脑生长和发育过程中,NAA 对脂肪酸的合成起积极作用,在髓鞘形成阶段,NAA 还能调节脑内的脂肪生成。因此,颅脑的 NAA 浓度反映了神经元细胞代谢情况。

2. 胆碱(Cho)　主峰位于 3.19ppm,另见于 3.50ppm 和 4.05ppm,浓度 1~2mmol/kgww。Cho 代表脑组织总的胆碱贮存,主要包括磷酸胆碱和甘油磷酸胆碱。Cho 是乙酰胆碱和磷脂酰胆碱的前体,前者是有关记忆、识别和情绪行为的关键性神经递质,而后者是细胞膜的重要组成成分。在诸如胶质瘤等快速生长的肿瘤中 Cho 峰升高,提示细胞的高速繁殖以及细胞膜膜转运的加速。同时,常在颅脑发育过程中看到 Cho 浓度的升高,说明 Cho 还是细胞代谢和胶质增生的指标。

3. 总肌酸(tCr)　包括肌酸、磷酸肌酸等,主峰位于 3.03ppm,其他见于 3.90ppm 和 6.60ppm。正常颅脑内磷酸肌酸的含量 4.0~5.5mmol/kgww,肌酸的含量 4.8~6.6mmol/kgww。在神经元和星形胶质细胞中均发现 tCr,但后者中的浓度要比前者高。tCr 是 ATP、ADP 互相转换的高能磷酸键储备物质和缓冲剂,维持着脑内的能量依赖系统,被形象地誉为 ATP 的蓄水池。tCr 在能量代谢减退时增加,而代谢增加时降低,因此 tCr 常被视为能量代谢的标志物。tCr 浓度不会随着年龄而改变,尤其是在各种病理生理状况下含量较为恒定,故经常用作内参照来衡量其他代谢物的含量。然而,近来发现脑肿瘤或感染性脑病患者脑内的 tCr 浓度减少,故 tCr 用作参照时必须慎重。

4. 肌醇(mI)　波谱位置在 3.5~3.6ppm,浓度 4~8mmol/kgww。mI 峰主要成分是肌醇,以及少量的磷酸肌醇和甘氨酸构成,其结构与葡萄糖相似,可能是葡糖醛酸的前身。在体 ¹H MRS 研究发现,mI 只存在于神经胶质细胞中,故认为是神经胶质特异性的标志。肌醇的功能尚不清楚,有学者认为它参与细胞渗透压的调节,参与细胞内第二信使的生成,也有学者发现它参与了调节颅内的渗透压等过程。有另一些学者认为 mI 可作为肿瘤分级的重要标记物,因为 mI 在高级别肿瘤中降低,低级别肿瘤中升高。近来,有学者通过 ¹H-MRS 观察到在线粒体酶缺乏和阿兹海默患者中,肌醇含量增加。因此,mI 水平的变化既可能代表了神经胶质细胞的代谢改变,也可能反映了细胞渗透压和第二信使的改变。

5. 乳酸（Lac） 波谱位置在 1.32ppm 和 4.1ppm，由于单个的次甲基和三个相当的甲基之间的三链单核成对作用，使得乳酸甲基的共振在 1.3ppm 分裂成一个双峰，即独特的"双尖波"，浓度约 0.4mmol/kgww。由于在相同共振区域脂肪（主要是甘油三酯）信号的重叠，使得体内检测乳酸信号比较复杂，需要进行波谱编辑才能获得乳酸纯甲基中氢质子的信号。在 TE=144ms（长 TE），由于自旋耦合，Lac 峰发生翻转，以此鉴别 Lac 和脂质。颅内的 Lac 是组织供氧不足的标志，当氧供不足或能量需求增加以及持续的病理状态导致不可逆的损伤时，脑组织中的乳酸含量增加。在癫痫、中风、肿瘤生长、创伤和其他病理条件下，脑内乳酸含量增加。通过生理范围内的视觉刺激，脑视皮质中的乳酸水平上升。

6. 脂质（Lip） Lip 峰位于 0.8~1.5ppm 以及 2ppm，临床上常用短 TE 序列检测 Lip。Lip 浓度增加见于以下四种情况：①组织瓦解；②坏死（颅脑肿瘤或放射性坏死）；③髓鞘破坏（多发性硬化）；④颅骨的皮下脂肪污染。

7. 谷氨酸（Glu）和谷氨酰胺（Gln） Glu 和 Gln 因波谱上常难区分统称为 Glx，NAA、天门冬氨酸（aspartate）、GABA 和 mI 的共振对 Glu 和 Gln 的共振峰都有影响。波峰位于 2.1~2.5ppm（NAA 的左边）和 3.7ppm。Glu 是中枢神经系统重要的兴奋性神经递质，浓度 6~12.5mmol/kgww，也是是抑制性神经递质 GABA 的前体。谷氨酰胺在脑解毒功能和神经递质活性调节功能中具有至关重要的地位。肝性脑病发生高氨血症时，脑内的谷氨酰胺浓度升高。

8. γ-氨基丁酸（GABA） GABA 是抑制性神经递质，波谱位置分别在 1.88ppm，2.28ppm 和 2.99ppm，在颅脑中含量较低，约 1mmol/kgww。谱峰与其他代谢物重叠，使得采用临床用磁共振设备（≤3 T）和标准的磁共振波谱技术测量 GABA 含量具有一定的挑战性，需要用波谱编辑技术方能较好显示。GABA 的变化可见于许多神经精神疾病，如抑郁、癫痫、阿尔茨海默病、帕金森病等。并且，GABA 与 Glx 浓度在背外侧前额叶皮质和内侧前额叶皮质都有一定的相关性，但 GABA 浓度与工作记忆无关。GABA 浓度的升高可能与中间神经元的损伤有关，也可见于偏头痛。Aguila 等发现 GABA 浓度对于诊断偏头痛有很高的准确性，其敏感性高达 84.2%，特异性为 68.4%。因此，GABA 浓度可能与偏头痛的病理生理机制相关。

9. N-乙酰门冬氨酸谷氨酸（NAAG） ^{1}H-MRS 中位于 2.01ppm 的共振峰信号主要来源于 NAA，但包含其他一些 N-乙酰类物质，如 NAAG。NAAG 是神经系统特有的 2 肽，位于神经元内，对它在脑内的作用看法不一，NAAG 的代谢和功能有待认识。NAAG 被认为是突触间隙谷氨酸的一个重要来源，NAAG 可能在侧嗅束以及海马的一些通路的内源性神经兴奋剂的神经传递方面具有重要作用，并具有脑内突触联系的功能。

五、MRS 在针刺治疗中应用

针灸作为传统中医文化的瑰宝，因其"简、便、验、廉"的特点，已被众多疾病的诊治指南推荐。有研究表明，针灸在治疗某些疾病上比传统的治疗方法更有效。关于针灸疗法的机制研究也成为了诸多学者关注的热点领域。

1. 脑梗死 脑梗死是脑血管疾病的常见病，其致残率和死亡率高，发病率约为 110/10 万人口。脑梗死不仅可以引起偏瘫、失语、共济失调等症状，还可导致患者不同程度的认知功能障碍。因此，采取积极有效的治疗措施显得尤为重要。

国内有学者采用"醒脑开窍"针灸结合奥扎格雷与阿司匹林治疗急性脑梗死，在治疗结束 2 月后行 ^{1}H MRS 扫描，针灸结合常规西药组患者梗死区 NAA/Cr 升高，Cho/Cr 降低，且较常规西药组 NAA/Cr 升高的幅度，Cho/Cr 降低的幅度更为明显。另有学者通过研究重复经颅磁刺激结合针刺治疗脑梗死患者,发现治疗前后相比较,患者的 NAA 显著升高,Lac 明显降低。这可能是由于针灸疗法改善了梗死区域的血流再灌注,增加了脑血流量,促进侧支循环的建立,从而能够很大程度地使得部分缺血神经细胞恢复活性。

还有学者对电针治疗的脑梗死后发生记忆障碍的患者进行脑 MRS 研究,发现结合药物治疗和康复训练后,患者的记忆功能有所改善,梗死区域的 NAA/Cr 升高,Cho/Cr 降低。也有学者采用尼莫地平联合"醒脑开窍"针灸治疗脑梗死后轻度认知功能障碍患者后,同样检测到梗死区域的 NAA/Cr 升高,Cho/Cr 降低。这说明针灸治疗脑梗死及梗死后有一定的疗效,且 NAA、Cho 等代谢物很有可能成为疗效指标。

2. 纤维肌痛　纤维肌痛是一种慢性疼痛综合征,患者常表现为肌肉的疼痛与发僵。此类患者全身的肌肉不存在任何结构或功能异常,但其中枢神经活动常有异常。Harris 等使用针刺治疗纤维肌痛患者后,发现患者的压痛阈值明显降低,岛叶 Glu/Cr 的变化与压痛阈值的变化呈负相关,与疼痛评分的变化呈正相关。颅脑代谢物可能成为纤维肌痛试验的生物标志物和替代指标。

3. 腰痛　据"2013 年全球疾病负担研究"统计,腰痛位列导致残疾病的首位,引发一系列心理及社会经济负担的复杂难题。临床上通常将病程小于 12 周的称为急性非特异性腰痛,病程大于 12 周的称为慢性非特异性腰痛。慢性疼痛本质上是一种主观的疾病状态,疼痛的强度和频率主要依靠中枢神经系统调控。虽然疼痛的感知和外周神经递质传递的过程已被我们熟知,但对人类慢性疼痛状态下,颅脑神经化学变化的认识是近期才开始的。

目前研究表明,与健康对照相比,慢性腰痛患者在以下六个颅脑感兴趣区有代谢物浓度的下降(图 6-8-6):①NAA 在背外侧前额叶皮质;②Glu、NAA 和 mI 在前扣带回皮质;③NAA 在岛叶;④mI 在丘脑;⑤NAA、Cho 在感觉皮质;⑥NAA 在运动皮质。此外,NAA 浓度也与慢性腰痛评分呈负相关。

慢性腰痛患者常有并发症,比如抑郁和焦虑。Grachev 等发现患有焦虑的慢性腰痛患者 NAA 浓度的升高,在随后的试验中,发现 NAA 浓度与慢性腰痛患者并发的抑郁症状呈负相关。

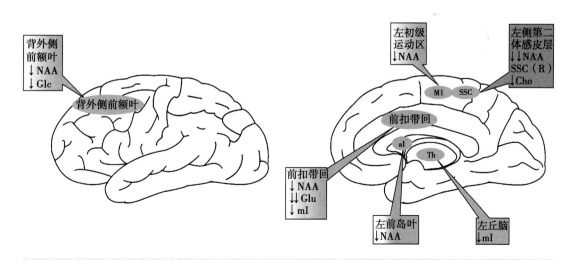

图 6-8-6　慢性下腰痛脑代谢物变化情况

参 考 文 献

1. Oz G,Alger J R,Barker P B,et al. Clinical proton MR spectroscopy in central nervous system disorders. Radiology,2014,270(3):658-679.
2. Govindaraju V,Young K,Maudsley A A. Proton NMR chemical shifts and coupling constants for brain metabolites. Nmr in Biomedicine,2000,13(3):129-153.
3. Ende G. Proton Magnetic Resonance Spectroscopy:Relevance of Glutamate and GABA to Neuropsychology. Neuropsychology Review,2015,25(3):315-325.
4. 张建博,申云霞.电针治疗脑梗死后记忆障碍的磁共振波谱成像研究.中国针灸,2015,35(7):657-660.
5. 王芳,梁晖,陈甦,等.针刺调控脑组织代谢治疗卒中后轻度认知障碍的磁共振波谱研究.中国中医急症,2014,23(10):1928-1930.
6. Harris R E,Sundgren P C,Pang Y,et al. Dynamic levels of glutamate within the insula are associated with improvements in multiple pain domains in fibromyalgia. Arthritis & Rheumatism,2008,58(3):903-907.
7. Gussew A,Rzanny R,Güllmar D,et al. ^{1}H-MR spectroscopic detection of metabolic changes in pain processing brain regions in the presence of non-specific chronic low back pain. Neuroimage,2011,54(2):1315-23.
8. Mullins P G,Mcgonigle D J,O'Gorman R L,et al. Current practice in the use of MEGA-PRESS spectroscopy for the detection of GABA. Neuroimage,2014,86(2):43-52.
9. Kegeles L S,Mao X,Stanford A D,et al. Elevated Prefrontal Cortex γ-Aminobutyric Acid and Glutamate-Glutamine Levels in Schizophrenia Measured In Vivo With Proton Magnetic Resonance Spectroscopy. Archives of General Psychiatry,2012,69(5):449-459.
10. Zhao X,Xu M,Jorgnson K,et al. Neurochemical changes in patients with chronic low back pain detected by proton magnetic resonance spectroscopy:A systematic review. NeuroImage:Clinical,2017,13:33-38

第九节　脑血流灌注(ASL)后处理方法

一、ASL 的定量方法

动脉自旋标记(arterial spin labeling,ASL)是一种通过射频脉冲改变血液的磁化矢量来作为一种内源性造影剂的成像方法。通过采集标记过的血流和未标记过血流的图像,可以无创、定量的检测组织的灌注情况。ASL 有两种主要的标记方法:脉冲式标记(PASL)和连续式标记(CASL)。PASL 通常是通过短射频脉冲(约 10ms)标记一个较厚的区域,而 CASL 则是采用连续的射频脉冲(约 2000ms)来翻转一个较薄平面内流过的血液。由于 CASL 的标记 SAR 值过高,且标记效率较低,研究者在 CASL 标记方法的基础上进行了改进:通过一系列离散的射频脉冲链来进行标记,这种方法被称为伪连续标记(pseudo-CASL,pCASL)。pCASL 的标记方式相比 CASL 的 SAR 值减少很多,具有很高的信噪比。

在实际使用中,Chen 等人分别研究了这几种不同标记方式的再测信度(test-retest reliability)。其研究结果发现 CASL 的再测信度最差,pCASL 具有最高的再测信度和信噪比。而与一周之后再次测试的数据相比,PASL 和 pCASL 具有相同的再测信度。

如果想得到具有单位的灌注数值[ml/(100g·min)]不同标记方式需要代入不同的公式进行计算。

PASL 的计算公式如式(6-9-1):

$$CBF = \frac{\lambda \cdot \Delta M}{2\alpha \cdot M_0 \cdot TI_1 \cdot e^{-TI_2/T_{1b}}}$$ 式(6-9-1)

其中 λ 为血液 - 组织水分配系数(0.9g/ml)，ΔM 为对照图像(control)与标记图像(label)之间的差值，α 为反转系数(假设为 0.95)，M_0 是单独采集得到的平衡磁化信号。TI_1/TI_2(标记时间 / 标记后等待时间)=700/1700ms，T_{1b} 是人体血液的 T_1 值。

pCASL 的计算公式如式(6-9-2)：

$$CBF = \frac{\lambda \cdot \Delta M}{2\alpha \cdot M_0 \cdot T_{1b} \cdot (e^{-\omega/T_{1b}} - e^{-(\tau+\omega)/T_{1b}})}$$ 式(6-9-2)

其中 λ 为血液 - 组织水分配系数(0.9g/ml)，ΔM 为对照图像(control)与标记图像(label)之间的差值，α 为反转系数(假设为 0.85)，M_0 是单独采集得到的平衡磁化信号。(τ/ω 标记时间 / 标记后等待时间)=1500/1000ms，T_{1b} 是人体血液的 T_1 值。

从 PASL 和 pCASL 的公式中我们可以看出，要想得到真正定量的数值，在序列参数确定的前提下，需要获得以下参数：平衡磁化信号、标记 - 非标记图像、人体血液的 T_1 值。只有实现这三个变量都是从个体上准确采集得到，而不是用经验值代替，才能够代入公式得到真正的绝对定量值。通过将 ASL 扫描序列得到的 perfusion weight 的值代入常系数的方法，能够得到带有单位的数值，但这种方法不能称之为绝对定量，而得到的是相对的 CBF 值。如果不采集 M0 和 T_1 值等个体化参数，而是代入常系数得到的数值，其数值对于组分析没有意义，因为在这种条件下，所有的数值都乘以了相同的数值，对统计结果不产生任何作用。与采用 perfusion weight 的图来进行计算，效果相同。

二、ASL 的数据分析方法

无论是通过磁共振扫描序列获取了 M_0、T_1 值等定量数值后计算得到的 CBF 定量数值，还是仅通过 perfusion weight 代入常系数得到的数值，对于组分析这一步来讲，都相当于已经计算好的特征。所以在组分析的过程中，我们可以采用与任意一种功能磁共振数据的预处理结果相同的处理方法。而由于 ASL 直接采集的就已经是特征图像，在组分析之前，我们唯一需要做的预处理就是将不同人的数据配准到标准脑模板上。

如果数据中采集了 MPRAGE 等高分辨的 3D 结构像，我们可以在 SPM 中，先使用 Coregister 功能(如图 6-9-1)，将个体的 3D 高分辨结构像作为 reference image，将 M0 或者 Control(非标记)的图像作为 Source Image，把 CBF 和 perfusion weighted 图像作为 Other Image，先将 CBF/PWI 的图像配准到个体结构像上，再通过个体结构像统一配准到标准脑模板所在的空间。配准到标准脑模板这一步的操作与前文中所提到的 BOLD 借助 T_1 像配准到标准脑空间相同。

如果数据中没有采集 MPRAGE 等高分辨的 3D 结构像，我们可以在 SPM 中，直接使用 Normalise 的功能(如图 6-9-2 所示)，将 Control 的图像作为 Data 中的 Source Image，将 CBF/PWI 图像作为 Data 中的 Images to Write。根据不同序列读出的方式不同，可以选择 EPI、T_2 等 SPM 中的模板作为 template。在此，如果你不确定你所使用的序列参数，可以直接观察原始的 Control 图像与 SPM 中的哪个模板的图像对比更加类似，是否有头皮信号等来选择合适的模板。配准完之后可以在 MRIcron 里打开配准后的结果，看是否配准到了标准脑的空间。如果偏差较大，可以尝试使用其他 Contrast 的模板来得到更好的效果。

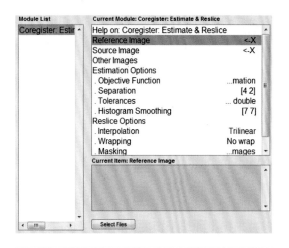

图 6-9-1   SPM 中的 Coregister

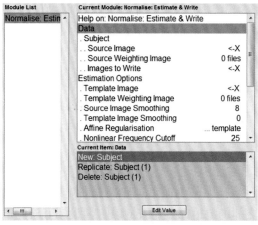

图 6-9-2   SPM 中的 Normalise

配准完成之后,组分析的方法跟 fMRI 的其他数据图像最后的组分析方式相同。

参 考 文 献

1. Chen Y,Wang D J J,Detre J A. Test-retest reliability of arterial spin labeling with common labeling strategies. Journal of Magnetic Resonance Imaging,2011,33(4):940-949.

2. Wong E C. Quantifying CBF with pulsed ASL:technical and pulse sequence factorsJournal of Magnetic Resonance Imaging,2005,22(6):727-731.

3. Wang J,Alsop D C,Song H K,et al. Arterial transit time imaging with flow encoding arterial spin tagging(FEAST). Magnetic resonance in medicine,2003,50(3):599-607.

第七章　针刺机制脑功能成像研究

第一节　穴位特异性

　　针灸是中华民族的宝贵财富,经过千百年的发展,其在疾病治疗与预防方面的作用已被长期的临床实践所证实。中医认为,在特定的皮肤位点(穴位)进行针刺能治疗疾病,并且针刺不同的穴位可以治疗不同的疾病,即针刺不同的穴位会产生不同的效果,这就是所谓的穴位特异性。目前经络的本质尚不清楚,人们关于针灸的作用机制比较流行的观点是认为针灸的作用可能与神经 - 体液 - 内分泌系统有关,即针刺穴位可能由神经系统介导。

　　关于针刺是否由神经系统介导,或者说针刺是否对神经系统有影响,最直接的方法是观察针刺与神经的兴奋改变是否有关。脑功能成像技术,如正电子发射断层成像(positron emission tomography,PET)、功能磁共振成像(functional magnetic resonance imaging,fMRI)、单光子发射断层成像(single-photon emission computed tomography,SPECT)等,为我们观察大脑的功能情况提供了有效手段,它们可以无创伤地检测各脑区的血流、代谢、血氧水平、受体等情况。功能磁共振成像以其良好的空间和时间分辨力尤其受到重视。穴位刺激脑效应特异性是指利用针刺等方式刺激穴位时,由此产生的脑特异性响应。脑功能成像技术为证实穴位特性的存在性提供了较多的影像证据。

单穴位刺激的脑效应研究

　　Yoo 等研究手针刺激内关穴(PC6)时发现,刺激穴位与刺激穴位旁边假穴和穴位表面刺激相比,特异性激活了小脑的一些区域,并且推测了针刺穴位引起特异性小脑反应。

　　Fang 等使用捻针对太冲(LR3)和丘墟(GB40)进行针刺研究,发现:在 2 个真穴的刺激在皮质兴奋部位有明显的重叠,显著激活了双侧第二躯体感觉区、额中回(BA10)、右侧丘脑,和左侧小脑。而在假穴上,捻针只有零星反应。真穴明显强于假穴,体现了穴位与非穴位的不同脑效应,显示了穴位效应的相对特异性。

　　Zhang WT 等发现皮肤电刺激不同的穴位也可以激活脑部的不同区域,

刺激了足三里（ST36）和三阴交（SP6）穴、阳陵泉（GB34）和承山（BL57）穴。fMRI 显示前者激活了前额叶，负激活在海马。后者发现了背侧丘脑的激活，运动区为负激活。有趣的是，这4个穴位神经分布位于相似的脊髓节段，但激发了不同的脑反应。

针刺太冲穴、合谷穴的 fMRI 脑功能成像研究

Yan 等为了验证穴位特异性的存在，排除针刺本身的非特异性因素的影响，如疼痛、紧张等，选择邻近穴位的由同一神经节段支配的非穴位点作为对照，利用 fMRI 技术观察针刺太冲穴和合谷穴所引起的特异性脑中枢响应。

1. 研究准备

（1）研究对象：本研究有37例健康的右利手志愿者（男23例，女14例），平均年龄26.8岁。每一位志愿者都签署了知情书。被试都没有神经或精神病史。志愿者被告知他们将接受一次针灸刺激，但他们不知道是在穴位还是在非穴位进行针刺。

（2）数据采集设备：实验在西门子1.5全身核磁扫描仪上进行（Sonata，西门子，德国），使用标准的头部线圈。20层平行于 AC-PC 线的图像覆盖全脑。功能图像使用 T_2^* 加权梯度回波 EPI 序列采集，平面分辨率 3.44mm（TR 3000ms，TE 50ms，翻转角 90°，FOV 为 220mm×220mm，矩阵 64×64，6mm 层厚，1.2mm 层间隔）。

2. 研究方法　每一位志愿者以随机次序接受以下四个点之一的针刺：太冲穴、合谷穴、太冲穴前约10mm 的非穴位点以及合谷穴前约10mm 的非穴位点。为了验证穴位特异性的存在，非穴位点选择了避开经络线并且与穴位在解剖上是由同一神经节段支配的点。太冲穴和它邻近的非穴位点由 L5 脊神经支配，而合谷穴和它邻近的非穴位点由 C7 脊神经支配（图 7-1-1）。

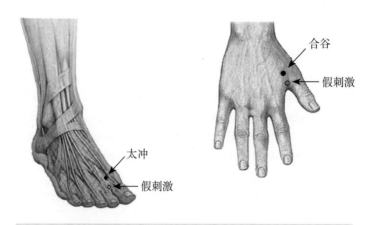

图 7-1-1　针刺点的解剖位置：太冲穴（LR3），合谷穴（LI4）和附近的非穴位点（sham）

（1）针刺方法：针刺时选择了一根直径为 0.30mm，长 25mm 的银针，采用"平补平泻"手法，以 1Hz 的频率顺、逆时针交替捻针。针刺真穴位和针刺非穴位点的深度都近似 15mm。所有针刺均由同一位的针灸专家完成，每位被试都在右手或右脚上进行实验。

（2）实验模式：实验过程中，被试静躺于扫描台上，保持放松，眼罩遮住其双眼，耳塞塞住其耳朵，扫描室内光线柔和，除了磁共振成像设备工作的声音外没有其他声音。为了避免后效应的影响，在研究中采用单 Block 的实验设计。62次静息状态的扫描后，银针被插入并旋转60个扫描点，然后，针被拔出并且继续扫描直到全部402个扫描点完成。

（3）数据处理：数据处理采用统计参数图软件（SPM99，www.fil.ion.ac.uk）来进行。最早的两幅图被去掉，因此每一个被试有400幅图像。图像序列以第一幅图像为标准对齐（realign）后，被标准化到MNI空间并且用9mm×9mm×9mm的高斯核平滑。平滑后的数据逐像素进行分析，本研究采用两级分析。第一级分析基于广义线性模型（general linear model，GLM），使用和血流动力学函数（hemodynamic response function，HRF）卷积过的块状函数（box-car）作为参考波形。根据每个像素灰度值的时间序列估计出模型的参数。为了得到针灸组相对于控制组的特异激活脑区，根据随机效应分析理论，利用两样本t检验方法对每个人同一像素的模型参数进行随机效应分析。

3. 实验结果（图7-1-2）

对34人的数据进行了分析（其中太冲穴10例，邻近非穴位7例，合谷穴8例，邻近非穴位9例，3例子数据被舍去）。使用随机效应分析的穴位和相对应的非穴位点的。通过随机效应分析，得到了针刺穴位相对于其对应非穴位点的激活脑区。针刺太冲穴激活了双侧BA19区，颞中回，小脑，同侧扣带回后部，海马旁回，对侧中央后回，BA7、20和21区。同时，双侧额下回和BA10区，同侧扣带回前部，BA17，18和42区和对侧缘上回出现负激活。针刺合谷穴激活了同侧颞中回，颞极和小脑。负激活出现在双侧额中回和顶下小叶，同侧颞上回，对侧有中央前回，BA8、9、45和46，颞中回和丘脑枕部。

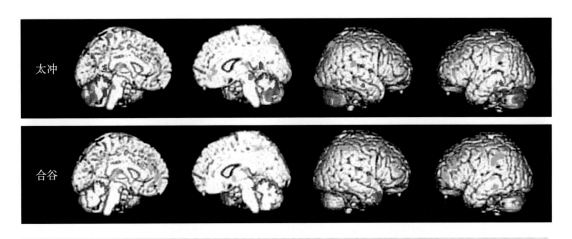

图7-1-2　针刺穴位相对于针刺非穴位激活／负激活的脑区（红色代表激活区域，绿色代表负激活区域）

4. 结论　随机效应分析的结果显示了针刺穴位相对于非穴位针刺不同的激活和负激活脑区，说明针刺穴位和非穴位可引起不同的fMRI脑响应。针刺太冲穴时，激活区域多于负激活区域，而针刺合谷时激活区域少于负激活区域，这和以前的报道一致：即针刺合谷以负激活为主，针刺太冲以激活为主。

参 考 文 献

1. 许建阳，冯琼. 针灸双向良性作用通过神经—内分泌—免疫网络系统实现的假说. 贵阳中医学院学报，1997，19（3）：：6-8.

2. Yoo，S.S.，Teh，E.K.，Blinder，R.A.，et al. Modulation of cerebellar activities by acupuncture stimulation：evidence from fMRI study. Neuroimage，2004，22：932-940.

3. Fang,J.L.,Krings,T.,Weidemann,J.,et al. Functional MRI in healthy subjects during acupuncture:different effects of needle rotation in real and sham acupoints. Neuroradiology,2004,46:359-362.
4. Zhang WT,Jin Z,Luo F,et al. Evidence from brain imaging with fMRI supporting functional specificity of acupoints in humans. Neurosci Lett,2004,354(1):50-53.
5. Yan B,Li K,Xu J,et al. Acupoint-specific fMRI patterns in human brain. Neurosci Lett, 2005,383(3):236-240.

二、针刺多穴位的脑 fMRI 效应研究

国内外应用 fMRI 技术对针刺腧穴研究多偏重于单个穴位以及穴位特异性与相关性研究,而在临床中应用单穴治疗疾病的情况相对较少,多采用穴位配伍针刺。腧穴配伍是指两个或两个以上腧穴配合应用,腧穴配伍的目的是为了提高针刺对机体刺激量,发挥穴位之间的协同作用,从而提高临床疗效。

多穴位脑 fMRI 效应研究基于单穴位以及穴位与非穴脑 fMRI 对比研究基础之上,实验多选取临床常用组穴,以选取两个穴位配伍针刺居多,实验模式均选取多模块化设计(Block),由于针刺脑 fMRI 研究的特殊性,将留针不捻针状态设置为基态,捻针状态设置为激发态。激发态时使用相同的进针深度以及捻针手法同时对组穴进行刺激,下面我们将对已有研究进行简要回顾。

(一) 许建阳等关于针刺四关穴脑 fMRI 研究

四关穴即合谷穴、太冲穴的总称。合谷穴为手阳明大肠经原穴。位于第一、二掌骨之间,俗称"虎口";太冲穴是足厥阴肝经的输穴和原穴,位于足背第一、二跖骨之间,两穴合称为"四关穴",意即人体生命的关口。合谷穴与太冲穴都是人体重要的保健穴位,具有醒脑开窍、镇心安神、行气活血、解郁止痛等功效。

许建阳等将 fMRI 技术应用于针刺多穴位的脑效应研究。选取四关穴进行配伍针刺,并设置针刺单穴对照组,通过配伍针刺组与针刺单穴组引起的脑效应进行对比研究。实验设计模式:多组块实验设计;研究主穴:配伍针刺合谷、太冲穴;实验分组:将受试者分为三组,分别为针刺合谷穴组,针刺太冲穴组,配伍针刺合谷、太冲穴组;统计分析方法:反卷积模型(AFNI 分析软件)。

研究结果发现针刺合谷穴可引起脑额叶、枕叶血流量和血流容积增加;针刺太冲穴可引起脑颞叶血流量和血流容积增加;配伍针刺合谷、太冲穴引起脑额叶和颞叶血流量及血流容积增加。实验结果表明针刺合谷、太冲穴分别具有不同的特异性激活脑区,而配伍针刺上述两个穴位时引起的脑激活区改变并不是两个单穴激活脑区简单的叠加,而是引起了脑组织血流动力学呈现出新的特异性分布;配伍针刺引起的脑额叶、颞叶血流量和容量增加可能与该组穴临床主治有一定相关性。

(二) 李晓陵等针刺大钟、太溪组穴脑 fMRI 研究

大钟、太溪穴属足少阴肾经原、络穴。大钟穴位于足内侧,内踝后下方,跟腱附着部的内侧前方凹陷处。太溪穴位于足内侧,内踝后方与脚跟骨筋腱之间的凹陷处。该经络腧穴主要治疗泌尿生殖系统、神经系统等疾病,据《备急千金要方》记载:"大钟、太溪,主烦心满呕"。针刺大钟、太溪组穴临床主要应用于治疗更年期综合征。李晓陵等通过配伍针刺大钟、太溪穴与既往单独针刺大钟穴和太溪穴所引起的脑激活区进行对比研究。实验设计模式:①多组块(Block)实验设计;②研究主穴:配伍针刺大钟、太溪穴;③对照组:既往对大钟穴和太溪穴单穴的研究;④统计分析方法:广义线性模型(SPM 分析软件)。

发现:针刺大钟、太溪组穴与单独针刺上述两个穴位引起的脑激活区在双侧额叶;左侧

海马回（BA17）；右侧岛叶（BA13）、小脑前叶存在重叠现象；在左侧中央前回（BA44）、中脑，右侧丘脑、顶叶、中央后回、缘上回（BA22）、边缘叶又存在特异性激活。对配伍针刺引起特异性脑激活区的功能进行分析后得出结论：针刺大钟、太溪穴组穴引起的激活脑区与已往单独针刺上述两个穴位比较不是简单的叠加效应，而是存在较特异性激活；针刺大钟、太溪组穴镇痛机制可能与调节疼痛矩阵和中脑活动有关；针刺大钟、太溪组穴治疗更年期综合征的机制可能与其调节丘脑，特别是下丘脑的功能有关。此次实验结论与许建阳教授的研究结果部分相似，观察到边缘系统负激活现象，符合 Hui 提出的边缘系统负激活假说（图 7-1-3，图 7-1-4）。

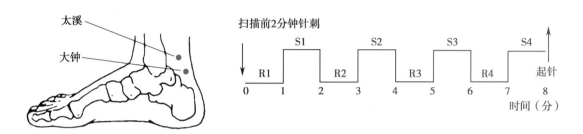

图 7-1-3　大钟、太溪穴位置及刺激方式

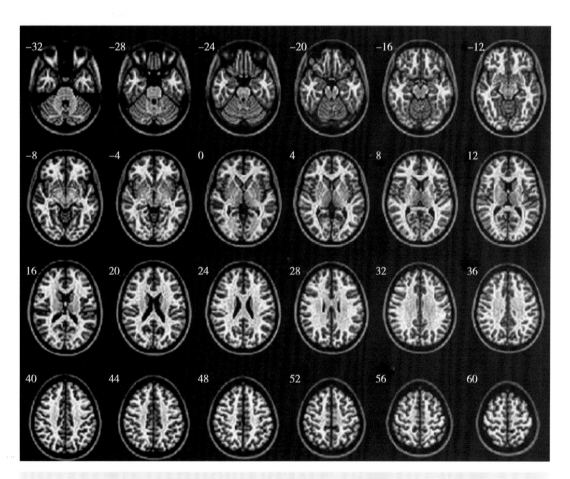

图 7-1-4　组合针刺大钟、太溪穴激活及负激活图（红色代表激活，蓝色代表负激活）

参 考 文 献

1. 王华,梁凤霞. 腧穴配伍研究思路和展望. 中国针灸,2012,04(32):359-362.
2. 石学敏. 针灸治疗学. 北京:人民卫生出版社,2004:86
3. 张永臣,吴富东. 四关和四关穴探析. 针灸临床杂志,2005,06(21):5-6.
4. 许建阳,王发强,王宏,等. 针刺合谷与太冲 fMRI 脑功能成像的比较研究. 中国针灸,2004,04(24):43-45.
5. 徐佐宇,李昂,李晓陵,等. 针刺大钟穴激活脑区的功能 MRI 研究. 磁共振成像,2014,5(5):332-335.
6. 张帆,李晓陵,吴迪,等. 针刺大钟、太溪组穴脑激活区功能 MRI 研究. 磁共振成像,2016,07(7):481-485.
7. 王光彬,柳澄,武乐斌,等. 针刺足阳明胃经原穴合穴磁共振脑功能成像. 中国医学科学院学报,2009,31(2):171-176

第二节　针 刺 得 气

一、针刺得气与 fMRI 脑区活动

针刺得气针感是针刺效应的重要组成部分。在针刺 fMRI 脑机制研究中,也将针感作为重要的研究内容之一。

Hui 等在多个穴位的手针研究中均发现,针刺出现得气时,诱导了大脑、小脑和脑干的广泛的负激活,而在得气伴疼痛时,主要呈现为脑区激活的模式(图 7-2-1)。龚洪瀚等研究发现,最大程度地诱导得气的针刺刺激更多地激活了中央后回和边缘系统。Napadow 等在电针研究中发现,针感和认知处理脑区及感觉运动区的激活区相关,与默认网络的负激活区相关。类似的结果也在其他研究组报道。

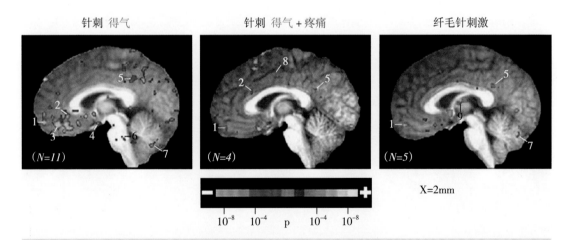

图 7-2-1　针刺和假针刺(Von Frey 纤维毛触觉刺激)ST36 穴,针刺得气者和针刺得气伴疼痛者脑功能活动图对照。针刺得气组诱导了前额叶、扣带回脑区为显著的负激活模式,而针刺组得气伴疼痛与假针刺组均诱导了散在的前、上额叶、扣带回正激活

最近 Wang 等的一项研究,将针刺时的 fMRI 脑区活动与针感强度进行了相关性研究。这项研究在手针针刺右足太冲穴时,报告了压感、胀满、沉重、麻刺和麻木感与脑区的相关性。这些相关脑区存在着大量的重叠,包括 ACC、颞叶内侧部、顶叶后部。压感、胀满感与

ACC 呈正相关,与顶叶后部呈负相关;而沉重感与 ACC 呈负激活,与顶叶后部呈正相关。麻木与顶叶后部呈正相关,与海马和海马旁回呈负相关。麻刺感恰好相反,与顶叶后部呈负相关,与海马和旁海马回呈正相关。麻刺感还与双侧胼胝体后部的激活呈正相关。在这项研究中,其中,压感对针刺诱导的 LPNN 的广泛负激活贡献最大(图 7-2-2)。

二、针刺得气与锐痛的 fMRI 脑区活动差异

1. 方继良等将手针针刺右足太冲穴时,得气与得气伴锐痛诱导的脑效应进行了比较研究。结果发现,针刺得气和针刺疼痛均激活了大脑皮质的感觉运动网络,包括 SI 、SII、运动皮质、辅助运动皮质、丘脑、和岛叶,与既往触觉及针刺 fMRI 研究相似。特别的是,针刺效应诱导的边缘叶 - 旁边缘叶 - 新皮质系统诸多脑区,在得气时呈现负激活,在针刺疼痛时,这些脑区信号减弱或者反转为激活。而且,锐痛时,脑干结构的导水管周围灰质、蓝斑、黑质、和尾状核也被显著激活,丘脑和 SⅡ 的激活明显强于得气组。更为重要的是,背内侧前额叶、扣带回,外侧额叶,左侧岛叶,角回和杏仁核也产生很强的激活信号,这些结构在针刺得气时为较弱的激活或者无信号改变。前扣带回膝部(pregenual ACC)在得气时表现为负激活,针刺疼痛时表现为正激活,针刺得气与针刺疼痛存在对边缘叶脑功能网络连接的不同调节效应。研究者还采用了功能网络链接的分析方法,发现针刺得气诱导前扣带回膝部(ACC)呈负激活时,在 LPNN 边缘叶区域存在广泛的负激活信号:杏仁核、海马、下丘脑,腹内侧前额叶皮质(VMPFC),后扣带回 BA31,BA23 腹侧,胼胝体压后皮质 BA29,BA30,PAG,和小脑蚓部。而当疼痛激活前扣带回膝部时,大多数这些脑区表现出正激活信号。研究结果表明针刺得气及针刺得气伴随疼痛产生了相对抗的脑功能网络效应。针刺得气对边缘叶 - 旁边缘叶 - 新皮质系统及疼痛脑中枢网络(Pain matrix)的广泛负激活效应,可能与针刺镇痛脑中枢机制相关。

2. Hui 等研究针刺足三里穴的 fMRI 脑效应时,发现健康受试者在得气针感时表现为杏仁核、海马、海马旁回、下丘脑、前扣带回皮质、尾状核、壳核、颞极及岛叶等脑区呈明显负激活区;而在存在明显痛觉且无得气针感时前扣带回皮质、尾状核、壳核、丘脑前部、岛叶后部脑区呈现正激活。研究结果提示诱导了得气针感的针刺可能通过调节皮质下边缘叶为主的脑区发挥重要的作用机制。

3. Asghar 等应用深针刺、浅针刺两种针刺方法针刺右侧合谷穴,比较了针刺诱发的得气感觉为主的脑效应和以锐痛感觉为主的脑效应。结果发现,无论是深针刺还是浅针刺,得气和锐痛诱导的脑效应模式均存在明显差异。针刺得气组,诱导了多个脑区的负激活;而锐痛组,同时诱导了多个脑区的负激活和正激活。研究者特别比较了针刺得气和锐痛者负激活脑区,发现深针刺得气者诱导的负激活脑区主要位于梭状回和舌回;浅针刺得气者诱导的负激活区主要位于颞中回和梭状回。深针刺锐痛者诱导的负激活脑区位于颞叶后部;浅针刺锐痛者诱导的负激活脑区位于颞叶后部和梭状回。Asghar 等特别选择边缘系统 / 皮质下结构、小脑为感兴趣区,将得气组和锐痛组进行对照(得气 > 锐痛),发现双侧岛叶、海马、杏仁核、丘脑和小脑区呈广泛负激活。

目前关于得气针感的针刺 fMRI 研究结果,尽管存在很大差异,但均显示得气针感不同于锐痛,也体现了记录针感在针灸 fMRI 研究中的重要性。现阶段,复杂针感与诱导脑区活动相关性的研究较少,是未来的研究方向,也有望为研究具体针感在临床疗效中的作用价值,提供客观、可视化依据。

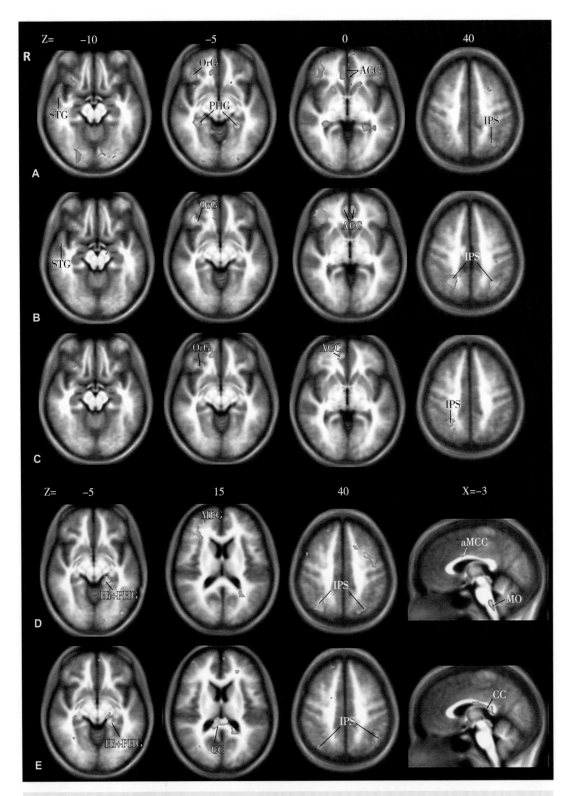

图 7-2-2　手针太冲穴（Liv3），五种针感相关脑区。这些脑区存在着大量的重叠
A. 压感；B. 沉重感；C. 胀满感；D. 麻木感；E. 麻刺感

参 考 文 献

1. Hui KKS, Sporko TN, Vangel MG, et al. Significance of Deqi, Cultural Perspective Among Clinical Acupuncturists-A Pilot Study. BMC Chinese Medicine, 2011, 6: 2-5.

2. Hui KKS, Liu J, Marina O, et al. The integrated response of the human cerebro-cerebellar and limbic systems to acupuncture stimulation at ST 36 as evidenced by fMRI. Neuroimage, 2005, 27: 479-496.

3. Hui KKS, Liu J, Makris N, et al. Acupuncture modulates the limbic system and subcortical gray structures of the human brain: evidence from fMRI studies in normal subjects [J]. Hum Brain Mapp, 2000, 9: 13-25.

4. 龚洪瀚, 王永正, 肖香佐, 等. fMRI探讨针刺足三里穴和下巨虚穴的大脑功能区分布. 影像诊断与介入放射学, 2003, 12(3): 133-136.

5. Napadow V, Dhond RP, Kim J, et al. Brain encoding of acupuncture sensationÂ± coupling on-line rating with fMRI.Neuroimage, 2009, 47: 1055-1065.

6. Fang J, Jin Z, Wang Y, et al. The salient characteristics of the central effects of acupuncture needling: Limbic-paralimbic-neocortical network modulation. Hum Brain Mapp, 2009, 30: 1196-1206.

7. Fang JL, Nixon EE, Liu J, Hui KKS. The limbic-cortical system and pain neuromatrix: Deactivation by acupuncture deqi, activation by pain - an fMRI study at LV3. Abstract. Society for Neuroscience Annual meeting in San Diego, 2007.

8. Asghar AU, Green G., Lythgoe MF, et al. Acupuncture needling sensation: the neural correlates of deqi using fMRI. Brain Res. 2010. 1315, 111-118.

9. Wang X, Chan ST, Fang J, et al. Neural encoding of acupuncture needling sensations: evidence from a FMRI study. Evid Based Complement Alternat Med. 2013; 2013: 483105. doi: 10.1155/2013/483105. Epub 2013 Aug 25.

10. 方继良, Hui KS Kathleen, Nixon Erika, 等. 针刺太冲穴得气及疼痛激发相对抗的脑功能网络效应 fMRI 研究. 中国中西医结合影像学杂志, 2012, 10(1): 4-9.

第三节　针刺的期望效应

一、期望效应与针灸治疗

自东西方社会的医疗实践活动的初始,就已认识到治疗的非特异性效应即安慰剂效应的力量。如公元前一世纪,最古老的中医经典论著《黄帝内经》中记载,"病不许治者,病必不治,治之无功矣"(《素问·五脏别论》)。希波拉底,被称为"西医学之父",同样指出,"尽管知道自己病情的严重性,患者仍然可以仅仅通过满足于医生的关爱而使自身痊愈"。巴林特对以上论述做出解释,认为治疗关键因素"不仅在于药物……或是药丸……更在于医生给予患者药物的方式,实际上是整个的诊治氛围"。在临床实践中,每一种治疗都包含特异性和非特异性效应,非特异性作用来自于对某一治疗方法的认识。我们可以通过屏蔽特异性效应(安慰剂研究),或者可以通过消除非特异性效应(隐蔽的治疗)来评估积极的治疗方法的有效性,但是,隐蔽治疗的实施是具有操作难度的,例如在医院中通过静脉注射和计算机控制的方式可以实施隐蔽的治疗和安慰剂研究,但是隐蔽的口服给药方式则非常难以设计。

中医针灸理论是集生物学、心理学和传统文化为一体的产物,虽然针灸理论的某些方面尚待探其究竟,但是并不能表示这一理论是无效的。人类已经使用针灸治疗数千年,针灸的治疗过程也同其他的治疗方法一样,包含一些可能会产生强大的安慰剂效应的仪式感元素,古代针灸医生在特定的文化中采取各种方法来提高治疗预期。此外,通过进针得气感的参与可能使安慰剂效应进一步增强,因而参加过针灸临床试验的人群往往对针灸的疗效更有信心。为此,我们测试对针灸疗效有较高期望的人群其针灸效果的同时,也应该预期到治疗过程中存在更强的安慰剂效应。同时,针灸和安慰剂效应都可以通过激活自体修复和自体调节功能来部分地发挥作用。因此,期望效应即预期在医疗实践中起着重要的作用。

近几十年中,针灸治疗因其临床疗效已在世界范围广受认可和接纳。虽然许多针灸机制研究,特别是动物研究证实了针灸疗效的科学依据,但是验证针灸疗效的临床试验研究却得到相矛盾的结果。并且,临床试验表明,与对照组比较针刺治疗的特异性效果不强。在临床试验中,采用假针刺作为对照的情况较常见,这一安慰剂形式可以产生与真针刺组相似的积极治疗效果,但是与空白对照组(无针刺治疗)相比,真针刺组和假针刺组通常都显示出有效性。由此一些研究者怀疑针灸是否是安慰剂治疗的一种形式。由于试验研究和临床实践之间的脱节,针灸的发展缓慢且有限,特别是在提高其治疗效果,以及合并其他治疗方法时提高综合疗效这一领域。因此,针刺研究的下一个关键点在于提高针灸治疗整体疗效的同时提高针灸治疗的特异性疗效,特别是通过开发新的方法来提高针灸治疗的特异性疗效。影响治疗的效果有三方面的因素:一是机体的自体修复能力,即自愈性;二是治疗的非特异性效应(由于心理因素和背景);三是针刺治疗的特异性效果。一般而言,这三方面因素在治疗过程中密不可分。需要注意的是,以往动物研究的结果要远远显著于临床试验的结果,一方面原因是动物可能有较少的期望,另一方面原因是相比在人体的研究,动物研究的针刺刺激强度和量要大得多。由于预期和安慰剂效应对针灸疗效影响的重要性,开展临床实践或制定针灸研究方案应将期望效应和安慰剂效应因素囊括于内,同时应考虑到针灸治疗参数以及针灸治疗师等因素。

二、脑功能成像中的期望效应

期望效应与生物医学中神经科学机制密切相关。针灸和安慰剂效应都可以通过激活自体修复和调节能力来取得疗效,而两种方法最终可能有共同的调节机制和途径。以疼痛为例,研究发现内源性阿片肽、胆囊收缩素均参与针刺镇痛和安慰剂镇痛,在广义的自体修复范畴中,这两种效应可能难以区分。而脑成像可能具有区分这些共同的效应机制的潜力,不同的期望效应/预期对针刺治疗的脑功能效应调节作用各异,功能影像研究能够帮助我们对于基于脑功能活动的期望效应的理解(如图 7-3-1 所示)。

研究已发现,假针刺合并积极的或消极的预期可以产生明显的安慰剂效应或安慰剂痛觉过敏的效应,这揭示了预期的力量。此外,对于传统针刺疗法,增强的预期可以显著提高针灸镇痛效果,而减少积极的预期则可以抑制针刺镇痛。虽然安慰剂和针灸镇痛在主观疼痛评分减少这一行为学测量方法上具有可比性,但是这两种效应对应的脑功能网络并不相同。具体来说,真针灸主要是涉及在疼痛程度的信号关联脑区的低信号强度变化。相对应的,对于增加了预期的假针灸,主要涉及疼痛相关的认知情感信号关联脑区的低信号活性。不同于假针灸,真针灸在多个疼痛和感觉处理脑区的 μ- 阿片受体结合潜力上可产生短期增长,并且在一些相类似脑区 μ- 阿片受体结合潜力上可产生长期增长。

基于脑成像的临床试验研究,我们假设临床通过长时程针灸能激活岛盖部和脑岛来缓

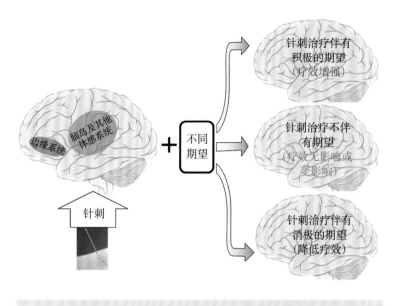

图 7-3-1　不同期望对针刺疗效及脑功能的影响

解慢性疼痛。岛盖部和脑岛既通过疼痛感觉脑区(后脑岛),也通过疼痛的认知情感脑区(前脑岛)来处理信息。因为具有伤害程度检测的能力,及其作为情感和痛苦的决策中心,岛盖和脑岛一方面可以增加认知控制和评价网络,默认网络,执行控制网络,奖励和激励网络,腹侧前扣带回和内侧前额叶皮质之间的功能连接(这些是疼痛控制的关键脑区),还可以进行注意力和下行痛觉调制,与中脑导水管周围灰质直接连接,进一步抑制伤害性输入;另一方面可以降低感觉运动网络和背侧前扣带回皮质之间的功能连接,降低疼痛过程中的感觉和情感成分的相互作用,进一步缓解疼痛(如图 7-3-2)。

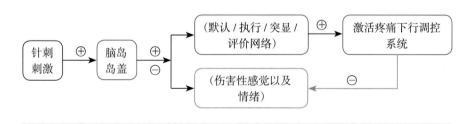

图 7-3-2　针刺治疗慢性疼痛的脑机制

　　由此可见,针灸的机制可能是非常复杂的,这一模型是基于研究者的有限的群组研究的结果,也需要更深入的研究来进一步验证这种假设。

三、针灸对照组试验设计

　　评价临床疗效的金标准是积极的治疗效果,以及在随机对照试验中与相匹配的对照组比较具有显著的差异性。因此,基于针灸疗效的影响因素来证明针灸的有效性,我们必须证明针刺治疗优于安慰剂或是假针灸形式的针刺。此外,选择规范适合的治疗方案也是针灸疗效试验设计的重要组成部分,其中包括安慰剂对照组设计和针刺方案设计两方面。

(一) 安慰剂对照组设计方法

安慰剂效应是整体治疗中的假治疗所产生的心理生理学事件。针灸研究的一个挑战是找到一个完善的假针灸模式来与真针灸进行对比。虽然研究人员已经开发了不同的假针灸设备和针灸研究的方法,理想的假针灸治疗方法仍然是具有争议的话题。与药理研究不同,针灸临床试验中,确定适合的假针灸对照来评估真针灸疗效在方法学上仍存在挑战,其中包括:①模仿视觉难以分辨的针灸治疗装置和进针方法存在困难;②控制针刺治疗过程中非特异性因素的干扰;③对针灸师采取双盲。

中国古代文献列出了九种针灸工具,包括可以在具体的小穴位点上穿透皮肤的尖锐针,以及可以刺激更大穴位区域的光滑尖针等等。无论是否刺破皮肤,古代文献中将所有这九种针刺工具都称之为"针"(《内经·素问》)。一些研究者认为,最小的,表浅的,光滑的针具属于假针,或"安慰剂"针具。这些针通常用于针刺研究,并能激发缓慢的耦合传导、机械的无髓传入,可以增加大脑岛叶激活强度,从而缓解疼痛的情感成分的活性。在另一项研究中,调查人员发现,没有任何皮肤感觉输入的情况下,假激光针灸可以引起针刺得气感觉。这显示刺激与感觉之间的复杂性,提示了对周围刺激、感觉研究和与临床疗效密切相关的研究都亟待加强。

目前,研究人员使用各种刺激工具作为研究假针刺设备,包括牙签,假或刺激量最小的经皮神经电刺激(TENS)和各种不同的假针刺设备。Streitberger 和他的同事研发的假针灸针在针灸研究中的广为应用,这一经过验证的装置是由假针插入一个小的、带盖的塑料环而组成,当针压在皮肤上时会缩回外壳,类似于一个可伸缩刀的功能。第二类假针由 Takakura 和 Yajima 发明,这种可以实现双盲的非穿透性的假针仅是尖端触压到皮肤。这些针的外观和感觉被设计成与真正的针灸针没有什么区别,都会刺到皮肤上产生相似的感觉。因此,可以在临床试验中实现患者和针灸师的双盲。

安慰剂对照组的选择应基于研究的具体目的。使用安慰剂针的一般假设是,非穿透性的针刺刺激不能产生治疗效果,然而根据中医理论,这个假设未必正确。使用安慰剂针的优点是能够在临床实践的各个方面模仿真正的针灸。为了避免使用非穴位或假针的潜在局限性,一些研究者试图将这两种方法结合起来,即在假穴上使用假针,这可能是一个更恰当的对照设计。

(二) 针灸刺激方式及治疗参数设计

针灸通过刺激人体来实现治疗效果。针灸刺激方式的应用,以及实施针灸的频率对实现治疗效果的最大化是至关重要的。虽然电针的发展以及频率和强度的研究已明显增强我们对针灸治疗参数的理解,但是,很少有研究在针灸治疗疾病中系统的探讨可选治疗模式或参数,其结果可以证实针灸疗效的试验非常有限。

剂量是药物治疗的最重要的因素之一,药物试验可以在没有明确掌握剂量的情况下开展大规模的临床试验。针刺的剂量可以通过刺激量——穴位数,治疗的持续时间,或针灸治疗的频率来控制,但是已有研究中较少有系统性的开展针对临床应用的针灸治疗剂量的研究。目前的针灸实践主要是基于以前的临床经验,而不是基于不同治疗方式的比较研究。针刺治疗中剂量信息的缺乏可能显著影响针灸临床试验的有效性和对针灸的解释,同样也会在临床中影响针灸治疗的有效性。

除了基本的刺激模式,还有其他可能影响针灸治疗的因素。虽然针灸专著和文献中已介绍针刺治疗的禁忌证,如醉酒或疲劳状态下不可针灸,还有一些研究探索了其他可能影响针刺效应的因素。例如,一些动物研究显示咖啡因可能抵消针刺镇痛的影响,而咖啡因存在于茶和咖啡中,这两者都是世界各地流行的饮品。阐明咖啡因在针刺治疗上的调节效应可能会对未来针灸实践产生重大影响。

由于不同疾病其安慰剂效应作用大小不同,对于容易受到主观意识影响的疾病,如疲劳、疼痛、精神疾病,预期容易引起安慰剂效应。但是对于无意识的或非自主的生理病理过程,安慰剂效应只能通过一定条件作用下产生。除此之外,医患之间的协调以及诊治环境或氛围也产生不同程度的安慰剂效应,因此,针灸临床试验中,针灸师自身对于患者预期的产生及程度也是安慰剂效应的重要组成因素之一。

综上所述,针灸治疗中非特异性作用对疗效具有很大影响,如何进一步明确针灸的特异性治疗作用以及阐释针灸疗效作用机制是临床研究工作者面对的重要任务之一。设计严谨的针灸试验方法是实现这一任务的基础,例如,设计因素覆盖范围较全面、样本量较大、随机对照双盲的针灸试验可以显示出针灸治疗的显著有效性,而结合脑功能成像技术则为临床研究人员从神经生理病理调节机制层面揭示针灸及其非特异性效应的作用途径和机制提供了可能。同时,探索不同模式或试验条件下的针灸疗效研究,可以为临床提供更丰富的诊治依据,提高针灸治疗的精确度,从而进一步提高临床疗效。

参 考 文 献

1. Zhu D.,Y. Gao,J. Chang,et al. Placebo acupuncture devices:considerations for acupuncture research. Evid Based Complement Alternat Med,2013. 2013:628907.

2. Kong,J.,R.L. Gollub,I.S. Rosman,et al.Brain activity associated with expectancy-enhanced placebo analgesia as measured by functional magnetic resonance imaging. J Neurosci,2006. 26(2):381-8.

3. Kong,J.,T.J. Kaptchuk,G. Polich,et al. An fMRI study on the interaction and dissociation between expectation of pain relief and acupuncture treatment. Neuroimage,2009. 47(3):1066-1076.

4. Kong,J.,T.J. Kaptachuk,G. Polich,et al. Expectancy and treatment interactions:A dissociation between acupuncture analgesia and expectancy evoked placebo analgesia. Neuroimage,2009. 45:940-49[19].

5. Chen,X.,R.B. Spaeth,S.G. Freeman,et al. The modulation effect of longitudinal acupuncture on resting state functional connectivity in knee osteoarthritis patients. Mol Pain,2015. 11(1):67.

6. Kong,J.,D.T. Fufa,A.J. Gerber,et al. Psychophysical outcomes from a randomized pilot study of manual,electro,and sham acupuncture treatment on experimentally induced thermal pain. J Pain,2005. 6(1):55-64.

7. Salih,N.,P.I. Baumler,M. Simang,et al. Deqi sensations without cutaneous sensory input:results of an RCT. BMC Complement Altern Med,2010. 10:81.

8. Kong,J.,R. Gollub,T. Huang,et al. Acupuncture de qi,from qualitative history to quantitative measurement. J Altern Complement Med,2007. 13(10):1059-70.

9. Kong,J.,D.T. Fufa,A.J. Gerber,et al. Psychophysical outcomes from a randomized pilot study of manual,electro,and sham acupuncture treatment on experimentally induced thermal pain. J Pain,2005. 6(1):55-64.

10. Kaptchuk,T.J.,Acupuncture:theory,efficacy,and practice. Ann Intern Med,2002. 136(5):374-83.

第四节 针 刺 镇 痛

一、疼痛相关脑区及网络的针刺镇痛研究

fMRI、PET/SPECT 等影像学研究发现,针刺穴位可以引起疼痛、镇痛相关脑区的信号或

代谢改变,如:中脑导水管灰质、丘脑、躯体感觉皮质、岛叶、扣带回及邻近额叶等脑区,提示大脑多个脑区或网络在针刺镇痛中发挥作用。

中脑导水管周围灰质(PAG)是内源性痛觉调制系统的重要结构,负责伤害性刺激的接收和调节,对于针刺镇痛的调控至关重要。Kong 等对 PAG 的脑内功能连接情况进行了研究,发现 PAG 与扣带回前部(rostral and pregenual,ACC)和延髓头端腹内侧结构(rostral ventromedial medulla,RVM)具有较强的功能连接,构成 ACC-PAG-RVM 网络参与疼痛的调节。Kong 等进一步研究发现偏头痛患者 PAG 与 ACC、前额叶内侧皮质(medial prefrontal cortex,mPFC)的功能连接降低,且功能连接降低幅度与患者的头痛强度密切相关,而针刺治疗后 PAG 与 ACC 的功能连接增强。侯金文等对合谷穴针刺研究表明,针刺引起的信号升高和信号减低出现于不同的多个脑区,PAG 和左侧豆状核信号升高,双侧前扣带回和双侧枕叶信号减低,推论针刺镇痛效果可能是通过多个脑功能区的相互作用而产生。李霁等对坐骨神经痛患者进行针刺 fMRI 实验研究发现,受试者 PAG 的功能活动明显增强,认为针刺激活了 PAG,抑制了疼痛信号的传导,与其镇痛作用有关,起到了缓解疼痛的作用。Zyloney 等实验结果表明,针刺镇痛效应的发挥还可能通过增强 PAG 与后扣带回皮质之间的联系,调节默认网络的功能连接,同时针刺也可能通过对 PAG 与脑岛联系的干预达到镇痛作用。

丘脑是外周伤害性信息上传至大脑高级皮质的重要中继站,有大量的纤维从丘脑投射至皮质,丘脑与皮质之间大量的往返纤维被认为在痛觉的加工过程中发挥了重要的作用。在对伤害性信息的整合过程中,丘脑中央下核和腹外侧眶皮质参与了痛觉的感受和调制作用及注意力和警觉的过程。研究发现给予健康被试不同程度的伤害性刺激,比如:1 倍痛阈、2 倍痛阈、3 倍痛阈等不同强度的电刺激,可以观察到双侧丘脑的 fMRI 信号激活程度与电刺激强度呈现正相关,提示丘脑与痛觉的感觉辨别成分相关。与安慰剂相比,对丘脑进行刺激可以显著减轻慢性疼痛,提示丘脑参与了对疼痛的调控。此外,多个针刺研究也发现丘脑在针刺镇痛中起着重要的作用,杨智杰等认为丘脑不仅是痛觉感觉中枢,同时也是痛觉调制中枢,其中丘脑中央下核可能与腹外侧眶皮质、中脑导水管周围灰质构成了一个痛觉调制通路,是针刺镇痛的协调中枢,通过激活脑干下行抑制系统参与调解脊髓和三叉神经水平的伤害性感受性输入。艾林等发现,疼痛刺激引起丘脑等多个脑区的激活,而在针刺使上述脑区的信号不同程度降低。张磊等在电刺激镇痛的研究中发现,丘脑及多个疼痛相关脑区的功能连接发生了改变,说明丘脑在针刺中枢镇痛机制中起到了重要作用。

痛觉信息可经丘脑核团投射到不同的皮质区域,躯体感觉皮质包括第一躯体感觉皮质和第二躯体感觉皮质,均参与对外周感觉信息的传导。大脑皮质是高级神经活动的最高中枢,参与了痛觉的产生过程,对针刺镇痛的影响也是一个复杂的调整过程。脑功能成像研究发现,针刺可以调节第一躯体感觉皮质、第二躯体感觉皮质的脑血流活动。有研究发现,外周伤害性信息可以激发躯体感觉皮质的神经元活动,且神经元的活动能被药物镇痛或针刺镇痛减弱,电针足三里后伤害性电刺激引发的神经元放电明显减弱,这种现象与静脉注射镇痛药物类似,提示针刺可以通过调控躯体感觉皮质的活动而产生镇痛作用。方继良等的研究发现,针刺右侧太冲穴后,针刺得气组及针刺疼痛组的躯体感觉皮质(SⅠ、SⅡ)、丘脑和岛叶皮质均出现激活。SⅠ、SⅡ兴奋被认为是该功能区对针感的反应,说明其与疼痛感觉有关。初级感觉皮质(SⅠ)接收来自丘脑的痛觉和其他伤害性刺激信息,主要处理痛觉刺激中诸如疼痛持续时间和强度、发生的位置等一般的特征。而次级感觉皮质（SⅡ）的激活与痛觉、内脏感觉关系密切，具有非特异性的感觉整合功能，在针刺镇痛效应的发挥中可能起着下行调节的作用。三阴交穴在剖宫产手术中具有良好的镇痛效果，龚萍等发现针刺右侧三阴交可以引起对侧 SⅠ、对侧 MⅠ、双侧 SMA 等脑区葡萄糖代谢增高。由于体内痛觉、触觉、压力觉等均受 SⅠ 的管理，且存在明确的脊髓丘脑皮质通路，该通路可将伤害性信息传递给 SⅠ，因此 SⅠ 区葡萄糖代谢的增加是大脑对针刺反应的结果。

　　杏仁核、扣带回也是针刺镇痛的重要作用脑区。杏仁核与脑干、下丘脑相连接，在情感编码（如对恐惧的反应、防御行为）、维持自身功能稳定方面起到了作用。研究发现，杏仁核在针刺镇痛后常出现负激活，而在疼痛刺激后出现正激活，从而推测杏仁核也参与了针刺的镇痛作用，可能通过调节自主神经系统的平衡，改变对疼痛的认知及感受尺度达到镇痛的效果。Qin 等利用 fMRI 发现健康志愿者的杏仁核与痛觉感受、痛调控脑区之间存在广泛的功能连接，且针刺可以对这个杏仁核相关脑网络进行显著的调控。叶泳松等对针刺治疗慢性腰腿痛患者的静息态脑功能成像进行研究，发现以左侧杏仁核为种子点的脑功能连接分析显示丘脑、脑干、腹前核、腹外侧核、额内侧回、额上回、额叶眶上回、额下回、颞上回、颞中回、海马回、扣带回、岛叶等脑区功能连接增强，从另一个研究角度证实了杏仁核是内源性痛觉调制网络中的重要组成部分。扣带回则参与对痛觉的情绪反应、认知注意反应、运动反应、痛觉的预期、刺激定位与强度编码等多种功能的整合。当针刺受试者足三里、合谷穴后，得气时扣带回信号减低，感觉疼痛时，扣带回信号增高，针刺得气引起扣带回的负激活可能与针刺穴位对这些感觉、功能的调制有关，诱发产生了对疼痛感知等多方面的抑制作用。同时，后扣带回作为大脑默认网络的重要部分，与丘脑及前扣带回皮质联系紧密，能够感知主观的痛觉减轻，在针刺镇痛治疗中起到了重要作用。也有研究发现针刺三阴交可引起前扣带回 24 区和 32 区葡萄糖代谢增加，前扣带回不但直接接受丘脑内侧核群传入的伤害性信息，也间接接受来自躯体感觉中枢的信息，参与痛觉的情绪反应、刺激定位、强度编码、认知与整合等多种功能，在针刺镇痛中起重要作用。

　　针刺镇痛也引起眶额皮质、小脑、下丘脑、壳核等脑区的激活。眶额皮质的激活与中脑的兴奋性相关，可引起内源性阿片类调节体系的改变，表明针刺激活了疼痛抑制系统的下行通路导致阿片肽的释放，这可能是针刺镇痛的重要机制之一。而小脑则参与了疼痛处理以及精神疾病的情感调节，为处理多重效应的枢纽。Bai 等用手针对内关、大陵和光明穴进行针刺的研究表明，针刺内关选择性激活脑岛、下丘脑、小脑小结和蚓垂，可能是通过小脑 - 下丘脑 - 岛叶的激活对前庭功能进行调控的，是临床上镇定安神作用的物质基础。Hsieh 等应用电针以低频刺激志愿者合谷穴发现下丘脑、岛叶、扣带回皮质前部、小脑均有活动增强区域，认为下丘脑在针刺镇痛的调制中起重要作用。此外，通过针刺麻醉状态下健康成人的合谷穴，发现同侧额内侧回和对侧壳核的血流减少，而假穴刺激仅仅表现为同侧额内侧回的血流减少。这说明在针刺合谷穴时，壳核对局部脑血流起调控作用，这可能是由于壳核接受来自大脑皮质的输入纤维，与尾状核同为进入基底节区的门户。

　　除此以外，国内外学者们研究发现，针刺镇痛可以调节包括疼痛网络、默认网络、感觉运动网络、注意网络等多个脑网络。人脑功能网络大致分为默认网络、凸显网络和任务执行功能。经典的默认网络在人脑静息状态（意识清楚）时处于激活状态，主要包括前额叶内侧、顶叶内侧、颞叶内侧的皮质及皮质下灰质结构。当有外界刺激时，感觉运动皮质和认知处理皮质构成的功能任务网络被激活，默认网络则受到抑制。

Dhond 等的研究发现针刺可以调制脑默认网络及体感运动网络,对边缘叶结构为主的自主神经系统具有较特征的调制效应。除此以外,Dougherty 等用热疼痛刺激的方法,利用二丙诺啡 PET 阿片受体对神经网络进行了研究,认为疼痛的接受主要是与横向网络系统相关,而中线部分则是与情感方面关系密切。这些脑网络的功能协调转换对维持人脑的健康功能具有重要意义。Dhond 等研究结果表明,真针刺增强了静息态默认模式网络与疼痛、情感和记忆相关脑区的连接,而假针刺未显示这一结果;同时真针刺也增强了感觉运动网络与疼痛相关脑区的连接。Bai 等研究了针刺真穴和假穴对杏仁核相关网络影响,结果发现真针刺较假针刺增加了杏仁核、导水管周围灰质(PAG)和岛叶之间的连接,降低了杏仁核和额叶中部皮质、中央后回和扣带回后部皮质(PCC)之间的连接。Napadow 等比较了腕管综合征患者和健康志愿者对针刺治疗的脑部反应,发现手针诱导了患者杏仁核更少的负激活及下丘脑外侧区更大的激活;假针刺诱导了患者躯体感觉区、认知和情感脑区更大的激活。在治疗过程中发现,在不同的治疗阶段,出现不同脑区的负激活现象:治疗前疼痛伴随着对侧相应体感脑区的超敏感,第二、三指体感Ⅰ区代表区模糊;取得明显疗效后,位于对侧初级躯体感觉皮质区(SⅠ)、主运动区(M1)的脑激活区呈明显下降,而在 SⅠ 区的指间距离由相近变为分离,提示针刺可诱导神经功能的重组恢复。而对纤维性肌痛的研究发现,疼痛强度与脑默认网络功能连接相关,单纯针刺治疗 4 周,在疼痛显著减轻后,其脑内默认网络与岛叶连接强度明显减弱。

刘波研究团队发现针刺健康志愿者足三里及非穴位组的默认网络功能连接变化情况,发现穴位组和非穴位组均能产生广泛的脑功能连接,穴位组与非穴位组相比,穴位组在双侧小脑扁桃体、右侧小脑齿状核、双侧小脑蚓部等区域与后扣带回存在功能连接增强,而穴位组双侧额内侧回、右侧额下回与后扣带回的脑功能连接强度较非穴位组减弱,提示针刺足三里穴位和非穴位所引发脑功能连接的脑区大部分相同,但穴位组在脑内的脑功能连接强度总体上高于非穴位组。此外,刘波等采用复杂脑网络技术的分析方法,对针刺足三里及假穴后的脑复杂网络部分属性进行了分析,发现网络节点属性对针刺足三里、假穴位刺激的反应是有区别的。针刺足三里后,健康志愿者脑复杂网络的部分节点效率发生改变,表现为左侧额上眶回、左侧额下眶回、右侧顶上小叶、右侧直回、右侧壳核的局部节点效率增高,而右侧距状回、双侧舌回、双侧楔叶等脑区的局部节点效率降低(图 7-4-1)。在此基础上,刘波等对颈痛患者接受针刺治疗后的痛觉矩阵网络(pain matrix,PM)、默认网络(default mode network,DMN)局部一致性变化进行了研究,结果发现针刺单穴、组穴在临床疗效相同的情况下,对颈痛患者的 PM、DMN 影响存在着差异,说明两种方法的中枢镇痛效应不同,其中组穴治疗的靶点可能位于疼痛矩阵的额上回内侧、SMA,通过影响内侧痛觉系统及阻断疼痛下行传导通路,从而达到镇痛效果。针刺的镇痛效应还可能提高患者对疼痛的适应性、降低相关回避行为。针刺足三里还可引起多个脑区的低频振幅增高,其范围和幅度均较非经穴位组明显。刘波研究团队利用局部一致性(ReHo)方法发现,针刺足三里穴的针刺信息在大脑感觉和疼痛等相关脑区(如:扣带回)汇聚和整合,这说明针刺足三里穴可能是通过相应的作用中枢及复杂的脑功能网络调节,对靶器官产生作用效应。

综上所述,针刺镇痛的效果可能并不是由单一的脑功能区,而是由一个有功能联络的多个脑功能区所构成的庞大流动性网络的相互作用、整合来完成镇痛过程。

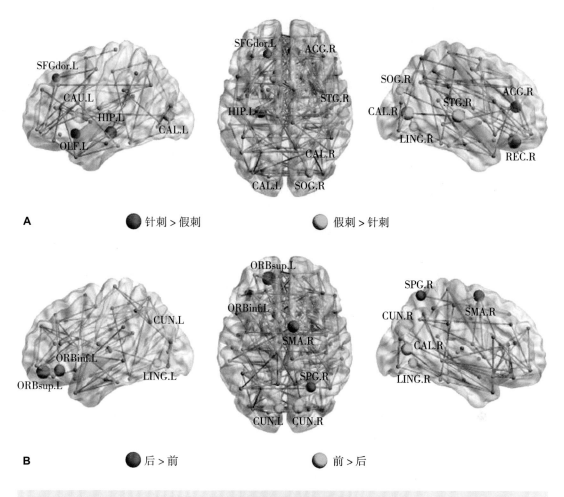

图 7-4-1　针刺足三里与假穴前后的脑复杂网络变化
A. 刺激作用；B. 穴位效应

二、边缘叶系统的针刺镇痛研究

随着 fMRI 成像和数据处理技术的不断进步，有越来越多的实验设计模式及数据分析方法应用于针刺研究，研究者也提出了更多的假说和观点。目前，较具有影响力的理论观点是哈佛大学麻省总院 Hui 提出的边缘系统负激活理论。这一理论在不同团队的系列研究和 meta 分析综述中得以证实，在针刺镇痛研究中越来越受到重视。

大脑边缘叶，包括了扣带回、海马旁回、海马等结构，加之与其联系密切的皮质下灰质结构，如杏仁体、伏隔核、下丘脑、背侧丘脑的前核和中脑被盖的一些结构等，共同组成了边缘系统。边缘系统与多种神经递质（如 5- 羟色胺、多巴胺、γ- 氨基丁酸）的释放有关，是参与针刺镇痛重要的脑功能区，并参与痛觉情绪反应。

Hui、方继良等的研究发现，针刺可以调制"边缘叶 - 旁边缘叶 - 新皮质网络"，除默认网络外，更多的边缘叶脑区及 PAG、小脑蚓部的脑功能连接发生了明显的变化。国内学者的研究也发现，针刺镇痛常用穴位如足三里、合谷、太冲等能够诱导多处脑皮质、皮质下区域、边缘系统和脑干的重叠反应,特别是对疼痛的识别、情感动机及认知等多个相关脑区产生影响。当产生得气感时,针刺能产生脑边缘叶及皮质下灰质结构负激活。得气与否直接影响相应不同脑区的激活与失活状态,针感者可表现为杏仁核、海马、海马旁、下丘脑、腹外侧区、ACC 皮质、颞极、脑岛等区域信号明显减弱,负激活区的扩大或增强,躯体感觉区信号增高;疼痛伴随得气,或只有疼痛而无针感者,上述区域则表现为正激活区增加及信号增高。由此可以推测得气与疼痛的 fMRI 脑信号对抗现象很可能是针刺止痛的重要机制。

Hui、方继良等的研究还发现,手针针刺通过重组各脑区功能从而达到镇痛效果。在针刺过程中边缘系统 - 旁边缘系统 - 大脑皮质系统(杏仁核、下丘脑与默认脑功能网络)被抑制,同时躯体感觉皮质被激活。此外,针刺的中枢调节可能依赖于受试者的心理变化,当针刺产生明显疼痛时,原来负激活脑区的抑制程度会减弱,甚至出现正激活的现象。其他研究者使用不同方法对针刺镇痛的中枢机制进行研究发现,尽管针刺调控的脑区不尽相同,但均是通过整合疼痛矩阵或情绪管理的相关脑区功能获得镇痛疗效。方继良等通过比较不同穴位的针刺 fMRI,发现针刺镇痛对默认网络的核心脑区及其对抗脑网络起到了明显的作用,进一步支持了"边缘叶 - 旁边缘叶 - 新皮质网络"的假说。

三、针刺镇痛后效应的研究

针刺镇痛作用的生理过程,不仅表现为单次针刺期间立竿见影的即时效应,而且还表现为针刺结束之后持续较长时间的后续效应。一般而言,针刺镇痛的即时效应指从进针后至留针 30 分钟以内的针灸效应,而 30 分钟以后疼痛改善或痛阈升高的作用则被称为针刺镇痛的后续效应(亦称长效应、后遗效应)。针刺镇痛的即时效应主要是经脊髓机制实现的,而后效应则主要是通过脑干以上痛负反馈调制机制完成。

针刺后效应不仅表现在针刺对象缓升缓降的痛阈变化上,还表现在实验动物的各种痛反应上。由于后效应的镇痛作用更强、更广泛、更持久,且可累积,因此备受重视。对急性佐剂性关节炎大鼠疼痛模型进行电针针刺昆仑穴位,结果发现电针能提高关节炎大鼠的痛阈并能维持 60 分钟以上、降低炎症局部 5- 羟色胺和多巴胺含量并维持此效应 30 分钟以上、降低去甲肾上腺素含量并维持此效应 15 分钟以上。这说明电针镇痛后效应有其客观的外周递质机制。

许建阳等采用改进时间簇分析方法对针刺合谷穴后效应进行 fMRI 研究,发现在拔针后 14 分钟,脑内仍存在活动性兴奋现象,初步证明了针刺对脑部活动存在着后效应现象。刘波等的研究团队对针刺足三里穴后引起静息态脑功能活动的时间变化规律进行了探讨,通过对 17 名健康志愿者针刺双侧足三里,分析针刺后第 10、25、45、60 分钟的静息态低频振幅(ALFF)的数据分析发现,针刺后 10、25 分钟的 ALFF 显著增高脑区数量最多,主要包括双侧枕叶、双侧颞中回、左侧楔前叶、左侧顶下小叶、左侧中央后回、左侧小脑后叶、右侧扣带前回及右侧扣带后回等;拔针后第 45、60 分钟的 ALFF 显著增高脑区逐渐减少,主要包括双侧枕叶、左侧楔前叶、左侧顶下小叶、左侧顶上小叶及右侧扣带后回等,这一结果提示针刺后效应对静息态脑网络活动产生显著影响,其中拔针后第 10 和 25 分钟为针刺后效应重要时间点(图 7-4-2)。而使用应用多变量模式分析方法对针刺足三里后不同时段大脑网络特点进行了探讨,发现针刺足三里显著改变了全脑静息态功能连接模式,对全脑网络内各脑区之间的连接调控存在着明显的后效应作用,各个脑网络模块如感觉运动、视觉、听觉、默认网络及边缘系统在不同时间段的响应存在差异。

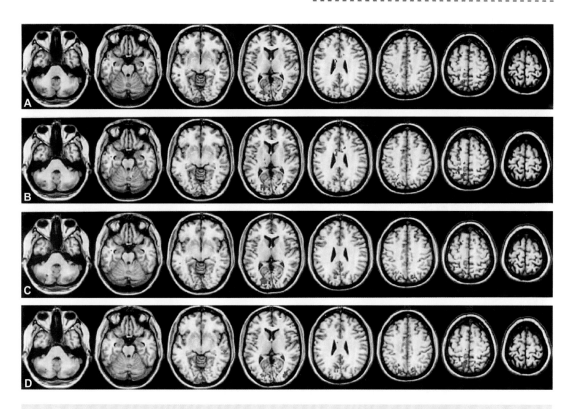

图 7-4-2　针刺足三里穴后引起静息态脑功能活动的时间变化规律
A.拔针后第 10 分钟；B.拔针后第 25 分钟；C.拔针后第 45 分钟；D.拔针后 60 分钟

　　值得指出的是，虽然针刺镇痛脑功能成像研究取得一些阶段性进展，但尚缺乏规范化的实验设计和操作标准，许多因素均可影响实验结果的准确性。此外，还存在以下不足：①目前的针刺研究只是同时研究一两个穴位的效应，而实际临床治疗中常采取多个穴位同时刺激，在体内存在着叠加作用；②不同实验研究中，所采用的针刺的手法、刺激强度、频率、针刺深度、得气感不同，均对结果会产生影响；③有关针刺镇痛作用的物质基础与效应关系，及针刺信号如何引起脑内神经信息的变化，这种变化是否具有自身的规律性，又受哪些因素的影响目前尚不清晰；④现在的研究多为小样本，而在复杂的生物体内，病理状态与生理状态的结果是否一致还有待进一步研究。因此，在进一步研究中，需要制订标准的实验规范，控制影响因素，增加样本量、多穴位针刺及进行更多病理状态下的研究，以保证研究结果的可靠性，进一步揭示针刺镇痛的作用机制。

参 考 文 献

1. Kong J,Tu PC,Zyloney C,et al. Intrinsic functional connectivity of the periaqueductal gray,a resting fMRI study. Behav Brain Res,2010,211(2):215-9.

2. 方继良,Hui KK,Liu Jing,等. 针刺太冲穴得气及疼痛激发相对抗的脑功能网络效应研究. 中国中西医结合影像杂志,2012,10(1):4-9.

3. Bai L,Tian J,Zhong C,et al. Acupuncture modulates temporal neural responses in wide brain networks:evidence from fMRI study. Mol Pain,2010,6:73.

4. 刘波,刘岘,陈俊,等. 针刺穴位和非穴位对脑功能连接影响的 MR 研究(英文). World Journal of Acupuncture-

Moxibustion,2010,1:007.

5. Liu B,Chen J,Wang J,et al. Altered small-world efficiency of brain functional networks in acupuncture at ST36: a functional MRI study. PLoS One,2012,7(6):e39342.

6. 侯小燕,陈维翠,陈俊,等.组穴针刺治疗颈痛患者默认网络的 ReHo 研究.磁共振成像,2014(6):436-440.

7. 龙玉,刘波,刘岘,等.静息态功能磁共振评价针刺足三里穴后效应.中国医学影像技术,2010,25(3):373-376.

第五节　针刺治疗下腰痛

一、下腰痛概述

下腰痛（low back pain，下腰痛）是指以腰背部疼痛及下肢放射痛为主的一种疼痛综合征。大约 80% 的人一生中会发生下腰痛，且发病趋于年轻化。超过 50% 的下腰痛初次发作可以在 4~8 周内自愈，但复发率仍高达 85%，致残率高，经济负担沉重，严重影响患者生活质量。

中医认为"腰为肾之府"，肾藏精，主骨生髓，腰腿的灵健有赖于肾精的充足滋养，因此历代医家均认为肾虚在腰痛的发病中是最重要的因素。在病因和发病机制中，肾虚是本；外邪、外伤、劳累均是标，两者又可以互为因果。现代医学认为，下腰痛发病因素主要是椎间盘突出，公认的观点是机械压迫刺激学说、化学炎症学说、自身免疫等学说。

二、下腰痛针刺治疗

下腰痛的治疗方法较多，临床常见的有卧床休息、非甾体类抗炎药、镇痛药物、中医中药、外科手术等。其中需手术治疗者仅占 10%~20%，绝大多数患者选择口服药物、针灸、推拿、牵引、硬膜外封闭等非手术疗法。镇痛药物常引起诸多不良反应，远期疗效较差；外科手术为有创治疗，且容易产生术后并发症；所以针灸为代表的中医中药疗法成为临床非手术治疗下腰痛的首选方案，其临床疗效也得到了肯定。1997 年美国国立卫生研究院对针刺作为替代疗法治疗腰背痛等疾病达成共识。

针灸疗法是一种科学、安全、疗效确切以及简便易行的诊疗方法。针灸治疗腰椎间盘突出症，以循经取穴为主，并配合局部取穴。主要选取足太阳膀胱经和足少阳胆经的腧穴，腧穴选择主要为五输穴及下合穴。委中，阳陵泉，大肠俞，环跳，华佗夹脊穴是临床上针灸治疗腰椎间盘突出症最常用的腧穴。

研究认为针刺治疗下腰痛的机制可能是通过以下作用产生临床疗效：①镇痛作用，通过针刺某些穴位，促使中枢释放数种止痛物质，如阿片肽、5-羟色胺和 P 物质，达到镇痛的作用。②改善神经根周围的微循环，消除炎性介质及缓解肌痉挛。③通过促进外周炎性组织阿片肽的释放而发挥免疫调控作用。但针刺治疗下腰痛目前仍缺乏临床对比研究的直接科学理论支持，其生理机制尚未被阐明，且无法用现代医学的理论解释针灸原理，许多人对针灸的确切疗效仍持怀疑的态度。所以众多学者开展了针刺下腰痛磁共振脑功能成像研究，从脑功能的变化揭示针刺下腰痛的机制。

三、下腰痛的 fMRI 研究

fMRI 技术应用到下腰痛研究较多，目前已经证实下腰痛症状不仅表现在腰腿部位，也对脑部结构和功能产生明确的效应,而这种脑部功能的改变,已成为众多学者研究和探索的方向。

Baliki 等学者最早发现长期慢性腰背痛患者的前额叶内侧皮质(medial prefrontal cortex,mPFC)、丘脑内侧核群和前扣带回(anterior cingulate cortex,ACC)及杏仁核在静息状态下相比健康人激活程度减低,并引起广泛的全脑功能改变,破坏了默认网络(default mode network,DMN)的正常状态,从而引起认知、行为的异常。Tagliazucchi 等研究发现持续的疼痛表现在注意任务时的异常,同时也发现 DMN 与双侧岛叶、中央前回出现功能连接的异常,DMN 与额叶异常激活。

Napadow 等学者提出了在慢性腰背痛的患者表现出执行注意网络(executive attention network,EAN)与 DMN 之间连接增强,而且疼痛处理脑区岛叶与 DMN 之间连接也出现增强现象,表明在下腰痛患者较正常人静息态下多个脑网络和脑区活动存在异常联系。

陈俊、刘波等学者发现,腰背痛患者在静息状态下多个脑区的功能活动存在异常改变,其可能与机体对慢性持续性疼痛刺激产生适应性、内源性镇痛系统活动相对减低等因素有关。张珊珊、吴文等学者开展了急性下腰痛脑功能磁共振研究,对健康志愿者在无痛状态下腰背部皮下肌内注射 3% 高渗盐水建立腰背痛疼痛模型,再次采集脑功能磁共振数据,对正常和疼痛状态下两组数据进行比较。结果显示急性腰背痛模型与健康志愿者无痛状态下静息态存在显著差异性。表现在急性疼痛状态下双侧前额叶内侧皮质(medial prefrontal cortex,mPFC)、后扣带回、左额下回、小脑扁桃体、右岛叶、额中回、小脑顶叶、脑桥、尾状核、楔前叶、海马旁回等脑区的局部一致性(regional homogeneity,ReHo)显著增高。同时,通过分析岛叶的功能连接得出岛叶与额叶、丘脑、海马旁回的功能连接增强,而岛叶与后扣带回、颞叶、中央旁小叶、楔前叶、小脑扁桃体的功能连接减低。此外顶下小叶与前岛叶功能连接增强,而与后岛叶的功能连接减低。该研究进一步提示静息态下急性腰背痛受试者的岛叶功能连接存在异常,与疼痛刺激引起一系列认知及情绪功能改变密切相关。

四、下腰痛的针刺 fMRI 研究

MRI 的出现,为依据传统中医理论、结合现代医学影像技术研究针刺作用于大脑的神经生理机制研究提供了有效的手段。目前利用 fMRI 技术已经证实针刺作用不仅在治疗局部,也对脑部产生明确的功能的改变,已成为国内外学者研究和探索热点,将有助于我们深入阐明针灸的作用机制。

Ji Li 等开展了针灸治疗慢性腰背痛患者前后默认网络改变的研究,通过分析 20 例患者治疗前后静息态 DMN,认为下腰痛患者的 DMN 与正常组联系减少的脑区集中在背外侧前额皮质区、内侧前额皮质区、前扣带回及楔前叶。而在针灸治疗后上述脑区的功能连接基本恢复,接近对照组。得到的结论是通过针灸调节 DMN 状态取得疗效。下腰痛通常会导致患者出现精神异常,甚至产生精神疾病如抑郁、失眠、焦虑等症状,伴随大脑血流动力学的改变,导致疼痛环路及相关脑皮质区功能受损,引起包括 DMN 的多个脑区出现功能连接异常。通过针灸治疗后,临床疼痛症状缓解,而大脑的功能连接也随之改善,说明针灸治疗能减轻疼痛不仅是简单的体表的刺激效应,更有可能是通过改善疼痛网络和 DMN 的功能而发挥临床镇痛作用,这个过程很复杂,其机制的阐明需要进一步研究。Shi Y 等开展了针刺委中穴治疗下腰痛的研究,其结果发现局部一致性(regional homogeneity,Reho)增加和减少的功能脑区主要是前额叶、脑岛、右侧楔前叶、右海马、颞叶皮质、扣带皮质、顶叶皮质等,同时发现腰痛时丘脑与海马旁回之间的功能连接明显增强。

周晟等以电针刺激委中和大肠俞穴,进行健康志愿者和下腰痛患者脑功能磁共振成像对比研究。以联合穴位针刺脑功能研究较以前单穴位针刺的脑功能研究具有一定创新,其实验设计选穴更符合临床穴位配伍的实际。实验纳入 20 例健康志愿者(右利手),在 3.0T 磁共振扫描间以银针针刺被试委中和大肠俞穴得气后留针,以同轴屏蔽线连接韩氏(HANS)电针仪。通过电针仪的通电(on 60s)和关闭(off 120s)进行交替穴位刺激,采集任务态组块设计模式数据(图 7-5-1)。通过一般线性模型(general linear model,GLM)将被试的统计参数图配准到标准脑模板进行组内平均和多重比较校正,得到群体水平的显著激活区域(图 7-5-2)。通过设置与试验组块设计反相的 GLM 模型,则得到显著负激活区域(图 7-5-3)。结果发现,电针正常人大肠俞穴和委中穴涉及疼痛中枢、默认网络。

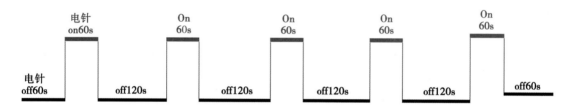

图 7-5-1   组块设计示意图(OFF 为电针仪断电,ON 为电针仪通电,总时长 900s)

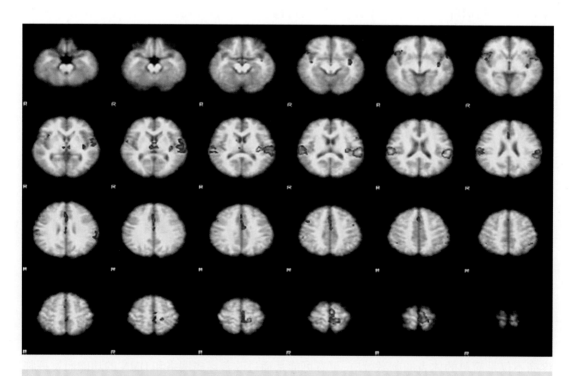

图 7-5-2   自颅底到颅顶连续层面激活脑区分布图,红色部分代表有效激活脑灰质(Z≥5.5)

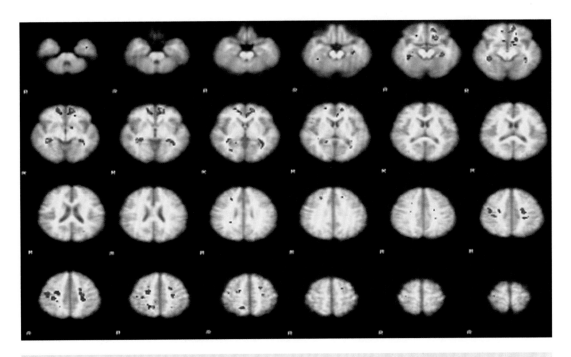

图 7-5-3　自颅底到颅顶连续负激活脑区分布图，蓝色部分代表有效负激活脑灰质区（Z≥7.7）

　　而对静息态无针刺数据和持续针刺委中与大肠俞穴的任务态数据，按照 90 个脑区的时间序列矩阵，再将所有的时间序列矩阵导入到 MATLAB，编程计算其功能连接矩阵及小世界性质。结果显示电针时强关联的功能连接数减少，但电针后有少量新增的连接产生，这在某种程度上增加了大脑信息的交流效率（图 7-5-4）。这可能也是针刺委中与大肠俞穴的镇痛机制。

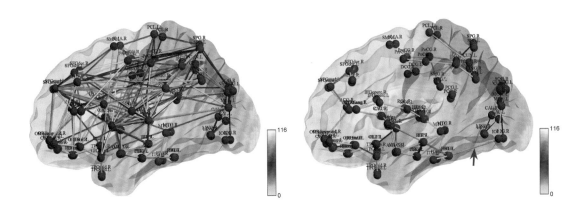

图 7-5-4　静息态（左图）脑区关联模拟图与持续针刺（右图）脑区模拟关联图
PreCG. L：左中央前回；PreCG. R：右中央前回；SFGdor. L：左背侧额上回；
SFGdor. R：右背侧额上回；ORBsup. L：左眶上回；ORBsup. R：右眶上回

五、下腰痛的 fMRI 研究展望

国内外有关针刺下腰痛的磁共振脑功能成像已经成为研究的热点问题,但由于下腰痛临床表现复杂,发病因素较多,患者个体差异显著,脑功能成像及数据处理等因素的影响。目前针灸治疗下腰痛的 fMRI 研究大多仅限于正常人单穴位探索实验,且样本量较小,尤其缺乏大量临床对照研究。对针刺镇痛机制研究认为疼痛会影响大脑功能,疼痛调节需要疼痛网络中多个脑区共同发挥作用。针灸能够通过改善脑功能,引起功能脑区及网络连接的改变而发挥神经调制功能,这些都为今后的研究工作做了许多铺垫。但针灸作用机制十分复杂,目前研究尚停留在脑功能与针刺镇痛的相关性研究,缺乏因果探索,将是我们今后研究的方向和挑战,这些有待广大学者进一步从技术、方法、理论进行长期的实验验证和探索研究。

参 考 文 献

1. Baliki MN,Geha PY,Apkarian AV,et al. Beyond feeling:chronic pain hurts the brain,disrupting the default-mode network dynamics. J Neurosci,2008,28(6):1398-1403.

2. Tagliazucchi E,Balenzuela P,Fraiman D,et al. Brain resting state is disrupted in chronic back pain patients. Neurosci Lett,2010,485(1):26-31.

3. Napadow V,Lacount L,Park K,et al.Intrinsic brain connectivity in fibromyalgia is associated with chronic pain intensity. Arthritis Rheum,2010,62(8):2545-2555.

4. Li J,Zhang JH,Yi T,et al.Acupuncture treatment of chronic low back pain reverses an abnormal brain default mode network in correlation with clinical pain relief. Acupunct Med,2014,32(2):102-108.

5. ShiY,LiuZ,Zhang S,et al.Brain Network Response to Acupuncture Stimuli in experimental Acute Low Back Pain:An fMRI Study. Evidence-Based Complementary and Alternat Med,2015,2015:210120.

6. 陈俊,刘波,叶泳松,等.慢性腰背痛患者的脑静息态功能磁共振成像.中国医学影像技术,2010,27(6):1116-1120.

7. 张珊珊,吴文,刘自平,等.腰背痛对静息状态下岛叶神经功能连接的影响[J].中华物理医学与康复杂志,2013,39(9):691-695.

8. 温玉蓉,周晟,陈晓飞,等.电针刺激大肠俞穴和委中穴的 fMRI 研究.中国中西医结合影像学杂志,2015,13(6):626-629

9. 周晟,曹红霞,俞连春,等.电针针刺委中穴和大肠俞穴的任务态脑疼痛中枢和默认网络的改变.中华医学杂志,2016,96:531-534.

10. 贾润慧,曹红霞,俞连春,等.针刺委中穴和大肠俞穴的功能磁共振低频振幅研究.中国临床研究杂志,2017,30(3):400-402.

第六节　针刺治疗腕管综合征

一、腕管综合征简介

据统计,在美国每年约有 2.7 亿患者因手指、手以及腕部的新发症状就诊,原因包括各种类型的神经卡压征、肌腱疾病、肌肉劳损、非特异性疼痛症状以及其他罕见疾病。腕管综合征(carpal tunnel syndrome,CTS)是其中最常见的疾病类型,约占所有神经卡压综合征的90%,是最常见的周围神经卡压综合征。据文献报道 CTS 发患者数约占世界人口的 3.8%,

发病率约为 276/10 万。各年龄段均可发病,好发年龄为
40~60 岁,女性的发病率明显高于男性。

CTS 是由于多种原因导致腕管压力增高,正中神经受卡
压而产生的部分传入神经阻滞。典型的临床表现为正中神经
支配区(拇指,示指,中指和环指桡侧半,如图 7-6-1 所示)的感
觉异常如麻木、刺痛,以及手指运动障碍等一系列症候群。目
前,CTS 诊断的金标准是电生理检查,即在腕部测量正中神经
的感觉及运动神经传导速度。

美国外科协会(AAOS)将 CTS 定义为"腕部的正中神经
因受卡压而产生的神经病变症状",推荐采取保守或手术治
疗,对于轻至中度症状的患者可采取保守治疗,包括支具制
动、口服或局部注射皮质类固醇药物、超声波等。如果保守
治疗方案不能缓解患者的症状,及重度 CTS 则要考虑手术治
疗。文献报道约 70%~90% 的患者在接受手术治疗后夜间腕
部疼痛的症状消失。然而,手术将给患者及家庭带来高额的

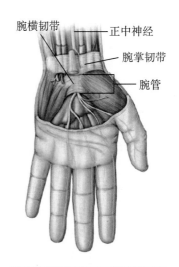

图 7-6-1　正中神经在手部的
神经支配区域

医疗费用,长期的随访研究发现 CTS 的患者接受手术治疗与保守治疗相比,并没有显著改善
症状。

目前,关于 CTS 的发病原因与病理机制尚不明确,临床诊治过程中缺少特异性的有效
治疗手段。以往大多数研究主要聚焦于 CTS 的外科手术治疗,近些年,大量临床证据表明
针刺在 CTS 的康复治疗中具有促进神经功能恢复的作用,使其作为一种重要的补充替代
疗法,在国际范围掀起了应用热潮。

二、针刺治疗腕管综合征的神经机制研究回顾

针刺一直广泛用于缓解各种慢性疼痛引起的症状。在腕管综合征的临床治疗中,针刺
逐渐成为一种重要的非手术治疗方法。在近期的随机对照实验(Recent randomized controlled
trials,RCT)中发现针刺可显著改善 CTS 的症状,产生与口服类固醇、夜间腕夹板固定相似的
治疗效果。Yao 等人在一项 RCT 研究中证实,针刺相较于安慰剂对照没有显著减轻 CTS 的
症状。1997 年,美国国立卫生研究院(National Institutes of Health,NIH)发表声明,总结针刺
作为是一种普遍接受的辅助与替代疗法,可以应用于轻至中度腕管综合征的治疗,但对其治
疗的有效性仍存有质疑。迄今为止,大量有关临床针刺治疗 CTS 的疗效评估研究,结论存
在不一致性,与此同时,针刺治疗效应的潜在生理生物学机制仍然是一个悬而未决的科学
问题。

(一) 针刺治疗 CTS 大脑体感皮质区域的可塑性改变的研究

CTS 作为一种外周神经病变,会导致外周异常的感觉传入高级中枢神经系统(大脑的体
感系统)进行调制加工。既往众多实验证实相较于健康被试,CTS 患者存在显著的大脑体感
皮质区域适应不良性重组改变。Napadow 等人发现相较于健康被试,CTS 患者在对患侧手
指进行非伤害性刺激后会产生脑皮质的明显激活;第 2 指与第 3 指(D2/D3)在初级体感区
域的投影范围边界不清,距离更加接近,且分隔距离与感觉神经的传导延迟程度两者之间存
在显著的负相关关系。基于此,在另一实验中 Napadow 等首次采用纵向研究,分析 CTS 患
者与正常被试接受针刺治疗前后的大脑神经响应模式,推测针刺将会纠正 CTS 所引起的中

枢适应不良性重组改变。其研究模式如下所述：

（1）实验设计模式：多组块实验设计。

（2）研究对象：轻至中度 CTS 患者（$n=13$）与健康被试（$n=12$）。

（3）针刺干预：针刺穴位外关、大陵穴治疗 5 周。

分析发现 CTS 患者相较于正常健康受试者，在基线水平时（治疗前）第 2 指与第 3 指（D2/D3）在初级体感区域的投影范围边界不清或距离缩短，在针刺治疗后，D2/D3 之间分隔距离增大。而且，D2/D3 之间分隔距离越大，CTS 患者感觉异常的症状越轻，两者之间在统计学上存在显著的负相关关系（$P<0.05$）。研究结论为，针刺作为一种体感的刺激条件，可促进中枢神经系统产生有益的可塑性变化，表现为手指在脑皮质的映射区更加突显。

（二）局部与远端穴位治疗 CTS 的潜在不同神经调节机制的研究

不同于其他慢性功能性疼痛的疾病，例如纤维肌痛、慢性背痛、肠易激综合征等疼痛感知范围较弥散，CTS 具有特征性的表现为局限性疼痛，常表现为正中神经感觉传导速度减慢、局部疼痛以及感觉异常。研究发现，在模拟炎症和神经性疼痛的小鼠中，针刺过程中会出现局部施针部位一种镇痛介质—腺苷的释放增加，这种物质具有天然的止痛效果，可以减轻实验鼠的疼痛，这部分解释了针刺在缓解局部疼痛方面的潜在生物学机制。

在针刺临床实践过程中，越来越多的经验积累发现选择合适的施针部位有益于更好的发挥针刺的镇痛效果。以往有关针刺治疗 CTS 的研究尚未比较不同穴位点，即位于损伤部位局部与远端的穴位，所产生的大脑神经响应变化之间的差异。近年，Napadow 团队在一个横断面研究中，采用 2×2 的方差分析模型：CTS 患者或健康被试（组间因素）× 局部或远端穴位（组内因素），以 CTS 疾病为载体建立慢性局部疼痛的模型，研究电针刺激位于损伤部位局部或远端的穴位时所涉及的潜在不同中枢响应模式，并探讨大脑响应信号与正中神经功能之间的关系。其研究模式如下所述：

（1）实验设计模式：事件相关设计（如图 7-6-2 所示）。

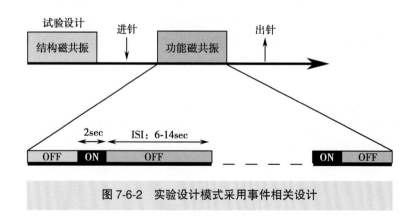

图 7-6-2　实验设计模式采用事件相关设计

（2）研究对象：CTS 患者（n=37）与健康被试（n=30）。

（3）针刺干预：局部穴位（外关、大陵穴），远端穴位（三阴交、侠白）的电针刺（如图 7-6-3 所示）。

研究主要发现在健康对照组，电针局部 VS. 远端穴位引起大脑对侧初级体感皮质（contralateral primary somatosensory cortex，cS1）的激活变化有显著的统计学差异，这与 cS1

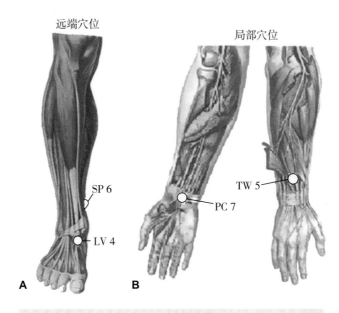

图 7-6-3　电针刺激穴位
A. 为局部穴位(外关、大陵穴);B. 为远端穴位(三阴交、侠白)

代表不同身体部位在大脑皮质的定位投射理论相一致。而对于 CTS 患者,局部 VS. 远端针刺在 cS1 脑区的激活无显著差异,反映了 CTS 疾病本身引起外周神经传导障碍的病理生理学机制。十分有趣的发现是,在 CTS 组中局部电针刺激产生的 cS1 脑区的激活程度与正中神经感觉延迟呈正相关,表明随着疾病严重程度的增加(正中神经的传导减慢引起感觉延迟的时间越长),针刺局部穴位引起的 cS1 脑区的激活程度将随之增加,推测这可能与大脑的代偿机制有关,即外周传入神经的减慢引起中枢神经响应的代偿性增强。而在针刺远端穴位时未发现这种相关关系。综合以上,我们发现 cS1 不同的激活响应模式可能是产生电针局部与远端穴位之间差异的神经生理基础,反映了 CTS 主要引起局部症状的病理特点。

(三) 关于针刺治疗 CTS 引起的神经响应变化对随后疼痛感知的预测性研究

目前针灸在缓解 CTS 的疼痛方面的影像学机制研究尚处于起步阶段,并且存在着基础研究与临床应用脱节的问题,极少有研究关注于大脑对针刺治疗的神经响应变化与相关临床症状的减轻比如疼痛评分这两者之间的相互关系。最近,Yang 等人应用 PET 技术探讨针刺治疗急性偏头痛的潜在机制,发现针刺治疗后可引起大脑前额叶皮质(PFC)、脑岛、扣带回等脑区代谢的增加,同时伴随疼痛水平的下降。另有研究表明,慢性纤维肌痛患者在接受针刺治疗 4 周之后,阿片受体 PET 显像剂 C-carfentanil 在脑岛、扣带回和基底节区等脑区明显增多。对于 CTS 患者,有文献报道真针治疗相比于假针治疗(非侵入皮肤的刺激)可引起大脑在脑岛、扣带回、初级体感区(S1)、前额叶皮质(PFC)等脑区更加稳定的 fMRI 信号激活,此研究的局限性在于缺乏对临床有关疼痛指标的评估。

在一项横断面研究中,Napadow 等人采用假电针刺治疗作为对照,继续探究前文所提到的局部与远端穴位电针刺治疗产生的神经响应,并结合临床与疼痛有关指标的变化,考察两者之间的相互关系。其研究模式如下所述:实验设计模式:事件相关设计;研究对象:CTS 患者（n=59）；实验分组：CTS 患者随机分为 3 组：患侧手腕部位的局部穴位（外关、大陵穴）电针刺组、对侧踝关节的远端穴位（三阴交、侠白）电针刺组、患侧手腕部位的假电针针刺组（与真电针相比，具有完全相同的操作方法，但无电流通过）；相关量表的评估：采用视觉模拟评分（VAS）量表，分别在扫描开始前和扫描结束后评价所有被试在患侧腕部的疼痛和感觉异常（刺痛感）程度。采用混合设计的方差分析模型：不同的针刺干预组（组间因素）× 时间（组内因素），比较 VAS 评分的变化（扫描前与扫描结束后）在不同组间的变化。

　　研究表明，在真电针针刺后（无论是在局部还是远端穴位针刺组）都可产生疼痛的症状的减轻。与假电针相比，局部穴位电针刺治疗所引发的大脑响应，主要表现为 BOLD 信号在脑岛和次级体感区（S2）的显著激活增加以及位于患侧的初级体感区（S1）的明显激活降低，而远端穴位电针刺治疗可产生显著的 S2 脑区的激活增加与后扣带回（PCC）的激活降低改变。研究还证实，远端穴位电针治疗引起的大脑 PFC 激活增加，以及真电针所引起大脑 S1、SMA、PFC 的激活响应，与治疗后的疼痛减轻呈现显著的相关关系。众多证据表明，大脑的神经响应变化可作为一种区分真电针与假电针治疗的客观生物影像学标记物，从而能够对治疗效果进行可靠的评价。这项研究的潜在意义在于，真电针治疗后所产生的位于 S1、SMA、PFC 脑区的激活增加，可能会对预测随后产生疼痛症状的减轻提供相关证据，同时也有助于我们理解针刺疗效个体差异性的潜在神经机制。值得注意的是，PFC 的负激活水平可能特异性地预测远端穴位针刺治疗对疼痛症状的改善（如图 7-6-4 所示），这也为远端穴位针刺发挥镇痛效果提供了特异性的神经调节机制。总之，此研究将针刺治疗引发的大脑神经响应变化与短期临床指标改变结合，并证实这两者之间存在显著的相关关系，从而为针刺疗效的评估提供了可能的影像学证据。

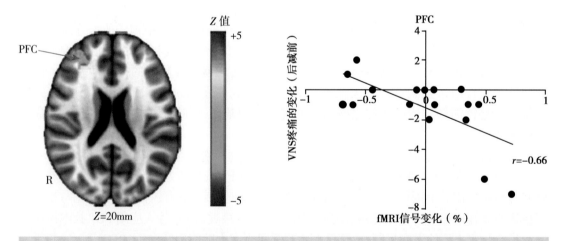

图 7-6-4　在远端穴位针刺组大脑前额叶皮质的负激活水平与疼痛程度的之间存在显著的负相关关系

三、展望

　　CTS 作为一种常见的周围神经卡压综合征，因其高发病率以及致残性、治疗费用较高而受到临床广泛关注。近几十年来，针刺作为一种西医的补充治疗或替代疗法在 CTS 的治疗管理中得到了不断推广，大量临床有关针刺治疗 CTS 的研究，对其疗效的评价存在不一致性。目前，尚缺乏对其潜在中枢神经调节机制的全面揭示。据此我们在本章中主要回顾了 Napadow 团队在针刺治疗 CTS 方面的系列研究。随着功能成像技术的新兴发展,使我们可以深入探究针刺治疗 CTS 的潜在神经调节机制。可以预见,现代影像技术不断发展有益于我们从分子、细胞等不同水平层次上阐明针刺治疗 CTS 的中枢加工机制,但今后仍需大量高质量的针灸影像学研究,并探讨其与 CTS 临床症状之间相互关系,加快实现针刺在 CTS 治疗方面的临床应用价值。

参 考 文 献

1. Carlson,H.,Colbert A.,Frydl J.,et al.,Current options for nonsurgical management of carpal tunnel syndrome. Int J Clin Rheumtol,2010. 5(1):129-142.

2. Vickers,A.J.,Cronin A.M.,Maschino A. C.,et al.,Individual patient data meta-analysis of acupuncture for chronic pain:protocol of the Acupuncture Trialists' Collaboration. Trials,2010,11:90.

3. Kumnerddee W,A. Kaewtong. Efficacy of acupuncture versus night splinting for carpal tunnel syndrome:a randomized clinical trial. J Med Assoc Thai,2010,93(12):1463-1469.

4. Yao E.,et al.,Randomized controlled trial comparing acupuncture with placebo acupuncture for the treatment of carpal tunnel syndrome. Pm r,2012,4(5):367-73.

5. Huang W.,et al.,Characterizing acupuncture stimuli using brain imaging with FMRI—a systematic review and meta-analysis of the literature. PLoS One,2012,7(4):e32960.

6. Goldman N.,et al.,Adenosine A1 receptors mediate local anti-nociceptive effects of acupuncture. Nat Neurosci,2010,13(7):883-8.

7. Maeda Y.,et al.,Acupuncture Evoked Response in Contralateral Somatosensory Cortex Reflects Peripheral Nerve Pathology of Carpal Tunnel Syndrome. Med Acupunct,2013,25(4):275-284.

8. Yang J.,et al.,A PET-CT study on the specificity of acupoints through acupuncture treatment in migraine patients. BMC Complement Altern Med,2012,12:123.

9. Maeda Y.,et al.,Acupuncture-evoked response in somatosensory and prefrontal cortices predicts immediate pain reduction in carpal tunnel syndrome. Evid Based Complement Alternat Med,2013,2013:795906.

第七节　针刺治疗抑郁症

抑郁症是发病率呈逐年增加的全球性精神卫生疾病,目前药物治疗是治疗抑郁症的基本手段,但是其临床应用具有起效周期较长,有戒断效应等不利因素。随着功能磁共振和神经电生理技术的开发与利用,人脑活动数据的采集已成为可能。大量结构及功能影像研究说明,抑郁症患者的核心症状包括情绪低落和意志活动的降低,与杏仁核、纹状体、扣带皮质和前额叶皮质等大脑区域的异常神经活动存在显著相关,这些脑区的神经活动及功能连接已经成为预测抑郁症及其治疗疗效的生物学标志。

针刺治疗抑郁症具有疗效较好且副反应少的优点,已经纳入美国内科学会最新临床实践指南。抑郁症属祖国医学"郁证"范畴,中医认为其基本病因是情志不遂,气机郁滞,导致气血阴阳失调,脏腑功能失常,精神异常改变等。其病机的基本核心是气机失调,由此导致了血瘀、痰结、精亏、气虚、血虚、阴虚、阳虚等病态表现,并贯穿于抑郁症的全过程。抑郁症病位在脑。脑为元神之府,诸阳之会。"脑为元神之府"的提出首见于《本草纲目》。神是脑之功能的反映,脑是主宰运用神的器官,人体的一切生命活动、思维、意识、智慧皆出于脑。脑虽为奇恒之府,但与五脏功能密切联系,与五脏六腑相互为用。精神活动有赖于大脑与脏腑、躯体配合共同完成。抑郁症就是在精神异常的同时伴有肝、心、脾、肾等脏腑异常,随后产生相应的躯体症状。

一、头针治疗抑郁症

在脏腑和经络理论的指导下,头针治疗抑郁症以督脉穴位为主,取百会、印堂、四神聪等穴以健脑醒神,舒肝解郁,调畅情志。研究表明头针与氟西汀治疗抑郁症的疗效无显著差异,单一药物治疗抑郁症的不良反应明显高于针刺治疗。头针配合药物治疗可以增加抑郁症患者对药物治疗的反应,延缓抑郁症的进一步加重。

国内邓德茂团队在头针治疗抑郁症 fMRI 研究方面重点探讨了针刺抑郁症患者百会穴激活的脑功能区及对脑默认网络的调节作用。研究模式以及分析方法如下所述:实验设计模式:非重复性事件相关 fMRI 设计(如图 7-7-1 所示);研究主穴:百会穴;对照组:百会穴右侧旁开 2 寸非经非穴点,刺激手法和方式完全等同于针刺百会穴位组;统计分析方法采用广义线性模型(SPM 12)。

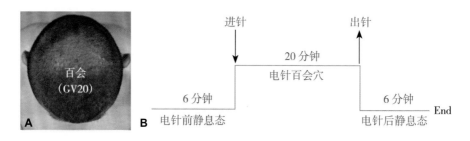

图 7-7-1 百会穴非重复性事件相关 fMRI 设计
A. 百会穴;B. 针刺时扫描模式图

其团队研究发现,针刺百会穴可调节正常人多个脑功能区,主要位于眶额皮质、前中扣带回、前扣带回、中央前回、楔前叶、辅助运动皮质、丘脑、壳核和小脑。针刺前,抑郁症患者出现异常的脑区主要包括:扣带回、岛叶、豆状核、海马、前额叶、丘脑、楔前叶及小脑(图 7-7-2);与假穴对比,针刺百会穴可调节抑郁症患者多个脑功能区,主要位于扣带回、岛叶、海马和小脑(图 7-7-3),推测针刺治疗可能有助于抑郁症患者异常的认知、情感障碍和自我参照加工、执行控制网络的调节。其团队研究进一步发现,针刺百会穴可调节抑郁症患者的脑默认网络:与健康志愿者对比,抑郁症患者楔前叶 / 后扣带回与角回、右中央前额叶皮质的功能连接增强而与前扣带回的功能连接下降,针刺百会穴后抑郁症患者楔前叶 / 后扣带回与角回、左前额叶皮质的功能连接降低而与前扣带回的功能连接增强(图 7-7-4);推测针刺百会穴后可能调节抑郁症患者前扣带回,针刺效应下的前扣带回通过其资源配置能力调配相关脑区或神经网络,再加毗邻脑区相互作用及小脑协调、投射作用的共同结果,引发抑郁症相关小脑 - 大脑皮质和皮质 - 边缘系统网络特异性的一致性响应。

二、耳针治疗抑郁症

长期的针灸临床实践证明耳针治疗抑郁症有效。21 世纪初开始,中国中医科学院针灸所朱兵、荣培晶等在首次建立"耳穴 - 迷走神经联系"的基础上,注意到耳甲区为唯一体表富集分布迷走神经区域,它的传入可直接投射到迷走神经中枢,研发了基于耳穴的耳甲—迷走联系的 taVNS 治疗仪,已开展非随机对照研究,发现效果较好。将轻中度抑郁症患者(MDD)

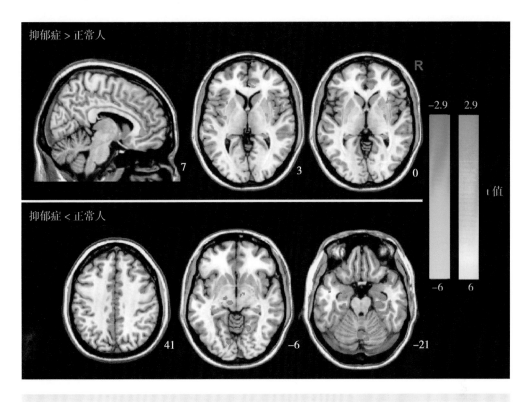

图 7-7-2　针刺前抑郁症患者与正常人比较异常的脑功能区

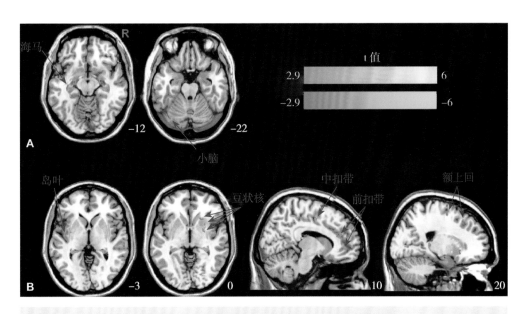

图 7-7-3　针刺抑郁症患者百会穴激活的脑功能区
A. 针刺 > 假穴；B. 针刺 < 假穴

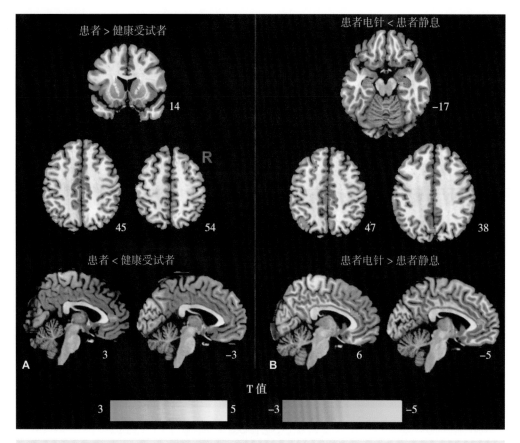

图 7-7-4　针刺抑郁症患者百会穴对脑默认网络的调节模式
A. 独立样本 t 检验；B. 配对样本 t 检验

分为耳甲部电刺激组（taVNS）（n=91，治疗 12 周）及耳廓外缘部电刺激对照组（sham taVNS）（n=69，假 taVNS 治疗 4 周，随后改为 taVNS 治疗 8 周），在第 0 周、4 周、8 周和 12 周评估 24 项汉密尔顿抑郁量表评分。结果显示，在治疗四周后，taVNS 组中 27% 抑郁症患者改善症状，对照组未见明显改善；12 周治疗组治愈 39%；对照组在 4 周后接受 taVNS，8 周及 12 周有明显改善，提示 taVNS 对治疗轻、中度抑郁症有效。结合其简便易行、廉价、副作用少的优势，可作为一种抑郁症的物理替代疗法。

　　方继良团队在疗效观察的基础上，首先通过健康志愿者 fMRI 研究，发现 taVNS 产生了孤束核 - 边缘叶脑网络的调制效应，为 taVNS 治疗抑郁症等脑中枢机制打下基础。进一步，在抑郁症患者实验，对 18 例患者富集迷走神经的耳甲部进行刺激治疗，16 例对照组患者进行耳缘部刺激，每天治疗 2 次，每周 5 天，治疗 4 周。治疗前后，两组患者均接受脑功能磁共振的静息态扫描，采用独立成分分析方法（ICA），研究了默认模式网络（DMN）与全脑的功能连接。4 周治疗后，与假 taVNS 组相比，taVNS 组中 DMN 与前岛叶、海马旁的脑功能连接（FC）减低；DMN 与前额叶、前扣带回膝部、前额叶眶回之间的 FC 增强，FC 增强脑网络与 24 项 Hamilton 抑郁评分量表（HAMD）积分减少明显相关。tVNS 可显著调节 MDD 患者脑默认网络的功能连接。

　　进一步采用种子点神经网络分析，与假 taVNS 组相比，taVNS 组中右杏仁核 - 左背外侧前额叶皮质之间脑功能网络的 FC 增强，与临床 HAMD 总积分减少，特别是与焦虑和延迟分量表的积分减少明显相关。说明 taVNS 可调节情绪及认知脑功能网络。

在抑郁症 taVNS 任务态 fMRI 研究中,发现 taVNS 组的第一次刺激期间的前岛叶皮质激活水平与 4 周治疗结束时的临床改善显著相关。表明前岛叶皮质 fMRI 活动可以作为脑皮质影像学标志物,早期预测 taVNS 的疗效(图 7-7-5~ 图 7-7-9)。

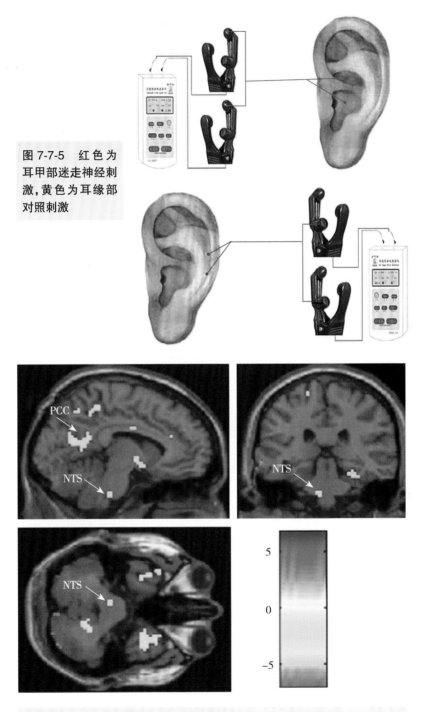

图 7-7-5 红色为耳甲部迷走神经刺激,黄色为耳缘部对照刺激

图 7-7-6 经皮电刺激耳甲部 tVNS 正常人激发了左侧孤束核(NTS)及边缘叶脑区(PCC、杏仁核、海马)广泛而较强的负激活效应

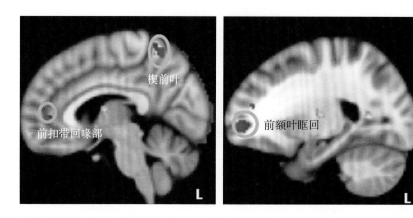

图 7-7-7　蓝色示耳甲迷走神经刺激治疗抑郁症患者后,脑默认网络功能连接变化与汉密尔顿量表评分呈负相关

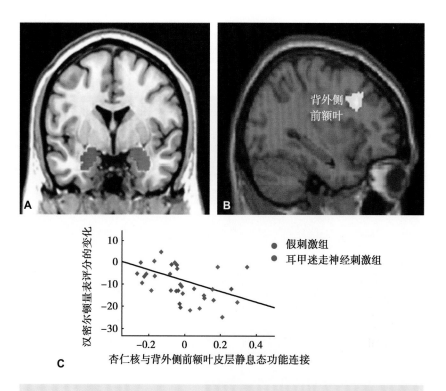

图 7-7-8　taVNS 治疗后,右侧杏仁核与左侧背外侧前额叶皮层功能连接与汉密尔顿量表评分呈负相关

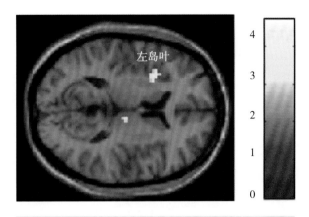

图 7-7-9　taVNS 组的第一次刺激期间的前岛叶皮质
激活水平与 4 周治疗结束时的临床

综上,10 余年来,对正常人及抑郁症患者 fMRI 及临床研究,发现 taVNS 能产生明显的抗抑郁效应,其通过孤束核 - 边缘叶脑网络,显著调节了轻中度抑郁症患者的默认模式网络,情绪 - 执行控制脑区的杏仁核 - 背外侧前额叶功能网络,前岛叶可为疗效预测的影像学标记。耳电针通过刺激迷走神经及调节脑中枢抑郁相关脑功能网络产生抗抑郁效应。

三、腹针治疗抑郁症

通过几十年的临床实践研究,科学家们证实了腹针疗法能够有效改善抑郁症状。腹部是人类的“第二大脑”,具有人体的全息图,可以产生一些具有脑肠肽的神经物质,并通过影响免疫系统和肠神经系统从而调节中枢神经系统对全身组织器官的控制,以及对压力事件的神经反应。腹针疗法认为腹针的刺激信号可以穿透腹壁直接作用于肠神经系统,兴奋肠神经系统的神经元,调节人体内某些神经肽的分泌、释放和利用。

刘波等对 18 例抑郁症患者进行腹部针刺治疗,同时选择 18 例对照组进行假针刺治疗,两组均辅以氟西汀药物治疗。在治疗初始三天进行每天一次针刺治疗,之后每三天一次针刺治疗,总计持续治疗 8 周。两组患者均在治疗前和治疗后接受脑功能磁共振的静息态扫描,并采用国际通用的蒙哥马利抑郁评定量表评估患者抑郁症状,对治疗组和对照组间的疗效差异进行统计分析。研究结果发现,在进行腹针治疗后,与对照组相比较,治疗组患者杏仁核与扣带皮质、纹状体与前额叶皮质的功能连接强度显著增强(图 7-7-10),而这种功能连接的变化与蒙哥马利抑郁量表得分的降低显著相关。这一结果提示,进行腹针刺激可以对参与情绪和精神活动网络产生调节作用,其可能是腹针疗法治疗抑郁症的疗效机制之一。

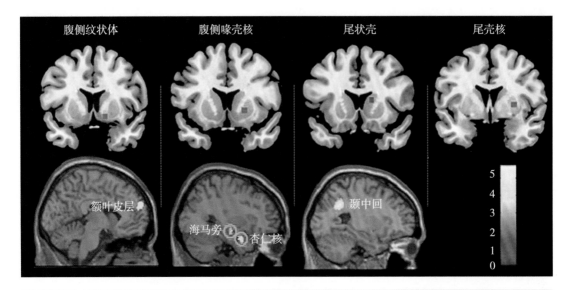

图 7-7-10　抑郁症患者接受针刺治疗后,大脑的纹状体与多个脑区的功能连接强度显著增强

参 考 文 献

1. Qaseem A,Barry M J,Kansagara D. Nonpharmacologic Versus Pharmacologic Treatment of Adult Patients With Major Depressive Disorder:A Clinical Practice Guideline From the American College of Physicians. Annals of Internal Medicine,2016,164(5):350-359.

2. Zou Z W,Shi-Guang J U,Yao J C,et al. The effectiveness and safety of acupuncture therapy in depressive disorders:systematic review and meta-analysis. Journal of Affective Disorders,2010,124(1-2):9-21.

3. Sun H,Zhao H,Ma C,et al. Effects of electroacupuncture on depression and the production of glial cell line-derived neurotrophic factor compared with fluoxetine:a randomized controlled pilot study. Journal of Alternative & Complementary Medicine,2013,19(9):733-739.

4. Qu S S,Huang Y,Zhang Z J,et al. A 6-week randomized controlled trial with 4-week follow-up of acupuncture combined with paroxetine in patients with major depressive disorder. Journal of Psychiatric Research,2013,47(6):726-732.

5. Deng D,Duan G,Liao H,et al. Changes in Regional Brain Homogeneity Induced by Electro-Acupuncture Stimulation at the Baihui Acupoint in Healthy Subjects:A Functional Magnetic Resonance Imaging Study. Journal of Alternative & Complementary Medicine,2016,22(10):794-799.

6. 邓德茂,廖海,段高雄,等. 针刺重性抑郁症患者百会穴后脑功能区低频振幅的变化. 临床放射学杂志, 2015,34(6):884-888.

7. 邓德茂,段高雄,廖海,等. 采用ReHo方法检测针刺重性抑郁患者百会穴激活的脑功能区. 中国医学影像技术,2015(5),683-687.

8. Deng D,Liao H,Duan G,et al. Modulation of the Default Mode Network in First-Episode,Drug-Naive Major Depressive Disorder via Acupuncture at Baihui(GV20)Acupoint. Frontiers in human neuroscience,2016,10:230.

9. Rong P J,Liu J,Wang LP,et al. Effect of transcutaneous auricular vagus nerve stimulation on major depressive disorder:A nonrandomized controlled pilot study. Affect Disord,2016,195:172-179.

10. 方继良,洪洋,范洋洋,等. 经皮电针刺激正常人耳甲迷走神经的功能MRI脑效应研究. 磁共振成像, 2014,5(6):416-422.

11. Fang JL,Rong PJ,Hong Y,et al. Transcutaneous Vagus Nerve Stimulation Modulates Default Mode Network in

Major Depressive Disorder.Biol Psychiatry，2016，79（4）：266-273.

12. Liu J，Fang JL，Wang ZJ，et al. Transcutaneous vagus nerve stimulation modulates amygdala functional connectivity in patients with depression. J Affect Disord，2016，205：319-326.

13. Fang JL，Egorova N，Rong PJ，et al. Early cortical biomarkers of longitudinal transcutaneous vagus nerve stimulation treatment success in depression. Neuroimage Clin，2016，14：105-111.

14. Wang Z，Wang X，Liu J，et al. Acupuncture treatment modulates the corticostriatal reward circuitry in major depressive disorder. Journal of Psychiatric Research，2016，84：18-26.

15. Wang X，Wang Z，Liu J，et al. Repeated acupuncture treatments modulate amygdala resting state functional connectivity of depressive patients. Neuroimage Clin，2016，12：746-752.

第八节 针刺治疗面瘫

一、周围性面瘫疾病特征

周围性面瘫，又称贝尔麻痹症，是一种临床常见的自限性疾病，可发生于任何年龄，多发生于一侧，急性起病，其主要特征表现为面部表情肌群运动功能障碍，一侧面部表情肌麻痹，给患者带来生活和社交方面的障碍，其预后取决于面神经的病变程度及治疗是否及时恰当，若治疗不及时或方法不当，可留下后遗症，严重影响容貌，降低生活质量。

二、针刺治疗周围性面瘫

临床实践和文献报道均显示，针刺治疗周围性面瘫疗效显著。针刺治疗周围性面瘫历史悠久，《内经》是最早记载周围性面瘫的古代医籍，对该疾病的病位、病因病机、临床症状均作出了比较翔实的记述。针刺治疗周围性面瘫积累了大量的经验，这种治疗方法安全简单，可从整体上对机体进行调节使之处于稳定的状态，其疗效确切，治愈率高，为广大患者所接受。

针刺治疗周围性面瘫多穴配伍多采用局部近取为主，配合循经远取为辅的方法，局部近取以手足阳明经为主，太阳、少阳经为辅，以疏通经脉，以濡养温煦。循经远取以手阳明经为主，少阳经为辅，调和局部气血，使面部筋肉得合谷、二间、列缺、太渊、十宣可激发经气、祛寒清热；风池、强间可疏散风邪、调和气血、升阳益气。远近配合、共奏扶正祛邪、活血通络之功，则面瘫自可痊愈。

三、针刺治疗周围性面瘫患者的 fMRI 研究

尽管针刺的临床疗效显著，但是针刺治疗疾病的作用机制仍处于争议之中，尚未达成共识。近年来针刺相关的研究表明，针灸的作用路径，极有可能是首先针刺穴位，通过神经系统激活人脑相关功能区某些核团，进而控制相关神经递质的释放来调节靶器官的功能紊乱。患者大脑的 CT 及 MRI 检查中没有明显的阳性表现，但其大脑功能及连接状态发生了改变。近年来，fMRI 在针刺治疗周围性面瘫的研究中发挥了越来越重要的作用。针刺治疗面瘫的fMRI 研究主要包括任务态和静息态两种。

（一）针刺治疗面瘫的任务态 fMRI 研究

1. 针刺合谷穴任务态 fMRI 研究　合谷穴属于手阳明大肠经，是针刺治疗周围性面瘫远端取穴的主要穴位之一，其主要理论依据是中医经典的"面口合谷收"理论。近代针灸治疗周围性面瘫常用取穴统计显示，合谷穴应用频次位列第三，位于远端取穴第一位。针刺面

瘫患者合谷穴任务态 fMRI 研究是针刺治疗面瘫 fMRI 研究的主要方向之一。

　　李传富等人采用针刺面瘫患者(疾病组:63 例)和健康志愿者(对照组:39 例)合谷穴任务态 fMRI 技术,分析了比较针刺合谷穴任务态情况下两组受试者大脑激活状态。结果显示,在接受针刺合谷穴刺激的相同条件下,面瘫患者和健康对照组大脑的响应存在显著差异。研究将面瘫患者分为早期组、晚期组和治愈组,比较三组结果,不同病理阶段,大脑对针刺的响应在视觉相关脑区、运动感觉相关脑区以及小脑等区域呈现显著差异(图 7-8-1)。研究得出的结论是针刺在不同病理阶段发挥不同的调节作用,大脑对针刺的响应与其所处的功能状态密切相关。

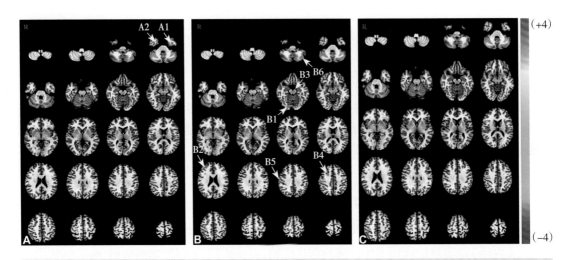

图 7-8-1　面瘫患者与对照组针刺合谷穴大脑激活区组间比较(P≤0.01,α≤0.05,蒙卡校正)。与对照组相比,面瘫早期组双侧海马旁回(图 A,A1 和 A2)显示激活程度降低,而晚期组舌回、额中回、丘脑、中央前回、小脑小叶 VIIa(图 B,B1、B2、B4、B3、B5 和 B6),治愈组与对照组大脑激活没有显著差异
A. 早期组 .vs. 对照组;B. 晚期组 .vs. 对照组;C. 治愈组 .vs. 对照组

　　2. 针刺地仓穴任务态 fMRI 研究　唐宏图等人采用针刺双侧地仓穴任务态 fMRI 研究方法,对 36 例周围性面瘫患者进行了研究。实验结果显示,电针左侧地仓在左侧中央前回、中央后回激活的区域与电针左侧合谷穴在此激活的区域几乎重叠,但是电针左侧地仓穴仅见双侧回区下部即面部代表区的兴奋,手部代表区未见激活,进一步为中医"面口合谷收"理论提供了可视性依据。

　　该研究还显示,电针左右侧地仓穴激活脑区存在差异,这可能是由于人体本身的解剖结构就并非左右对称,这在人脑体现得尤为明显,左右半球的结构、功能都存在着巨大的差异,并且在某些方面,同名的穴位也许在人体的两侧存在一定的差异,如传导通路的不完全相同、治疗作用的不完全一致等等。

　　3. 针刺后溪穴任务态 fMRI 研究　胡霞等人采用针刺双侧后溪穴、合谷穴、地仓穴任务态 fMRI 的方法,研究了 12 例周围性面瘫患者。观察到电针左侧后溪穴任务态刺激的条件下,患者大脑激活与电针合谷、地仓穴都有较大差异,电针合谷穴与电针地仓穴在中央前回、中央后回区域呈现出重合、汇聚的趋势,可见后溪穴与合谷、地仓在治疗作用上存在较大差异,从另一个角度验证了四总穴歌之"面口合谷收"。试验观察到电针后溪穴引起了疼痛相关的基底核区域信号的变化,为针刺后溪穴的镇痛作用机制提供了现代科学依据。研究结果还显示,电针左、右侧后溪穴的大脑激活区域并不完全一致,再次证实了穴位的偏侧性。

(二) 静息态 fMRI 研究

1. 基于功能连接算法的针刺静息态 fMRI 研究　朱一芳等人通过采集 16 例左侧周围性面瘫患者的静息态 fMRI 数据,计算 5 个种子点(PCC、LSⅠ、RSⅠ、LMI、RMI)的功能连接变化,如图 7-8-2 所示。结果显示与健康对照组相比,面瘫患者的脑功能连接发生变化主要表现为同侧大脑半球面部初级感觉皮质和面部初级运动皮质与相关脑区的功能连接增强,这种功能连接的增强可能与面瘫患者的感觉运动皮质代偿性反应有关。

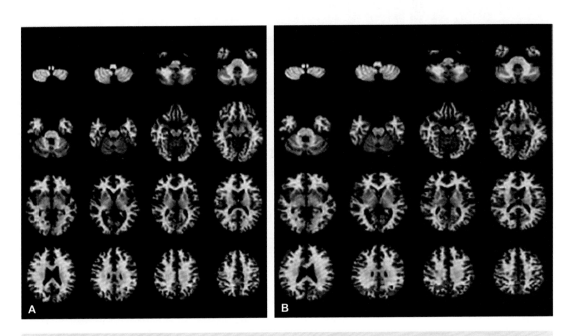

图 7-8-2　周围性面瘫患者 LSⅠ、LMI 的功能连接大脑激活区与健康对照组的组间比较($P \leqslant 0.005$, $\alpha \leqslant 0.01$)
A. LSⅠ功能连接组间差异,表现为面瘫组双侧扣带回、楔前叶、左侧楔叶、枕上回及枕中回与 LSⅠ的功能连接增强;B. LMI 功能连接组间差异,表现为面瘫组双侧扣带回、楔前叶、右侧额中回、额下回、中央前回、颞上回、颞中回、颞横回、顶下小叶、枕中回、角回、尾状核、苍白球、丘脑、岛叶及左侧枕上回与 LMI 的功能连接增强

武红利等人采集 28 例周围性面瘫患者静息态数据,并根据病程将患者分为早期组、中期组和治愈组,以双侧 ACC 为种子点进行全脑 FC 分析,在早期组,右侧额上回、右侧额中回与右侧 ACC 功能连接减弱(图 7-8-3A);在后期组,右侧颞中回、右侧岛叶和右侧豆状核和右侧 ACC 功能连接增强(图 7-8-3B);在治愈组未发现与双侧 ACC 功能连接增强或减弱的区域。结果显示,针刺影响大脑多个网络功能区,早期功能连接减弱,疾病恢复过程中功能连接状态逐渐增强。面瘫康复后存在皮质功能重组,说明针刺可能在一定程度上改变运动感觉皮质及其他相关脑区功能状态,从而促进周围性面瘫患者在康复过程中内环境稳态的平衡。

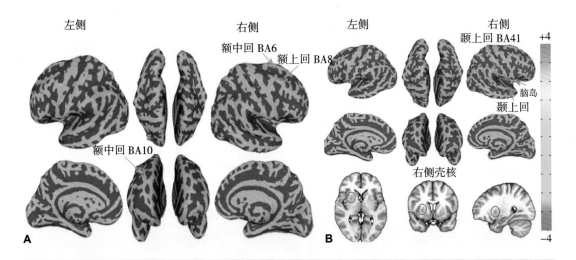

图 7-8-3　A/B 早期 / 后期面瘫患者 ACC 功能连接激活区

2. 基于局部一致性算法的针刺静息态 fMRI 研究　刘军平等人利用 ReHo 分析方法对 41 例针刺治疗的面瘫患者进行研究,结果显示面瘫早期组 ReHo 增高的脑区有右侧额上回、额中回等,ReHo 值减低脑区有右侧颞下回和楔前叶等;面瘫后期组 ReHo 增高的脑区有左侧 S Ⅱ、楔叶等,未见 ReHo 值减低脑区;面瘫治愈组 ReHo 增高的脑区有左侧中央旁小叶、梭状回和颞上回,未见 ReHo 值减低脑区(图 7-8-4)。说明在静息状态下周围性面瘫患者治疗前及针刺治疗过程中需要多个不同的脑功能区域相互作用、互相协调,共同发挥其运动功能和代偿作用以促进运动功能的恢复。

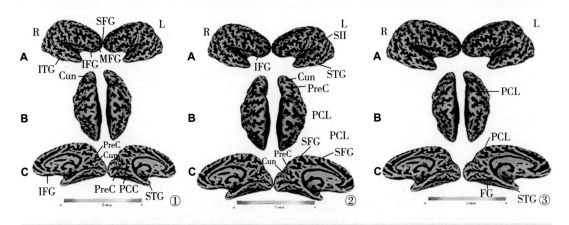

图 7-8-4　不同病程面瘫患者大脑脑区 REHO 与健康对照组比较($P \leqslant 0.005, \alpha \leqslant 0.01$)

①面瘫早期组 ReHo 增高的脑区有右侧额上回 SFG、额中回 MFG、额下回 IFG,左侧楔前叶 PreC、后扣带回 PCC 和颞上回 STG,ReHo 值减低脑区有右侧颞下回 ITG、楔叶 Cun 和楔前叶 PreC。②面瘫后期组 ReHo 增高的脑区有左侧 S Ⅱ、颞上回 STG、额上回 SFG、中央旁小叶 PCL、楔叶 Cun、楔前叶 PreC 和右侧额下回 IFG,未见 ReHo 值减低脑区。③面瘫治愈组 ReHo 增高的脑区有左侧中央旁小叶 PCL、梭状回 FG 和颞上回 STG,未见 ReHo 值减低脑区

3. 基于独立成分分析方法的针刺静息态 fMRI 研究　Abdalla 等收集 52 例右利手的周围性面瘫患者,使用双重回归 ICA 方法探索患者大脑中默认模式网络(default mode network, DMN)功能连接状态。结果显示,在面瘫不同病理阶段,DMN 的功能连接存在着明显的不同,涉及感觉运动,运动映射,情感以及认知等不同功能脑区(图 7-8-5)。

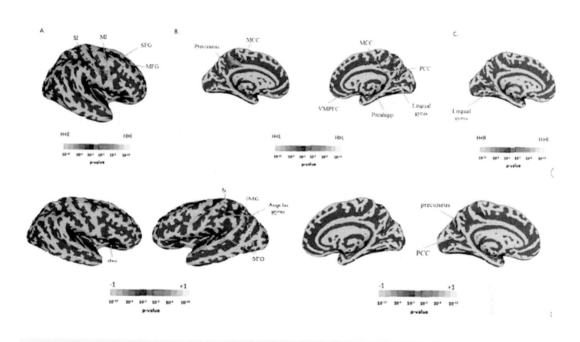

图 7-8-5　不同病程面瘫患者 DMN 功能连接状态

综上所述,在静息状态下周围性面瘫患者治疗前及治疗过程中需要多个不同的脑功能区域互相协调,共同发挥其运动功能和代偿作用以促进运动功能的恢复。周围性面瘫患者面瘫早期组及面瘫后期组 PMA、SMA 静息状态下 ReHo 增高,共同代偿了主要运动皮质的功能;治愈后左侧半球 ReHo 增高区域明显减少,患者病情好转,面肌运动得到改善,表明通过针刺累积效应的治疗恢复了因病变损伤而丧失的功能,重建了原来的右侧大脑半球脑区的运动功能网络。我们推测周围性面瘫患者针刺治疗通过同侧大脑半球的代偿、运动前区及辅助运动区的代偿,以及其他脑区神经元的活动来协同整合完成的。另外,周围性面瘫患者默认模式网络存在异常,针刺可以诱导大脑默认网络发生改变,其他脑区也参与其中,同时在不同程度上发挥着情绪的调控作用,共同完成针刺治疗周围性面瘫的中枢调节。

参 考 文 献

1. Kwon H. J., Kim J. I., Lee M. S., et al. Acupuncture for sequelae of Bell's palsy: a randomized controlled trial protocol. Trials, 2011, 12:60-62.
2. Kim J. I., Lee M. S., Choi T. Y., et al. Acupuncture for Bell's Palsy: A Systematic Review and Meta-analysis. Chinese Journal of Integrative Medicine, 2012, 18:48-55.

3. 刘华. 周围性面瘫神经定位与针刺疗效的关系. 中国康复理论与实践,2007,13(6):551-552.

4. Li C,Yang J,Sun J,et al. Brain Responses to Acupuncture Are Probably Dependent on the Brain Functional Status. Evidence-Based Complementary and Alternative Medicine,2013:14.

5. 唐宏图,王华,朱兵,等. 地仓、合谷、后溪穴激活脑功能区相关性研究. 中国针灸,2011,31(6):521-524.

第九节　针刺治疗阿尔茨海默病

阿尔茨海默病(Alzheimer's disease,AD)是一种以进行性认知和记忆障碍为特征的神经系统退行性病变,是老年性痴呆中最常见的类型,在老年人的死亡原因中,AD 已经成为继心血管疾病、肿瘤和脑卒中之后的第四位杀手,严重威胁着老年人的健康生活,是目前医学界广泛研究关注的热点。AD 是发生于老年和老年前期、以进行性认知功能障碍和行为损害为特征的中枢神经系统退行性病变。临床上表现为记忆障碍、失语、失明、失认、视空间能力损害、抽象思维和计算力损害、人格和行为改变等。

一、西医对阿尔茨海默病的认识和治疗

记忆障碍是 AD 典型的首发症状,主要表现为近期记忆障碍,随后出现远期记忆受损、时间及地点定向障碍,常伴有高级皮质功能受损。注意障碍、执行功能减退等,是 AD 患者继记忆障碍后,进一步受损的认知功能。AD 的病理改变以脑皮质弥漫性萎缩和神经细胞变性为主,以 tau 蛋白为主要成分的神经纤维缠结、包含 β- 淀粉样蛋白的老年斑和颗粒空泡变性是最典型的组织学改变。AD 的组织学损伤最早开始于内嗅皮质和内侧颞叶,而后逐渐进展至新皮质。在此过程中,脑功能的损伤往往发生于解剖结构破坏之前,且最早期的神经病理学改变,可见于临床症状出现前多年。

AD 是一种脑部变性疾病,可通过脑功能成像技术发现阿尔茨海默病的病变区域。Shin Jonghan 等发现利用 PIB、FDDNP、FDG 3 种示踪剂,均可发现 AD 患者的额叶、顶叶、颞叶、扣带回及楔前叶发生相应的病理改变。利用 18F-FDG PET 显像可发现,与正常老年人比较,AD 患者的脑功能成像表现为:双称性颞顶叶、海马或颞叶、顶叶,伴或不伴枕叶、额叶代谢下降。与 SPECT 显像技术显示相似的特征,AD 患者脑内颞叶、顶叶的代谢明显下降,AD 患者的 SPECT 特征性表现为双侧对称性颞顶叶血流低灌注。

AD 的临床治疗仍是医学界的一大难点,近 10 年来涌现出了许多安全有效的治疗药物,如乙酰胆碱酯酶抑制剂家族(多奈哌齐、利斯的明、加兰他敏)及 N- 甲基 - 天门冬氨酸受体拮抗剂(美金刚)等,这些药物虽然不能从根本上治愈 AD,但能使疾病达到一个缓慢的平台期,显著延缓病程、稳定认知状态,提高患者生活和生存质量。

二、中医学对阿尔茨海默病的认识和治疗

传统医学普遍认为,肾精亏虚、脑髓消减、神机失用是 AD 的基本病机。AD 病位在脑,与肾、脾、心、肝等脏腑功能失调均有关,而关键在肾。针刺疗法注重整体调节,具有调和阴阳、疏通经络、调畅气血、醒脑开窍等作用,疗效确切、不良反应小,在针灸治疗 AD 方面取得了满意的疗效。

针刺治疗 AD 常用穴位基本可归纳为:①针对病位,重用头穴、督脉穴,如百会、四神聪、风池、水沟、神庭等穴,以直达病位,开窍醒脑,通督调神。其中百会穴在临床最为多用,其深

部对应的解剖部位为额叶,参与调节情绪、增加记忆功能。②根据病变脏腑,从心、肾、脾入手,四肢远取,宁心补肾,健脾益智,故取心经之原穴神门、心包经之络穴内关,以宁心神;取肾经之原穴太溪伍以肾俞,以补肾填精、益脑增智;取足三里、三阴交以运脾健中、充脑益智。③双侧合谷和双侧太冲古称"四关穴",具有疏肝理气,安神定志,开窍醒神之功。④结合辨证,灵活配穴。

三、针灸治疗阿尔茨海默病的机制

国内外多个学者采用 fMRI 对 AD 针刺效应的脑功能激活研究初步表明,大脑皮质特异性脑区与相应穴位之间有相关性,针刺特定穴位可激活 AD 患者与认知相关的特异性脑区。Yan 等通过针刺 AD 患者内关穴的 fMRI 研究,发现可以明显激活两侧大脑半球的额叶、颞叶、甚至激活两侧海马,此外,研究还发现针刺正常人和 AD 患者的内关穴,fMRI 显示两侧被试的脑激活程度和范围有所不同,除激活与正常人相同的额叶和颞叶外,AD 患者还表现为扣带回、小脑、海马等部位的激活,这说明针灸对健康人和 AD 患者的作用途径不完全相同,针刺对机体器官或组织生理、病理过程的影响属于双向性调整,即在机体功能状态低下时,针刺可使之增强,功能状态亢进时针刺又可使之降低,使机体恢复正常的功能状态。Zhou 等针刺 AD 患者的神门穴、足三里、丰隆穴、太溪穴,fMRI 比较显著激活了海马、岛叶、顶叶及部分小脑 等,这些针灸激活的脑区与记忆认知功能改变有着密切相关,从而提示多个穴位配伍治疗使得多种刺激同时作用于机体,产生综合效应而达到特殊的治疗效果,为针刺治疗的机制提供了一定的客观依据。

传统 fMRI 研究仅关注针灸状态下 AD 患者脑激活模式的改变,然而,脑内不同功能区的活动并非孤立存在的,而是有着复杂的联系。近年来,静息态脑功能研究为功能连接分析提供了有力的工具,功能连接是指对大脑皮质不同区域间的空间 - 时间相关性的描述性测量。Biswal 等在 1995 年首先发现静息状态下 fMRI 信号表现出高度的时间相关性,并且这些信号反映了神经元的振荡特性和协同活动作用。在此基础上,研究者将功能连接分析应用于 AD。Wang 等(2006)和 Allen 等(2007)发现早期 AD 患者海马相关的记忆网络活性明显减低。Wang 等(2007)发现 AD 患者前后部脑区功能连接减弱,而脑区内部功能连接增强。Zhang 等(2009)采用基于后扣带回为感兴趣区发现 AD 患者后扣带回与左侧海马、右侧背外侧前额叶、右侧丘脑功能连接破坏。Raichle 等(2001)最早提出了"默认网络"的假说,这些脑区包括内颞叶、前额叶内侧回、后扣带回、楔前叶以及顶下小叶等区域,组成静息网络执行基线状态的脑功能。Greicius 等(2004)采用独立成分分析的方法首次提出 AD 患者脑内默认网络活性减低的学说,并认为它可以较敏感地发现 AD 患者认知功能的下降。Buckner(2005,2009)分析静息态 fMRI 数据发现脑功能网络的核心节点主要分布在默认网络脑区,且与 AD 患者脑中 Aβ 淀粉样蛋白沉积的脑区高度重合,说明脑连接中枢节点易受到攻击。

王志群课题组采用静息态及任务态 fMRI 的方法探讨了针刺太冲和合谷穴对于 AD 和 MCI 的激活效应。研究在针刺前、针刺中及针刺后不同时期采集三组研究对象 AD、MCI 及对照组的 fMRI 数据,并进行对比分析,结果发现针刺四关穴有助于激活双侧小脑半球、梭状回、颞中回、海马旁回、额上回、额下回、顶下小叶、双侧丘脑等,这些激活脑区都是 AD 患者典型受累部位,与认知和记忆密切相关。总之,针刺可刺激或激活 AD 的病变脑区,使其血流量增加,改善病变区的功能状态、调节代谢,从而可能对 AD 患者发挥整体调节及治疗作用。

　　进一步分别采用后扣带回、海马、顶下小叶、丘脑、背外侧前额叶、杏仁核等作为感兴趣区分析全脑功能连接,这些研究从不同角度证实,AD 患者静息态下存在着特定脑区的功能失连接改变,这些改变涉及默认网络、注意网络及记忆网络等高级认知功能网络,与 AD 认知功能下降密切相关。针对影像学发现的 AD 的脑功能失连接的发病机制,课题组采用静息态 fMRI 的方法探讨了针刺太冲和合谷穴对于 AD 患者海马功能连接的调节效应。研究在针刺前及针刺后不同时期采集两组研究对象 AD 组、正常对照组的 fMRI 数据,采用基于海马的全脑功能连接分析比较,初步发现 AD 患者静息态下与海马功能连接减弱的脑区包括右侧内侧前额叶,右侧颞上回及颞下回,针刺后 AD 患者海马与右侧颞上回、颞下回功能连接增强,与内侧前额叶功能连接无显著变化。课题组采用独立成分分析方法探讨了针刺四关穴前后 AD 患者默认网络的变化,结果发现 AD 患者针刺后左侧后扣带回、右侧颞中回、右侧顶下小叶等默认网络脑区表现为功能连接增强,而双侧扣带回、左侧楔前叶表现为功能连接的减弱,并且与认知功能改变密切相关(图 7-9-1 至图 7-9-4)。这些研究采用传统针灸

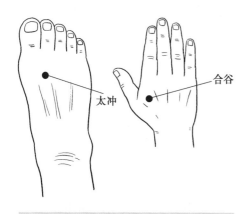

图 7-9-1　太冲和合谷穴位点

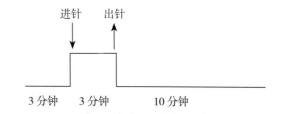

图 7-9-2　针刺 fMRI 实验设计

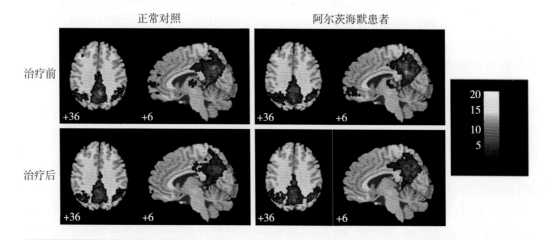

图 7-9-3　采用静息态 fMRI 显示 AD 组和正常对照组针灸前、后默认网络脑区

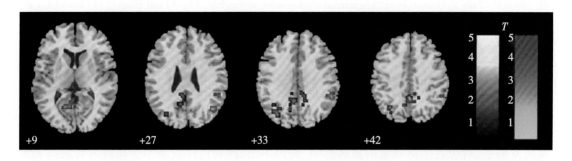

图 7-9-4　采用 fMRI 针灸交互效应组分析显示 AD 组针灸前后功能连接显著增高和减低的默认网络脑区

和功能磁共振成像相结合的方法,证实针刺太冲及合谷穴有助于调节 AD 患者脑功能连接网络包括海马记忆网络和默认网络,从而为针刺对 AD 患者的认知调节机制提供了初步的实验依据。

　　综上所述,针刺治疗 AD 的 fMRI 研究为揭示针刺作用机制具有独特的优势,对针刺治疗机制提供了崭新的研究途径,而且影像学和针灸学相结合对于临床将针刺用于早期 AD 治疗,筛选有效穴位,客观评价针刺疗效均有重要意义。但是目前针刺治疗 AD 的 fMRI 研究尚处于起步和探索阶段,需要建立科学严谨的方法学,合理的 fMRI 试验设计以及完善数据后处理方法,针刺治疗 AD 的机制才能得到更广泛、更深入的探讨,使针灸这一传统的治疗方法在世界范围内得到广泛认可。

参 考 文 献

1. Zhou Y, Jin J. Effect of acupuncture given at the HT 7, ST 36, ST 40 and KI 3 acupoints on various parts of the brains of Alzheimer's disease patients. Acupunct Electrother Res, 2008, 33(1-2): 9-17.

2. Wang Z, Nie B, Li D, et al. Effect of acupuncture in mild cognitive impairment and Alzheimer disease: a functional MRI study. PLoS One, 2012, 7(8): e42730.

3. Wang L, Zang Y, He Y, et al. Changes in hippocampal connectivity in the early stages of Alzheimer's disease: evidence from resting state fMRI. Neuroimage, 2006, 31(2): 496-504.

4. Buckner RL, Snyder AZ, Shannon BJ, et al. Molecular, structural, and functional characterization of Alzheimer's disease: evidence for a relationship between default activity, amyloid, and memory. J Neurosci, 2005, 25(34): 7709-7117.

5. Wang Z, Liang P, Jia X, et al. The baseline and longitudinal changes of PCC connectivity in mild cognitive impairment: a combined structure and resting-state fMRI study. PLoS ONE, 2012, 7(5): e36838.

6. Wang Z, Xia M, Dai Z, et al. Differentially disrupted functional connectivity of the subregions of the inferior parietal lobule in Alzheimer's disease. Brain Struct Funct, 2015, 220(2): 745-62.

7. Wang Z, Jia X, Liang P, et al. Changes in thalamus connectivity in mild cognitive impairment: Evidence from resting state fMRI. European Journal of Radiology, 2012, 81(2): 277-285.

8. Wang Z, Zhang M, Han Y, et al. Differentially disrupted functional connectivity of the subregions of the amygdala in Alzheimer's disease. J Xray Sci Technol, 2016, 24(2): 329-342.

9. Wang Z, Liang P, Zhao Z, et al. Acupuncture modulates resting state hippocampal functional connectivity in Alzheimer disease. PLoS ONE, 2014, 9(3): e91160.

10. Liang P, Wang Z, Qian T, et al. Acupuncture Stimulation of Taichong (Liv3) and Hegu (LI4) Modulates the Default Mode Network Activity in Alzheimer's Disease. Am J Alzheimers Dis Other Demen, 2014, 29(8): 739-748.

第十节　针刺治疗功能性消化不良

功能性消化不良患者(functional dyspepsia, FD)是消化系统最为常见的一类疾病,它以其高发病率、对患者生活质量的显著影响、病因不明、药物治疗效果不佳而成为胃肠病领域研究的热点。针刺治疗 FD 疗效肯定,但其作用机制尤其是中枢机制不明。目前曾芳团队对 FD 影像研究较为全面,以下主要对该团队研究成果进行阐述。

曾芳团队从三个层次开展研究:首先,采用磁共振技术(magnetic resonance imaging, MRI)和磁共振弥散张量成像(diffusion tenser imaging, DTI)技术,从大脑结构和功能两方面,从脑功能活动特征、脑灰质结构变化特征、脑白质结构变化特征等层次,探讨 FD 的中枢病理特征,为针刺治疗 FD 的中枢机制研究寻找潜在的靶点脑区;其次,采用 fMRI 技术,对比观察针刺治疗 FD 的经典针灸处方——胃俞募配穴与单用胃俞穴、单用胃募穴针刺对 FD 患者脑功能活动的影响,探讨针刺治疗 FD 的中枢机制;最后,采用正电子发射计算机断层扫描技术(positron emission tomography-computed tomography, PET-CT)和 fMRI 技术,观察不同针刺疗程、不同机体状态下针刺治疗 FD 中枢神经系统响应的差异,探讨针刺疗程与机体状态影响针刺胃肠调节的部分中枢机制。

一、功能性消化不良患者中枢病理变化特征研究

以 FD 患者为研究载体,采用 MRI 技术,从脑功能变化和结构变化两个方面,研究 FD 患者中枢病理变化特征,为针刺治疗 FD 中枢机制研究寻找潜在靶点脑区。

（一）FD 患者脑功能病理变化特征研究

1. 脑功能活动局部一致性变化特征　招募 50 名 FD 患者和 50 名健康受试者,进行 fMRI 静息态扫描。研究结果显示:与健康受试者相比,FD 患者多个脑区活动局部一致性增高或降低,其中 ACC 局部一致性的增高与症状的严重程度呈正相关,丘脑局部一致性的降低与症状的严重程度呈负相关(图 7-10-1)。

2. 局部脑网络功能连接度变化特征　与健康受试者相比,FD 患者默认网络多个脑区功能活动异常。其中,脑功能活动增强的区域包括:内侧前额叶[medial prefrontal cortex, MPFC(BA49, BA10)],楔叶(BA7, BA31),PACC(BA24, BA32)和丘脑;脑功能活动降低的区域分别为顶叶(BA40),前额叶眶回(orbitofrontal cortex, OFC)(BA11)以及旁海马(BA35, BA36)等(图 7-10-2)。

3. FD 患者与健康受试者脑功能连接度的差异　与健康受试者相比,FD 患者 ACC、脑岛和丘脑静息态脑功能连接度存在差异。

（二）FD 脑结构病理变化特征研究

1. 脑灰质密度(gray matter density, GMD)变化特征　结果显示:与健康受试者相比,FD 患者双侧中央前回、ACC、MCC、OFC 和右侧脑岛等区域 GMD 显著降低;ACC 的 GMD 降低与病程和症状严重程度呈显著负相关;当回归了焦虑和抑郁评分后,患者仅有右侧脑岛、右侧中央前回和左侧 MCC 等区域 GMD 显著降低(图 7-10-3)。

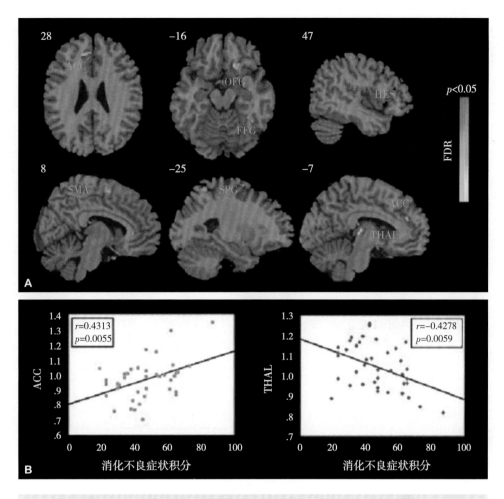

图 7-10-1　FD 患者脑功能局部一致性变化特征及与症状的相关性
ACC:前扣带回,THAL:丘脑。红色为 Reho 增高区域,蓝色为 Reho 减低区域

2. 脑白质微结构变化特征　FD 患者与健康受试者脑白质微结构的差异。结果显示:与健康受试者相比,FD 患者包括放射冠、内囊、丘脑后辐射、胼胝体、上纵束在内的多个白质纤维束各向异性(fractional anisotropy,FA)显著增高,而平均弥散度(mean diffusivity,MD)和径向弥散度(radial diffusivity,RD)显著降低。而当把患者的 SAS 和 SDS 评分作为协变量时,FD 患者仅有放射冠 FA 值显著增高(图 7-10-4)。

综上,以上研究首次运用 MRI 技术证实了中枢神经系统异常在 FD 病理变化中的意义,为 FD 的临床诊断和治疗提供了新的思路。同时,明确了针刺调节胃肠功能的潜在靶点脑区,为针刺胃肠调节效应中枢机制研究奠定了基础。

二、针刺治疗 FD 的中枢机制研究

胃俞募配穴(中脘配伍足三里)是针刺治疗胃肠疾病的经典处方。

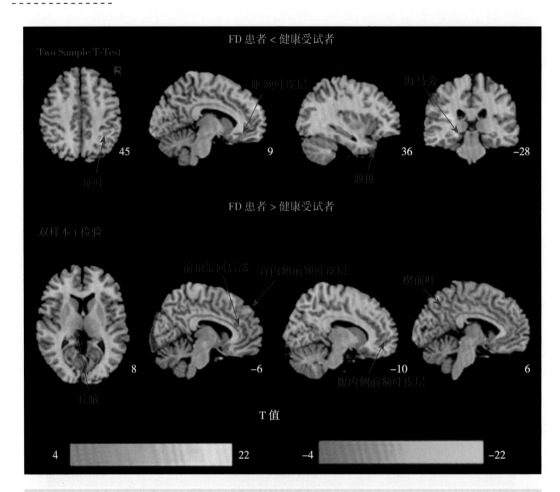

图 7-10-2　FD 患者大脑默认网络功能活动与健康受试者的差别
红色为功能连接度增高区域,蓝色为功能连接度减低区域

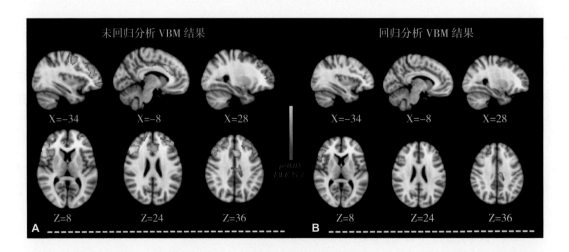

图 7-10-3　FD 患者大脑灰质密度的变化
A. 回归情绪因素前,FD 患者脑灰质密度与正常人相比降低的区域;B. 回归情绪因素后,FD 患者脑灰质密度与正常人相比降低的区域

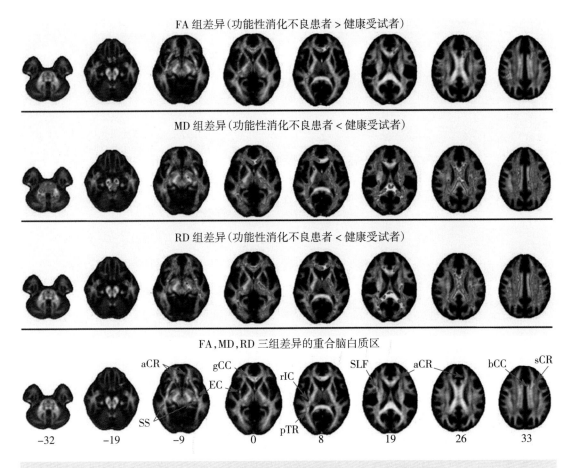

图 7-10-4　FD 患者与健康受试者白质 FA、MD、RD 值的差异

以 FD 患者为研究载体,采用 fMRI 技术,对比观察针刺胃俞募配穴、针刺胃募穴(任脉中脘穴)、针刺胃下合穴(胃经足三里穴)对 FD 患者脑功能活动的影响,探讨针刺治疗 FD 胃肠调节效应的中枢机制。

研究结果

1. 针刺胃俞穴对 FD 患者脑功能的影响　针刺胃俞穴治疗 FD 患者局部一致性降低的脑区包括:左侧脑岛(BA48)、左侧海马旁回(BA35)、左侧 MCC(BA23)等(图 7-10-5)。

针刺胃俞穴治疗后 FD 患者局部一致性增高的脑区包括:右侧海马回(BA30)、双侧海马旁回(BA36)、右侧杏仁核(BA28)、右侧脑岛(BA48)、等(图 7-10-5)。

2. 针刺中脘穴对 FD 患者脑功能的影响　针刺中脘穴治疗后 FD 患者局部一致性降低的脑区包括:双侧 MCC(BA23)、左侧 PCC(BA23)、左侧 ACC(BA32)、双侧海马(BA20/37)、左侧海马旁回(BA37)等(图 7-10-5)。

针刺中脘穴治疗后 FD 患者局部一致性增高的脑区包括:双侧海马旁回(BA28)、右侧 ACC、右侧 MCC(BA24)、双侧海马(BA28)、双侧脑岛(BA48)、双侧杏仁核(BA28/36)、双侧颞极(BA38)等(图 7-10-5)。

3. 针刺胃俞中脘穴对 FD 患者脑功能的影响　针刺胃俞募配穴治疗后 FD 患者局部一致性降低的脑区包括:双侧 PCC(BA29)、双侧海马(BA37)、右侧海马旁回(BA27)、右侧脑岛

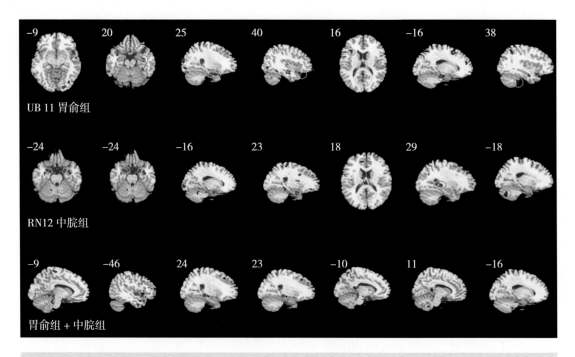

图 7-10-5　单用胃俞穴、单用中脘穴和胃俞募配穴对 FD 患者脑功能的影响
红色为局部一致性增高区域,蓝色为局部一致性减低区域

（BA48）、右侧颞极（BA38）等（图 7-10-5）。

　　针刺胃俞募配穴治疗后 FD 患者局部一致性增高的脑区包括:双侧海马旁回（BA20/27）、双侧距状回（BA17）、双侧颞极（BA38/BA20）等（图 7-10-5）。

　　综上,以上研究结果显示针刺对以前扣带回、脑岛为重点的边缘系统脑区的调节是针刺治疗 FD 的重要中枢机制。同时,上述研究也表明穴位配伍效应的中枢响应绝非单穴效应的简单叠加,而是以一种新的模式对脑功能活动进行整体调节。与穴位单用相比,穴位配伍对异常脑功能的调整更为集中和显著。

三、针刺胃肠调节效应的影响因素研究

　　针刺效应受到包括针刺疗程、针刺方法、机体状态等多种因素的影响。

　　以 FD 患者、健康受试者为研究对象,采用 18F-FDG 示踪的 PET-CT 技术和 fMRI 技术研究不同针刺疗程和不同机体状态影响针刺胃肠调节效应的中枢机制。

　　（一）FD 患者与健康受试者即时针刺 fMRI 的差异

　　即时针刺足三里,FD 患者相较于健康受试者,右侧缘上回、右侧 OFC、右侧 ACC、右侧内侧前额叶和左侧 SOG 为 fMRI 信号负激活,而右侧脑岛、缘上回和中央后回呈现出 fMRI 信号正激活（图 7-10-6）。

　　（二）不同针刺疗程影响针刺治疗 FD 胃肠调节效应的中枢机制

　　针刺疗程是构成针刺治疗刺激量的重要参数。不同疗程对针刺效应的影响已被大量的临床研究证实,本研究采用 18F-FDG PET-CT 技术,观察短疗程（5 次针刺）和长疗程针刺（20 次针刺）对患者脑功能活动的影响,探讨疗程影响针刺治疗 FD 胃肠调节效应的中枢机制。

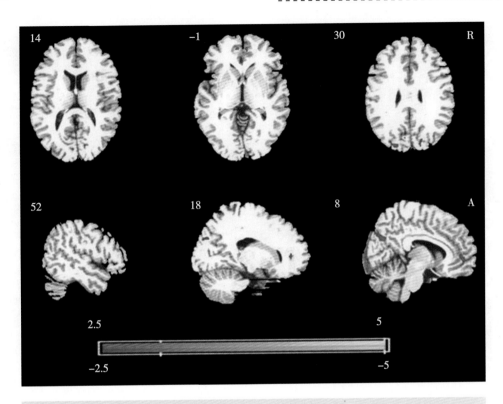

图 7-10-6　FD 患者对比正常人即时针刺足三里中枢响应差异的脑区（FD 患者减去健康受试者）

$P<0.05$，FWE 校正，团块大小≥5。蓝色代表 FD 患者相较于健康人 fMRI 信号负激活的脑区，红色代表 FD 患者相较健康人 fMRI 信号正激活的脑区

研究结果：

1. 长疗程针刺对 FD 患者脑功能的影响　长疗程针刺后 FD 患者边缘系统 - 大脑各个脑区异常增高的葡萄糖代谢全面降低，包括：双侧脑岛（BA13）、ACC（BA24、BA32）、MCC（BA31、BA32）、PCC（BA29、BA30）、丘脑、海马旁回（BA35、BA19）以及左侧 IFG（BA3）和楔叶（BA7）等的区域葡萄糖代谢增高（图 7-10-7）。

2. 短疗程针刺对 FD 患者脑功能的影响　短疗程针刺治疗后，FD 患者葡萄糖代谢增高的区域包括枕下回（Inferior Occipital Gyrus，IOG）、MOG、楔前叶、右侧 MTG、右侧额内侧回；葡萄糖代谢降低的区域包括小脑、左侧豆状核、脑干和中央后回（图 7-10-7）。

综上，以上研究结果表明，与针刺 5 次相比，针刺 20 次可更为全面降低 FD 患者各个脑区异常增高的葡萄糖代谢，更显著地调节脑岛、ACC、丘脑等病情相关脑区的功能活动。这说明：针刺治疗 FD 胃肠调节效应受疗程影响，长疗程较短疗程更为显著地调整了 FD 患者脑功能活动的异常。而针刺足三里穴，FD 患者相较于健康受试者，右侧缘上回、右侧 OFC、右侧 ACC 等脑区功能活动显著降低，而右侧脑岛、中央后回功能活动增强。这表明，在不同机体状态下，针刺同一穴位的脑功能响应不同，机体状态对针刺效应有显著的影响。

另外，方继良等为研究针灸对功能性消化不良（FD）患者的疗效及机制，将患者随机分为常用穴位针刺治疗组（手针治疗组 30 例），假针刺治疗组（旁开非穴位针刺，无运针，对照

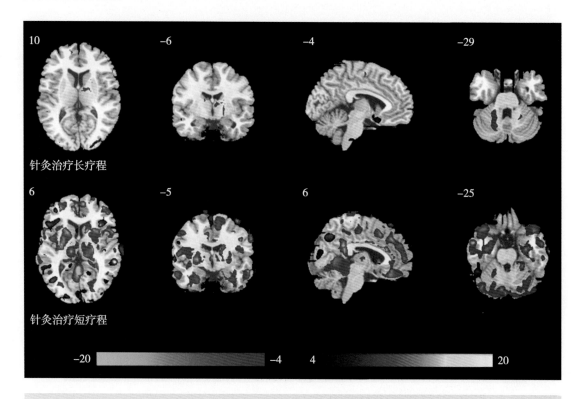

图 7-10-7 不同疗程针刺对 FD 患者脑功能的影响
红色为代谢增高区域,蓝色为代谢减低区域

组 30 例),治疗 1 个月,3 次 / 周,随访 3 个月。主要结局指标包括消化不良症状,生活质量和精神状态,次要结局指标包括血清胃泌素浓度,钡餐胃慢波频率和传播速度。经过一个月的治疗,FD 患者的主要结局指标(两组)和次要结局指标(治疗组的 8 名患者)与基线相比有显著改善($P=0.0078, <0.0001$);治疗组在所有主要结局指标疗效更好($P<0.0001$,除了 SDS($P=0.0005$)。随访期间消化不良的症状改善持续(治疗组更好)。针灸对改善 FD 患者的消化不良症状,精神状态和生活质量有较好的疗效,可能与胃慢波和血清胃泌素分泌增加的频率和传播速度有关。

纳入针刺组 8 例患者行机制研究,1 个月治疗后罗马Ⅲ标准的胃肠道症状评分,钡餐胃动力测定和胃泌素水平方面明显改善。发现 FD 患者脑功能连接降低的脑区,主要分布在默认网络及注意网络,包括前扣带回膝部、下部,海马,顶下小叶,前岛叶;这些区域与全脑(除右海马及右顶下小叶)的功能连接在针刺治疗后显著增高($P<0.05$),接近健康对照组。结论:针刺治疗 FD 有效,其机制可能是针刺调节了脑肠轴,使其趋向于正常化。

参 考 文 献

1. Zeng F, Qin W, Yang Y, et al. Regional brain structural abnormality in meal-related functional dyspepsia patients:a voxel-based morphometry study. Plos One, 2013, 8(7):e68383.

2. Zhou G, Qin W, Zeng F, et al. White-matter microstructural changes in functional dyspepsia:a diffusion tensor imaging study. American Journal of Gastroenterology, 2013, 108(2):260-269.

3. Nan J, Liu J, Zhang D, et al. Altered intrinsic regional activity and corresponding brain pathways reflect the

symptom severity of functional dyspepsia ［J］. Neurogastroenterology & Motility the Official Journal of the European Gastrointestinal Motility Society,2014,26(5):660-669.

4. Liu P,Qin W,Wang J,et al. Identifying Neural Patterns of Functional Dyspepsia Using Multivariate Pattern Analysis:A Resting-State fMRI Study. Plos One,2013,8(7):e68205.

5. Nan J,Liu J,Li G,et al. Whole-brain functional connectivity identification of functional dyspepsia. Plos One, 2013,8(6):e65870.

6. Zhou G,Liu P,Wang J,et al. Fractional amplitude of low-frequency fluctuation changes in functional dyspepsia: a resting-state fMRI study. Magnetic Resonance Imaging,2013,31(6):996-1000.

7. Liu P,Wang G,Zeng F,et al. Abnormal brain structure implicated in patients with functional dyspepsia. Brain Imaging & Behavior,2017(4):1-8.

8. Zeng F,Qin W,Ma TT.Influence of Acupuncture Treatment on Cerebral Activity in Functional Dyspepsia Patients and Its Relationship With Efficacy.American Journal of Gastroenterology , 2012 , 107(8):1236-1247.

9. Yulian Jin,Qing Zhao,Kehua Zhou,et al.Acupuncture for Functional Dyspepsia:A Single Blinded,Randomized, Controlled Trial,Evidence-Based Complementary and Alternative Medicine,2014.10.01,24(1):1~9.

10. Jiliang Fang,Danhong Wang,Qing Zhao,et al. Brain-Gut Axis Modulation of Acupuncture in Functional Dyspepsia:A Preliminary Resting-State fcMRI Study.Evidence-Based Complementary and Alternative Medicine,2015,2015:1-15.

第十一节　针刺治疗原发性痛经

(一) 原发性痛经简介

　　原发性痛经(primary dysmenorrhea,PD)是妇科临床的常见疾病,以伴随月经出现的周期性疼痛为主要特点。 PD 在全球范围内的发病率极高,根据 2013 年国际疼痛研究学会(IASP)的统计结果,约有 90% 的未婚女性和超过 50% 的已婚女性曾有过痛经经历,对女性身心健康造成极大危害。在 PD 的临床治疗中,虽然中西医各有其特色和优势;但是由于药物治疗多疗效不佳,且常伴随胃肠道和中枢神经系统等一系列副反应等原因,越来越多的临床医生和患者采用中医针灸的方法治疗 PD。针灸作为传统医学中独特的非药物疗法,可以广泛用于缓解各种慢性疼痛引起的症状。近些年大量临床研究显示针刺治疗 PD 疗效好、起效快,不但即时镇痛效果明显,而且具有显著的远期效应。同时,针灸疗法还具有安全、无毒、简便等优势,充分说明了其作为一种治疗 PD 的重要替代补充疗法,值得在临床上广泛推广。

(二) 针刺治疗原发性痛经的神经机制研究回顾

　　近期,基础研究发现针刺可直接改善子宫局部血流及微循环,改善血液物理化学性质,调节血液流变,继而缓解 PD 引发的疼痛症状。针刺治疗 PD 疗效肯定,但其作用机制尤其是中枢机制不明。随着现代神经影像学在针灸领域的应用和发展,磁共振技术为我们研究大脑对针刺刺激的神经响应提供了一种非侵入、安全度高的介入方法。原发性痛经患者中枢病理变化特征研究,近年来一系列有关原发性痛经的神经影像学研究正迅速增长,探索针刺治疗 PD 所涉及的潜在中枢神经加工机制日益成为国内外学者的关注热点。国内外多个研究团队在此领域发表了一系列具有代表性的研究成果。

　　本研究从两个层次开展:首先,采用 fMRI 和 DTI 等技术,从大脑功能、结构不同方面,从脑功能活动特征、脑白质结构变化、脑灰质结构变化特征等多个层次,探讨 PD 的中枢病理特征,为针刺治疗 PD 的中枢机制研究寻找潜在的靶点脑区;其次,采用 fMRI

技术,对比观察针刺三阴交与针刺非穴对 PD 患者脑功能活动的影响,探讨针刺治疗 PD 的中枢机制。

1. 患者脑功能病理变化特征

(1) 脑功能活动局部一致性变化特征:录入原发性痛经中度或者重度疼痛(疼痛视觉模拟量表评分,VAS≥4cm),健康受试者:除无月经痛以外其他均与 PD 患者标准相同。所有受试者接受两次 fMRI 扫描,分别为月经期(月经来潮 1~3 天)和卵泡期(月经来潮 10~12 天)。临床症状评价:本研究采用简明 McGill 疼痛问卷(short-form McGill pain questionnaire, SF-MPQ)和 RSS 痛经症状评分(cox retrospective symptom scale,RSS)作为临床症状评价的主要指标。采用抑郁自评量表(self-depression scale,SDS)和焦虑自评量表(self-anxiety Scale, SAS)对 PD 患者、健康受试者的情绪状况进行评价;数据分析利用 SPM8 和 REST 软件,采用局部一致性(regional homogeneity,ReHo)的分析方法。

ReHo 结果:在月经期,与健康受试者相比,PD 患者左侧中脑(midbrain)、左侧海马(hippocampus)、右侧后扣带(PCC)、右侧脑岛(insula)、右侧颞叶(MTC)区域 ReHo 值升高,左侧背外侧前额叶皮质(dlPFC)、右侧内侧前额叶皮质(mPFC)区域 ReHo 值降低;在卵泡期,与健康受试者相比,PD 患者双侧 S1、双侧楔前叶(Pcu)、左侧 S2、左侧 MTC 区域 ReHo 值升高,左侧 mPFC 、左侧 OFC 区域 ReHo 值降低;交互影响:PD 患者不同期差值(月经期 – 卵泡期)>健康受试者不同期差值(月经期 – 卵泡期),变化区域集中在:双侧海马、双侧中脑、左侧脑桥(pons)、左侧下颞叶皮质(ITC)、右侧颞极(TP);影像数据与临床数据相关性分析:在 PD 的患者中,中脑与 RSS 评分呈正相关;mPFC 与 RSS 评分呈负相关;PCC 与 RSS 评分呈负相关;PCC 与 SAS 评分呈负相关。

(2) 局部脑网络功能连接度变化特征:所有受试者在非疼痛期接受磁共振扫描。采用低频振幅(amplitude of low-frequency fluctuation,ALFF)分析方法确定显著变化脑区为种子点(seed),然后采用功能连接分析方法(functional connectivity,FC)。

ALFF 结果:ALFF 增加的脑区包括右侧楔前叶、双侧前扣带回(ACC)、双侧 dmPFC; ALFF 降低的脑区包括:双侧丘脑(thalamus)。其中,PD 患者的发病周期与左侧 dmPFC 呈相关性;FC 结果:与健康受试者相比,PD 患者默认网络多个脑区功能活动异常。以默认网络楔前叶为种子点,脑功能连接降低的区域包括:左侧 dmPFC 和右侧 ACC;脑功能连接增强的区域为左侧丘脑。

2. 患者脑结构病理变化特征

(1) 脑白质微结构变化特征:DTI 结果:与健康受试者相比,PD 患者包括放射冠、内囊、丘脑后辐射、胼胝体、上纵束在内的多个白质纤维束各向异性(fractional anisotropy,FA)显著增高,而平均弥散度(mean diffusivity,MD)和径向弥散度(radial diffusivity,RD)显著降低。

(2) 脑灰质皮质厚度与皮质体积变化特征:采用 Freesurfer 图像分析软件对比分析 PD 患者与健康受试者相比皮质厚度、皮质表面积的变化差异。

研究结果:与健康受试者相比,PD 患者左侧 OFC、左侧额上回(SFC)、双侧楔叶(CUN)、双侧 pCUN、左侧顶叶上回(SPC)、双侧顶叶下回(IPC)、双侧主要 / 次要感觉区(SⅠ/ SⅡ)、双侧 PCC、左侧颞上回(STC)、左侧颞中回(MTC)、左侧 IN、右侧海马旁回(parahippocamus)等区域皮质厚度显著增高。PD 患者与健康受试者脑皮质体积的差异结果:与健康受试者相比,PD 患者左侧尾状核、左侧丘脑、左侧杏仁体等区域皮质体积显著增加。此外,PD 病程与 OFC、SFC、STC、IN 呈正相关,感觉相关 MPQ 评分与 pCUN 呈正相关,总 MPQ 评分与 pCUN

呈正相关。

(三) 针刺治疗 PD 的中枢机制研究

三阴交穴是足太阴脾经上的腧穴,为足三阴经的交会穴。通过三阴交能够调节足三阴经的经气,使与月经发生密切相关的三脏功能恢复正常,从而达到治疗痛经的目的。本研究以 PD 患者为研究载体,采用 fMRI 技术,对比观察即时针刺三阴交穴和非穴对 PD 患者脑功能活动的影响,探讨针刺治疗 PD 即时镇痛效应的中枢机制。扫描共 3 项,依次为 T_1,Resting1,Resting2。前两项扫描结束后,暂停扫描,嘱受试者保持全身及头部不动,同时按分组情况给予受试者相应穴位或非经非穴针刺,并按规定手法进行操作。待针刺结束后,不出针,继续扫描第三项 Resting,同时给予静留针,第三项扫描结束时出针:即时针刺 Block 治疗:进针时计为"0"时,进针后第 1 分钟静留针,第 2 分钟行针,第 3 分钟静留针,第 4 分钟行针,第 5 分钟静留针,第 6 分钟行针,第 7 分钟静留针,7 分钟结束时出针。

ReHo 结果:①A 组即时针刺前后原发性痛经患者脑功能活动变化:如图 7-11-1 所示,与针刺前相比,PD 患者在针刺后的静息状态下有多个脑区 ReHo 值的增高,包括右侧内侧前额叶皮质(mPFC)、右侧眶额回、左侧背内侧前额叶皮质(dmPFC)、右侧前扣带回(ACC)、右侧颞上回等;而与针刺前相比,ReHo 值降低的脑区有右侧距状沟周围皮质、右侧壳核等。②B 组即时针刺前后原发性痛经患者脑功能活动变化:如图 7-11-2 所示,与非穴针刺前相比,PD 患者在即时非穴针刺后的静息状态下有多个脑区 ReHo 值的增高,包括左侧颞中回、左侧中央后回、左侧楔叶)等,ReHo 值降低的脑区有左侧中央前回、右侧 mPFC、右侧颞上回等。③两组原发性痛经患者针刺后 ReHo 值变化的脑区组间比较结果:如图 7-11-3 所示,A 组较 B 组相比,ReHo 值升高的脑区有左侧 dlPFC、左侧 mPFC、右侧 ACC;A 组较 B 组相比,ReHo 值降低的有右侧丘脑、左侧舌回等。

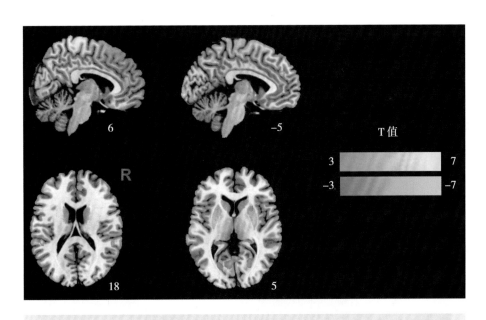

图 7-11-1　A 组(三阴交组)即时针刺前后 PD 患者 ReHo 值变化的脑区

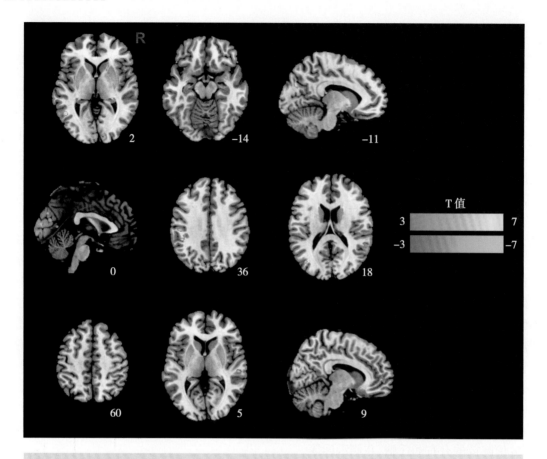

图 7-11-2　B 组（非穴组）即时针刺前后 PD 患者 ReHo 值变化的脑区

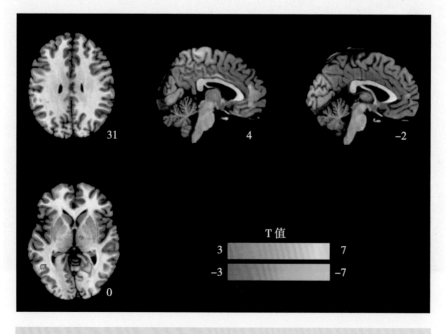

图 7-11-3　两组受试者针刺后 ReHo 值改变脑区的组间比较

（四）展望

原发性痛经妇科临床最常见疾病，常易导致情绪障碍，影响女性的工作、学习等生活质量而受到临床广泛关注。目前西医大多使用非甾体抗炎药，疗效难以持久，且常伴有消化道反应及中枢神经系统的副反应。而针灸作为中医理论指导下的一种传统的非药物疗法，具有安全、无毒副反应等优点而广泛用于 PD 的治疗。越来越多的机制研究表明，PD 患者在痛经发作时可能存在大脑功能异常及结构改变。目前针刺治疗 PD 的研究不断深入，但尚缺乏对其潜在中枢神经调节机制的全面揭示。随着功能成像技术的新兴发展，使我们可以深入探究针刺治疗 PD 的潜在神经调节机制。本节从即时镇痛角度，回顾了真假针刺治疗 PD 的脑功能活动变化，但是针刺镇痛不仅具有即时性，其疗效还常具有明显的持续性。今后仍需大量高质量的针灸影像学研究，并探讨疗程针刺与 PD 患者脑功能活动变化、临床症状改善之间的相互关系，加快实现针刺在 PD 治疗方面的临床应用。

参 考 文 献

1. Jin L，Yang X，Liu P，et al. Dynamic abnormalities of spontaneous brain activity in women with primary dysmenorrhea. Journal of Pain Research，2017，10：699.

2. Liu P，Liu Y，Wang G，et al. Aberrant default mode network in patients with primary dysmenorrhea：a fMRI study. Brain Imaging & Behavior，2016：1-7.

3. Liu P，Wang G，Liu Y，et al. White matter microstructure alterations in primary dysmenorrhea assessed by diffusion tensor imaging. Scientific Reports，2016，6：25836.

4. Liu P，Yang J，Wang G，et al. Altered regional cortical thickness and subcortical volume in women with primary dysmenorrhoea. European Journal of Pain，2016，20（4）：512-520.

第十二节　针灸治疗克罗恩病

克罗恩病（Crohn's disease，CD）是炎症性肠病之一，是一种慢性的、反复发作的肠道炎性疾病。临床证实针灸是治疗 CD 患者的一种安全、有效的治疗方法。

本研究采用磁共振成像（MRI）技术，旨在：①观察缓解期 CD 患者与健康受试者脑形态结构（脑灰质体积、皮质厚度）和静息态脑功能活动的差异，探讨 CD 患者的脑中枢异常变化特征及情绪心理因素的影响；②将 CD 患者按照有无腹痛症状分为疼痛 CD 组和无痛 CD 组，并与健康受试者三组之间进行比较，观察腹痛对 CD 患者脑功能活动的影响；③观察隔药灸和电针两种不同的治疗方式对 CD 患者脑功能活动的影响，探讨针、灸不同刺激方式调控 CD 患者中枢响应特征的"共性"和"个性"。

一、克罗恩病患者脑形态结构和脑功能活动特征

1. 克罗恩病患者和健康受试者脑灰质结构的差异

（1）CD 患者较健康受试者相比脑灰质体积增加的区域及情绪心理因素的影响：与健康受试者相比，CD 患者脑灰质体积在中脑导水管周围灰质（periaqueductal gray，PAG）、双侧壳核、左侧苍白球、海马回、丘脑、楔前叶、后顶叶、右侧杏仁核和小脑显著增加（$P<0.05$，FDR 校正）。

将焦虑和抑郁因素（连同性别、年龄和体重）作为协变量重新进行统计分析后，结果显

示,杏仁核和小脑的灰质体积簇的差异消失,其余脑区仍然存在,尽管这些脑区灰质体积簇的差异均有所减小,包括壳核、苍白球、丘脑、海马回、PAG、后顶叶和楔前叶($P<0.05$,FDR 校正)(图 7-12-1A)。

(2) CD 患者较健康受试者相比脑灰质体积降低的区域及情绪心理因素的影响:与健康受试者相比,CD 患者双侧前扣带回(anterior cingulate cortex,ACC)、辅助运动区(supplementary motor area,SMA)、脑岛、中央后回、中央前回、额上回、内侧额上回(superior frontal medial cortex,dmPFC)、额中回和颞上回、右侧中扣带回(middle cingulate cortex,MCC)、左侧眶额回中部、额下回、颞中回、颞下回和下顶叶灰质体积显著降低($P<0.05$,FDR 校正)。

将焦虑和抑郁因素(连同性别、年龄和体重)作为协变量重新进行统计分析后,结果显示,右侧 SMA、中央前回、额上回和额中回、左侧眶额回中部和额下回的灰质体积簇的差异消失,其余脑区仍然存在,尽管脑区灰质体积簇的差异均有所减小,包括双侧 ACC、脑岛、dmPFC、中央后回、颞上回、右侧 MCC、左侧 SMA、中央前回、额上回、额中回、颞中回、颞下回和下顶叶($P<0.05$,FDR 校正)(图 7-12-1B)。

(3) CD 患者异常脑区灰度体积值与病程的相关性分析:右侧 ACC、dmPFC 和左侧脑岛灰质体积值与病程呈显著负相关($P<0.01$,Bonferroni 校正)(图 7-12-1C)。

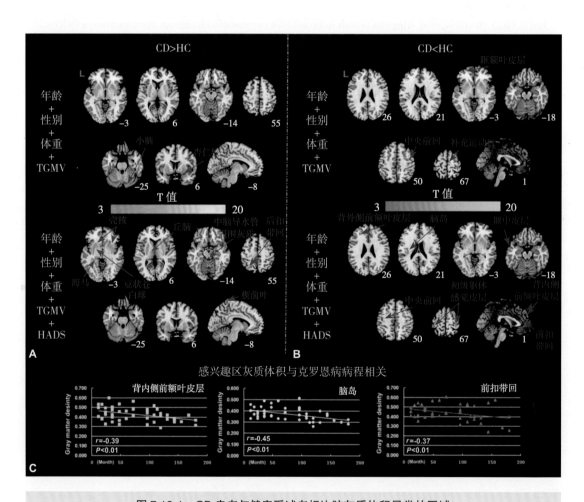

图 7-12-1   CD 患者与健康受试者相比脑灰质体积异常的区域

(4) CD 患者和健康受试者脑皮质厚度的差异及情绪心理因素的影响：与健康受试者相比，CD 患者双侧眶额回、额上回、下顶叶和颞上回、左侧脑岛、ACC 下部、额中回上部、额下回三角部、中央后回、颞中回和海马旁回、右侧后扣带回（posterior cingulate cortex，PCC）、中央前回和梭状回的皮质厚度显著降低（$P<0.05$，FDR 校正），未见皮质厚度增加的脑区。

将焦虑和抑郁因素（连同性别、年龄和体重）作为协变量重新进行统计分析后，结果显示，左侧的海马旁回皮质厚度差异消失，双侧额上回、左侧脑岛、ACC 下部、中央后回以及右侧中央前回差异强度减弱和（或）范围减小，而双侧眶额回、下顶叶、颞上回、左侧额中回上部、额下回三角部、颞中回、右侧的 PCC 和梭状回差异无明显变化（$P<0.05$，FDR 校正）。

(5) CD 患者异常脑区皮质厚度值与病程的相关性分析：将 CD 患者与健康受试者相比具有显著性差异脑区的皮质厚度值（性别、年龄、体重、焦虑和抑郁作为协变量）与病程进行相关性分析，结果显示，左侧脑岛和眶额回皮质厚度值与病程呈显著负相关（$P<0.01$，Bonferroni 校正）。

2. 克罗恩病患者和健康受试者脑功能活动的差异

(1) CD 患者与健康受试者相比静息态脑功能 ReHo 值增加的区域：与健康受试者相比，CD 患者脑静息态 ReHo 值在双侧 ACC、额上回内侧、额中回、上颞极、楔前叶、右侧额上回、颞下回、角回、左侧颞中回、上顶叶和枕中回显著增加（$P<0.05$，FDR 校正）（图 7-12-2A）。

(2) CD 患者与健康受试者相比静息态脑功能 ReHo 值降低的区域：与健康受试者相比，双侧的丘脑、脑岛、MCC、舌回、小脑、左侧的海马回、SMA、中央后回、额下回岛盖部、右侧杏仁核和颞上回，以及 PAG 和脑干 ReHo 值显著降低（$P<0.05$，FDR 校正）（图 7-12-2B）。

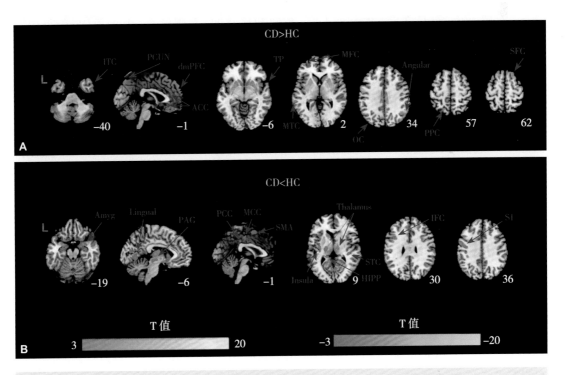

图 7-12-2　CD 患者与健康受试者相比静息态脑功能 ReHo 值异常的区域

1）伴有／不伴有腹痛的 CD 患者和健康受试者静息态脑功能 ReHo 值的差异：疼痛 CD 组、无痛 CD 组和健康受试者三组之间的 ReHo 值的差异有统计学意义（$P<0.05$，FDR 校正）。主效应分析显示组间有显著性差异脑区共有 6 个，分别是左侧脑岛（BA48）、SMA（BA6）、MCC（BA23）、海马／旁海马（BA30）、颞极（BA38）和右侧背内侧前额叶（dorsomedial prefrontal cortex，dmPFC）（BA8）。

提取以上 6 个脑区的 ReHo 值进行组间两两比较的事后效应分析，结果显示，与无痛 CD 组和健康受试者相比，疼痛 CD 组患者脑岛、SMA 和 MCC 的 ReHo 值显著降低，颞极的 ReHo 值显著增加（$P<0.05$，FDR 校正）；与疼痛 CD 组和健康受试者相比，无痛 CD 组患者海马／旁海马的 ReHo 值显著降低，dmPFC 的 ReHo 值显著增加（$P<0.05$，FDR 校正）。

以上结果提示，伴有腹痛的 CD 患者以脑岛、MCC、SMA 的 ReHo 值降低最为显著及颞极的 ReHo 值增加最为显著为特征，而不伴有腹痛的 CD 患者以海马／旁海马的 ReHo 值降低最为显著及 dmPFC 的 ReHo 值增加最为显著为特征。

2）伴有腹痛的 CD 患者静息态异常脑功能 ReHo 值与腹痛评分的相关性分析：脑岛和 MCC 的 ReHo 值与腹痛 VAS 评分均成显著负相关（$P<0.01$，Bonferroni 校正）；SMA 和颞极的 ReHo 值与腹痛 VAS 评分无显著相关性（$P>0.05$，Bonferroni 校正）。

二、针灸调控克罗恩病患者脑功能活动特征

隔药灸和电针调控克罗恩病患者脑功能活动的差异：

1. 隔药灸调控 CD 患者静息态脑功能 ReHo 值变化的区域　隔药灸治疗后 CD 患者静息态脑功能 ReHo 值显著增加的脑区：双侧 MCC、苍白球、壳核、额下回、SMA、枕叶、小脑、脑干、左侧 PCC、海马旁回、旁中央小叶、角回和梭状回、右侧脑岛、中央前回、中央后回（$P<0.05$，FDR 校正）；

隔药灸治疗后 CD 患者静息态脑功能 ReHo 值显著降低的脑区：双侧颞中回、舌回、左侧额上回内侧、颞下回、颞极、右侧眶额回、额中回和尾状核（$P<0.05$，FDR 校正）。

2. 电针调控 CD 患者静息态脑功能 ReHo 值变化的区域　电针治疗后 CD 患者静息态脑功能 ReHo 值显著增加的脑区：双侧 MCC、丘脑、海马回、额下回、中央前回、旁中央小叶、颞上回、左侧旁海马、苍白球、小脑、右侧脑岛、壳核、中央后回、SMA、舌回以及脑干（$P<0.05$，FDR 校正）；

电针治疗后 CD 患者静息态脑功能 ReHo 值显著降低的脑区：双侧 ACC、眶额回、颞下回、颞极和枕叶、左侧上顶叶、角回和楔叶、右侧的额中回和尾状核（$P<0.05$，FDR 校正）。

3. 隔药灸和电针调控 CD 患者静息态响应脑区的 ReHo 值与疗效的相关性分析　分别将隔药灸和电针调控 CD 患者静息状态下响应脑区的 ReHo 值与针灸治疗前后 CDAI 评分的变化量进行相关性分析，结果显示：

隔药灸组患者额上回内侧、额中回和上颞极与 CDAI 评分的变化量呈显著正相关（$P<0.05$，Bonferroni 校正）；MCC、中央前回、中央后回、SMA 和后扣带回与 CDAI 评分的变化量呈显著负相关（$P<0.05$，Bonferroni 校正）。

电针组患者 ACC、额中回和上颞极与 CDAI 评分的变化量呈显著正相关（$P<0.05$，Bonferroni 校正）；MCC、丘脑、脑岛、海马回、中央前回、中央后回和 SMA 与 CDAI 评分的变化量呈显著负相关（$P<0.05$，Bonferroni 校正）（图 7-12-3A）。

隔药灸和电针调控 CD 患者静息态脑功能活动的"共同响应脑区"：左侧 MCC、上颞极、右侧中央前回、中央后回、SMA 和额中回（图 7-12-3B）。

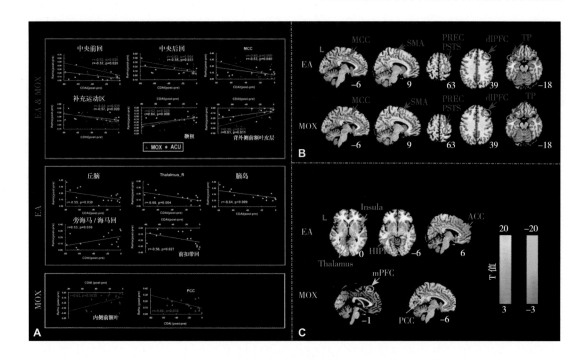

图 7-12-3　隔药灸和电针调控 CD 患者静息态脑功能活动的"共同响应脑区"和"差异响应脑区"
A. 隔药灸和电针调控 CD 患者的"共同响应脑区"和"差异响应脑区"和与 CDAI 变化值的相关性分析；
B. 隔药灸和电针调控 CD 患者的"共同响应脑区"；C. 隔药灸和电针调控 CD 患者的"差异响应脑区"
EA：电针组；MOX：隔药灸组；dlPFC：背外侧前额叶皮层；insula：脑岛；mPFC：内侧前额叶；TP：颞极，
paraHIPP/HIPP：旁海马 / 海马回；PCC，后扣带回；postcentral：中央后回；precentral：中央前回；thalamus：丘脑；L：左侧；R：右侧；SMA：补充运动区；ACC：前扣带回；MCC：运动皮层

　　隔药灸和电针调控 CD 患者静息态脑功能活动的"差异响应脑区"：隔药灸调控的脑区：左侧额上回内侧和后扣带回；电针调控的脑区：双侧丘脑、左侧海马回、右侧脑岛和 ACC（图7-12-3C）。

　　上述研究表明：①缓解期 CD 患者与健康受试者相比，参与疼痛、情感、认知和内稳态调节的多个脑区的灰质结构和功能活动存在显著差异，这些差异可以部分由患者出现的较高的焦虑和抑郁水平解释。伴有和不伴有腹痛症状的缓解期 CD 患者有其各自相对特异的脑功能活动特征。②隔药灸和电针疗法可调控缓解期 CD 患者异常的静息状态下异常的脑功能活动，两者有其作用的"共同响应脑区"和"差异响应脑区"，对全脑的整体调控是隔药灸和电针疗法治疗缓解期 CD 患者中枢响应特征的"共性"。以稳态传入网络为主的全脑调控是电针疗法治疗缓解期 CD 患者的中枢响应特征的"个性"，以默认模式网络为主的全脑调控是隔药灸疗法治疗缓解期 CD 患者的中枢响应特征的"个性"。

参 考 文 献

1. Bao CH, Liu P, Liu HR, et al. Alterations in brain grey matter structures in patients with crohn's disease and their correlation with psychological distress. J Crohns Colitis, 2015, 9 (7): 532-540.
2. Bao CH, Liu P, Liu HR, et al. Abnormal regional homogeneity in patients with Crohn's disease and its relationship

with abdominal pain(Abstract). Gastroenterology,2015,148(4),Supplement 1:S-73.

3. Bao CH,Liu P,Liu HR,et al. Differences in regional homogeneity between Crohn's disease patients with and without abdominal pain revealed by resting-state fMRI. Pain,2016,157(5):1037-1044.

4. Chunhui Bao,Peng Liu,Huirong Liu,et al. Different brain responsesto electro-acupuncture andmoxibustion treatment in patientswith Crohn's disease. Sci Rep,2016,6:36636.

第十三节　艾灸治疗腹泻型肠易激综合征患者

肠易激综合征(irritable bowel syndrome,IBS)是一种以腹痛或腹部不适伴排便习惯改变和(或)大便性状异常的功能性肠病。针灸治疗 IBS 疗效肯定,在控制症状、防止复发等方面具有优势。但其中枢机制有待于进一步深入研究。

采用脑功能磁共振成像(fMRI)技术,观察隔附子饼灸、安慰灸治疗前后 50ml 直肠气囊扩张刺激、100ml 直肠气囊扩张刺激时腹泻型 IBS 患者大脑激活的变化,探讨艾灸治疗腹泻型 IBS 患者的中枢机制研究。

安慰灸对照组患者治疗前后 fMRI 脑功能变化:

两组治疗前后 50ml 直肠气囊扩张刺激时 fMRI 检测下大脑激活的变化 灸疗组患者治疗前后 50ml 直肠气囊扩张刺激时激活的脑功能区域见表 7-13-1。安慰灸对照组患者治疗前后 50ml 直肠气囊扩张刺激时激活的脑功能区域见表 7-13-2。

表 7-13-1　灸疗组治疗前后 50ml 直肠气囊扩张刺激激活的脑功能区域

	治疗前				治疗后					
	XYZ	BA	T	P	X	Y	Z	BA	T	P
额前皮质		无			−20	64	−12	——	5.11	0
					−20	60	−20	11	4.9	0
					6	36	30	9	4.49	0.004
					14	22	60	6	3.56	0.997
扣带前回皮质		无					无			

表 7-13-2　安慰灸对照组患者治疗前后 50ml 直肠气囊扩张刺激时激活的脑功能区域

	治疗前				治疗后					
	XYZ	BA	T	P	X	Y	Z	BA	T	P
额前皮质		无			−38	38	−16	——	5.64	0.001
					−28	28	−20	——	4.13	0.001
					−36	14	36	9	5.87	0.002
扣带前回皮质		无			−2	−42	30	31	5.36	0.002
					−6	−52	8	30	4.79	0.002

治疗前,两组患者50ml直肠气囊扩张刺激时均无大脑功能区域激活。治疗后,艾灸组患者额前皮质激活,安慰灸对照组患者额前皮质和扣带前回皮质激活。

两组治疗前后100ml直肠气囊扩张刺激时fMRI检测下大脑激活的变化 灸疗组患者治疗前后100ml直肠气囊扩张刺激时激活的脑功能区域见表7-13-3,安慰灸对照组患者治疗前后100ml直肠气囊扩张刺激时激活的脑功能区域见表7-13-4。

表 7-13-3　灸疗组治疗前后100ml直肠气囊扩张刺激激活的脑功能区域

	治疗前						治疗后					
	X	Y	Z	BA	T	P	X	Y	Z	BA	T	P
额前皮质	26	40	−24	11	4.98	0.000	6	60	−6	10	3.62	0.993
	26	72	−8	10	5.2	0.000						
	52	50	−10	47	7.06	0.000						
	52	34	34	9	6.91	0.000						
	52	46	40	46	6.31	0.000						
	50	22	−6	47	3.69	0.000						
	−12	−14	60	6	3.86	0.008						
扣带前回皮质	10	30	−12	32	5.82	0.000	4	−52	24	31	3.62	0.991

表 7-13-4　安慰灸对照组患者治疗前后100ml直肠气囊扩张刺激时激活的脑功能区域

	治疗前						治疗后					
	X	Y	Z	BA	T	P	X	Y	Z	BA	T	P
额前皮质	58	24	12	45	6.03	0.001	−24	40	−16	——	3.36	0.024
	−24	64	−8	10	5.19	0.006	54	−2	24	6	3.6	0.048
	−22	38	46	8	4.95	0.005	−12	46	6	——	3.51	0.05
	−52	18	0	47	4.16	0.042						
	−38	34	−14	11	3.74	0.042						
扣带前回皮质	18	34	16	——	4.32	0.049	−20	−66	10	30	4.99	0.001
							10	−20	34	——	3.99	0.042

综上,以上研究结果表明,灸法可通过调节IBS患者额前皮质、扣带前回皮质脑功能,改善其内脏高敏感状态,缓解腹痛症状。

参 考 文 献

1. Yi Zhu, Zhiyuan Wu, Xiaopeng Ma, et al. Brain regions involved in moxibustion-induced analgesia in irritable bowel syndrome with diarrhea: a functional magnetic resonance imaging study. BMC Complementary and Alternative Medicine, 2014, 14:500.

2. Anastasi JK, McMahon DJ, Kim GH. Symptom Management for Irritable Bowel Syndrome A Pilot Randomized Controlled Trial of Acupuncture/Moxibustion. gastroenterology nursing. 2009, 32(4):243-255.

第八章　经络腧穴显像

第一节　穴位显像

一、引言

针灸穴位的位置主要是依据数千年的实际经验的积累而确定的。现代穴位研究主要建立在尸体解剖的基础上，提供了经穴断面解剖、经穴层次解剖、穴位的显微结构及穴位立体构筑多方面丰富知识。但是，尸体上所测量的穴位位置及属性，与正常活体组织穴位仍存在一定差异。既往的研究通过观察活体体型适中人穴位，与相仿体型的尸体解剖面进行比较，认为活体所测量相应穴位结果均大于尸体断面切割测量结果，两者差异具有统计学意义。这是因为尸体因组织固定而收缩、脱水，与正常活体组织结构存在差异，从而导致穴位属性的差异。穴位的准确定位及其属性的研究对提高临床疗效有重要意义，尤其对于一些位于头颈部、胸腹部、腰背部的特殊穴位，由于所处解剖结构的特殊性和复杂性，在临床操作中准确定位困难，另外，对于一些危险穴位进行针刺操作存在着一定的不安全性，需要进一步采用无创性影像学技术来研究。

传统中医及现代医学对于腧穴定位和形态结构的描述主要是通过大量的文字信息和手绘图谱，或外表拍摄，即使是影像技术扫描穴位的结构图片，也只能有限地显示穴位的二维解剖。近几年，数字化可视人体研究从三维立体角度定量描绘人体解剖结构，把实体变成切片数据，然后在计算机中重建成三维人体，可以以三维形式显示人体解剖结构的大小、形状、位置及器官间的相互空间关系，可以从不同角度、不同切面、三维的显示穴位的形态结构、毗邻结构关系及与深部脏器的位置关系。研究者等通过整合 VHP（the visible human project）数据集和 VOXEL-MAN 三维体视化模型，将头颈、躯干部常用的针刺不慎时易发生意外的穴位多层次解剖结构数据和针灸腧穴知识融合到数字化可视化人体模型中，实现腧穴的三维重建，建立了智能化穴位三维可视化人体模型，实现在模型上三维的多方位、多层次、动态显示针刺穴位时进针过程。不过该模型尚不能个性化显示腧穴的位置，只是在针灸教学中应用，在临床的实际针刺操作中应用价值有限。

随着现代"针灸影像学"的迅速发展，不少学者应用影像学方法个体化显示腧穴的位置,并实时显示进针位置,从而准确显示腧穴的位置,同时可以监测进针角度、深度,防止意外发生。目前采用的研究方法有发射型计算机断层扫描仪(emission computed tomography,ECT)、超声(ultrasound,US)、CT(computed tomography,CT)、MRI(magnetic resonance imaging,MRI)等。

二、穴位显像的方法

1. ECT　Simon J 等尝试通过在穴位点(合谷穴,曲池穴,臂臑穴,后溪穴,阳陵泉,命门穴)注射放射性核素,通过 ECT 进行闪烁扫描显示穴位的具体位置,并根据放射性核素的分布,认为穴位点注射放射性核素后往往聚集于注射点,而没有沿着经络进行远处的扩散,在穴位点和非穴点注射放射性核素后两者的分布相仿,提示放射性核素主要在局部通过淋巴静脉渠道进行分布,最后通过静脉进行扩散。该项研究可以被认为最早可视性的显示穴位。不过因为具有一定的创伤性,因此目前应用很少。

2. 超声　高频超声引导毫针对人体经穴断面解剖定位,具有精准、直观、动态、价廉、无创的特点,临床实用性高,可作为人体穴位定位的方法。此方法如实反映活体具有不同个体特征的局部断层解剖形态,同时体现机体生理、病理因素对解剖学观察的影响,并可客观地用于研究、预防针刺可能造成机体损伤的措施,因而对临床操作有指导意义。

范例

高东雯等通过高频超声对活体包括足三里、合谷穴在内的 15 个穴位进行探测,在高频超声引导下动态观察毫针针尖移动至穴位断面所定位置。受试者将手放置诊床,针刺时手呈半握拳状。在手背,第一、二掌骨间,当第二掌骨桡侧的中点处,毫针在高频超声引导下直刺 0.5~1 寸,可见针尖依次经过皮肤、皮下组织、第一骨间背侧肌到达拇收肌的合谷穴。受试者仰卧位,下肢平放,处于放松状态,先利用解剖标志找到犊鼻穴,再用"一夫法"从犊鼻穴向下量 3 寸定位到足三里。押手固定腧穴的位置,夹持针身。刺手将毫针按照针灸穴位与超声断面成 5°~10° 夹角刺入腧穴皮下。在高频超声引导下控制针刺角度、方向和深度,动态观察针尖经过皮肤至胫骨前肌直达胫骨后肌的穴位断面解剖所定位置(图 8-1-1,图 8-1-2)。

3. CT　CT 相较于 X 线成像具有更高的密度分辨率,并且对于骨骼的显示具有独一无二的优势,可以显示针灸穴位的体表标记,有助于精确定位腧穴的位置。目前 CT 扫描技术主要用于穴位显示、观察穴位针刺的深度和角度、以避免发生危险。主要研究的穴位集中于一些头颈部、胸腹部、腰背部位置相对复杂的穴位,或者针灸时容易发生并发症的一些危险穴位,如次髎穴、大椎穴、肩中俞穴、悬枢穴、命门穴、风府穴、哑门穴、华佗夹脊穴、风池穴、中脘穴、曲泽穴、翳风穴。

范例 1

次髎穴,归属八髎穴之一,是足太阳膀胱经腧穴,此穴临床应用广泛,但因其定位比较困难,造成临床上取穴的偏倚,直接影响了疗效。以往关于次髎穴的测量研究主要源于尸体标本,认为其位于"第二空夹脊陷中",即第 2 骶后孔,取自活体的相关资料鲜有报道。汪荣等利用 VR 系统构建了 CT 三维重建图像,可以对活体对象次髎穴进行定位解剖测量。该项研究发现骶后孔与髂后上极与骶角间存在骨性相关性,提出次髎穴的坐标定位法如下:结合较易触摸的体表标志髂后上棘和骶角,根据直线回归方程:①孔间距 =20.219+0.25* 髂间距(双侧髂后上棘顶点间的距离),②孔骶距 =−14.007+0.446 骶髂距(双侧髂后上极顶点间连线至双侧骶角下端连线的垂直距离),分别计算出孔间距和孔骶距,因次髎穴左右基本对称,以 1/2 孔间距为横坐标,孔骶距为纵坐标,从而可确定次髎穴的坐标定位点(图 8-1-3)。

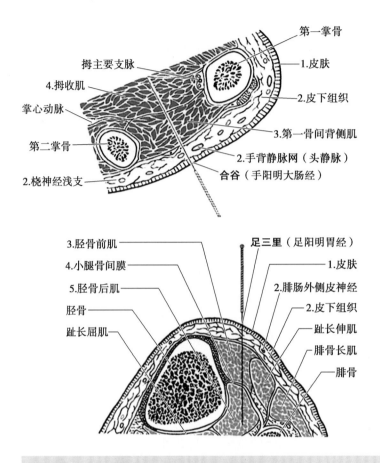

图 8-1-1　高频超声引导下毫针位置图

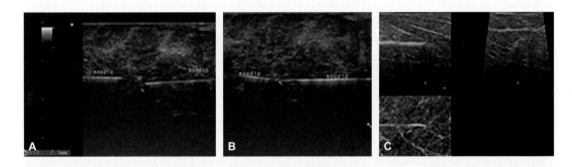

图 8-1-2　合谷穴和足三里穴解剖图及超声引导下针刺定位图

A. 合谷穴图；B. 足三里穴图的断层解剖；C. 分别为三维针刺图像、针灸医师定位毫针,在高频超声引导定位毫针

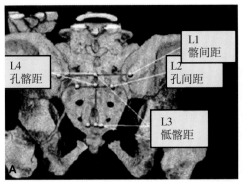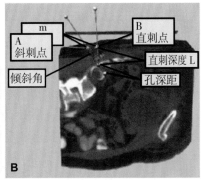

图 8-1-3 次髎穴测量图
A. 显示髎间距、孔间距、骶髎距、孔髎距的定义;B. 显示不同针刺角度到达的深度

范例 2

张惠林等应用 CT 对翳风穴进针的深度、角度、相关组织进行研究。翳风穴属手少阳三焦经,定位在耳垂下缘后方,乳突前下方凹陷处,是治疗贝尔麻痹的要穴。其在患者采用侧卧位,翳风穴常规消毒,在 CT 引导下穿刺针(7 号腰椎穿刺针)与人体矢状面约 120°、与人体冠状面约 45°、进针深度约 3.5cm 时,穿刺针针尖可达翳风穴深部的茎乳孔处(图 8-1-4)。

范例 3 风池穴、风府穴、哑门穴的安全性研究

风池穴属足少阳胆经、阳维之会,定位在颈后区,枕骨之下,胸锁乳突肌上端与斜方肌上端之间的凹陷中,是临床疗效显著的常用腧穴。由于此穴深部是延髓和椎动脉,极易发生针刺意外,甚至危及生命,故掌握安全针刺角度和深度意义重大。方继良等应用 CT 扫描 3 个平面:双风池穴 - 对侧内眦平面(内眦组),双风池穴 - 鼻尖平面(鼻尖组),双风池穴 - 双侧眼球平面。测量 3 个方向拟进针空间角度和可导致延髓、

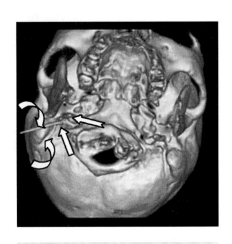

图 8-1-4 翳风穴的穴位定位
燕尾形箭头指茎突,上箭头指穿刺针达翳风穴深部的茎乳孔处,上弧形箭头指乳突,下弧形箭头指穿刺针

椎动脉损伤的角度;测量进针点到延髓或椎动脉的距离(安全深度)。男女两性内眦组刺入椎管最小损伤角度为 20.94 ± 5.60 度,鼻尖组为 20.60 ± 4.10 度,针刺双侧眼球时都经过椎管内,损伤延髓。男性安全深度为(56.50 ± 6.55)mm(内眦组)、(58.95 ± 6.72)mm(鼻尖组);女性安全深度为(45.07 ± 2.17)mm(内眦组)、(48.13 ± 1.62)mm(鼻尖组)。刺向鼻尖方向危险性最小,只伤及椎动脉,刺向内眦方向将伤及椎动脉,少数可损伤延髓(图 8-1-5)。

风府穴属督脉、阳维之会,位于颈后区,枕外隆凸之下,两侧斜方肌之间凹陷中。由于此穴紧邻延髓(生命中枢),针刺过深或方向错误容易危及生命安全。方继良等通过对活体进行 CT 三维成像,扫描风府 - 鼻尖平面(冠状面),测量进针点到延髓的平均距离(平均安全深度):男性为 55.71 ± 7.18mm,女性为 43.83 ± 5.81mm;测量该扫描平面与 C2 横断面平均夹角(平均安全角度):男性为 24.83 ± 6.82 度,女性为 28.57 ± 2.88 度。该研究认为颈围与安全深

度呈正相关，回归方程为 Y=2.7X-47.19（Y= 安全深度，X= 颈围），可用此计算个体的安全深度（图 8-1-6）。

哑门穴属督脉、阳维之会，定位于颈后区，第 2 颈椎棘突上际凹陷，后正中线上。此穴深部为延髓（生命中枢），属于头颈部危险腧穴之一。谢伟、张宝等通过 CT 扫描研究了哑门穴的安全针刺，患者取俯卧位，头微前倾，项部放松，进针点常规消毒，向上下齿门咬合点方向直刺，为防止刺入椎管内脊髓，安全深度为进针点到 C2 黄韧带距离。如果针刺方向错误和刺入过深，可能会通过枕骨大孔，损伤延髓（图 8-1-7）。

范例 4　MR 可以精确显示穴位的皮肤、肌肉、肌腱、筋膜、神经、血管、淋巴等多种已知的正常组织。Langevin HM 等通过解剖尸体组织，发现 80% 的手臂的穴位与肌肉内、肌肉间

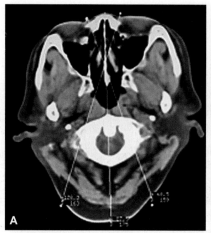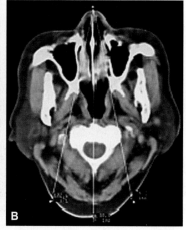

图 8-1-5　风池穴安全针刺 CT 影像解剖
A. 双风池穴 - 对侧内眦扫描平面；B. 双风池穴 - 鼻尖扫描平面

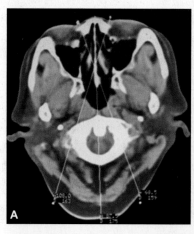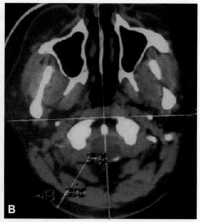

图 8-1-6　风府穴安全针刺 CT 影像解剖
A. 扫描风府 - 鼻尖平面（正中白线平面）；B. 进针点到延髓距离为安全深度（黄线）

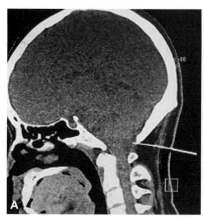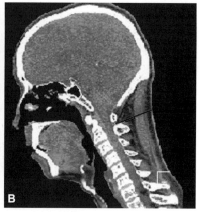

图 8-1-7 哑门穴安全针刺 CT 影像解剖
A. 哑门穴危险针刺方向,易伤及延髓;B. 安全针刺方向:向上下门齿咬合点方向针刺(红线方向)

连接相符合,认为穴位与间质性连接组织 - 结缔组织相关。主要研究了带脉、申脉、膏肓穴、乳根穴、关元穴。

Moncayo R 等采用 MRI 成像分析进针针刺状态下穴位的解剖结构,手法采用平补平泻法,取带脉和申脉作为针刺点,从而显示穴位周围软组织的解剖结构。通过观察 T_1WI 图像认为带脉与腹内斜肌有关,申脉在外踝邻近腓骨长短肌腱,通过三维容积重建技术可以更加清晰地显示穴位的空间解剖位置(图 8-1-8)。

综上所述,影像学技术已经应用于针灸穴位解剖的显示,但尚处于初步研究阶段,主要聚焦于针刺深度、角度等安全性参数,对于穴位本身组织构成研究较少。

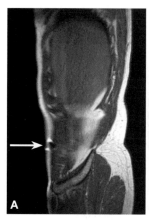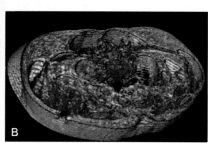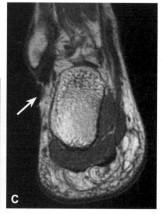

图 8-1-8 MRI 显示带脉和申脉的针灸针位置
A. 矢状位重建图像显示进针刺入带脉(TR=721,TE=19,flip=150,TF=3,FOV=370,MA=320),白色箭头显示进针位置;B. 采用三维容积重建技术显示黑色的进针区域到达腹内斜肌;C. 右踝进针进入申脉,针尖邻近腓骨长短肌肌腱

参 考 文 献

1. 李亚东,李健男,东红艳,等.应用 CT 测量膀胱经第 1 侧线 7 穴进针深度、角度方向的研究.针灸临床杂志,2004;20(10):47-50.
2. 白娟,刘红菊,郑雷,等.针灸穴位数字化可视人体建模研究.中国中医药信息杂志,2005,12(2):108-110.
3. 高东雯,肖沪生,徐智章,等.三维与二维高频超声技术应用于针灸穴位定位的可行性研究.中国中西医结合影像学杂志,2013,11(3):231-234.
4. 汪荣,宋岩峰,张文举,等.基于 CT 三维重建的女性次髎穴定位研究.针刺研究,2010,35(4):307-310.
5. 杨松堤,李亚东,姜国华,等.应用 CT 测量风府针刺深度的研究.中国针灸,2008,28(1):47-48.
6. 张惠林,王玉明.翳风穴针刺深部及角度 CT 定位探析.针灸临床杂志,2013;29(8):24.
7. 方继良,王映辉,张民,等.CT 定位下风池穴安全针刺角度初步研究.中国针灸,2000,20(5):287-289
8. 方继良,王映辉,张民,等.CT 定位下风池穴安全进针深度初步研究.中国针灸,2000,20(9):549-550
9. Moncayo R,Rudisch A,Diemling M,et al. In-vivo visualisation of the anatomical structures related to the acupuncture points Dai mai and Shen mai by MRI:a single-case pilot study. BMC Med Imaging,2007,7:4.
10. 许宇飞,李晓陵,曹丹娜,等.应用 MRI 测量乳根穴针刺深度的研究.针灸临床杂志,2013,29(4):73-74.

第二节　经 络 显 像

　　针灸机制研究的主要任务是揭示针灸对机体治疗作用通路和机体对穴位刺激的反应及调节过程,因此针灸学研究是对针灸治疗信息在机体内作用过程的研究。该过程是一个涉及多途径、多靶点的作用过程。中医针灸经络及穴位是一个复杂的科学体系,其研究难度大。研究思路要充分体现中医针灸理论特色,研究手段要积极引进和合理运用现代的高新技术与方法,充分提高实验手段和方法,以期进一步揭示中医针灸经络及穴位对机体的作用及作用机制。现在,针灸经络和穴位研究面临的最大困难,就是无法采用恰当的技术途径,实现自己的研究目标和工作假说,尤其在结合中医理论研究,并阐述针灸作用物质基础(神经递质及其他物质)与效应(针灸作用及其机制)的对应关系问题上尤感困惑。因此,我们必须努力从新技术新方法的引入上寻找突破口,争取研究方法和手段的创新与进步来解决目前所面临的问题,针灸的经络成像就是在这种情况下顺理成章应运而生的,既可应用于基础研究也应用于临床。

　　经络学说是中医理论的一个重要组成部分,是针灸学的理论与临床基础,几千年来一直指导着针灸医学的临床实践,为我们战胜疾病提供了非常重要的理论依据。但由于经络学说对人体功能调节的很多重要描述与现代医学的概念有较大的分歧,涉及人体功能调节这个根本性的问题,因而吸引国内外众多学者的注意,成为交叉学科研究的重要课题。新中国成立以来,尤其是近 20 年来研究工作取得了显著的进展,是中医与现代医学实现真正的结合或者说是"医学理论一体化"的重要一环。

　　早在 20 世纪 50 年代末,我国就有学者开始应用放射性同位素检测经络的循行线路,从早期的盖革计数器到现在应用的 SPECT,国外有学者也把 PET 应用到经络的研究上。随着现代影像技术的不断进步,使用的仪器从间接显像到直接显像,认识水平也从简单的探索经络的走行线路发展到现在的细胞分子水平,甚至基因水平,取得了一定的成果。

　　早期研究显示人体的穴位注入 ^{32}P,通过盖革 - 缪勒计数器来探测,观察到经络循行线路上的放射性强度比两侧的对照部位高,证明穴位注射后,放射性同位素是循经走向的,移动速度是 0.14cm/s,而且与古典医籍中描述的线路相符,在穴位外注射,则没有同位素循经移动的现象。福建医学院人体解剖教研组研究人员也在人体上穴位注入 ^{32}P,并且用放射自显影技术发现了同位素线状流动轨迹。在耳廓的胆区内注射 ^{32}P,发现在胆经的风池、阳陵泉等穴位的放射性强度比对照点高。厦门放射医学研究小组将 ^{32}P 注入山羊的穴位,也发现同一经脉上穴位的放射性比其他经脉上的穴位要高,并且同位素是双向移动的。

这些早期的研究,由于技术条件、认识等方面的限制,没能对结果作出更为详尽分析,也未能得出确切的结论。

进入 20 世纪 80 年代以来,随着技术的进步,这项研究迅速开展,吸引了众多学者的加入,如孟竞璧、喻晓春及田嘉禾等通过 PET 成像显示 12 经脉的同位素追踪显像,大部分循经路线明显显像;李宏义、陈敏等采用磁共振成像显示造影剂穴位注射后部分经络循经迁移现象。张政、张维波、黄涛等研究了红外循经显像,动物经络的相关染色显像。

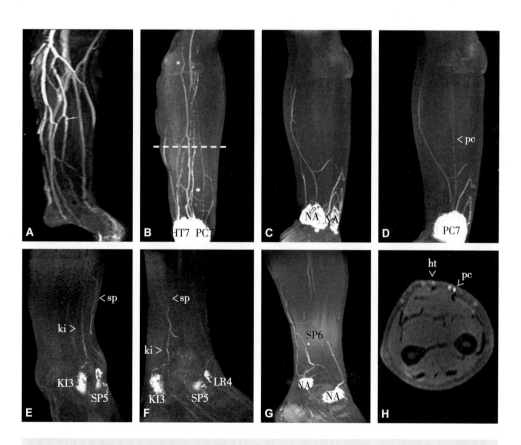

图 8-2-1 针刺手、足六阴经穴位点及非穴位点后,注入少量钆对比剂后行 MRI 扫描,显示的对比剂巡行路径

A. 左前臂浅静脉丛磁共振增强血管造影;B. 针刺神门穴(HT7)及大陵穴(PC7),显示纵行的与少阴及厥阴一致的皮下巡行途径,有 2 条纵行影起于大陵穴,细小支汇入粗大支;C. 针刺非穴位点(NA),显示对比剂弥散没有特定巡行路径;D. 同受检者 C,针刺大陵穴(PC5),显示纵行的与厥阴一致的皮下巡行途径,非穴位点针刺后对比剂弥散没有特定巡行路径;E,F. 针刺太溪穴(KI3)及商丘穴(SP5),显示纵行的与少阴及太阴一致的皮下巡行途径,E 为前面观,F 为侧面观,F 图针刺中封穴(LR4)定位不准确,未见明显巡行途径;G. 横断位显示静脉旁的点状强化信号,分别位于手少阴心经(HT)和手厥阴心包经(PC)的巡行路径半个多世纪以来,应用现代影像学的技术方法,对经络的循行线路进行了进一步探索。目前研究初步发现,经络的循行线路是除血管神经外,还有浅静脉丛及皮下运输途径,可能与流体或组织液沿静脉树(静脉外膜)或结缔组织流动有关。目前,有关经络的影像学研究方面仍有巨大的发展空间,应充分利用现代影像技术,从不同层次、不同维度探索针灸后人体经络及穴位的相关立体动态变化,明确其功能及结构基础(图 8-2-1)。

参 考 文 献

1. 柳文仪.超声医学在中医临床与研究中的进展.引进国外医药技术与设备,2002,5(12):51-54.

2. 孟竞璧.用同位素示踪法显示经络循行的初步研究.针刺研究,1987,(1):77-81.

3. 高惠合.经脉循行之相互关系的放射性示踪研究.针刺研究(增刊Ⅳ),1989,1.

4. 常宝琪.同位素示踪迁移轨迹的经络流注研究.针刺研究(增刊Ⅳ),1989,1.

5. 常宝琪.同位素示踪轨迹离心迁移的初步观察.针刺研究(增刊Ⅳ),1989,1.

6. 孟竞璧.指按对放射性核素沿经迁移阻滞作用的初步观察.针刺研究(增刊Ⅳ),1989,1.

7. 李瑞午.针刺对放射性核素沿经迁移的影响.针刺研究(增刊Ⅳ),1989,1.

8. 贾少微.正电子发射型计算机断层应用现状及其前景.中国医学影像技术,1993,(9):65-66.

9. Ma W,Tong H,Li H,Perivascular space:possible anatomical substrate for the meridian. J Altern Complement Med,2003,9(6):851-859.

10. HY Li,JF Yang,M Chen.Visualized regional hypodermic migration channels of interstitial fluid in human beings:are these ancient meridians? J Altern Complement Med,2008,14(6):621-628.

临床篇

第九章　影像在针灸优势病种诊疗中的应用

第一节　中　风

中风,为中医病名,属脑卒中(stroke),急性脑血管疾病。是严重威胁人类的三大疾病之一,具有高发病率、高患病率、高致残率及多并发症的特点。中风多见于 50 岁以上,临床表现以突然昏仆、口眼歪斜、半身不遂等为其主要特征,可无或伴有神志症状。属中医的偏瘫、偏枯等范畴。主要包括出血性中风和缺血性中风两大类,及早进行 CT、MR 影像检查是鉴别诊断的关键,也是病情变化及疗效检测的重要指标。在中风发生之前的先兆期与康复期(后遗症期),针灸治疗具有较大临床优势,在急性期亦可辅助采用针灸治疗。

一、出血性中风

由多种原因导致的脑内血管破裂出血,并形成血肿,压迫相邻组织、引起颅内压力增高,属自发性脑出血(cerebral hemorrhage)。引起脑出血的原因很多,包括高血压、血管畸形、动脉瘤、血液病及脑肿瘤等。以高血压性脑出血最常见,为临床急症。

(一)病理与临床

根据发病后的时间,其病理分期为:①超急性期(4~6 小时):红细胞完整,主要含有氧合血红蛋白;②急性期(7~72 小时):出血凝成血块,氧合血红蛋白逐渐转变为脱氧血红蛋白;③亚急性期(3~6 天):红细胞内的脱氧血红蛋白转变为正铁血红蛋白,主要从外周向中心扩展;④亚急性晚期(1~2 周):红细胞开始溶解,正铁血红蛋白释放到细胞外;⑤慢性期(2 周以后),正铁血红蛋白进一步氧化成半色素,同时由于巨噬细胞吞噬作用使含铁血黄素沉积,较大的血肿完全吸收后可遗留为囊腔。

大多数患者在清醒活动时发生。可因情绪异常波动,如大怒、大喜或用力过急导致血压急剧升高而发病。轻者可无神志症状,出现舌体强硬,言语不清,半身不遂,肢体震颤等。重者昏迷,面色苍白,肢体瘫痪,呼吸短促,血压下降,瞳孔散大,对光反射迟钝或消失,二便失禁。临床症状与出血部位、出血量有关。出血好发部位为基底节区、丘脑、脑干和小脑,可以破入脑室系统,血肿周围多有脑水肿,并引起脑组织受压、坏死。

（二）影像学表现

1. CT 表现　根据血肿演变规律，一般分为急性期、吸收期、囊变期，不同时期的出血 CT 平扫呈现不同的密度改变（图 9-1-1）。

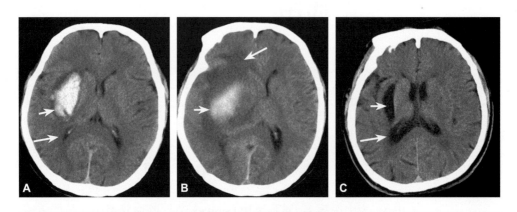

图 9-1-1　脑出血 CT 各期表现
A. 急性期脑出血，右侧基底节区高密度血肿（短箭），周围少许水肿带，右侧脑室受压（长箭）；
B. 血肿吸收期，血肿略有缩小，边缘模糊（短箭），周围水肿更明显（长箭），右侧脑室受压更显著，中线向左移位；C. 囊腔形成期，右侧基底节区低密度囊腔（短箭），边缘清楚，邻近脑室扩大（长箭）

（1）急性期：血肿表现为边界清楚的高密度影，可表现为肾形、类圆形或不规则形状，密度均匀，CT 值约 60~90Hu，并伴有周围低密度水肿带和占位效应，可以破入脑室、脑池及蛛网膜下腔，2 周左右水肿达到高峰期。

（2）吸收期：血肿由边缘向中心逐渐吸收，血肿吸收初期边缘模糊，密度逐渐降低，从高密度、等密度转变为低密度，周围水肿带增宽，以后水肿逐渐减轻、消失；增强扫描在血肿周围可形成环状强化。

（3）囊变期：约 2 个月后，血肿完全吸收后遗留大小不等的脑脊液样密度的囊腔，边界清楚，邻近脑室、脑池可以扩大，可形成穿通畸形，呈"负占位效应"，即牵拉相邻组织。

2. MRI 表现　MRI 信号因出血时期不同而有较大变化，能较准确反映血肿的病理变化（表 9-1-1），影像表现差异较大（图 9-1-2）。

表 9-1-1　脑出血各期 MRI 信号

	T_1WI 信号	T_2WI 信号	病理
超急性期	等	等	氧合血红蛋白不影响 T_1T_2 时间
急性期	等或稍低	低	脱氧血红蛋白可缩短 T_2 时间
亚急性期	高，外周向中心扩展	早期　低	正铁血红蛋白可缩短 T_1 时间
		晚期　高	正铁血红蛋白释放到细胞外
慢性期　早期	高	高	出血周围低信号环为含铁血黄素沉积
晚期	低	高	

（三）诊断及鉴别诊断

根据典型的 CT、MRI 表现，临床突然发病的特点，脑出血诊断不难。影像学诊断要点是：

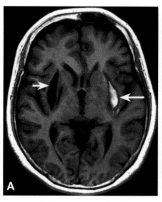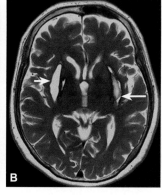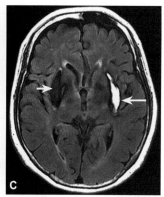

图 9-1-2　脑出血 MRI 表现

A.T_1WI:左侧外囊区亚急性期血肿呈高信号,周围有低信号环(长箭),右侧外囊区慢性期血肿,已囊变呈低信号(短箭);B.T_2WI:亚急性期血肿呈高信号(长箭),慢性期血肿呈高信号(短箭);C.T_2WI 水抑制成像(T_2FLAIR):亚急性期血肿呈高信号,周围有低信号环(长箭),慢性期血肿呈低信号(短箭)

急性期 CT 平扫呈高密度;亚急性期 T_1WI 呈高信号,CT 平扫呈等密度,可类似于各种实质性脑肿瘤,可行 MRI 检查或增强扫描鉴别;超急性期和急性期出血 T_1WI 呈等信号,也类似于实质性肿瘤,可行 CT 平扫鉴别。出血量的估计大多采用的公式:体积(V)=(a×b×c)/2,其中 a 为血肿的最大左右径,b 为最大前后径,c 为最大上下径。

二、缺血性中风

缺血性中风,主要见于脑梗死。

脑梗死(cerebral infarction)是脑血管闭塞所致脑组织缺血坏死,发病率和致残率较高。主要病因包括:①血管内各类栓子形成,包括血栓、空气、脂肪滴等;②脑内大或中等血管的动脉粥样硬化、终末小动脉炎性或非炎性脉管炎等疾病,导致脑血管狭窄和闭塞;③低血压及血液疾病所致的血凝状态。

（一）病理与临床

病理分期:①超急性期(发病 6 小时内):大体病理改变常不明显;②急性期(发病 6~72 小时):可见梗死区脑组织肿胀变软,脑回变平,脑沟变窄,切面上灰白质分界不清,有局限性脑水肿形成,即由最初的细胞毒性水肿发展到血管源性水肿,并在 2~5 天达到高峰;③亚急性期(发病 3~10 天):水肿逐渐减轻,局部坏死、液化,并出现巨噬细胞浸润,周围胶质细胞增生和肉芽组织形成,坏死组织逐渐被吞噬、移除;④慢性期:可持续数月或数年,表现为坏死脑组织逐渐被液化清除,形成囊腔,邻近脑组织萎缩。

脑梗死好发于中老年人,多在休息和睡眠中发病,表现为不同程度的偏瘫、失音、失语、感觉障碍、共济失调、呛咳,重者可出现休克、昏迷等。

（二）影像学表现

分为三种类型:缺血性、出血性、腔隙性脑梗死。

1. 缺血性脑梗死　主要指单纯性较大面积梗死,与出血性脑梗死相对而言。

（1）CT 表现(图 9-1-3、图 9-1-4):①超急性期:CT 平扫常无异常表现,偶尔可出现大脑中

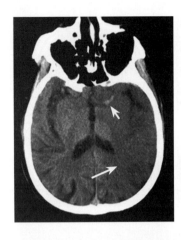

图 9-1-3 致密动脉征 CT
表现
左大脑中动脉密度明显增高(短箭),左颞枕叶实质密度略有降低(长箭)

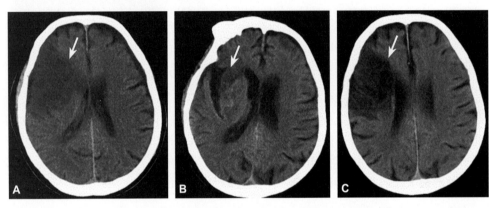

图 9-1-4 缺血性脑梗死各期 CT 表现(同一病例)
A. 右额颞叶缺血性脑梗死急性期,病灶呈扇形低密度,边界模糊(箭),右侧脑室明显受压;B. 两周后,病灶明显变小,为"模糊效应",右侧脑室受压略有改善;C.45 天后,病灶范围恢复(箭),密度更低,为慢性期改变

动脉密度增高(中动脉内血液凝固),表现为"致密动脉征"。②急性期与亚急性期:梗死区密度逐渐减低呈低密度改变,皮质和髓质同时受到累及,多呈扇形或三角形,可有轻度占位表现。2~3 周时可出现"模糊效应",为梗死区因脑水肿消失和吞噬细胞浸润,密度相对增高而成为等密度,此时表现为病灶明显缩小。增强扫描可见脑回状强化。③慢性期:病灶呈低密度改变,1~2 个月后形成脑脊液样低密度囊腔。

(2) MRI 表现:①超急性期:MRI 常无异常表现,MR 扩散加权成像(DWI)和 MR 灌注成像,梗死区域在 DWI 图像上表现为高信号,而灌注成像呈低灌注。②急性期:T_1WI 呈稍低信号,T_2WI 和 DWI 呈高信号,梗死区脑组织肿胀,脑沟变小或消失。梗死区形态具有与血供分布一致的特点,多呈楔形或三角形。③亚急性期:T_1WI 呈低信号,T_2WI 和 DWI 呈高信号。④慢性期:T_1WI 呈很低信号,T_2WI 呈很高信号,信号接近脑脊液,DWI 呈低信号(图 9-1-5)。

2. 出血性脑梗死(图 9-1-6B) 常发生在脑梗死一周后,由于血栓或栓子溶解、脱落等原因,血管再通而继发出血。CT 平扫为梗死低密度内出现不规则斑点、片状高密度血肿,占位效应更明显。增强扫描可见边缘脑回状强化,与单纯脑出血不同。

3. 腔隙性脑梗死 系深部髓质小动脉闭塞所致,好发于基底节区、内囊、丘脑、小脑、脑

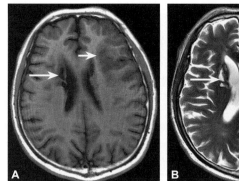
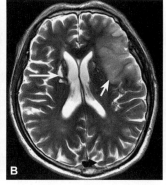
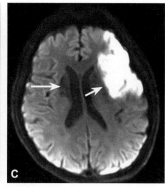

图 9-1-5 脑梗死 MRI 表现(同一病例)

A. T₁WI:左侧额颞叶急性期脑梗死呈稍低信号(短箭),右侧基底节区慢性期脑梗死呈低信号(长箭);B. T₂WI:急性期病灶呈稍高信号(短箭),慢性期病灶呈高信号(长箭);C. DWI:急性期病灶呈高信号(短箭),慢性期病灶呈低信号(长箭)

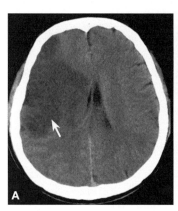
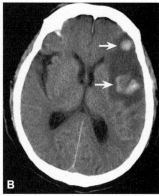
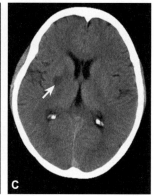

图 9-1-6 脑梗死 CT 表现

A. 缺血性脑梗死,右侧额颞叶大片扇形低密度灶(箭),边缘模糊,轻度占位表现 B. 出血性脑梗死,左侧额颞叶大片低密度灶内见两个高密度血肿(箭);C. 腔隙性脑梗死,右侧基底节区局限性低密度灶(箭)

干和大脑半球白质内,缺血灶范围为 5~15mm 之间,单发或多发。CT 表现为大小不等的圆形或类圆形低密度灶,无占位效应,慢性期密度更低,类似脑脊液密度,境界清楚。MRI 表现为 T₁WI 呈低信号,T₂WI 呈高信号。扩散加权成像(DWI)对区别新旧病灶有帮助,新病灶 DWI 呈高信号,陈旧病灶呈等或低信号。

(三)诊断及鉴别诊断

脑梗死的诊断要点为梗死区形态与血供分布一致,CT 表现为低密度,T₁WI 呈低信号,T₂WI 呈高信号,结合临床特点不难诊断。亚急性脑梗死可出现明显的占位效应,需与胶质瘤、转移瘤、单纯性脑水肿等相鉴别:增强扫描肿瘤常呈环状强化,与脑梗死的脑回状强化不同;单纯性脑水肿形态不规则,多数只累及脑髓质,脑皮质能清楚显示。

需注意 MRI 检查在超急性期脑梗死、腔隙性脑梗死的诊断以及鉴别新鲜梗死与陈旧性梗死等方面明显优于 CT 检查。

附：中风病中医辨证分期的影像学表现（表 9-1-2）

表 9-1-2　中风病各中医分期辨证与头颅影像规律

中医分期辨证				头颅 CT 影像
中风先兆期：中风先兆症状出现后至急性发作前				主要为局限性和（或）弥漫性病变。局限性病变：有腔隙性脑梗死与皮质梗死、少量脑出血、脑肿瘤等表现，多位于中线外围区域；弥漫性病变：主要为白质慢性缺血改变、弥漫性脑萎缩改变
中风急性期：中风症状急性发作后至 3 周前	中经络证	共同表现		主要表现为缺血性病变，脑梗死多见，也有部分为出血性病变，多位于基底节区，少见于脑叶、皮质区，病变较小，无明显占位效应
		1 型		多见基底节区腔隙性脑梗死，尚可见皮质区梗死，病变较小，一般无占位效应。亦见基底节区脑出血，若出血量小于 10ml，一般不遗留软化灶
		2 型		基底节区脑出血比例增加，基底节区腔隙性脑梗死也占有不小比例，但出血量较少，占位效应轻，中线结构无明显移位，一般不破入脑室。有时 CT 表现难以与中经络 1 型鉴别
	中脏腑证	共同表现		主要表现为脑出血，出血部位大多位于脑干或丘脑区，出血量不大，脑室系统略有受压变小，或可破入脑室系统；若位于基底节区或脑叶，出血量较大，占位效应较明显，出血常破入邻近脑室系统
		闭证	阴闭	出血主要位于基底节区或脑叶，但出血量较大，水肿明显，占位效应亦明显，中线结构移位，常破入脑室系统
			阳闭	出血主要位脑干、丘脑或基底节区，前者出血量可较小，但脑室系统均有受压，后者表现与阴闭证不易鉴别
		脱证		出血可位于任何部位，同时出血量均较大，常超过 50ml，占位效应显著，中线结构明显移位，有脑疝形成，出血均破入邻近脑室系统，病侧脑室系统或可闭塞，形成梗阻性脑积水表现
中风康复期：在中风病急性期以后的时期（为病变的吸收、缩小、液化、囊变，或者消失）	中风恢复期：发病后 3 周至 8 周之间			病灶的恢复表现，主要表现为病灶的吸收、缩小、CT 值较快降低，脑室或中线结构的受压、移位情况恢复，周围水肿开始消退，占位效应消失。中风恢复期是中风病患者远期良好恢复的关键时期，应在此期尽早开始功能锻炼
	中风后遗症期：发病后 3 周至 8 周之后	共同表现		病灶的软化、囊变、穿通畸形，脑萎缩为主，病灶的动态变化不大，CT 值保持相对恒定，此时临床可以无阳性体征，但 CT 仍遗留有少许病灶，或也可有临床后遗症状而 CT 无确切阳性表现
		1 级		CT 可无阳性表现，或急性期少于 10ml 出血量，可以完全吸收，或均仅残留裂隙状的软化灶
		2、3 级		主要表现为软化灶，范围较广，大多有穿通畸形，脑室扩大程度第 3 级较第 2 级严重。第 3 级中大多伴有同侧或两侧的半球实质脑萎缩，一般见于大脑中动脉、后动脉供血区域脑组织梗死后，以及较大范围的脑出血，并且有出血破入脑室之后期改变

1. 根据中风病 CT 影像所反映的病理改变，明确将中风病分为 3 期 11 证，即中风先兆期、中风急性期、中风康复期（包括中风恢复期与中风后遗症期）。其中中经络中 1 型为脉络空虚、风邪入中证；2 型为肝肾阴虚、风阳上扰证；后遗症期分为 3 级：1 级为神志清醒、肢体

运动、语言功能完全恢复,生活能自理,有或没有遗留口眼歪斜。2 级介于 1、3 级之间,生活能部分自理。3 级为肢体运动、语言功能未能恢复,生活完全不能自理。

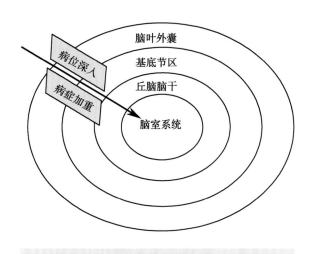

图 9-1-7　中风急性期病位与病症的关系

2. 中风病各期各主证、部分次证头颅 CT 影像有明显的不同,具有各自的特点,各主、次证间具有一定的规律性,特别是中风急性期各证在病性、病位、病变的定量等方面有明显的变化规律,病位特征为"类同心球"状分布规律(图 9-1-7)。

3. 中风先兆期与某些血液流变学指标存在相关关系,中风康复期康复前景与康复治疗开始的时间有关。

(四) 针灸治疗原则

根据病位深浅,病情轻重,临床上将中风分为中经络和中脏腑两大类。中经络者,病情较轻,仅表现为半身不遂、舌强失语、吞咽障碍、二便失禁、面瘫等;中脏腑者,病变深中脏腑,病情较重,表现为不同程度意识障碍,并见半身不遂,失语等中经络症状。针灸治疗中风中经络者疗效肯定。临床上流行的重要治疗法则有石学敏院士的醒脑开窍法。

(五) 针灸治疗方法

针灸治疗:中经络针灸治疗

半身不遂

软瘫期:一般发生在病后 2 周内,上肢软瘫期可持续 1~3 个月。

治则:交通阴阳经气。

穴方:十二井穴、人迎、风府、百会。

硬瘫期:一般发生于病后 3 个月 ~ 半年以上。

治则:温阳柔筋。

选穴:取手足阳明经穴为主。百会、风府、肩髃透极泉、四渎、合谷透后溪、大肠俞、委中、承筋、丘墟透照海、八邪、八风、太冲透涌泉。

中脏腑针灸治疗:

中脏腑 - 闭证:

治法:平肝息风、清心豁痰、启闭开窍,针刺放血。

选穴:水沟、十二井穴、太冲,劳宫、丰隆。

中脏腑 - 脱证:

治法:回阳固脱,重用灸法。

选穴:关元、神阙。

三、脑卒中康复

康复医学从 20 世纪 80 年代开始在中国起步,至今已经形成了一个有一定规模和特点的体系。随着康复医学理论的完善,结合现代康复理论实践来思考脑卒中偏瘫康复中针刺起效的机制,针刺何时介入,如何选择穴位、针刺的手法、刺激量大小等,对提高针刺治疗脑卒中偏瘫的认识及临床康复疗效均有帮助。

（一）结合医学影像学优势,指导头针的取穴

头针,又称头皮针,是在头部特定的穴线进行针刺以防治疾病的一种方法。目前头针广泛运用于临床,成为治疗多种疾病,特别是脑源性疾病的常用针法。中医理论认为脑为髓海,为元神之府,是脏腑经络功能活动的主宰,与人体内脏腑器官的功能有密切的关系。头为诸阳之会,是经气汇聚的重要部位,也是调节全身气血的重要部位,这是头针治疗疾病的理论依据。头针治疗脑卒中,已经成为针灸的常规手段。头针是按现代解剖学大脑皮质功能定位在头皮上的投影部位来划分刺激区的,中国康复研究中心据此采用的方法是:当病灶不大时,先根据 CT 和 MRI 检查确定病灶中心层面,确定距离病灶中心最近的头皮上的一点,以此点为圆心划一直径为 3~4cm 的圆,从圆周向圆心方向沿皮刺 4~6 针;如果病灶比较大,则选择距离病灶边缘最近的头皮部位作为圆心即可。

（二）结合现代康复理论,指导体针分阶段针刺

软瘫期:由于上运动神经元受损,传导通路受阻,而脊髓水平的控制尚未发生,此时患者的主要问题是患肢失去控制能力,随意运动消失,肌张力低下,腱反射减弱或消失。此时针刺患侧肢体是无法被中枢神经感知和发放神经冲动的,若刺激健侧肢体则可利用神经系统相互影响的本质通过健侧刺激使外界感觉输入增加,引起树突增加、突触传递效率增强,以提高患侧肌张力,促进恢复的进程,可以运用先刺激健侧、再刺激患侧的针刺方法。现代解剖学还告诉我们虽然锥体束主要支配对侧肢体,但仍有一小部分纤维始终不交叉,支配同侧脑神经运动和脊髓前脚运动神经元。依据这一原理可以指导我们针刺夹脊穴,以提高非受累锥体束同侧支配神经的兴奋性,加速受累锥体束的修复,诱发随意运动。

痉挛期:由于上运动神经元损伤,失去对下运动神经元的控制,多数患者会出现腱反射亢进、肌张力增高,甚至痉挛等临床表现。异常的肌张力和痉挛是影响康复的主要因素之一,此时针刺应利用"痉挛让位于拮抗肌兴奋"的原理,首先"针刺兴奋拮抗肌",其次取穴还应该遵循以头针为主、肢体针刺宜少宜轻的理念。具体为:先检查分析痉挛的肌群及与之对应的拮抗肌,进行局部辨证,按照经络所过部位肌群的缓急来看是"阳缓而阴急",还是"阴缓而阳急",然后对痉挛肌群(经络)以按摩、缓慢牵拉为主,使痉挛肢体保持抗痉挛体位数分钟,不针刺;拮抗肌群(经络)上的穴位宜轻手法,慢刺激,不留针。

恢复期:随着康复的进展,脑功能重塑,偏瘫患者痉挛渐渐减轻,关节开始出现分离运动,平衡性和协调性逐步接近正常。脑功能磁共振如白质纤维成像、BOLD-fMRI 可能发现其脑功能重组的动态变化。针刺治疗同样应该分析患者具体部位的肌张力和肌力的变化,采取针刺拮抗肌降低肌张力、针刺主动肌提高肌力的方法。

其他针灸疗法包括于氏平衡针灸、宫氏脑针等,临床疗效较好,但需要进一步开展针灸效应脑机制研究。

参 考 文 献

1. 侯键,李明富,余朝骏.中风先兆证的头颅 CT 影像及其与血液流变学关系研究.中国中西医结合影像学杂志,2004,2(2):81-84.

2. 侯键,余朝俊,李明富.中风病急性期病灶 CT 定性定位规律研究.中国中西医结合影像学杂志,2005,3

(2):86-89.

3. 侯键,余朝俊,李明富.等.中风病急性期病灶CT定量规律研究.中国中西医结合影像学杂志,2006,4(3): 165-169.

4. 侯键主编.医学影像学.北京:中国中医药出版社,2013.

5. 王华,杜元灏主编.针灸学.第9版.北京:中国中医药出版社,2012.

第二节　三叉神经痛

三叉神经痛是指三叉神经分布区内反复出现阵发性短暂的剧烈疼痛,突发突止,轻微刺激就可诱发。中医古籍中并无"三叉神经痛"病名,历代医家多将此病归于"齿痛""头痛""头风""面痛"等范畴。影像学是鉴别诊断的主要检查手段,针灸是重要治疗方法。

(一) 病理与临床

三叉神经痛可分为经典三叉神经痛和继发性三叉神经痛。经典三叉神经痛既往也称为原发性三叉神经痛或特发性三叉神经痛,因为部分接受手术的患者发现疼痛可能与周围迂曲血管对神经的压迫作用有关,因此2013年国际头痛分类第三版(International Classification of Headache Disorders Ⅲ,ICHD-3)将其定义为除血管压迫神经外未发现其他病因的三叉神经痛。继发性三叉神经痛可继发于感染(如带状疱疹病毒)、多发硬化、肿瘤或其他占位性病变压迫、创伤等因素。

该病多发生于40岁以上,女性较为多见,临床上以第2支和第3支发病较多。临床表现发作呈阵发性闪电样、刀割、针刺、烧灼样剧烈疼痛,一般持续时间为数秒,发作次数不定,间歇期无症状,常因说话、吞咽、刷牙、洗脸等诱发疼痛。严重的患者发作时可引起患侧肌肉收缩,出现表情扭曲、面部抽搐,部分还可伴有流泪、眼睛发红等轻度自主神经症状。当出现受累区域痛觉和感觉减退时提示神经轴索损伤,需要临床进一步检查排除其他因素。有相当一部分患者会出现受累区域的痛觉过敏,这不一定与轴索损伤有关,更可能是病症引发的患者对患侧的过度关注造成。该病发作时,许多患者因疼痛不敢刷牙、说话、进食,严重影响生活质量。

(二) 影像学表现

CT、MRI检查是三叉神经痛检查的重要检查手段。由于三叉神经是12对颅神经中最粗的一对,因此常规MR检查也能够较良好的显示三叉神经的走行和形态,而高分辨稳态自由进动(steady-state free precession,SSFP)序列能够更清晰显示三叉神经形态和信号的异常。同时,影像学检查还可以发现包括小脑脑桥角区肿瘤、三叉神经根或三叉神经节部位肿瘤、血管畸形、动脉瘤、蛛网膜炎、多发性硬化等可诱发三叉神经痛的病因。将避免针灸治疗的盲目性(图9-2-1~图9-2-3)。

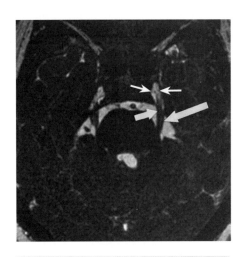

图 9-2-1　0.8mm 层厚 SSFP 序列 MR 成像显示双侧三叉神经
黄色短箭所示为走行于内侧粗大的三叉神经感觉根,黄色长箭为外侧细小的三叉神经运动根。白箭为三叉神经梅克尔腔段。

(三) 诊断与鉴别诊断

2013年ICHD-3给出的经典三叉神经痛诊断

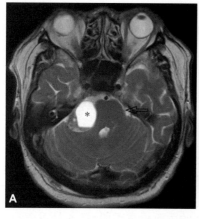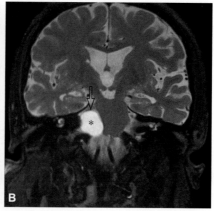

图 9-2-2　听神经瘤压迫三叉神经

A. 横轴位 T_2WI：右侧桥小脑角区类圆形 T_2WI 混杂高信号肿瘤(*)压迫右侧三叉神经，使其显示不清；黑色尖头显示左侧正常三叉神经走行；B. 冠状位 T_2WI：三叉神经(箭头)被肿瘤(*)压迫向上移位。

标准如下：

1. 至少三次以上符合 2、3 描述的单侧面部疼痛发作；

2. 累及一支或多支三叉神经分支分布区域，并无向三叉神经支配区以外区域的放射；

3. 疼痛至少符合以下 4 个特征中的三个：①反复的阵发性发作，持续时间为 1 秒至 2 分钟；②疼痛较剧烈；③呈电击样或针刺、刀割样疼痛；④患侧面部轻微刺激即可引发。对于继发性三叉神经痛主要通过病史、影像及其他临床检查对病因进行鉴别。

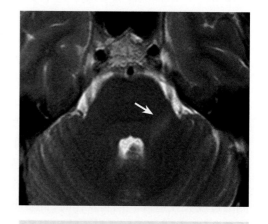

图 9-2-3　带状疱疹病毒感染

52 岁女性带状疱疹病毒感染患者，左侧三叉神经痛。横轴位 T_2WI 示左侧三叉神经根入桥脑区条状高信号并向桥脑背外侧延伸(白箭头)。

（四）针灸治疗原则

针灸治疗对原发性三叉神经痛具有良好的止痛效果；对继发性三叉神经痛，须查明原因，采取适当措施。三叉神经痛的病机主要可分为"不通则痛"和"不荣则痛"，治疗原则以补虚泻实为主，常用面部局部穴位，结合足阳明胃经、足少阴肾经及足厥阴肝经穴位进行治疗，具体治疗方法需结合个体的辨证分型。

（五）针灸治疗方法

针灸治疗三叉神经痛的方法和手段较多，包括毫针、火针、电针、芒针、梅花针、温针灸、蜂针、放血疗法等等。常用治法和取穴如下：

风寒外袭

治法：祛风散寒。取头面局部穴位结合风池穴、外关穴等。

取穴：风池、外关、颧髎、迎香、下关、地仓等。

胃火上炎

治法:清热泻火。取头面局部穴位结合足阳明胃经穴。

取穴:内庭、足三里、陷谷、合谷、颊车、迎香、地仓等。

肝经风热

治法:疏风平肝清热。取足厥阴肝经、足少阳胆经及局部穴为主。

取穴:太冲、侠溪、翳风、头维、地仓、四白、阳白、瞳子髎等。

虚火上炎

治法:滋阴清热。

取穴:太溪、阴谷、合谷、四白、地仓、颊车等。

（六）针灸治疗疗效

目前针灸治疗对原发性三叉神经痛具有良好的止痛效果;对继发性三叉神经痛,须查明原因,采取适当措施。在已发表的针灸治疗三叉神经痛的临床研究中,大多数都显示针灸治疗三叉神经痛的疗效显著,可明显缓解疼痛、降低发作频率、缩短疗程。一篇系统评价显示针灸和卡马西平的疗效相当,且副反应较少,但文献质量还需进一步提高。

参 考 文 献

1. Headache Classification Committee of the International Headache Society (IHS). The International Classification of Headache Disorders, 3rd edition (beta version). Cephalalgia: an international journal of headache, 2013, 33(9): 629.
2. 吴江. 神经病学. 北京, 人民卫生出版社, 2015:118.
3. 邢红霞, 王爱菊, 贾红玲, 张永臣. 针药结合治疗原发性三叉神经痛研究概述. 针灸临床杂志, 2017, 33(3): 84-86.
4. 吕婷婷, 赵军, 贾儒玉. 火针配合圆利针治疗原发性三叉神经痛疗效观察. 上海针灸杂志, 2017, 36(2): 154-156.
5. Liu H, Li H, Xu M, Chung KF, Zhang SP. A systematic review on acupuncture for trigeminal neuralgia. Alternative Therapies In Health And Medicine 2010, 16(6):30-35.

第三节　耳鸣、耳聋

耳鸣和耳聋都是听觉异常。耳鸣是指一种主观感觉,周围环境并无相应声源,患者自觉耳内鸣响或有异常声响。耳聋是指听觉系统的传音、感音功能异常所致的听觉障碍或听力减退。两者虽有不同,但往往同时存在,耳聋多由耳鸣发展而来。耳鸣耳聋中医属"耳病"、"风聋"、"厥聋"、"劳聋"等范畴。

耳鸣耳聋都是听觉异常。耳鸣是指一种主观感觉,周围环境并无相应声源,患者自觉耳内鸣响或有异常声响。耳聋是指听觉系统的传音、感音功能异常所致的听觉障碍或听力减退。两者虽有不同,但往往同时存在,耳聋多由耳鸣发展而来。耳鸣耳聋中医属"耳病""风聋""厥聋""劳聋"等范畴。影像学是重要鉴别诊断检查方法,针灸是临床上无明显副反应的治疗方法之一。

（一）病理与临床

耳鸣耳聋是临床常见病、多发病,也是临床的顽症之一。随着社会生活、工作压力的增大,耳鸣的患病率逐年上升,持续性或间接性的耳鸣常影响患者的听觉、睡眠、情绪等,甚至导致焦虑、抑郁的心理障碍,这种心理障碍又会加重耳鸣,甚至发生耳聋。耳鸣耳聋按照病变部位和性质分为:神经性耳鸣耳聋病机尚不清,多认为与内耳缺血缺氧、内耳微循环障碍及神经传导通路病变有关。感音神经性耳鸣耳聋认为是耳蜗、听神经和听觉中枢通路的病变所引起。突发性耳鸣耳聋病因不明,主要有病毒感染学说、循环障碍学说、自身免疫学说以及膜迷路破裂学说等。

（二）影像学表现

CT、MRI检查可以帮助发现听觉器官发育不良,中耳炎,听神经病变及听觉中枢病变等器质性病变,以便采取适当措施,改善针灸治疗耳鸣耳聋的盲目性(图9-3-1,图9-3-2)。

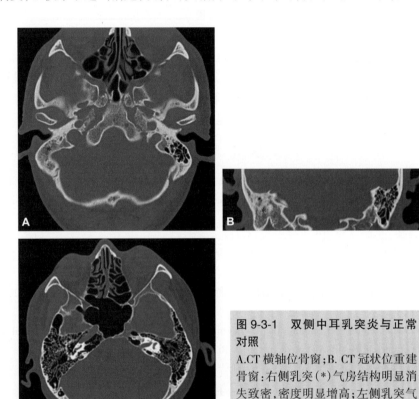

图9-3-1　双侧中耳乳突炎与正常对照
A.CT横轴位骨窗;B.CT冠状位重建骨窗:右侧乳突(*)气房结构明显消失致密,密度明显增高;左侧乳突气房部分致密;C.CT横轴位骨窗:双侧正常乳突结构

（三）针灸治疗原则

根据耳鸣耳聋的病因病机将其分为实证和虚证,实证的治疗原则为疏风清热,通络开窍,以耳区局部和手足少阳经穴为主;虚证的治疗原则为益肾通窍,以足少阴、手足少阳经穴为主。

（四）针灸治疗方法

1. 实证

治法:疏风清热,通络开窍,以耳区局部和手足少阳经穴为主。

取穴:耳门、听宫、听会、翳风、完骨、中渚、侠溪。

配穴:肝胆火盛者,配太冲、丘墟;外感风邪者,配合谷、外关;痰火郁结者,配丰隆、内庭。

2. 虚证

治法:益肾通窍,以足少阴、手足少阳经穴为主。

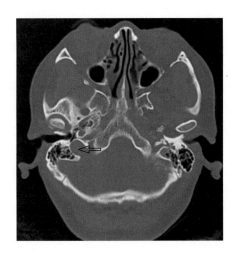

图 9-3-2　右侧高位颈静脉球窝
CT 横轴位骨窗显示：紧贴右侧内耳见高位颈静脉球窝（箭头），边缘光整

取穴：太溪、照海、听宫、外关。

配穴：肝肾亏虚者，配肝俞、肾俞；中气不足者，配足三里、脾俞。

（五）针灸治疗疗效

针灸治疗耳鸣、耳聋有一定疗效。耳鸣耳聋发病急骤者，应尽早诊治，一旦丧失时机，听力很难恢复。在使用耳毒性药物的过程中，如出现耳鸣耳聋，应立即停药，并积极治疗。治疗期间禁食辛辣香燥及鱼腥发物。

2012 年一项研究得出，针灸治疗耳鸣，可以有效改善耳鸣患者的耳鸣障碍量表得分。2015 年一项针对 12 个临床随机对照试验涉及 527 个患者的系统评价得出，针刺可以有效改善神经性耳聋患者的听力，针药联合的效果优于单纯药物治疗。

参 考 文 献

1. 张伯臾主编 . 中医内科学 . 上海：上海科学技术出版社，1994，59-265.
2. 孙国杰主编 . 针灸学 . 上海：上海科学技术出版社，2000，242-256.
3. 姜岳波，黄彬，郑志新 . 耳鸣耳聋中医治疗的研究进展 . 针灸临床杂志，2013，29（11）：65-67.
4. Laureano MR，Onishi ET，Bressan RA，et al. The effectiveness of acupuncture as a treatment for tinnitus：a randomized controlled trial using（99m）Tc-ECD SPECT. Eur Radiol，2016，26（9）：3234-3242.
5. Jiang Y，Shi X，Tang Y. Efficacy and safety of acupuncture therapy for nerve deafness：a meta-analysis of randomized controlled trials. Int J Clin Exp Med，2015，8（2）：2614-2620.

第四节　退行性骨关节病

退行性骨关节病（degenerative osteoarthritis，DOA）又称为骨性关节炎，是以关节软骨退变、关节面和其边缘骨质增生为特征的慢性骨关节病。常发生在髋、四肢、脊柱。人体的生理性老化、骨关节外伤、先天畸形、感染、地方性骨病等因素影响关节软骨的新陈代谢，最终使其变性、坏死引起退行性骨关节病。影像检查是主要的诊断方法。针灸治疗具有较大临床优势，是骨伤科临床研究和治疗的重点技术。

一、四肢退行性骨关节病

四肢退行性骨关节病在骨关节退行性疾病中较为常见。分为原发性和继发性两类。

（一）病理与临床

原发性 DOA 是随着年龄的增大关节结构发生退行性改变,关节的磨损、创伤会加速退变过程。关节软骨表面不光滑,变薄,继而变性、坏死,坏死脱落的软骨碎片骨化后形成关节内游离体。关节软骨下骨坏死,加上关节囊内压力增高导致关节面下囊肿形成,周围骨质发生增生硬化。关节边缘骨赘形成和关节面增厚、硬化,使骨端变形。可伴有滑膜增厚,关节腔积液。继发性 DOA 是原发病损伤关节软骨后,关节自身修复产生上述病理变化,既有原发病遗留的病理改变又有关节修复的表现。

临床上原发性者多见,多在 50 岁以上发病,好发于承重关节,如髋、膝等关节,其次为肩关节及指间关节。发病部位和病变程度也与职业、工种、关节发育情况等因素相关。临床上起病缓慢,关节活动时有僵硬感,逐渐为关节钝痛、刺痛,活动受限。当出现关节游离体时可发生关节绞锁现象。继发性者多见于炎症、外伤、缺血、或先天性畸形等,可出现在原患病的任何关节,原发病控制后或愈合后遗留程度不同症状和体征。

（二）影像学表现

1. X 线表现　①关节间隙变窄,关节间隙对称或不对称性变窄;为退行性骨性关节病常见的早期征象。②关节面下骨硬化,局限性增生硬化。关节边缘骨赘,呈唇样或鸟嘴样。③关节软骨下骨内囊变,可见单个或数个圆形、类圆形透光区;④关节内游离体:关节内单个或数个大小不一的致密结节;边缘光滑锐利。⑤晚期可出现关节失稳、关节变形、半脱位、关节畸形(图 9-4-1)。

2. CT 表现　CT 能更清楚显示关节面不光整、关节面硬化、骨质增生、关节内游离体、滑膜韧带的骨化,关节软骨下的骨内囊变。对结构复杂的关节能清楚显示病变。当引起关节积液时,CT 比 X 线片敏感,表现为关节囊扩张,内为均匀液体性密度影(图 9-4-2)。

3. MRI 表现　MRI 对关节软骨、软骨下骨和韧带等病变的观察颇有价值,能早期发现关节软骨下囊变及骨硬化。关节软骨退行性变,在承重区内 T_1WI 呈条状或不规则低信号。

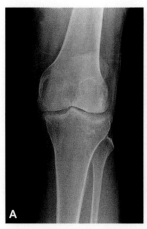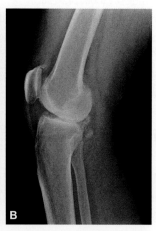

图 9-4-1　膝关节退行性骨关节病 X 线表现
A. 正位:膝关节间隙变窄,胫骨关节面硬化,关节边缘增生变尖;B. 侧位片:髌骨后上角骨质增生变尖,膝关节后方见骨性游离体

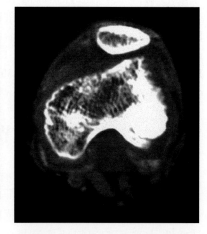

图 9-4-2　膝退行性骨关节病 CT 表现
CT 横断位:膝关节囊肿胀,增宽,内为液性低密度影

骨质硬化和骨端边缘骨赘在 T_1WI 与 T_2WI 上均为低信号。关节下囊变 T_1WI 呈低信号、在 T_2WI 呈高信号。

(三) 诊断与鉴别诊断

影像学根据关节间隙变窄、关节面骨硬化、关节边缘骨质增生等改变不难诊断四肢退行性骨关节病。要与以下疾病进行鉴别。

1. 类风湿性关节炎 多发生于 40 岁以下,女性多见。好发手、腕关节,双侧对称发病。关节周围软组织肿胀,关节面下小囊性变及骨质疏松。关节面下骨硬化和骨端骨赘常不明显。化验室检查类风湿因子阳性。

2. 痛风性关节炎 痛风性关节炎多累及四肢小关节,多见于第 1 跖趾关节。关节周围软组织肿张,关节边缘穿凿性骨破坏,病变边缘锐利、清楚。临床表现发作性剧烈疼痛,血清尿酸增高。

(四) 针灸治疗原则

针灸治疗原则重在疏通局部经络,以活血化瘀、通络止痛、松解粘连、滑利关节为主,并根据证型辨证施治。取穴多以局部腧穴和远端取穴配合,以经外奇穴、足阳明胃经穴、足少阳胆经穴、足太阴脾经穴为主。

(五) 针灸治疗方法

气滞血瘀型

治法:宜行气活血,疏经活络。取穴以经外奇穴、足少阳经穴、足太阴经穴、足厥阴经穴等为主。

取穴:膝眼、鹤顶、阳陵泉、阴陵泉、梁丘、血海、太冲、气海、膈俞。

操作:膝眼向膝中斜刺 0.5~1 寸,或透刺对侧膝眼,阳陵泉透刺阴陵泉,诸穴平补平泻。

寒湿痹阻型

治法:宜散寒除湿,通经活络。以经外奇穴、足太阳经穴、足少阳经穴、足太阴经穴等为主。

取穴:膝眼、鹤顶、阳陵泉、阴陵泉、梁丘、血海、大椎、肾俞、关元。

操作:膝眼向膝中斜刺 0.5~1 寸,或透刺对侧膝眼,阳陵泉透刺阴陵泉,肾俞、关元行补法,余穴平补平泻,可用温针灸。

肝肾亏虚型

治法:宜补益肝肾,通经活络。以经外奇穴、足少阴经穴、足厥阴经穴、足太阴经穴等为主。

取穴:膝眼、鹤顶、阳陵泉、阴陵泉、梁丘、血海、委中、三阴交、太溪、太冲、肾俞。

操作:膝眼向膝中斜刺 0.5~1 寸,或透刺对侧膝眼,阳陵泉透刺阴陵泉,太溪、三阴交、肾俞行补法,余穴平补平泻。

气血虚弱型

治法:治宜益气养血,通经活络。以经外奇穴、足阳明经穴、足太阴经穴足少阳经穴等为主。

取穴:膝眼、鹤顶、风市、阳陵泉、阴陵泉、梁丘、血海、足三里、气海、中脘。

操作:膝眼向膝中斜刺 0.5~1 寸,或透刺对侧膝眼,阳陵泉透刺阴陵泉,足三里、气海、中脘用补法,余穴平补平泻,可用温针灸。

(六) 针灸治疗疗效

针灸对改善本病患者膝关节疼痛、肿胀,恢复其关节活动等症状方面具有一定优势,尤其是早期干预疗效明显。但若出现的关节软骨变性与骨质增生较难逆转。平时可配合坚持股四头肌与腘绳肌非负重锻炼,如直腿抬高、水中步行训练等。症状减轻后可适当增加锻炼,如平路散步等。

美国马里兰大学医学院、西班牙某疼痛俱乐部、德国海德堡大学以及柏林慈善大学医学中心分别做了关于针灸治疗膝骨关节炎的大规模的随机对照试验,实验结果均证明了针灸治疗骨关节炎有效。

研究发现针灸能够有效降低血液黏度,改善关节部位的微循环,促进关节内外的血供,改善静脉瘀滞的状态,降低骨内压,改善软骨的营养供应。

二、脊椎退行性变

脊椎退行性变(degenerative spinal diseases)为骨关节退行性疾病中常见疾病,多为生理性老化过程,主要包括脊柱椎体及椎小关节退行性变,附属各韧带的增厚、钙化,骨性椎管狭窄及椎体滑脱等改变。

(一)病理与临床

脊椎体软骨板变性后引起软骨板下骨质增生硬化,关节边缘骨赘形成。各种原因可致椎小关节发生退变以及脊柱周围韧带发生钙化或骨化等改变,并可继发椎间孔和椎管狭窄,或造成退行性变的椎体滑脱。

脊椎退行性变常发生在活动度较大的下颈椎、下胸椎和腰椎。临床上早期可无明显症状,当椎体及椎间关节增生、椎间盘突出及韧带增厚、钙化明显时可出现僵硬,疼痛、运动受限和脊髓、神经根、血管受压所引起的症状和体征。如头晕、头痛、手臂及腿脚麻木等。

(二)影像学表现

1. X线表现　①脊柱生理弯曲变直、侧弯;②骨质增生,椎体边缘唇样变、骨刺形成,也可相连形成骨桥。椎体后缘骨赘可突入椎间孔或椎管内,压迫脊髓和神经根;③椎间隙变窄,关节面增生硬化;④关节突增生变尖;⑤脊椎不稳,椎体向前滑脱移位、异常旋转等;⑥椎管狭窄,由于韧带和小关节囊的增生肥厚、骨化,可出现椎管狭窄,并压迫脊髓(图9-4-3)。

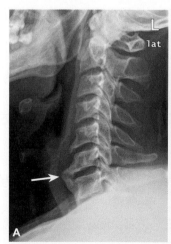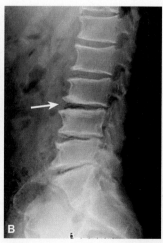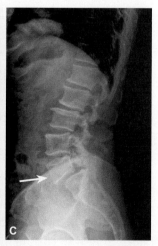

图 9-4-3　脊椎退行性变 X 线表现
A. 颈椎侧位片:颈 6、7 椎体边缘骨质增生肥大,骨桥形成(箭);B. 腰椎侧位片:腰 3~4、腰 4~5、腰 5~ 骶 1 椎间隙不同程度变窄,椎体边缘骨质增生(箭);C. 腰椎侧位片:腰 1、2、3 椎体边缘骨质增生,腰 2~3 椎间隙变窄,腰 5 椎体向前滑脱(箭)

2. CT 表现　CT 不仅能清楚显示 X 线平片所示表现外,还可显示椎间盘、椎间关节、韧带、硬膜囊及神经根的改变,主要表现有:①椎体增生、硬化:椎体边缘骨赘和终板硬化,常伴有椎间盘膨出;②椎体后缘骨赘可使椎管狭窄;③黄韧带肥厚:黄韧带肥厚是指覆盖椎板、椎间关节前内面的“V”形结构,正常时密度与肌肉相似,其厚度≥5mm 时即称为肥厚;④后纵韧带骨化:表现为沿椎体后面的纵向节段性骨化,以颈椎多见;⑤椎间关节退变:椎间关节突肥大、骨赘形成、关节软骨和软骨下骨质碎裂、椎间关节间隙变窄。椎间关节表面的赘生物,可引起椎管和侧隐窝狭窄(图 9-4-4)。

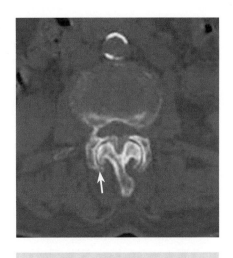

图 9-4-4　脊柱退变 CT 表现
腰椎 CT 横断面:椎间关节突肥大、骨赘形成(箭)

3. MRI 表现　①椎体骨质增生:椎体边缘骨质增生或骨赘表现为椎体终板前后缘骨皮质呈三角形外突的长 T_1、短 T_2 信号。相邻椎体终板变性分三型;I 型: T_1WI 低信号, T_2WI 高信号,病理显示为终板的缺损、裂隙以及血管化的纤维组织;II 型: T_1WI 高信号, T_2WI 稍高信号,病理为骨髓的脂肪替代;III 型: T_1WI、T_2WI 均为低信号,病理为脂肪硬化、骨化(图 9-4-5)。②黄韧带、后纵韧带的肥厚、钙化或骨化:均表现为长 T_1WI、短 T_2WI 信号,有时与周围骨结构不易区分。③椎间关节退变:关节间隙变窄,关节面骨质破坏呈高低混杂信号,关节边缘部骨质增生多呈长 T_1WI、短 T_2WI,关节内“真空征”亦呈低信号。

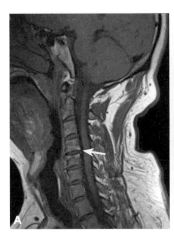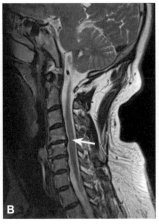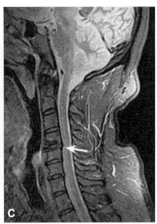

图 9-4-5　椎体终板变性 MRI 表现
A. 颈椎 T_1WI 矢状位:颈 4、5 椎体相对缘呈高信号(箭);B. 颈椎 T_2WI 矢状位:颈 4、5 椎体相对缘呈高信号(箭);C. 颈椎 TIRM 矢状位:颈 4、5 椎体相对缘呈低信号(箭)此为 II 型终板变性

附:颈椎病

脊椎退行性变中以颈椎较为常见。人到中年以后由于颈椎椎间盘变性、椎间小关节软骨坏死,引起椎体周围骨质增生、椎旁、椎管内韧带增生、肥厚、骨化。在退变基础上增生与

骨化压迫或刺激颈神经根,交感神经、椎动脉、压迫脊髓产生相应的临床症状时称为颈椎病。颈椎病好发于颈 5、6 椎体,其次为颈 6、7 及颈 3、4 椎体。

1. 临床表现　颈椎病的临床通常分为四个基本类型:神经根型、脊髓型、椎动脉型、交感神经型,临床表现较为复杂,以神经根型多见,有时几个类型混合存在。临床在这四个类型基础上,又将颈椎病分为以下七种类型:

(1) 神经根型:颈痛伴上肢放射痛和麻木感,颈后伸时加重,受压神经根皮肤节段分布区感觉减弱,腱反射异常,肌萎缩,肌力减退,颈活动受限,牵拉试验、压头试验阳性。

(2) 脊髓型:表现为感觉和运动障碍。表现为肢体及躯干麻木无力。早期下肢活动不利,步态笨拙,行走不稳;晚期逐渐发展可出现肌肉抽动、痉挛性无力和行走易跌倒,一侧下肢或四肢痉挛性瘫痪,大小便失禁或尿潴留。

(3) 椎动脉型:椎动脉供血不足症状,如慢性或突然发作性头痛、头晕、耳鸣、听力障碍,伴见恶心、呕吐、视物不清、语音不清,有体位性眩晕,吞咽困难等;颈椎侧弯后伸时,可诱发上述症状或使其加重。

(4) 交感神经型:交感神经功能障碍症状;多汗或少汗、心跳过速或过缓、心前区疼痛、瞳孔散大、血压升高或降低;头痛,头晕,枕颈痛,四肢发凉或手指发红发热等。

(5) 颈型:表现为枕颈部痛,也可有整个肩背疼痛、颈肌僵硬,活动受限,低头、仰头及转头活动受限,呈斜颈位。

(6) 混合型:两型或以上的症状同时出现。

(7) 其他型:包括食管受压型、膈神经受累型、喉返神经受累型。

2. 影像学表现

(1) X 线表现:①颈椎生理曲度变直或反向弯曲,甚至后突成角;②椎间隙狭窄,或出现前窄后宽;③椎体前后缘骨质唇样增生,后缘骨质的增生比前缘增生对诊断更有意义;④颈椎小关节及钩突关节骨质增生,其间隙狭窄,钩突增生变尖等;⑤椎间孔变形、变小,斜位片可见椎间孔变小,而呈哑铃形或不规则形;⑥项韧带钙化、前纵韧带及后纵韧带钙化与骨化;⑦颈椎椎体滑脱或失稳,是较为广泛的颈椎退变引起的(图 9-4-6)。

(2) CT 表现:①椎体骨质唇样增生;②钩突骨质增生,出现骨赘、骨唇等;③颈椎间盘病变:椎间盘膨出、突出、脱出,硬膜囊受压致椎管狭窄,侧隐窝狭窄压迫神经根(图 9-4-7);④颈椎韧带增厚并钙化:黄韧带以颈段最薄,向下逐渐增厚,颈椎黄韧带的正常厚度 2~3mm,当厚度大于 3mm 应诊断为黄韧带肥厚;前纵韧带及后纵韧带钙化;⑤ Schmorl 结节:椎体上下缘凹陷性骨缺损、边缘硬化;⑥椎间盘真空征:椎间盘区不规则透亮气体影。

(3) MRI 表现:MRI 对脊髓和脊神经根受压显示最佳,脊髓水肿在 T_2WI 和 STIR 上表现为局灶性、线条形高信号;椎间盘变性,在 T_1WI 和 T_2WI 上纤维环和髓核均显示为低信号。颈椎间盘膨出、突出、脱出,硬膜囊受压致椎管狭窄或侧隐狭窄压迫神经根(图 9-4-8);颈椎黄韧带增厚并钙化。

(三) 诊断及鉴别诊断

本病影像学表现具有典型特征性。X 线平片可显示骨质改变;CT 可显示椎间盘、韧带、椎间关节及椎管形态改变;MRI 能清楚显示椎间盘、椎体骨髓、硬膜囊、脊髓及神经根的改变。

本病与强直性脊柱炎鉴别:多见于青年男性,骶髂关节为最早受累关节,常双侧对称性发病。影像表现为关节间隙变窄、关节面侵蚀、关节面下囊变、反应性骨硬化。随后逐渐上

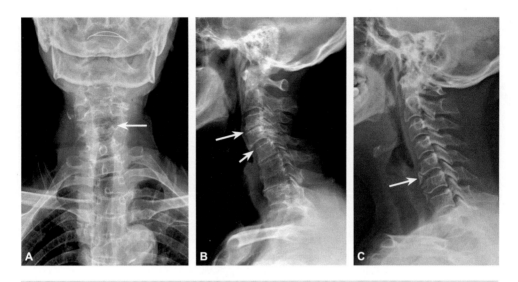

图 9-4-6　颈椎病 X 线表现
A. 颈椎正位片：钩椎关节增生、肥大，边缘硬化（箭）；B. 颈椎侧位片：椎体前缘增生、椎间隙狭窄
（长箭），颈 4 椎体不稳（短箭）；C. 颈椎侧位片：颈椎前纵韧带钙化（箭）

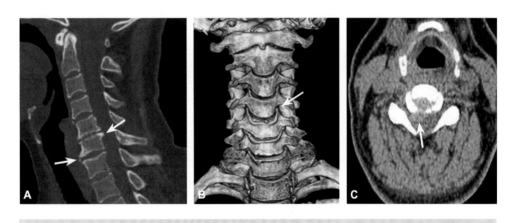

图 9-4-7　颈椎病 CT 表现
A. 颈椎 CT 矢状重建图：椎体前后缘增生（箭），椎间隙狭窄；B. 颈椎 CTVR 冠状位重建图：钩椎
关节增生变尖（箭）；C. 颈椎间盘 CT 横断面：颈椎间盘突出（箭），硬膜囊受压

行侵及脊柱，椎体呈方形，韧带钙化、骨化，脊柱强直，呈竹节样改变。椎间隙很少变窄。

（四）针灸治疗原则

总体治疗原则为疏通局部经络，行气活血，并根据证型加减，调节颈部筋骨功能。局部取穴与远端取穴配合。常取足太阳经、督脉、手足少阳经、手太阳经穴及经外奇穴。

（五）针灸治疗方法

风寒湿痹型：

治法：散寒除湿，祛风通络。取颈夹脊穴、足太阳膀胱经、督脉、足少阳胆经穴为主。

取穴：颈夹脊穴、天柱、大椎、后溪、风池、风府、风门、曲池

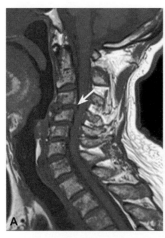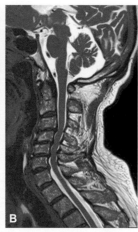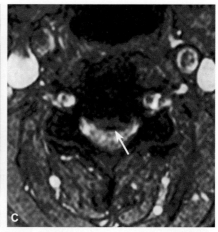

图 9-4-8　颈椎病 MRI 表现

A. 颈椎 T_1WI 矢状位;B. 颈椎 T_2WI 矢状位:椎间盘后突,压迫硬膜囊,椎体后缘增生,椎间隙狭窄;C. 颈椎 T_2WI 轴位:椎间盘后突,压迫硬膜囊,颈脊髓受压(箭)

气滞血瘀型:

治法:行气活血,通络止痛。取颈夹脊穴、足太阳膀胱经、督脉、足少阳胆经、手少阳小肠经穴为主。

取穴:颈夹脊穴、天柱、大椎、后溪、颈百劳、合谷、太冲、膈俞

痰湿阻络型:

治法:化痰开窍,祛湿通络。取颈夹脊穴、足太阳膀胱经、督脉、足阳明胃经、足少阴脾经穴为主。

取穴:颈夹脊穴、天柱、大椎、后溪、丰隆、中脘、脾俞、足三里、三阴交

肝肾不足型:

治法:滋补肝肾,通络活络。取颈夹脊穴、足太阳膀胱经、督脉、足厥阴肝经、足少阴肾经穴为主。

取穴:颈夹脊穴、天柱、大椎、后溪、肾俞、肝俞、三阴交、太溪、足三里

气血亏虚型:

治法:补气养血、舒经活络。取颈夹脊穴、足太阳膀胱经、督脉、任脉、足阳明胃经穴为主。

取穴:颈夹脊穴、天柱、大椎、后溪、足三里、气海、关元、血海

（六）针灸治疗疗效

多数颈椎病患者有从急性发作到缓解、再发作、再缓解的规律。针灸治疗时从经络辨证、颈椎的力学平衡、相关肌肉群筋膜的张力平衡去综合考虑、辨证施治,将有助于提高疗效,减少复发。另外患者本人改变不良姿势与习惯,坚持规律的颈椎自我康复功法是颈椎病未病先防、瘥后防复的关键。

研究发现针刺加艾灸贴和电针均对神经根型颈椎病有很好的疗效,电针更长于缓解疼痛,针刺加艾灸贴则能更好改善生活质量以及肌肉的力量和感觉。

颈椎病患者,取旁夹脊穴,加双侧风池、风府。配以上肢穴位及头部穴位治疗神经根型和椎动脉型颈椎病,两型均配合温灸颈椎局部,有效率达98%。

三、腰椎间盘退行性变

椎间盘退行性变(intervertebral disc degeneration)椎间盘退行性变包括椎间盘纤维环、髓核以及软骨终板的退变。椎间盘退变时,可出现脱水、积气、钙化、萎缩变薄、膨出、骨性终板硬化增厚及椎体缘增生肥大等改变。多发生于腰椎间盘,其次为颈椎间盘,胸椎间突出少见。

（一）病理与临床

椎间盘由纤维环、髓核和软骨板组成,纤维环包绕于髓核的四周,前部较厚。退变时纤维环出现网状变性和玻璃样变性,失去原来的层次和韧性,产生裂痕;椎间盘髓核退变为髓核水分丢失,碎裂。脊柱负荷量加大的时候,椎间盘变性加速,纤维环松弛,形成椎间盘膨出;当纤维环破裂时,髓核沿着裂隙突出,为椎间盘突出,与原椎间盘分离形成碎块时称为椎间盘脱出。髓核可经相邻上下椎体透明软骨终板的薄弱区突入椎体骨松质内,形成 Schmorl 结节。

本病多见于 30~50 岁,男性多于女性。临床症状和体征依椎间盘退行性变部位的不同而有所不同。主要症状为腰腿痛。腰痛,呈持续性钝痛,平卧位减轻,站立则加剧,下肢放射痛,由腰部至大腿及小腿后外侧的放射性刺激或麻木感,直达足底部。下肢麻木多与疼痛伴发,马尾神经症状在临床上较少见,可出现会阴部麻木、刺痛,大小便功能障碍。

（二）影像学表现

1. X 线表现　对椎间盘退行性变显示有限,仅能显示椎体间隙均匀或不对称狭窄;可于椎体上缘或下缘出现圆形或半圆形凹陷区,边缘硬化为许氏结节形成(图 9-4-9C);髓核脱水后可变脆、碎裂,在椎间盘内出现气体,即"真空现象"。因此 X 线平片只能作参考,确诊椎间盘退行性变应做 CT 或 MRI 检查。

2. CT 表现

（1）椎间盘膨出:表现为椎间盘呈均匀性向周围膨隆,超出椎体的外缘,后缘与相邻椎体形态基本保持一致,也可呈平直或呈轻度均匀外凸的弧形影(图9-4-9A)。

（2）椎间盘突出:好发于活动度较大的下腰段,其次为下颈段。表现为椎间盘向后方或侧后方呈局限性突出的弧形软组织密度影,基底较窄(图 9-4-9B)。

（3）椎间盘脱出:表现为椎管内椎间隙上下层面的软组织碎片影,常导致硬膜囊或神经根的明显受压。

（4）许氏结节(Schmorl's node):为椎间盘脱出的特殊类型。表现为椎体内类圆形低密度灶,常高于椎间盘密度,病灶边缘硬化(图 9-4-10),若发生于椎体后

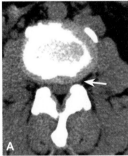
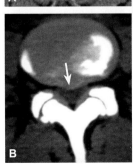
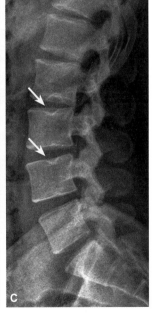

图 9-4-9　椎间盘退变的 X 线、CT 表现
A. CT 横断位:椎间盘向后膨出(箭),硬膜囊受压;
B. CT 横断位:椎间盘向后正中突出(箭),硬膜囊受压;
C. 腰椎侧位 X 线片:腰 2 椎体下缘、腰 3 椎体上缘、腰 4 椎体上缘可见 Schmorl 结节形成(箭)

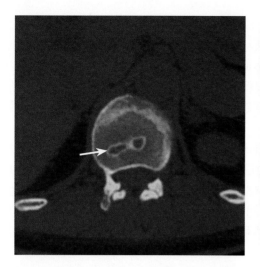

图 9-4-10　椎体 Schmorl 结节 CT 表现

腰椎CT横断面:椎体内骨质吸收、边缘硬化、光滑锐利(箭)

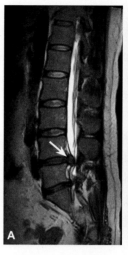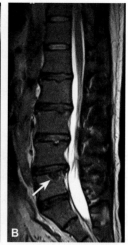

图 9-4-11　椎间盘退变 MRI 表现

A. 矢状位 T_2WI:腰 4~5 椎间盘向后膨出,硬膜囊明显受压(箭);B. 矢状位 T_2WI:腰 2~5 椎体上缘终板可见结节样缺损,光滑锐利(箭)

缘可致骨性椎管狭窄。

3. MRI 表现　MRI 可直观显示椎间盘变性及椎间盘退变征象,其表现与 CT 相同,常通过矢状位显示椎间盘变性后与压迫硬膜囊、脊髓的情况(图 9-4-11)。

(三) 诊断与鉴别诊断

本病在临床表现以及影像学表现上具有一定的特征性,诊断不难,但有时不典型的椎间盘突出症需与椎管内硬膜外肿瘤鉴别:后者无论肿瘤的部位还是形态方面多与椎间盘突出不同,且与椎间盘无联系,常伴有邻近椎体的骨质破坏、椎管或椎间孔扩大,增强扫描多有强化。

髓核游离型椎间盘突出应与硬膜外肿瘤鉴别:髓核游离 CT 表现为髓核可游离于硬膜外间隙内,密度高于相邻神经根鞘或硬膜囊,少数可以发生钙化。增强 CT 或 MRI 扫描游离髓核可无强化或呈环形强化,而硬膜外肿瘤性病变均有不同程度强化,以此可以进行鉴别。

(四) 针灸治疗原则

治疗总原则为疏通经络,行气活血,补肾强腰,在此基础上辨证,制订具体治则。取穴常取足太阳膀胱经、督脉、任脉、足少阳胆经、足少阴肾经、足厥阴肝经穴及华佗夹脊穴。

(五) 针灸治疗方法

1. 风寒阻络型

治法:祛风散寒,温经通络。取足太阳膀胱经、督脉、足少阳胆经穴为主。

取穴:委中、夹脊穴、腰阳关、肾俞、大肠俞、阿是穴、关元俞、膀胱俞、承山、环跳、昆仑、风市

2. 湿热下注型

治法:清热除湿,舒经活络。取足太阳膀胱经、督脉、足阳明胃经为主。

取穴:腰阳关、阿是穴、关元俞、委中、巨髎、足三里、丰隆、条口

3. 气滞血瘀型

治法:行气活血,通络止痛。取足太阳膀胱经、督脉、足阳明胃经为主。

取穴:委中、脊中、腰阳关、肾俞、大肠俞、阿是穴、血海、膈俞、水沟

4. 肝肾两虚型

治法:滋补肝肾,舒筋健腰。取足太阳膀胱经、督脉、足少阴肾经、足厥阴肝经、足阳明胃经为主。

取穴:委中、脊中、腰阳关、肾俞、大肠俞、阿是穴、足三里、命门、肝俞、太冲、太溪、秩边、三阴交

(六) 针灸治疗疗效

针灸治疗效果较好。当注意腰部保暖,急性期过后,即可开始腰背肌功能锻炼,配合功能锻炼,以增强腰腹肌肌力和腰部协调性,增加腰椎的稳定性。巨大型椎间盘突出,髓核压迫神经根明显,并出现下肢肌力下降、感觉减退,严重影响生活工作,且保守治疗无效者,可选择适宜的手术治疗。

有研究对腰椎间盘突出予针刺配合温针灸治疗,对照组只针刺,发现显愈率90.03%,对照组显愈率65.71%。

四、肩关节周围炎

肩关节周围炎又称为肩周炎,俗称凝肩、漏肩风、五十肩等。由于肩关节周围软组织退变等原因,引起慢性特异性炎症。为老年人肩部疼痛的最常见原因之一。

(一) 病理与临床

肩关节周围炎的病变主要发生在盂肱关节周围,包括肌肉和肌腱、滑囊、关节囊。由于软组织退行性病变,对各种外力的承受能力减弱;肩关节长期过度活动、姿势不良所产生慢性劳损;上肢外伤后肩部固定过久,肌肉持续性痉挛、缺血等因素,使肩关节囊及周围韧带、肌腱、滑膜的形成慢性特异性炎症,可合并肌腱、滑囊、关节囊广泛钙化。

临床上肩周炎大多数发生在40岁以上的中老年人,多有肩部外伤、劳损或感受风寒湿邪的病史。主要表现为肩关节周围疼痛及活动受限,肩部疼痛,多为慢性发作,开始为阵发性疼痛,继而为持续性剧痛或钝痛;肩关节活动受限,以外展、上举、内收、外旋明显。根据不同的病理过程,可将肩关节周围炎分为三期:①急性期:约1个月,但肩关节本身尚能有相当范围的活动度。②粘连期:约3~6个月。此时疼痛症状已明显减轻,肩关节活动严重受限。③缓解期:处于恢复期或治愈过程中。随疼痛的消减,在治疗及日常生活劳动中,肩关节的痉挛、粘连逐渐消除而恢复正常功能。

(二) 影像学表现

1. X线表现　多为中晚期改变,肩关节可见肩肱间隙、盂肱间隙缩小;肩关节囊、冈上肌腱、肱二头肌长头腱等处见密度淡而不均匀的钙化影,逐渐钙化影致密锐利。部分病例可出现大结节骨质增生及骨赘形成,肩关节骨质疏松,关节边缘骨质增生(图 9-4-12)。

2. CT表现　肩部软组织钙化:关节囊、滑液囊、冈上肌腱、肱二头肌长头腱处钙化;肩关节骨质疏松;骨质增生硬化,肱骨头及大结节周围骨质增生,骨赘形成,盂肱关节间隙变窄。

3. MRI表现　显示骨质增生、硬化,关节软骨损伤;肩关节囊和滑膜隐窝充血、水肿和炎性细胞浸润,伴有组织也渗出,T_1WI 呈低信号、T_2WI 呈高信号,界限清楚;肩关节周围肌肉、韧带和深筋膜由于牵拉伤或慢性劳损造成局部出血或充血水肿,T_1WI 呈高信号,T_2WI 呈

高、低混杂信号;软组织挫伤以肌纤维肿胀为主时
T_1WI 和 T_2WI 均为高信号。

（三）诊断与鉴别诊断

肩周炎具有较典型的临床表现,肩部疼痛、肩
关节活动受限、怕冷及肌肉痉挛与萎缩,结合影像
学表现较容易诊断。应与肩袖损伤鉴别:肩袖损
伤同样以中老年人多见,常表现为肩关节疼痛或僵
硬,疼痛的时间较长。常分为急性撕裂和慢性损伤
两种。X线平片显示肱骨头脱位,肌腱附着处的撕
脱骨折。CT三维重建图像可显示其邻近结构的解
剖关系。MRI能够清晰显示骨结构和周围软组织
的改变,脂肪抑制序列扫描对于骨髓水肿敏感性
高,可以鉴别肩周炎和肩袖损伤。

（四）针灸治疗原则

针灸治疗肩周炎以疏经通络、行气活血为治疗
大法。初期舒筋通络,活血止痛;后期松解粘连,滑
利关节。取穴多以局部腧穴、阳明经、少阳经、太阳
经腧穴为主,在此基础上辨证加减治疗。

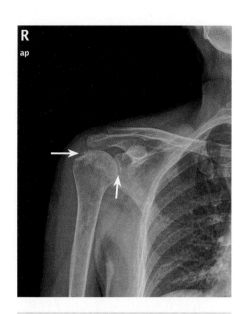

图 9-4-12　肩关节周围炎 X 线表现
肩关节正位:盂肱关节间隙变窄,肱骨大
结节上方软组织条状钙化(箭)

（五）针灸治疗方法

1. 风寒湿痹型

治法:宜祛风宣痹,散寒除湿。取穴以局部腧穴、手阳明大肠经、手足少阳经、经外奇穴
等为主。

取穴:肩髃、肩前、肩贞、中平穴、阳陵泉、合谷、曲池、风池、风门。

2. 气滞血瘀型

治法:宜行气活血,通络止痛。取穴以局部腧穴、少阳经、经外奇穴等为主。

取穴:肩髃、肩前、肩贞、阿是穴、中平穴、阳陵泉、内关、膈俞。

3. 气血亏虚证

治法:宜益气养血,通络止痛。取穴以局部腧穴、阳明经、少阳经、经外奇穴等为主。

取穴:肩髃、肩前、肩贞、中平穴、阳陵泉、手三里、足三里、气海。

（六）针灸治疗疗效

针灸治疗肩关节周围炎能够达到疏筋活血、通络止痛的功效,较好地改善患者肩部的疼
痛、活动受限等症状。治疗期间,应注意肩部保暖,配合肩关节功能锻炼,有利于增强疗效。
国内研究者发现,对于肩关节周围炎患者,刺灸组和单纯推拿组综合治疗肩关节周围炎患者
有效。

参 考 文 献

1. 白人驹,张雪林主编. 医学影像诊断学. 第3版,北京:人民卫生出版社,2011,590-598.

2. 尹志伟,侯键. 骨伤科影像学. 北京:中国中医药出版社,2016,169-185.

3. 吴绪平,张东友. 针刀影像诊断学. 北京:中国中医药出版社,2012,108-115.

4. 侯键,医学影像学. 北京:中国中医药出版社,2016,199-230.

5. 田力欣,王卫,郭义,等.国外针灸治疗膝骨关节炎的随机对照研究概览.针灸临床杂志,2010,26(6):76-79.

6. 刘立安,张姝,王海英,等.针刺加灸贴治疗神经根型颈椎病疗效观察.中国针灸,2016 Feb;36(2):139-143.

7. 王玖忠.针灸治疗颈椎病疗效观察.当代医学,2011,17(36):155-166.

8. 谢松林,廖小艳,刘绍梅.温针灸治疗腰椎间盘突出症疗效观察.针灸临床杂志,2010,26(1):34-36.

9. 张丽娟.针灸推拿治疗肩关节周围炎临床疗效分析.中国实用医药,2015,10(23):260-261.

第五节 消化系统疾病

一、克罗恩病

克罗恩病(Crohn's disease,CD)是一种原因不明的慢性非特异性肉芽肿性肠道炎症性疾病,由免疫缺陷、遗传和环境因素相互作用引起的终身性疾病。从口腔至直肠,在胃肠道的任何部位均可发生,也可能累及整个胃肠道,但好发于末端回肠和右半结肠,病变部位常呈跳跃性分布。本病又称局限性肠炎、局限性回肠炎、节段性肠炎和肉芽肿性肠炎。属中医学"泄泻""腹痛""肠痈""肠澼"等范畴。影像是重要诊断方法,针灸是重要的治疗方法。

(一) 病理与临床

CD病理变化分为急性炎症期、溃疡形成期、肠腔狭窄期及瘘管形成期。组织学以非干酪样肉芽肿为特征,由上皮细胞和多样核巨细胞组成,中心为非干酪样坏死的组织。任何年龄均可发病,但青、壮年占半数以上,男女间无显著差别。本病临床表现为腹痛、腹泻、肠梗阻,伴有发热、营养障碍等肠外表现,可并发口腔溃疡、肛周脓肿等肠外表现。病程具有慢性、迁延性、弥漫性的特点,并且反复发作,不易根治。

(二) 影像学表现

1. X线表现 CD胃肠道X线检查首选为气钡双重对比造影。病变早期表现为小溃疡的形成,后期则由纵行、线状的溃疡形成。肠壁增厚、变硬,管腔狭窄,可以很弥漫,也可以局限于一段肠管,或多发节段性病变,病变间隔以正常的肠管,即所谓的"跳跃征"。假憩室的形成:病变累及一侧肠管,病变侧溃疡、收缩,健侧则表现为憩室样突出。铺路石征:小溃疡增大增深,形成纵行和横行的裂隙性溃疡,中间的黏膜,炎性反应,形成隆起,表现为卵石样改变(图9-5-1)。

2. CT表现 CT检查能显示CD肠壁的改变及肠外病变。了解病变的范围及程度。急性期可以表现为双晕征或靶征,内层为炎性水肿的黏膜层,强化明显,黏膜下层和肌层、浆膜层相对低密度(图9-5-2)。增强扫描可见病变肠袢的肠系膜血管增多、扩张、扭曲,直小动脉被拉长,沿肠壁呈梳状排列,称为"梳样征"。慢性期肠壁的增厚、纤维化以及肠腔的狭窄,可以为不全肠梗阻的表现。

3. MR表现 CD肠壁的增厚,多为非对称性,以系膜侧明显,脂肪抑制 T_2WI 表现为高信号,提示病变处于活动期。肠管外的病变,尤其是炎性病变,脂肪抑制 T_2WI 可表现为局限性高信号,边缘模糊,增强后明显强化。如脓肿形成,则DWI表现为高信号。

(三) 鉴别诊断

1. 溃疡性结肠炎 多发于直肠与乙状结肠,很少累及右半结肠;表现为病变肠段连续性轻度增厚,肠腔狭窄,肠袋变浅或消失呈管状肠管。而CD则好发于回肠末段,呈节段性分布,活动期以病变肠壁明显肿胀增厚、分层状强化,肠管周围血管充血为特点。

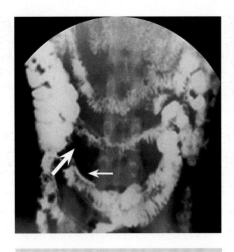

图 9-5-1　纵行线样溃疡（细白箭头），铺路石征（粗白箭头）

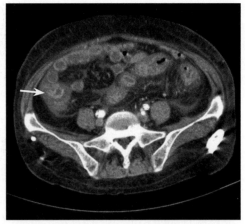

图 9-5-2　肠壁增厚并可见靶征（白箭头）

2. 肠结核　好发于中青年女性，回盲部多见。X线钡餐检查可见肠壁黏膜肿胀增粗扭曲，呈现激惹现象，溃疡形成多为环形，而CD溃疡为纵行或裂隙样，CT表现为肠壁增厚，但以CD尤为明显。

3. 小肠恶性淋巴瘤　多见于青壮年，好发于回盲部。CT表现为肠壁增厚呈软组织肿块，周围无明显炎症渗出现象，肠腔狭窄较CD轻，少有肠梗阻；该肿瘤血液供应较少，增强肿瘤轻度强化。

（四）针灸治疗原则

CD病位在肠，两项973计划项目首席科学家吴焕淦教授指出："脏腑、气血、阴阳失调，本虚标实并见，以本虚（脾胃虚弱）为主"是CD的病机特点，针灸治疗CD以温养脾胃，补肾通络，疏调肠腑气血为主。

（五）针灸治疗方法

1. 大肠湿热证

治法：清热利湿。取手足阳明经穴、足太阴经穴、任脉穴为主。

处方：天枢、气海、中脘、足三里、上巨虚、曲池、内庭、阴陵泉

2. 脾气虚弱证

治法：健脾补气。取手足阳明经穴、足太阴经穴、任脉穴为主。

处方：天枢、气海、中脘、足三里、上巨虚、三阴交、公孙

天枢、气海、中脘，可用灸法。

3. 脾肾阳虚证

治法：温肾健脾。取俞募穴为主。

处方：天枢、气海、中脘、足三里、上巨虚、关元、肾俞、脾俞

天枢、气海、中脘、关元、肾俞、脾俞，可用灸法。

（六）针灸治疗疗效

针灸治疗CD疗效确切，总有效率可达72.5%~86.7%，在控制病情活动、维持缓解及防治并发症方面较西药治疗具有诸多优势，针刺结合隔药饼灸效果显著优于隔麦麸灸结合穴

旁浅刺。

二、肠易激综合征

肠易激综合征(irritable bowel syndrome,IBS)是消化科的一种常见病和多发病,临床上以腹痛、腹胀或腹部不适,并伴有排便习惯改变和(或)大便性状异常的功能性肠病,但是缺乏胃肠道的结构和生化异常,而是由胃肠动力及感知异常造成。属于中医"泄泻""便秘""腹痛"范畴。影像是重要诊断方法,针灸是重要的治疗方法。

(一) 病理与临床

一般认为 IBS 是一种由多因素引起的疾病。病理生理基础主要是由胃肠动力和内脏感知异常,缺乏胃肠道的结构和生化异常。中国人群 IBS 各个年龄段均有发病,但中青年更为常见。主要表现为腹痛或腹部不适,与排便相关。依据症状分为:腹泻主导型;便秘主导型;腹泻便秘交替型;不确定型。

(二) 影像学表现

1. X 线表现　IBS 患者主要的病理生理基础是肠道动力异常,因此,可以选择结肠传输实验作为肠道动力的检查方法。IBS 胃肠运动的改变缺乏特异性。便秘型患者结肠传输时间延长,腹泻患者结肠传输时间缩短,混合型与未定型患者结肠传输时间不定,结肠运输试验中,标记物随肠内容物一起运行,X 线跟踪观察,可以了解胃肠平滑肌的功能状态。于 48 小时、72 小时摄腹部 X 线片,计算标志物排出率及其分布。正常值为:在 72 小时内应排出 80%(图 9-5-3,图 9-5-4)。此项检查常受环境、生活习惯改变、精神及内分泌等因素影响,可出现假阴性或假阳性结果,结肠运输功能试验是目前诊断结肠无力型便秘的重要检查方法。除标志物在肠道通过时间延长外,根据标志物分布特点可将便秘分为结肠慢运输型、出口梗阻型、左侧结肠缓慢型和右侧结肠缓慢型四型。

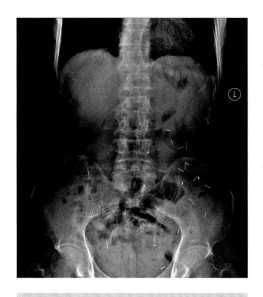

图 9-5-3　同一病例 48 小时摄腹部 X 线片,结肠运输实验阴性

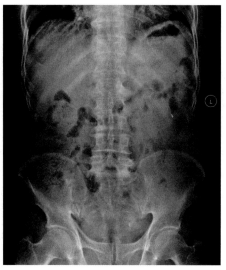

图 9-5-4　同一病例 72 小时摄腹部 X 线片,结肠运输实验阴性

2. CT 表现　肠易激综合征暂无器质性病变,所以腹部 CT 检查作为一个辅助手段,可以了解腹部其他脏器情况,暂时缺乏对于肠动力的判定的标准。

3. MR 表现　脑功能性磁共振(fMRI)发现,IBS 患者脑部代谢和内脏感觉的中枢通路与健康人有较大差异。Meta 分析表明,给予 IBS 患者结直肠扩张可激活前扣带皮质、杏仁核和中脑。内脏高敏感 IBS 患者背外侧前额叶皮质、脑岛、海马和上前扣带回活动明显增强。IBS 患者疼痛活化的前扣带回皮质和上前扣带回皮质活动增强与焦虑症状有关;前额叶皮质和小脑区与抑郁症状有关。长期反复出现内脏疼痛的 IBS 患者有大脑内微观结构的变化,特别是在与融合感觉信息和皮质丘脑调节有关的区域。具体见研究章节。

(三) 鉴别诊断

年龄 >45 岁者,症状在夜间重或影响睡眠者,伴发热、贫血、便血、体重减轻明显、有肠梗阻症状者,随访中有任何症状体征变异者,均应认真检查以排除器质性疾病,特别应注意排除乳糖酶缺乏症、甲状腺功能亢进症等疾病。此外,需注意与功能性消化不良等胃肠功能性疾病的重叠。

(四) 针灸治疗原则

以"泄泻"为主要症状的 IBS,治疗重在健脾止泻;以"便秘"为主要症状的 IBS,治疗重在调肠通便。IBS 病位在肠,两项 973 计划项目首席科学家吴焕淦教授指出:"脏腑、气血、阴阳失调,本虚标实并见,以本虚(脾胃虚弱)为主"是肠易激综合征的病机特点,艾灸治疗 IBS 以温养脾胃,疏调肠腑气血为主。

(五) 针灸治疗方法

1. 脾虚湿阻

治法:健脾利湿。取手足阳明经穴、任脉穴为主。

处方:天枢、气海、足三里、上巨虚。天枢、气海,可用灸法。

2. 肝郁脾虚

治法:疏肝健脾。取足厥阴经穴、手足阳明经穴、任脉穴为主。

处方:天枢、气海、足三里、太冲。天枢、气海,可用灸法。

3. 脾肾阳虚

治法:温肾健脾。取俞募穴为主。

处方:天枢、气海、关元、肾俞、脾俞。天枢、气海、关元、肾俞、脾俞,可用灸法。

(六) 针灸治疗疗效

针灸治疗可有效改善 IBS 患者腹部疼痛 / 不适、粪便性质、肠鸣、腹胀等症状。Meta 分析显示:针灸治疗 IBS 疗效优于西药对症。艾灸治疗腹泻型 IBS:温和灸总有效率 88.70%,隔药灸总有效率 88.39%;6 个月后随访,温和灸总有效率 59.13%,隔药灸组总有效率 60.56%。

参 考 文 献

1. Baumgart DC,Sandborn WJ. Crohn's disease. Lancet,2012,380(9835):1590-1605.
2. 中华医学会消化病学分会炎症性肠病学组 . 炎症性肠病诊断与治疗的共识意见(2012 年·广州). 胃肠病学,2012,17(12):763-781.
3. 周倩静,王文娜,严伟宏,等 . 小肠克罗恩病的 CT 诊断 . 现代消化及介入诊疗,2012,17(5):260-262.
4. Joos S,Brinkhaus B,Maluche C,et al. Acupuncture and moxibustion in the treatment of active Crohn's disease:a randomized controlled study. Digestion,2004,69(3):131-139.
5. 包春辉,吴璐一,吴焕淦,等 . 针灸治疗活动期克罗恩病:随机对照研究 . 中国针灸,2016,36(7):683-688.

6. Bao CH, Zhao JM, Liu HR, et al. Randomized controlled trial: moxibustion and acupuncture for the treatment of Crohn's disease. World J Gastroenterol, 2014, 20(31): 11000-11011.
7. 中华医学会消化病学分会胃肠功能性疾病协作组; 中华医学会消化病学分会胃肠动力学组. 中国肠易激综合征专家共识意见(2015年, 上海). 中华消化杂志, 2016, 36(5): 299-312.
8. Anastasi JK, McMahon DJ, Kim GH. Symptom Management for Irritable Bowel Syndrome A Pilot Randomized Controlled Trial of Acupuncture/Moxibustion. gastroenterology nursing, 2009, 32(4): 243-255.
9. 戚莉, 李娜, 刘慧荣, 等. 艾灸治疗 IBS 临床及其镇痛效应的研究. 中华中医药杂志, 2010, 25(12): 2224-2227.

第六节　慢性阻塞性肺疾患

慢性阻塞性肺疾患是呼吸系统疾病的范畴,临床常见气流阻塞为特征,可进一步发展为肺心病和呼吸衰竭,致残率和病死率很高。多见于 40 岁以上的患者,临床以反复慢性咳嗽、咳痰、气短或呼吸困难、喘息、胸闷等为主要症状。以慢性阻塞性肺疾病(chronic obstructive pulmonary disease, COPD)和支气管哮喘较为常见,前者主要是慢性支气管炎和肺气肿。影像是主要检查诊断方法,针灸是治疗方法之一。

一、慢性支气管炎

慢性支气管炎(chronic bronchitis)是指气管、支气管黏膜及周围组织的慢性非特异性炎症。

(一)病理与临床

慢性支气管炎早期主要表现为黏膜充血、水肿;支气管上皮细胞变性、坏死、脱落,鳞状上皮化生;杯状细胞和黏液腺细胞增生;随着炎症蔓延,黏膜下层平滑肌断裂萎缩、纤维组织增生而形成瘢痕,支气管管腔狭窄,可发展为慢性阻塞性肺气肿及肺心病。临床上以咳嗽、咳痰和气短或伴有喘息等反复发作为主要症状,每年持续 3 个月,连续 2 年以上。起病缓慢,病程长,早期症状轻微,多于冬季发作,春夏缓解。晚期因炎症加重,症状可常年存在,并且急性发作愈发频繁,症状亦愈严重。病情呈缓慢进行性进展,常并发阻塞性肺气肿,逐渐出现轻重程度不同的气短,以活动后尤甚。严重者则发生肺动脉高压,甚至肺源性心脏病,而出现胸闷、气短、喘息、心悸等表现。

(二)影像学表现

1. X 线表现　早期胸片可无异常征象,逐渐出现肺纹理增多、增粗、紊乱等表现。主要征象有:桶状胸、肋间隙增宽,肺透光度增加,横膈位置低平;肺门截断征或残根征,即肺门区血管增粗,肺外周血管纹理稀少;心脏狭长;肺动脉高压征(右下肺动脉主干横径≥1.5cm);合并肺心病可见肺动脉高压征及右心室增大(图 9-6-1)。

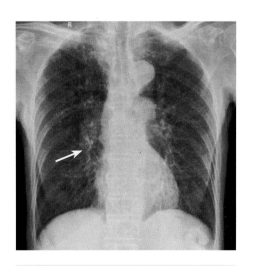

图 9-6-1　慢性支气管炎 X 线胸片表现
肺气肿征(桶状胸,肺充气过度,膈肌低平);双肺纹理增多、紊乱;右下肺动脉增粗,远端残根征(箭)

2. CT 表现　除具有 X 线征象外,还可见:①刀鞘样气管:轴位示气管矢状径明显增大,横径变小,形如"刀鞘";为胸腔压力增高、气管两侧壁受挤压所致。②支气管管壁改变:支气管管壁增厚,管腔不同程度狭窄或扩张,多见于两肺下部的中、小气管。③肺气肿:多为小叶中央型肺气肿,呈小圆形低密度区、无壁,重度时肺气肿破坏区融合形成肺大泡(图 9-6-2)。

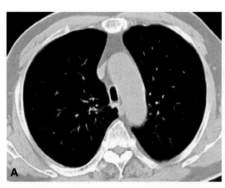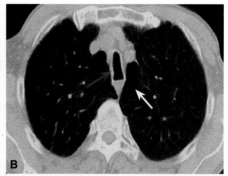

图 9-6-2　慢性支气管炎 CT 表现
A.肺气肿,双肺纹理增多;B.肺大泡(白箭),刀鞘样气管(红箭)

(三) 诊断与鉴别诊断

慢性支气管炎结合临床病史与影像学表现,诊断不难。但应与支气管哮喘、支气管扩张症、特发性肺纤维化等鉴别。支气管哮喘呈发作性,缓解期可无症状;部分哮喘患者以刺激性咳嗽为特征,灰尘、油烟、冷空气等容易诱发咳嗽,常有家庭或个人过敏疾病史;对抗生素治疗无效,支气管激发试验阳性。支气管扩张症临床典型症状为反复大量咯脓痰或反复咯血;CT 可见串珠状、葡萄状、囊状或柱状影,高分辨 CT(high resolution CT,HRCT)可以明确诊断。特发性肺纤维化临床经过多缓慢,开始仅有咳嗽、咳痰、偶有气短;仔细听诊在胸部下后侧可闻及爆破音(Velcro 啰音),HRCT 有助于诊断。

(四) 针灸治疗原则

针灸治疗慢性支气管炎以宣肺理气、止咳化痰为主,辅以补肺益气、健脾益肾。

取穴多以肺经腧穴、背俞穴为主。

(五) 针灸治疗方法

1. 实证　治宜宣肺理气、止咳化痰。以手太阴经穴、手阳明经穴为主。

取穴:天突、肺俞、合谷、列缺。

2. 虚证　治宜补虚理气、止咳化痰。以手太阴经穴、背俞穴为主。

取穴:肺俞、天突、太渊、列缺。

3. 药物穴位贴敷法　大多在三九或三伏天施以药物穴位贴敷(也叫天灸)。选双侧肺俞、脾俞、肾俞、百劳、膏肓、足三里、天突、膻中。一般可选 6~8 穴。用白芥子,延胡索,甘遂,细辛等共为细末,有加用麝香、冰片,也有加用肉桂、麻黄,也有因甘遂有毒而不选此药。用现榨生姜汁调药粉成糊状,制成药饼如蚕豆大,敷于穴位上,用胶布固定。根据各家配方的不同,贴 30~60 分钟,或 2~4 小时后去掉,局部可有红晕微痛为度。若起泡,消毒后挑破,涂烫伤油等。

(六) 针灸治疗疗效

针刺和穴位贴敷等治疗慢性支气管炎都有较好的疗效,无论是急性发作期的寒证、热证,还是慢性迁延期的肺虚咳痰、脾虚痰滞和肾虚喘促等证候。统计自 1971 年以来国内所发表 60 余篇文章,针灸治疗慢性支气管炎患者 18 400 余例,其总有效率为 70%~97%,部分患者获临床治愈或临床控制,多数患者临床症状和体征有不同程度的进步。

二、支气管哮喘

支气管哮喘(bronchial asthma),简称哮喘,是由多种细胞(如嗜酸性粒细胞、肥大细胞、T淋巴细胞、中性粒细胞、平滑肌细胞、气道上皮细胞等)和细胞组分参与的气道慢性炎症性疾病。本病是世界上最常见的慢性疾病之一,其患病率和死亡率均较高,且与长期控制不佳及治疗不及时有关。我国目前已成为全球病死率最高的国家之一。影像是重要诊断方法,针灸是治疗方法之一。

(一) 病理与临床

早期肉眼观解剖学上少有器质性改变,随疾病进展病理变化逐渐明显。气道慢性炎症为基本特征,即多种炎性细胞(肥大细胞、嗜酸性粒细胞、巨噬细胞、淋巴细胞及中性粒细胞等)浸润;黏膜下组织水肿、平滑肌痉挛、杯状细胞增生及气道分泌物增加;若长期反复发作,可见支气管平滑肌肌层肥厚,上皮细胞纤维化,血管增生及基底膜增厚,致气道重构。

与哮喘相关的症状有喘息、呼吸困难、胸闷、咳嗽、咳痰等。典型症状是发作伴有哮鸣音的呼吸性困难。本病呈发作性,发作突然,缓解迅速,一般以傍晚、夜间或清晨为最常见,多在气候变化,由热转寒,及深秋、冬春寒冷季节发病率高。发作前或有鼻痒、咽痒、喷嚏、流涕、咳嗽、胸闷等先兆症状。早期或轻症的患者多数以发作性咳嗽和胸闷为主要表现,缺乏特征性。严重者可被迫采取坐位或呈端坐呼吸,干咳或咳大量白色泡沫痰,甚至出现发绀等。

(二) 影像学表现

1. X 线表现　哮喘发作期有时可见两肺透光度增加呈过度充气状态,缓解期多无明显异常征象。并发呼吸道感染时,可见肺纹理增多或浅淡炎性渗出影。有时可见肺不张、气胸或纵隔气肿等并发症表现(图 9-6-3)。

2. CT 表现　有时胸部 CT 可无异常征象。HRCT 可发现早期病变和细微病变,可见肺内斑片状不均匀低密度区,即马赛克样低密度影[1],原因是小气道阻塞、空气潴留和不均匀灌注所致。有时吸气相可显示局限性或弥漫性肺透光度增强,呼气相可显示斑片状不均匀分布的空气潴留征(图 9-6-4)。

(三) 诊断与鉴别诊断

结合相应的临床症状和体征及影像学表现,多可作出诊断。但需要与慢性阻塞性肺疾病、心源性呼吸困难、心力衰竭、大气道肿瘤或异物等鉴别。心源性呼吸困难或心力衰竭常有心脏方面基础疾病史及体征(如高血压、冠心病、风心

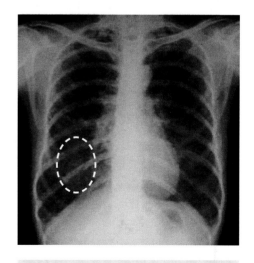

图 9-6-3　支气管哮喘 X 线胸片表现
双肺充气状态;双下肺肺纹理增多;右下肺浅淡炎性渗出影(圆圈内)

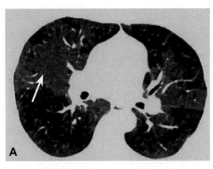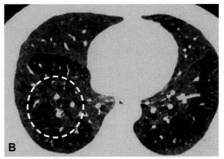

图 9-6-4　支气管哮喘 CT 表现
A.肺内浅淡炎性渗出影(箭);B.肺内气体潴留呈马赛克样低密度影(圆圈内)

病等),常为突发气急,端坐呼吸,阵发性咳嗽,咯粉红色泡沫痰,两肺可闻及广泛的湿啰音和哮鸣音,左心界扩大,心率增快,心尖部可闻及奔马律,胸部 X 线检查见心脏增大、肺淤血等,目前临床较多使用 B 型脑钠尿肽(BNP)予以鉴别。

(四) 针灸治疗原则

针灸治疗哮喘须辨清虚实,急则治其标,缓则治其本。治本宜在缓解期进行,根据脏腑和阴阳的不同虚候,区别肺、脾、肾的主次,抓住重点,全面兼顾。治标仅适于发作期。

(五) 针灸治疗方法

1. 发作期

治宜化痰平喘。以手太阴经穴为主。

取穴:肺俞、定喘、天突、列缺、尺泽、丰隆

2. 慢性持续期

治宜补虚平喘。以相应背俞穴为主。

取穴:肺俞、定喘、膏肓、丰隆

3. 药物穴位贴敷

选双侧肺俞、肾俞、脾俞、定喘、百劳、膏肓、丰隆,天突、膻中。一般可选 6~8 穴。根据不同的证型选穴。其他方法同慢性支气管炎药物穴位贴敷。

(六) 针灸治疗疗效

针灸对各个阶段、不同证型及不同年龄段、不同病程及不同病情的支气管哮喘均有效。此外,穴位贴敷是临床上防治哮喘的最为常用的针灸治疗方法。

参 考 文 献

1. 侯键,张东友,李平,等 . 医学影像学 . 北京:中国中医药出版社,2013.8,60-61.

2. 邹利光,戚跃勇 . 支气管哮喘的影像学诊断进展 . 中华肺部疾病杂志,2012,5(4):65-68.

3. 李建生 . 中医临床肺脏病学 . 北京:人民卫生出版社,2015:358-361.

4. 王峰,夏罗敏,钱晨,等 . 穴位贴敷和穴位注射治疗慢性支气管炎疗效对比研究 . 上海针灸杂志,2016,35(5):530-533.

5. Wu XQ,Peng J,Li GQ,et al. Association between skin reactions and efficacy of summer acupoint application treatment on chronic pulmonary disease:A prospective study. Chin J Integr Med,2016,22(4):284-292.

6. 闫翠环,王亚利,张明泉,等 . 冬病夏治穴位贴敷疗法对慢性支气管炎缓解期患者炎症细胞因子及血清肺

表面活性蛋白的影响 . 中医杂志,2016,57(8):665-668

7. 焦玥,吴中朝,周文娜,等.《循证针灸临床实践指南:成人支气管哮喘》解读 . 中国针灸,2016,36(5):529-531.

8. Wei Y, Dong M, Zhong L, et al. Regulation of hypothalamic-pituitary-adrenal axis activity and immunologic function contributed to the anti-inflammatory effect of acupuncture in the OVA-induced murine asthma model. Neurosci Lett,2017,636:177-183.

第七节　缺血性心脏病

冠状动脉粥样硬化性心脏病,简称冠心病(coronary artery disease,CAD),其定义是冠状动脉血管的任何一处发现由动脉粥样硬化病变导致的管腔≥50% 的狭窄,或(和)冠状动脉功能性改变(痉挛)导致心肌缺血缺氧而引起的心脏病。根据解剖与病理生理变化的不同,将本病分为:急性冠脉综合征(acute coronary syndrome,ACS)和慢性冠脉病(chronic coronary artery syndrome,CAD),前者包括不稳定心绞痛(unstable angina,UA),非 ST 段抬高性心肌梗死(non-ST-segment elevation myocardial infarction,NSTEMI)和 ST 段抬高性心肌梗死(ST-segment elevation myocardial infarction,STEMI);后者包括稳定性心绞痛,冠脉正常的心绞痛、无症状性心肌缺血和缺血性心肌病。影像是重要诊断方法,针灸是治疗方法之一。

(一) 病理与临床

动脉粥样硬化病变的多种基本病理征象。最早期表现为冠脉管壁轻度不规则,随后管腔呈半圆形充盈缺损或轻度偏心性狭窄;管腔不同程度狭窄致完全阻塞,血栓或栓塞呈杯口状完全或次全阻塞或卵圆状充盈缺损;冠状动脉瘤或样扩张;动脉粥样斑块溃疡致龛影形成;冠状动脉夹层;冠状动脉痉挛;冠状动脉阻塞再通;冠状动脉钙化和侧支循环形成。

临床以发作性胸痛为主要临床表现典型发作为突然发生的疼痛,多有诱发因素,部位为胸骨后,也可以在心前区,可放射至颈颌部、左肩胛部、左臂内侧、甚或上腹部,性质为沉重、压榨、紧束、憋气或窒息感,持续时间为 1~15 分钟,多数为 3~5 分钟,舌下含服硝酸甘油片有效,1~3 分钟内疼痛缓解。自发型心绞痛,特别是变异型心绞痛,可无劳力活动诱发,疼痛较为剧烈,持续时间较长,含用硝酸甘油效果差。心电图表现:ST-T 变化是不稳定型心绞痛最可靠的心电图表现,静息心电图可出现 2 个或更多的相邻导联 ST 段下移≥0.1mv。实验室检查心肌损伤标记物:肌酸激酶同工酶(CK-MB),心脏肌钙蛋白测定可鉴别非 ST 段抬高心肌梗死。根据病史典型的心绞痛症状,典型的缺血性心电图改变(新发或一过性 ST 段压低≥0.1mv,或者 T 波倒置≥0.2mv)以及心肌损伤标记物(肌钙蛋白,CK-MB)测定,可作出诊断,诊断未明确的不典型的患者而病情稳定者,可在出院前做负荷心电图,或负荷超声心动图,核素心肌灌注显像,冠状动脉造影术等。左室功能分析:通过 X 线可观察分析左室大小、形态、收缩运动功能,可对总体的左室泵功能和节段性功能异常作出评价。

(二) 影像学表现

1. 铊 - 心肌显像　①缺血心肌不显影,呈缺血区灌注缺损。②放射性核素的心脏造影:可测左心室射血分数及显示室壁局部运动异常。

2. 冠状动脉造影　是目前冠心病诊断的"金标准",可以明确冠脉有无狭窄及狭窄的部位、形态、程度和范围;受累支数、侧支循环及左室形态和功能情况,并可采取相应的治疗措施。

3. 冠状动脉 CT 成像　冠状动脉 CI 成像(coronary computed tomography angiography,

CCTA）是近年发展的一种有效地无创冠状动脉成像手段。CCTA 的应用价值高,适用于在门诊急诊对冠心病的筛查,安全简便有效,减少了阴性患者冠状动脉造影的不必要性。筛查出较轻的阳性患者,可以采用保守治疗,暂不必行冠状动脉造影。对较重的患者评估了病变的狭窄,可显示病变程度、累及支数和范围、斑块的特性等,为冠脉介入治疗或搭桥手术适应证、治疗方案的确定提供有用的信息;对治疗疗效,包括药物、介入和搭桥术等,进行即刻或中长期疗效评估。

（1）冠状动脉钙化

冠状动脉钙化的临床意义:冠状动脉钙化(CAC)是动脉粥样硬化的特异性标志,也是粥样斑块负荷程度的标志。CAC 的形成经历一个复杂的调控过程和炎症反应,是冠状动脉粥样斑块中的钙盐沉积,钙盐的主要成分是羟磷灰钙,钙化的形成与新骨形成极为相似。

冠状动脉钙化对心血管疾病的发病率和死亡率具有独立影响,冠状动脉钙化的迅速增长是动脉粥样硬化活动性的标志,代表动脉粥样硬化斑块负荷明显增加。AHA 的冠状动脉粥样硬化进展病理生理学模式图显示:冠状动脉病变可由 4 型不稳定容易破裂的病变发展为 5 型钙化病变,在某种程度上,这种部分钙化有助于斑块的稳定,这表明冠状动脉钙化具有双重性,一方面反映了冠状动脉病变的严重性,另一方面,CAC 表明粥样斑块形成时间较长,结构较硬,不易破裂造成急性冠状动脉管腔的阻塞,不易引发急性冠状动脉综合征。但随着 CAC 的增加,未来心血管事件的风险增加(图 9-7-1)。

（2）冠状动脉狭窄:2011 年《心脏冠状动脉多排 CT 临床应用专家共识》建议冠状动脉狭窄程度分 5 级:即无狭窄或管腔不规则(0~25% 的狭窄)、轻度狭窄(指 <50% 的狭窄)、中度狭窄(指 50%~74% 的狭窄)、重度狭窄(指 ≥75% 的狭窄)和闭塞(指 100% 狭窄)(图 9-7-2)。

1）冠状动脉狭窄的形态特征:冠状动脉狭窄的形态特征主要有:

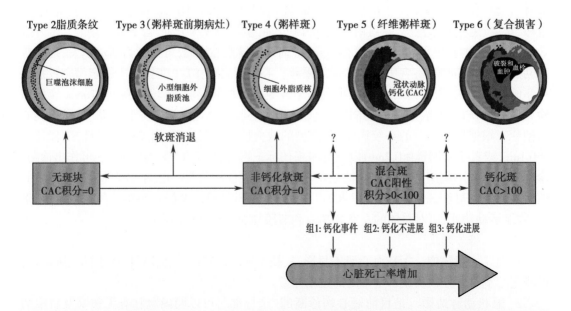

图 9-7-1　CAC 进展的病理生理学模式图。图示冠状动脉病变可由 4 型不稳定容易破裂病变发展为 5 型钙化病变,在某种程度上,这种部分钙化有助于斑块的稳定。但随着 CAC 的增加,未来心血管事件的风险增加

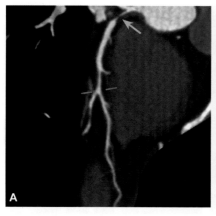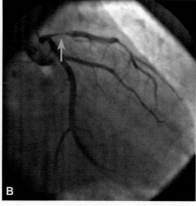

图 9-7-2　男性患者,59 岁,冠状动脉重度狭窄
A. CPR 图像显示前降支近段管腔重度狭窄(90% 以上)(橙色箭头);B. CAG(RAO
28.5°+CAUD 24.8°)显示与 CCTA 结果相同

①向心性狭窄:向心性狭窄指狭窄部位的冠状动脉粥样斑块以冠状动脉管腔中心线为中心均匀的向内缩窄(图 9-7-3)。②偏心性狭窄:偏心性狭窄指狭窄部位的冠状动脉粥样硬化斑块向冠状动脉管腔中心线不均匀缩窄。③局限性狭窄:局限性狭窄指狭窄长度小于10mm 的狭窄。④管状狭窄:管状狭窄指狭窄长度介于 10~20mm 的狭窄。它是冠状动脉造影时最常见的狭窄。⑤弥漫性狭窄:弥漫性狭窄指狭窄长度大于 20mm 的狭窄,该狭窄多见于高龄或伴发糖尿病的冠心病患者,常伴有较明显的钙化,它对冠状动脉血流动力学的影响比局限性狭窄和管状狭窄严重。⑥不规则狭窄:不规则狭窄指狭窄程度小于 25% 的弥漫性狭窄。该狭窄对冠状动脉血流动力学的影响较轻,但其较易诱发冠状动脉痉挛,部分纤维帽较薄而脂质核较大的斑块较易破裂而诱发急性血栓形成。⑦管腔闭塞:管腔闭塞是指冠状动脉完全闭塞,显示冠状动脉在某一部位突然截断,无造影剂通过。值得注意的是,与 CAG不同,有些患者完全闭塞病变在 CCTA 中闭塞远段血管仍可以显影,有时与次全闭塞不易鉴别(图 9-7-4)。

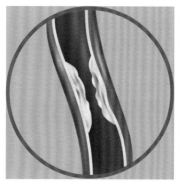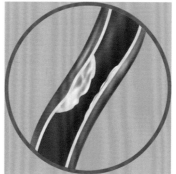

向心性狭窄模式图　　　　　　偏心性狭窄模式图

图 9-7-3　向心性狭窄与偏心性狭窄模式图

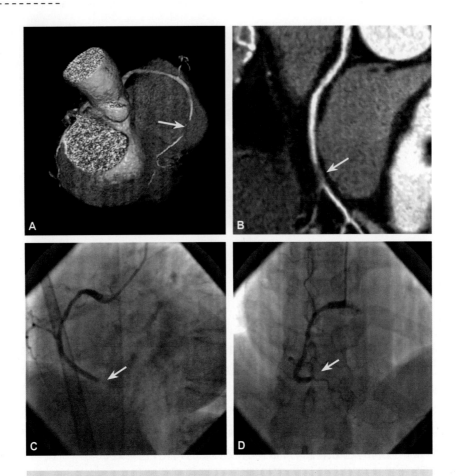

图 9-7-4　女性患者,69 岁,慢性完全闭塞病变(CTO)
A. VR 图显示右冠状动脉远段显影断续,其后管腔显影;B. CPR 图像显示右冠状动脉远段内可见低密度影充填(白箭),其后管腔内可见对比剂显影;C. CAG(LAO45°),D.(CRAN29°)显示右冠状动脉远段管腔齐头截断,管腔完全闭塞(箭头所示)

2）冠状动脉斑块性质的评价:易损斑块的 CT 特征:①低 CT 衰减:根据 SCCT 关于斑块分型标准,CT 将斑块分为钙化斑块、混合斑块以及非钙化斑块(non-calcified plaques,NCPS)(传统斑块分类)。②血管正性重构指数。血管重构指数等于狭窄部位与参照部位的整个血管面积的比值,该指数≥1.1 表明正性重构,也有学者根据 IVUS 相关研究将之定义为≥1.05 或 >1.0。③点状钙化:研究表明,点状钙化的存在为高危斑块特点之一,CT 表现为被非钙化组织包裹的、微小的、密集的(>130HU)的斑块成分,通常定义点状钙化的直径 <3mm,(图 9-7-5)。④餐巾环征(napkin-ring sign):特征为低密度斑块核心周围被较高 CT 值的边环绕,为餐巾环征(图 9-7-5)。

（三）诊断及鉴别诊断

诊断需进行全面询问病史和进行体格检查,评估缺血性心脏病的可能性。对于急性心绞痛的患者需首先区分是稳定性还是不稳定性心绞痛,对于不稳定性心绞痛的患者需进一步进行危险分层(高危、中危、低危)。对没有明确非心源性原因的胸痛患者,均做静息心电图检查。需要与非缺血性心血管、肺、胃肠、胸壁和精神性 5 个方面的疾患鉴别。临床评估

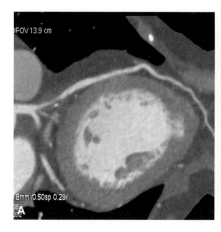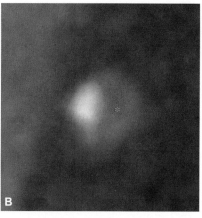

图9-7-5　易损斑块的CT特征(点状钙化、餐巾环征)
A. 点状钙化:钙化斑块<3mm,<1/4象限;B. 餐巾环征:斑块中央大的坏死核在CT图像上表现为斑块中央的低密度影(*),坏死核由明显的纤维组织包绕,在CT图像上表现为核周围的高密度影。这种斑块在CT图像上表现为环形的征象,命名为"餐巾环征"

缺血性心脏疾病的可能性结束之后,需要决定是否进一步检查,通常施行标准运动试验。在有中度可能性患缺血性心脏疾病能运动的患者,可行标准运动心电图检查;如不能运动,行药物负荷核素心肌灌注显像或负荷超声心动图检查。在有中到高度可能性患缺血性心脏疾病能运动的患者,如果心电图无阳性提示,可行运动负荷核素心肌灌注显像或负荷超声心动图检查;若无法检查,可行冠状动脉CTA,如确有必要可考虑行选择性冠状动脉造影检查。

（四）中医辨证分型

心血瘀阻证:胸部刺痛,,固定不移,入夜更甚,时或心悸不宁,舌质紫暗,脉象沉涩。

气滞心胸证:心胸满闷,隐痛阵发,痛有定处,时欲太息,遇情志不遂时容易诱发或加重,或兼脘痞胀闷,嗳气或矢气后减轻,苔薄或薄腻,脉细弱。

痰浊闭阻症:胸闷如窒而痛,或痛引肩背,气短喘促,肢体沉重,形体肥胖,痰多,遇阴雨天易发作或加重,伴倦怠乏力,纳呆便溏,咯吐痰涎,苔浊腻,脉滑。

寒凝心脉证:猝然心痛如绞,胸痛彻背,胸闷气短,心悸,重则喘息不能平卧,面色苍白,形寒,甚则四肢厥冷,舌苔白,脉沉细。

心肾阴虚证:胸闷且痛,心悸盗汗,心烦不寐,腰膝酸软,耳鸣,头晕,口干便秘,舌红少津或有紫斑,脉细带数或促代。

气阴两虚证:胸闷隐痛,时作时止,心悸气短,倦怠懒言,声低息微,面色少华,头晕目眩,遇劳则甚,易汗出,舌淡红体胖有齿印,脉细弱无力或结代。

心肾阳虚证:胸闷气短,甚则胸痛彻背,心悸动则加重,汗出,畏寒,肢冷,腰酸,乏力,面色苍白,唇甲淡白或紫青,舌质淡胖或紫暗,脉沉细迟。

（五）针灸治疗原则

主要以益气温阳,活血化瘀,豁痰通络为治疗大法。

针刺能疏通经络,调整脏腑功能,行气化痰,活血止痛,对于冠心病稳定型心绞痛、不稳定型心绞痛、变异型心绞痛等疗效显著、安全且无副作用。多采用循经取穴、俞募配穴、特定穴等配穴方式,选穴以心经、心包经腧穴为主,配合中药、拔罐、耳针、穴位注射等方法。

(六) 针灸治疗方法

俞募配穴原则:应用俞募配穴可以旺盛机体之正气和脏腑经络气血之阴阳,疏通经络气血的运行,即"通则不痛"。对于本病,治疗多以手少阴心经和心包经俞、募穴为主。取穴:内关、巨阙、心俞(双)、膻中、厥阴俞、肾俞、肝俞等。

1. 调理脾肺法 以健脾益肺、调心通脉为法,配穴取脾俞、中脘、足三里、肺俞、中府、太渊健脾益气。

2. 补肾培土法 冠心病心绞痛多发于中老年,"年四十而阴气自半",年事已长,肾元亏虚,心失濡养,心脉不畅故见胸痹心痛。故配穴多选肾经、脾经穴位以求气血充盈,上奉于心,心得其养,血脉通畅。穴位常配以:肾俞、脾俞、关元、太溪、气海、三阴交、足三里。

(七) 针灸治疗疗效

依据所载资料,针灸对于冠心病心绞痛的有一定的疗效,而且安全无副反应。实验研究表明其可改善慢性心肌缺血心肌供血、心电图及分子生物学指标。但目前的文献资料只停留于对针灸治疗冠心病的疗效进行判定以及将其与西药进行验证和对比,却没有对包括针罐、针药、耳针、穴位注射等在内的多种针灸疗法之间疗效差异进行横向的比较。因此,究竟哪种针灸疗法才是冠心病心绞痛的最佳的治疗方法,还有待进一步研究。

参 考 文 献

1. 刘国荣,李月春,孙凯.炫速双源 CT 心脑血管病诊断.北京:人民卫生出版社,2013.
2. 中华放射学杂志心脏冠状动脉多排 CT 临床应用协作组.心脏冠状动脉多排 CT 临床应用专家共识.中华放射学杂志,2011,45(1):9-17.
3. 吕滨,蒋世良.心血管病 CT 诊断.北京:人民军医出版社,2012.
4. Ehara M,Surmely JF,Kawai M,et al. Diagnostic accuracy of 64-slice computed tomography for detecting angiographically significant coronary artery stenosis in an unselected consecutive patient population:comparison with conventional invasive angiography. Circ J JT - Circulation journal:official journal of the Japanese Circulation Society,2006,70(5):564-571.
5. Roffi M,Patrono C,Collet JP,et al,. 2015 ESC Guidelines for the management of acute coronary syndromes in patients presenting without persistent ST-segment elevation:Task Force for the Management of Acute Coronary Syndromes in Patients Presenting without Persistent ST-Segment Elevation of the European Society of Cardiology (ESC). Eur Heart J,2016. 37(3):267-315.
6. Windecker S,Kolh P,Alfonso F,et al. 2014 ESC/EACTS Guidelines on myocardial revascularization:The Task Force on Myocardial Revascularization of the European Society of Cardiology(ESC)and the European Association for Cardio-Thoracic Surgery (EACTS) Developed with the special contribution of the European Association of Percutaneous Cardiovascular Interventions(EAPCI). Eur Heart J,2014. 35(37):2541-619.
7. 张迪,梁繁荣.针灸疗法对冠心病心绞痛的治疗情况综述.辽宁中医杂志,2014,41(10):2249-2252.
8. 陈媛媛,柳桂勇,俞裕天,等.T1 mapping 定量技术在慢性心肌缺血模型猪的初步应用研究.磁共振成像,2017,8(2):131-135.
9. 方继良,周晟芳,刘欢,等.内关穴埋针疗法对慢性心肌缺血模型猪心电图改变的影响.中国中西医结合杂志,2016,36(12):1470-1473.
10. Li Shi,Jiliang Fang,Peijing Rong,et al. Comparison of the Therapeutic Effects of Acupuncture at PC6 and ST36 for Chronic Myocardial Ischemia.Evidence-Based Complementary and Alternative Medicine Volume,2017,9.

第八节　面　　瘫

一、概述

　　面瘫即面神经麻痹,是由脑血管病、外伤或炎症等原因导致面神经受损而引发的病症。面瘫可分为中枢性、周围性和外伤性,其中以周围性最为多见。CT 和磁共振成像为诊断面瘫的常用影像学检查手段,可清楚显示病变的性质、部位和范围。CT 检查不仅可明确骨折部位,而且能够鉴别面神经骨质破坏和面神经管裂缺,避免不当临床干预所导致的不良后果。磁共振常规序列扫描可区分面神经与周围组织并能够发现面神经损伤后是否有合并有水肿或断裂等。脑部功能磁共振成像可以反映针灸治疗对相应脑功能区的激活效应。

　　面瘫的治疗多以解除原发疾病为主,其中非手术治疗方法包括针灸、口服中药、贴膏药以及口服或注射西药等。针灸对于面瘫的治疗具有独特优势,可显著改善面瘫的症状,常取合谷、太冲、牵正、风池,下关、迎香和地仓透颊车等穴位。

二、中枢性面瘫

　　中枢性面瘫又称核上瘫,病变位于一侧中央前回下部或皮质延髓束,常见于脑血管病、脑肿瘤和脑炎等。临床表现为病变部位对侧颜面下部肌肉麻痹、鼻唇沟变浅、露齿时口角下垂及不能吹口哨和鼓腮等。

　　CT 和磁共振检查可明确引起中枢性面瘫的器质性病变,对临床治疗方案的选择具有重要的指导价值。

　　前期研究通过临床随机对照研究发现针灸合谷等穴位治疗脑卒中后中枢性面瘫疗效确切,而且治疗效果优于单纯的药物治疗。另外,采用逆行经脉的方向进针并捻转行针 5 秒的方法效果更佳。

三、周围性面瘫

　　周围性面瘫又称核下瘫,为面神经核或核以下各段面神经损伤造成的病变同侧全部面部肌肉瘫痪。临床表现为患侧不能皱额、皱眉、闭目、角膜反射消失、鼻唇沟变浅、不能露齿、鼓腮和口角下垂等,常见于感染性病变、耳源性疾病、肿瘤、中毒、代谢障碍性疾病、血管功能不全和先天性发育不良等。周围性面瘫的准确定位诊断对治疗方案的制订有着重要的意义。

　　CT 和磁共振检查可明确大多数周围性面瘫的病因。特发性面神经麻痹又被称为贝尔麻痹(Bell Palsy),为面神经非特异性炎症所导致的周围性面瘫,临床较为常见,约占周围性面瘫的 80%。特发性面神经麻痹通常为急性起病,部分患者麻痹症状出现前 1~2 天有病侧耳后持续性疼痛和乳突部疼痛感。此外,特发性面神经麻痹可因面神经受损部位不同而出现一些其他症状,如听觉过敏、听觉减退、外耳道鼓膜疱疹和舌前 2/3 味觉消失等。本病的影像学检查首选磁共振增强扫描,表现为面神经弥漫性增粗并不均匀强化,但 CT 检查的价值有限。当面瘫由耳部先天性畸形引起时,通过 CT 图像重建可发现面神经管的走行畸形、分叉畸形和发育不全等(图 9-8-1)。当慢性中耳乳突炎合并胆脂瘤破坏面神经管时,CT 检查可显示面神经管骨壁破坏和管径扩大等征象。如果炎性肉芽组织或胆脂瘤长入面神经管内时则需要结合磁共振检查进行诊断。发生于颞内段的面神经肿瘤以面神经鞘瘤常见,CT 检

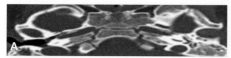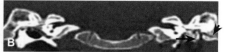

图 9-8-1　CT 在周围性面瘫的应用

A. CT 横断位图像示外、中耳道闭锁并右侧乳突腔内少许炎症；B. 面神经管 CT 轴位曲面重建图像显示左侧面神经管缩短、管径不均匀以及乳突段下部分叉畸形（箭）

查可发现占位性病变，周围骨质有压迫吸收等。

针灸是治疗周围性面瘫的常用方法且疗效显著。利用脑部功能磁共振成像可检测针灸治疗后面瘫患者脑功能的变化，从而反映针灸治疗面瘫的中枢神经机制（详见第七章）。

四、外伤性面瘫

外伤性面瘫的病因包括机械性损伤、医源性损伤、物理性损伤和化学性损伤等。颌面外伤为机械性损伤的首要原因，头部外伤尤其是颞部骨折较易引起面神经损伤，因面神经在颞骨内走行迂曲、血供比较脆弱，颞骨骨折累及面神经管造成面神经直接挫伤、离断或骨折碎片压迫、缺血、水肿致面神经肿胀，从而引起周围性面瘫。当有微出血进入面神经管压迫面神经时可引起迟发型面神经麻痹。面神经迷路段内耳道远段因其解剖位置相对固定，较易受到损伤发生缺血或退变。

外伤性面瘫的影像学检查首选高分辨率 CT，该检查可清楚显示骨折线及其与面神经管关系，有利于外伤性面神经损伤的诊断。磁共振检查可以显示外伤性面瘫面神经有无水肿及断裂等（图 9-8-2）。

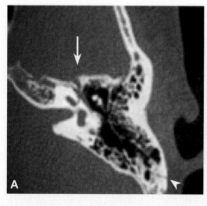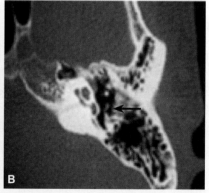

图 9-8-2　颞骨纵行骨折

A.CT 图像显示骨折线（箭头）起自颞骨乳突部，斜行向内，长轴平行于颞骨岩部长轴，其延长线指向前内面神经管方向并可见膝状神经节及岩浅大神经起始部碎骨片影（箭）；B. 另一层面的 CT 图像可见砧镫关节脱位和镫骨移位（箭）

参 考 文 献

1. 李凌鑫, 田光, 孟智宏, 等 . 不同刺激量针刺合谷穴治疗缺血性脑卒中后中枢性面瘫: 随机对照研究 . 中国针灸, 2014, 34 (7): 669-674.

2. 汪建华,田建明,左长京,等.CT,MRI 在周围性面瘫诊断中的应用.实用放射学杂志,2011,27(5):674-677.

3. Vander Ploeg K,Yi X. Acupuncture in modern society. Journal of acupuncture and meridian studies,2009,2(1):26-33.

4. 刘军平,徐春生,卢琦,等.基于局部一致性算法的周围性面瘫针刺治疗静息态功能 MRI 研究.磁共振成像,2014,5(6):430-435.

5. 韩俊洲,徐海波,唐宏图,等.电针周围性面瘫患者穴位的功能磁共振成像研究.中国医学影像技术,2009(7):1167-1170.

6. 袁辉,金延方,岳云龙,等.外伤性面瘫患者的颞骨高分辨率 CT 表现及其术中对照研究.中国医学影像学杂志,2013,21(3):184-186.

第九节　脑 性 瘫 痪

脑性瘫痪(cerebral palsy,CP)简称脑瘫,是一组持续存在的中枢性运动和姿势发育障碍、活动受限症候群,这种症候群是由于发育中的胎儿或婴幼儿脑部非进行性损伤所致。脑性瘫痪的运动障碍常伴有感觉、知觉、认知、交流和行为障碍,以及癫痫和继发性肌肉、骨骼问题。属于中医学"五迟"、"五硬"、"五软"、"痿证"的范畴。中医学认为本病多因先天不足、肝肾亏损或后天失养、气血虚弱所致。脑瘫现在已是最常见的儿童致残性疾病。国际上统计脑瘫的发病率为 1‰~5‰,国内流行病学调查在 1.8‰~4‰之间。影像是重要诊断方法,针灸是重要的治疗方法。

(一) 病理与临床

痉挛型以锥体系受损为主,包括皮质运动区损伤;不随意运动型以锥体外系受损为主;共济失调型以小脑受损为主,以及锥体系、锥体外系损伤。

脑瘫以肢体运动功能为主要临床症状。痉挛型以牵张反射亢进为特征。临床常见四肢肌张力增高,上肢背伸、内收、内旋,拇指内收,躯干前屈,下肢内收、内旋、交叉、膝关节屈曲、剪刀步、尖足、足内外翻、拱背坐、腱反射亢进、踝阵挛、折刀征和锥体束征等。根据解剖部位可分为痉挛型四肢瘫、痉挛型双瘫、痉挛型偏瘫。不随意运动型主要包括舞蹈性手足徐动和肌张力障碍;该型最明显特征是非对称性姿势,表现为不自主和无目的的运动,肌张力不恒定,时高时低,可随年龄改变,常伴有构音与发音障碍,流涎、摄食困难。共济失调型常表现为步态不稳,方向性差,运动不协调,肌张力偏低,闭目难立征(+)、指鼻试验(+)、腱反射正常。兼见上述任何两项或以上症状的为混合型。此外,常伴有智力障碍、癫痫、语言障碍、听觉障碍、感觉障碍、视觉障碍等。

(二) 影像学表现

1. 影像学技术的选择　X 线、CT 是脑瘫的常用检查方法,脑 CT 检查对诊断和判断病情、预后有十分重要的作用,并且安全无创伤,阳性率高,可发现脑潜在病灶,直观显示脑结构的异常改变,为鉴别诊断及指导治疗提供更可靠的依据,并有利于预测预后。MRI 作为脑瘫诊断的首选检查方法,常规磁共振扫描配合 DTI、fMRI、MRS 和 VBM 等特殊成像技术,可以为脑瘫患儿的诊断和治疗提供多方面的参考数据,为临床对脑瘫患儿的病因分析、早期诊断、早期干预和预后分析提供依据。

2. 影像学表现　依据影像学将脑瘫患儿的脑改变分为以下几种类型:①早产儿类脑损伤,包括出血后脑软化和脑室周围白质软化(peri ventricular leucomalacia,PVL);②足月儿类脑损伤,包括多发囊性脑软化、皮质梗死、皮质下白质软化和基底节区脑损伤等;③先天性脑发育畸形,包括胼胝体发育不良,巨脑回畸形、脑穿通畸形、先天性小脑发育不良等;④无法分类型,包括单侧或双侧脑萎缩、大脑中动脉梗死等,以上所有分型常规 MR 均可清晰显示。脑瘫缺乏特异性的 CT、MRI 表现,不同的脑瘫类型可有同样的 CT、MRI 表现,同样的脑瘫类型也有不同的 CT、MRI 征象。

(1) CT 表现:能够比较清晰的显示出患儿的脑出血、孔洞脑、穿通畸形、脑积水及透明隔缺损等病变,适合于对脑性瘫痪患儿进行诊断(图 9-9-1~ 图 9-9-3)。

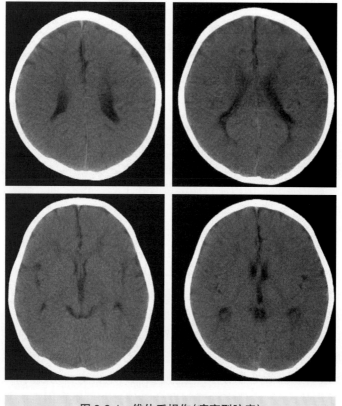

图 9-9-1　锥体系损伤(痉挛型脑瘫)

(2) MRI 表现:目前,随着 MRI 相关研究逐步向功能及微观结构方面发展,弥散张量成像技术不断完善,对常规 MRI 无法显示的细微病变的发现提供了可能,脑白质纤维束得以更好呈现,使临床医生能够更为清楚的了解 CP 患儿脑白质发育情况和损伤程度。所以,针对小儿 CP 的 MRI 影像学检查诊断学研究已被重视,其具有无创伤性、无放射性的特点,能够对软组织进行多方位扫描、对比,直观呈现颅脑的形态学改变,阳性检出率较高。MRI 检查可以作为检查脑内病变部位和性质的的首选方法,可以确切提示脑部病变的性质、部位和范围,MR 对脑积水、发育不良、脑膜炎、脑缺血以及脑软化等异常表现的诊出率明显高于 CT,有研究组显示,在 CT 诊断中的未能发现的病灶,通过 MR 检测可得到证实,比如脑缺血与白质变性而引发的血管变性以及位移等情况。髓鞘化延迟、胼胝体发育不良、脑萎缩、PVL、脑软化灶、基底节区损伤、小脑萎缩、脑室扩大、巨脑回畸形、复杂混合性病变等是脑瘫

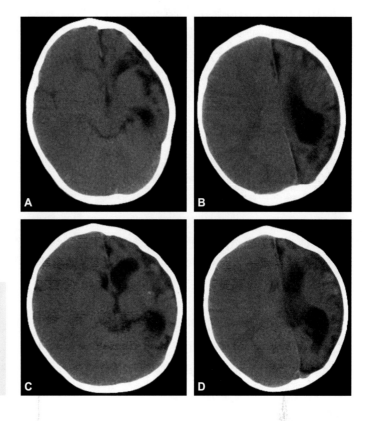

图 9-9-2　锥体外系损伤
A~D. 脑室扩大,侧脑室体部及三角区及外侧壁轮廓不规则;脑室周围白质数量减少,主要位于侧脑室三角区周围;皮质沟深而明显,向内伸展

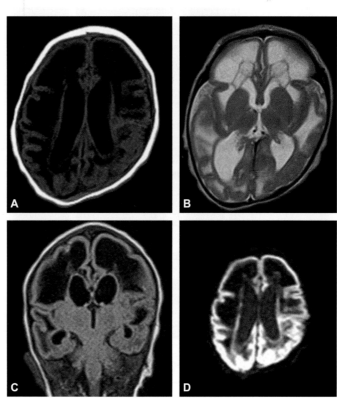

图 9-9-3　锥体外系损伤(不随意运动型脑瘫)
A~D. 左侧大脑半球脑软化萎缩并脑室穿通畸形

患儿 MRI 中常见的形态异常(图 9-9-4~图 9-9-6)。脑瘫儿童脑室周围白质软化症(PVL)的 MRI 特点:①脑白质减少主要发生在侧脑室三角区周围、体旁和半卵圆中心。②脑白质变性软化、囊变主要发生在侧脑室三角区周围、体旁和半卵圆中心。③侧脑室扩大,形态不规则,边缘凹凸不平。④脑沟裂扩大增宽。⑤胼胝体发育不良,其厚度变薄或部分缺如。⑥脑皮质软化、萎缩。⑦基底节区变性。

(三)鉴别诊断

脑瘫以运动发育障碍、异常姿势和运动模式为临床特征,应与发育协调障碍、全面性发育落后、发育性先天性髋关节脱臼、先天性韧带松弛症、多发性硬化等伴有运动发育落后的疾病进行鉴别。

(四)针灸治疗

近十年来,有关针灸治疗脑瘫的临床文献报道较多,报道总有效率都在 80% 以上,尤其联合其他疗法综合运用时优势更明显。临床针刺治疗小儿脑瘫在改善患儿运动障碍、姿势异常以及智力发育方面具有优势,相关临床研究亦支持,近年来,临床观察发现,传统针刺结合电针能有效提高脑瘫的临床疗效。

1. 辨证治疗

(1)肝强脾弱:治宜疏肝健脾,以督脉、足厥阴肝经、足太阴脾经、背俞穴为主。取穴:百会、大椎、身柱、肝俞、脾俞、足三里、三阴交、中脘、太冲,可灸。

(2)肝肾不足:治宜补益肝肾,以督脉、足厥阴肝经、足少阴肾经、背俞穴为主。取穴:百会、大椎、身柱、肝俞、肾俞、太溪、三阴交,可灸。

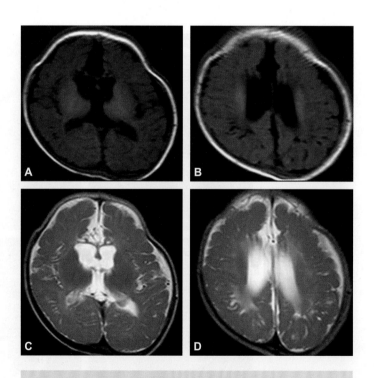

图 9-9-4　脑瘫患儿脑室周围白质软化症
A~D. 双侧侧脑室旁脑白质变性软化、囊变;脑沟裂扩大增宽;胼胝体发育不良;脑皮质软化、萎缩

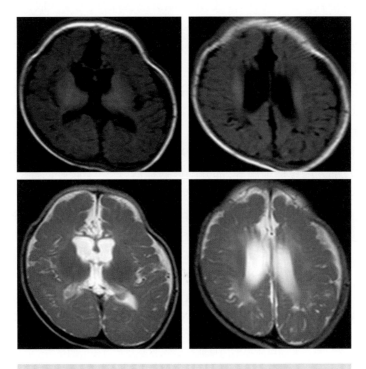

图 9-9-5　胼胝体发育不良、脑室周围白质软化

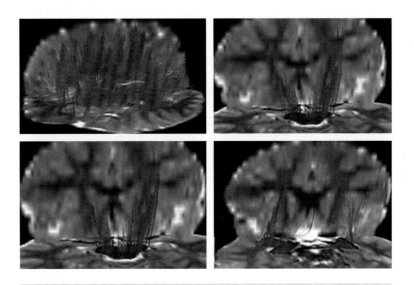

图 9-9-6　DTI-MRI 显示大脑神经纤维呈向心性分布,胼胝体横向神经纤维轻度减少。上纵束神经纤维减弱明显,下纵束、钩束纵向神经纤维束轻度减弱,锥体束髓鞘发育差,纤维数量明显减少,与大脑运动皮质联络减弱。杏仁核海马复合体联络纤维基本正常

（3）瘀阻脑络：治宜祛瘀开窍，以督脉、足厥阴肝经、背俞穴为主。取穴：水沟、百会、四神聪、大椎、身柱、膈俞、血海、悬钟、足三里。

（4）脾胃虚弱：治宜健脾和胃，以督脉、足太阴脾经、足阳明胃经、背俞穴为主。取穴：百会、脾俞、胃俞、足三里、气海、中脘。

临证配穴：上肢瘫配曲池、手三里、外关、合谷、后溪；下肢瘫配环跳、阳陵泉、委中、太冲；易惊、夜卧不安配神庭、印堂、内关、神门；口角流涎配地仓、颊车；言语不利配廉泉、语门。

2. 宫氏脑针疗法治疗脑瘫

宫氏脑针疗法由宫长祥先生发明，自2009年起逐步适用于临床，治疗范围包括疼痛、偏瘫、截瘫、皮肤病及部分内科疑难病等，部分脑瘫病症后，产生了较好的疗效。脑针疗法是应用中医传统针刺技术，主要行针部位在脑部的一种创新针灸方法。脑针治疗主要有两条主线。其机制可能是通过松解局部脑肌筋膜，释放膜内的张力，改变力学平衡，刺激外周神经产生调整中枢神经的功能。但其明确机制尚需进一步研究。

参 考 文 献

1. 中国康复医学会儿童康复专业委员会，中国残疾人康复协会小儿脑性瘫痪康复专业委员会，《中国脑性瘫痪康复指南》编委会. 中国脑性瘫痪康复指南（2015）：第一部分. 中国康复医学杂志，2015，30（7）：747-754.

2. 刘畅，富建华，薛辛东. 早产儿脑白质损伤的早期影像学改变及其对预后的影响. 中华儿科杂志，2012，50（10）：762-766.

3. 何展文，罗向阳，梁立阳. 小儿脑性瘫痪的临床和MRI表现. 中国中西医结合影像学杂志，2013，11（3）：272-274.

4. Germany L，Ehlinger V，Klapouszczak D，et al.Trends in pre-alence and characteristics of post-neonatal cerebral palsy cases：A European registry-based study.Res Dev Disabil，2013，34（5）：1669-1677.

5. 张晓凡，范国光，王志伟，等. 磁共振扩散张量成像/扩散张量纤维束示踪成像（DTI/DTT）对小儿脑瘫早期诊断及康复评价的临床意义. 中国CT与MRI杂志，2011，9（2）：1-6.

6. 程桂静. 影像学诊断早产儿脑室周围白质软化. 中国医学影像技术，2011，27（07）：1515-1518.

7. 朱静，张立勇，邵湘宁. 针灸治疗小儿脑瘫的Meta分析. 中医药导报，2013，19（11）：62-65.

8. 王书良. 针灸治疗在脑瘫康复中的作用及策略. 内蒙古中医药，2014，（27）：28-29.

9. 金炳旭，符文杰，钱旭光，等. 基于正交设计的不同头针方案的脑性瘫痪临床疗效研究. 中国康复医学杂志，2015，30（6）：591-593.

第十章　针灸在医学影像中的应用研究

　　针灸学作为中医学的重要组成部分,不仅应用到临床各专科多种疾病的治疗,而且其效应也初步应用到影像学实践中。早在 1914 年,日本间中喜雄及德国 H.Schmial 就曾以 X 线检查观察了不同穴位对胃蠕动的双向影响,开创了针灸学在影像医学中应用研究的先例。近年来,随着现代医学影像学的迅速发展,并与其他学科不断渗透、交叉、结合,现代针灸学及其经络、穴位等越来越多应用到医学影像领域,以期解决影像学研究中所面临的一些问题。

第一节　针灸在消化系统影像实践中的初步应用研究

　　针灸学在消化系统影像学中的应用研究是目前所知应用最早,也是最成功的范例。近年来关于结合影像学,针灸在治疗消化系统多种急慢性疾病,改善和调节食管胃肠功能,提高人体的免疫能力的文献较多。

一、针灸在食管胃十二指肠钡餐检查中的应用研究

　　针刺特定穴位,可以影响到食管的功能,如针灸天柱、神道、至阳及天枢等穴位,可造成食管松弛,使得食管黏膜皱襞显影更佳,有利于早期食管静脉曲张的钡餐透视诊断。亦有报道称针刺膻中、天突、合谷、巨阙等穴位时,可增强食管蠕动,使其管腔增宽并解除食管痉挛。另有学者在应用针刺足三里、内关、合谷时,在食管下段狭窄良恶性病变的影像鉴别诊断中也起到了较好的作用。

　　针刺足三里有效调整了胃肠功能,如降低胃张力,解除贲门、胃体和幽门的迟缓关闭;可以解除十二指肠痉挛,皱缩的黏膜得以展开,使黏膜皱襞掩盖的小溃疡得以显露,提高了钡餐造影诊断准确率。另外,研究发现针刺可调节胃动力障碍患者的胃电节律,影响胃泌素和胃动素的分泌,抑制胃酸分泌。

二、针灸在小肠 X 线造影中的应用研究

　　针刺可加速小肠的排空功能。如有学者研究口服双对比硫酸钡后,立

即以针刺天枢、合谷、足三里、上巨虚、支正等穴位,后每隔 15 分钟透视观察小肠充盈情况,同时进行多体位观察及摄片,钡剂均能在 45 分钟内到达回盲部,最快者 30 分钟即可通过回盲部,最慢者亦不超过 1 小时。

三、针灸在结肠钡餐造影检查中的应用研究

结肠钡餐造影已广泛应用于临床,但由于结肠吸收水分后,钡剂在结肠中往往充盈不均匀,或部分肠段充盈不佳从而无法正确了解结肠的病变;朱广运等学者运用针刺法改进结肠钡餐造影技术,能较好解决上述问题。主要方法是患者口服硫酸钡溶液 300ml 后,患者仰卧位,穴位消毒后针刺中脘、关元、天枢(双),进针得气后分别接电针仪,间断波,电流以患者耐受为度;接着再针刺合谷、足三里,进针得气后平补平泻,留针期间均行针 2 次。在检查完上消化道后,1、1.5、2、2.5、3 小时进行观察,直到钡剂充盈大部分直肠为止。其结果显示同一时间、同一部位,结肠充盈效果明显优于纯钡对照组,并且大大减少钡透所需时间,减少患者辐射量。针刺之所以对结肠钡餐造影检查有良好的作用,是因为针刺后胃肠蠕动加快,张力增强,钡剂通过胃肠所需时间缩短,钡剂水分丢失减少所致。

孙中洋等运用针刺穴位配合 X 线钡餐造影检查观察了 120 例正常人和实验组 65 例非典型慢性阑尾炎患者。正常人针刺后发现:阑尾弧度变化明显;阑尾粗细有改变;阑尾扭结消失;阑尾腔内气泡或粪石有移动;阑尾无局限性压痛。而阑尾炎患者 X 线下无以上各种变化。实验组 X 线所见与手术病理检查对照,X 线诊断慢性阑尾炎的准确率为 100%。针刺穴位在 X 线检查诊断慢性阑尾炎的准确率高于常规 X 线钡餐造影检查。

四、针灸配合气或钡灌肠整复小儿肠套叠的研究

肠套叠是婴幼儿常见的急腹症,其发病率高。虽然临床对灌肠方法在不断改进,复位成功率仍没有达到很理想的效果。为了最大限度地提高灌肠复位成功率,降低手术比例,在综合改进以往灌肠方法的基础上,有学者采用针灸配合灌肠来提高肠套叠的复位成功率。周波等学者的研究发现,针灸配合气或钡灌肠较单纯气或钡灌肠整复小儿肠套叠成功率更高。中医学认为:小儿肠套叠属实证腹痛"关格"等范畴,认为该病由热邪袭于大肠、饮食积滞、腑气壅滞、通降失司,终致气滞血瘀,证见肛门热痛或便下鲜血,腹痛拒按,脉象沉实。治疗以通立法,针泻不灸。取手足阳明经为主。针刺足三里、合谷等穴位后,以期疏通肠胃气血,达到祛瘀止痛之目的。经针灸研究表明,针刺足三里、合谷等穴位可提高腹部痛阈,使腹部、肠管肌肉放松,配以灌肠,肠滞得通,患儿静而安睡,而易达复位之目的。

五、针灸在结肠镜检查或 CT 结肠造影中的应用

结肠镜检因其能直接观察大肠黏膜病变,已成为大肠疾病诊断、治疗及科研的重要手段。是现代肛肠外科医生必须掌握的诊疗手段之一。近年来,随着科学技术发展,结肠镜已取得长足发展,管径明显变细,操作日趋成熟,镜检时患者痛苦明显减少。但是结肠镜检时的诸多不适仍无法完全改善,仍存在部分患者不适较多,导致镜检时间延长,甚至无法完成镜检。为解决此问题,赵东升及何锋等学者在结肠检查中辅助采用针灸穴位,检查效果均优于无针灸检查者。

中医针刺上巨虚穴替代山莨菪碱(654-2)进行多排 CT 低张结肠造影检查,结果显示患者无明显不适感、容易接受,而且效果较理想,解决了有山莨菪碱禁忌证的患者而仍需进行

多排 CT 低张结肠造影检查的问题。

第二节 针灸在泌尿生殖影像实践中的应用研究

针灸的运用有利于泌尿系影像图像的改善。梁定等学者于肾盂静脉造影前取穴双侧三阴交斜刺,进针深度 0.5~1.5 寸,得气后捻转数次以增强刺激,3~5 分钟后静注造影剂,并与肌注山莨菪碱患者进行比较,两者检查效果无明显差异。其机制目前认为可能是针刺"三阴交"穴可改变中枢神经体液调节,引起肾交感神经兴奋性降低,导致肾血管舒张,肾血流量增加以及肾小球滤过率增加,同时也能解痉、镇痛,降低肾和输尿管的张力和蠕动,使其处于相对静止状态,使肾盏肾盂、输尿管的显影浓度和延长显影时间,以达到免除腹压,改进分泌性肾盂造影,从而达到低张的目的,以提高早期诊断率,并有利于小结石、腹膜后肿块、先天畸形和早期炎症的发现,提高泌尿系疾病的诊断水平。

子宫输卵管造影术在女性不孕症的诊断中具有非常独特的作用,它不但能观察子宫输卵管的内部形态、结构,而且还可以分析子宫输卵管的先天性病变、占位性病变、慢性炎症以及输卵管通畅性和输卵管周围粘连情况,是女性不孕症患者查找病因的首选检查方法。有学者对子宫输卵管造影患者中,有插管困难或因宫颈管内口及子宫痉挛而不能正常注入造影剂或宫腔、输卵管充盈不满意,大量造影剂外溢的 82 例患者,进行针刺法低张造影检查,均显示满意诊断效果,其机制是通过针刺足三里、天枢、内关、阴陵泉和中脘后,可起到疏理气机、调和脾胃运化、调解脏腑功能的作用。现代医学认为,针刺上述穴位后,可使平滑肌松弛,蠕动减慢,在充以适量造影剂后,使子宫输卵管充盈良好,可清楚地显示其内部结构以及异常病变。同时使炎性痉挛缓解,子宫腔和输卵管扩张,有利于病变的发现和检查。并且针刺可以避免临床应用抗胆碱药物山莨菪碱进行低张子宫输卵管造影的毒副反应,对部分高血压、脑出血、青光眼、心律不齐等患者,也能进行低张子宫输卵管造影检查,扩大了检查的适应证范围,使过去不能检查的不孕症患者,也可做到早期的诊断与治疗,其检测的准确率比临床上常用抗胆碱药物低张子宫输卵管造影有所提高,可作为临床常规检查方法加以推广。

第三节 针灸在骨骼系统影像实践中的应用研究

股骨头坏死是骨科领域中至今尚未解决的疑难疾病之一,是一种严重的致残性疾病,其病因目前还不明确,其临床早期的诊断及合理的治疗至关重要,将直接关系到患者预后及生活质量,向之明等应用针灸法治疗早期股骨头缺血坏死,MRI 图像中病变区的水肿程度及关节腔积液较前减轻,患者临床疼痛症状较前改善,表明针灸疗法对早期股骨头缺血坏死确实有疗效。根据中医的医理,股骨头缺血坏死的病机是瘀血内阻,血脉不通;痛则不通,通则不痛,经络不通,气血运行受阻,临床表现为疼痛,中医针灸疗法是缓解疼痛症状的关键,选择相应的腧穴和针刺手法使经络通畅,气血运行正常,改善微循环,促进死骨吸收和新骨形成,促进肢体的康复,能有效地治疗与预防股骨头缺血坏死的进展。

骨折的修复与愈合一直是骨科研究的热点问题。骨折愈合是一个复杂的修复过程,应用一些辅助治疗将有助于骨折的愈合,避免再次手术或提高手术疗效、缩短病程。研究表明,针灸治疗在促进骨折愈合方面有着自身优势。杜革术等研究表明分期针灸治疗组的 X 线骨痂评分明显高于常规针刺组和药物组,提示针灸与 ALP 活性、提高成骨活动有关。

针灸在膝骨关节炎临床治疗方面亦取得了较好疗效,膝关节骨性关节炎是一种以膝关节软骨退化、软骨下骨反应性硬化、增生为主的退行性病变。临床以关节疼痛、僵硬、肿胀及活动受限等为主要表现,严重者可导致关节畸形甚至关节功能丧失。张永亮等研究针灸对早期膝骨关节炎模型大鼠关节软骨的修复影响,通过体质量变化及膝关节 micro-CT 检测进行膝关节形态观察,得出温针灸可以通过改善膝关节局部微环境,促进局部血液循环,加快炎性反应清除,在早期膝骨关节炎中起到缓解疼痛、促进骨组织修复的作用,是一种安全有效的疗法。

椎动脉型颈椎病是中老年人的常见病,可造成椎基动脉供血不足的临床表现,严重者可明显影响患者的生活质量。椎动脉型颈椎病是由于颈椎病变造成椎动脉受压或刺激引起椎基动脉供血不足所致。在其发病机制中椎基动脉系统血流动力学下降是主要原因。在临床诊断颈椎病患者中,67.7% 有椎动脉供血异常,且随年龄增大而增加。邓爱文等学者采用 TCD 观察耳电针治疗颈椎病的即时效应,发现椎基动脉供血速度减慢者,在针灸治疗后血流速度得到改善。

第四节　针灸在预防及处理碘过敏反应中的应用

碘过敏反应是静脉肾盂造影或 CT 增强扫描中经常遇到的并发症,多发生在静脉注射时或注射后半小时内,其发生率约为 24%~34%,由于造影剂浓度高,剂量大,注射速度快,常会发生碘过敏而引起恶心、呕吐等不良反应,有学者根据患者在检查中出现的症状、体征、针刺合谷、内关、血海和足三里等穴位来预防副反应的发生,其机制主要是针刺穴位有调节人体功能,使之趋于平衡的作用,尤其是对心血管系统、内分泌系统、消化系统和血液系统的良性调节,抑制或减轻了患者对造影剂的不良反应。针刺作为一种预防手段,减轻了患者机体上的痛苦和心理上的负担,体现了中医"治未病"的学术思想。

碘过敏反应可分为轻、中、重度,临床过去多用药物治疗,获一定疗效,但有学者研究针刺穴位治疗效果明显。对于轻度的碘过敏反应,有人应用耳夹压穴治疗效果较为理想;也有学者采用指针疗法,通过腧穴和经络的作用,以达到调和气血,调整脏腑功能之目的。对于中重度的过敏反应,采用针刺穴位,内关透刺外关穴,针刺人中穴,调理阴阳,疏通经络,扶正祛邪,恢复机体正常功能状态。碘过敏反应既给患者带来痛苦又直接影响其心理状态,而紧张恐惧的心理还 会加重过敏反应及其并发症,所以在纠正过敏反应的同时还需做好心理护理,使患者有健康的心态渡过过敏期。

第五节　针灸在介入放射学中的应用

介入治疗是非常有效的区域性、姑息性治疗方法,能够减少对病变周围正常组织的损伤,同时最大限度地达到对病变的治疗效果,但由于化疗药物的灌注、栓塞剂的使用,介入术中患者常出现恶心、呕吐、胸闷、腹痛等不良反应。介入治疗中采用针刺内关穴的方法,可以减轻介入术中的不良反应,临床疗效满意。

肝癌介入术后时有发生顽固性呃逆,其原因复杂,病因常无法确定,呃逆不但加剧术后疼痛,还影响呼吸和进食,继发引起呕吐,不利于术后治疗,中医认为,呃逆是由于肝郁气滞、胃中虚寒,胃失和降,气机壅滞,致胃气上逆动膈所致,采用双侧合谷、太冲穴位针刺,留针20分钟,同时行双侧内关及足三里穴位针刺后分别注射维生素 B_1 100mg、B_6 50mg 及阿托品0.25mg 治疗肝癌灌注化疗后出现的顽固性呃逆取得较好的疗效。

卵巢囊肿临床上多采用开腹手术、腹腔镜手术或激素治疗,手术创伤大、并发症多,激素治疗副反应大;研究表明,介入性治疗对卵巢功能的损害较腹腔镜及开腹手术治疗要小。单纯超声介入治疗安全、简便,但介入治疗后囊壁依然存在,囊壁破坏不彻底时仍具有分泌作用,易造成囊肿复发。针刺应用简便、对患者刺激较小、无副反应,有学者将针刺和介入治疗结合起来综合地应用于本病的治疗,针刺关元、气海、中级、天枢、三阴交、子宫、足三里、血海、太冲、诸穴合用能通调冲任、行气活血、消癥散积;两者结合疗效确切、治疗安全、复发率低,是值得推广的治疗方法。

参 考 文 献

1. 郑德先,刘清军,郑春长,等.针灸在上消化道钡餐透视中对促进胃排空的研究.滨州医学院学报,2006,29(5):343.
2. 冯湘,朱莹,蒋谷芬.针刺加耳穴疗法治疗功能性消化不良35例疗效观察.新中医,2004,36(1):48.
3. 王志勤,王琦咏,孟晓红,等.针灸在X线消化道检查中的应用.新疆中医药,2009,27(3):27.
4. 梁定,吉安平,刘文贵,等.中、西医低张法静脉肾盂造影的临床实用评价.医用放射技术杂志,2004,3(223):68.
5. 张鹏天,师卫华.针刺法低张子宫输卵管造影的临床应用.辽宁中医杂志,2006,33(3):358-359.
6. 向之明,钟桂棉,史瑞雪,等.针灸法治疗早期股骨头坏死的疗效评估.实用临床医药杂志,2013,17(19):69-71.
7. 杜革术,陈卓夫,漆晓坚,等.针灸分期治疗对胫骨中下段骨折患者X线骨痂评分及血清钙、磷和碱性磷酸酶的影响.中国中医药科技,2013,20(5):447-448.
8. 张永亮,宓轶群,刚嘉鸿,等.温针灸对膝骨关节炎大鼠软骨及形态的影响.2016,36(2):175-179.
9. 邓爱文,魏东,齐志强,等.针刺治疗对椎动脉型颈椎病患者血流速度的影响.中国临床康复,2004,8(23):4794.
10. 郭蕊,韩凤娟,马宁,等,针刺结合超声介入治疗卵巢囊肿疗效观察.中国妇幼保健,2011,26(25):3970-3971.

未来篇

第十一章　针灸影像学前景展望

　　现代自然科学的进展,引发了人们关于"科学"观念的不断更新,逐步把我们带入到复杂性科学的新阶段。所谓复杂性科学是指以复杂性系统为研究对象,以超越还原论为方法论特征,以揭示和解释复杂系统运行规律为主要任务,以提高人们认识世界、探究世界和改造世界能力为主要目的的一种"学科互涉"的新兴科学。复杂性科学的发展,不仅引发了自然科学界的变革,而且也日益渗透到生命科学、哲学以及人文社会科学等交叉领域。

　　方兴未艾的针灸影像学正是复杂性科学研究的典型代表,它实现了传统中医与现代医学科学技术的有机结合。特别是近 20 年来,取得了一系列的研究成果,使其从萌芽状态逐渐发展壮大,人们对针灸的作用机制有了进一步较为深入的了解。针灸信号的重要通路是通过作用于人类中枢神经系统,并在大脑信息整合、功能调节的基础上发挥其临床治疗作用,这是国内外学者相对一致的共识。这些共识的取得与影像学参与针刺中枢效应无创性可视化研究成果密不可分,可以说影像学在针灸的作用机制研究中发挥了不可替代的作用。但是,针灸影像学还有许多尚未解决的问题,如有关针刺作用脑机制的影像学研究结果差异较大,不同的研究团队提出了多个脑中枢作用机制假说等,如何将现有的成果进一步整合、再顶层设计新的目标是我们当前面临的主要问题。

　　由于人脑的结构和功能极其复杂,需要从分子、基因、细胞、组织、系统、全脑,认知和行为等不同层次进行研究和整合,只有这样,才有可能揭示其奥秘。为此,世界各国投入了大量的人力和财力进行专门研究。近年来,科学家们提出了"认识脑、保护脑、创造脑"的三大目标,人们相信脑科学的研究成果将为人类更好地了解自己、保护自己、防治脑疾病和开发大脑潜能等方面做出重要贡献。我国政府也即将启动以探索大脑认知原理的基础研究为主体,以发展类脑人工智能的计算机技术和器件及研发脑重大疾病的诊断及干预手段为应用导向的"中国脑计划"。"中国脑计划"研究主要包括脑认知功能的神经环路和工作原理;绘制人脑宏观神经网络图谱和模式动物介观神经网络的结构性和功能性全景式图谱;阐述脑重大疾病的发病机制、确定脑重大疾病预警和早期诊断指标,早期干预、治疗和康复的新手段和器件的研发;以及类脑计算理论和新一代人工神经网络计算模型、类神经形态的处理器和类脑计算机、类脑计算系统所需要的软件环境和应用平台等。

自20世纪50年代针灸机制研究伊始,全世界科学工作者运用神经科学领域的各种方法(神经电生理、神经化学、神经生物学、分子神经生物学、功能神经影像学等)对针灸效应的外周机制、中枢机制开展了大量的研究;在针灸镇痛与内啡肽、针灸效应的中枢整合机制、针灸对神经免疫的调整等方面取得了大量成果。

特别是在20世纪90年代后期,受美国神经信息计划影响,中国多个跨学科科研团队采用最新神经影像学技术,对针灸中枢机制的可视化研究付出了长期艰辛的努力,为针灸机制从看不着、说不清、道不明,到针灸机制的客观化、可视化和科学化,提供了详实的影像学依据。这些发现,为今后进一步结合脑科学先进技术,解析针灸效应机制做好了充分的知识储备和积累。

中国针灸是中国医学乃至世界医学领域的瑰宝,脑科学的引入为针灸机制研究拓展了探索空间;且有望在过去已经取得成果的基础上,结合前沿、先进技术的渗透与融合,在脑科学领域取得具有中国特色的科研突破,为全世界认识脑、保护脑等做出中国独有的贡献。

首先,随着人类全脑介观神经连接图谱国际大科学计划的实施,针刺作为一种简单易行的传统物理刺激技术,其正常生理脑效应也可绘制出脑功能图谱,这将是针灸影像学在针灸脑科学基础研究中的重大任务,如果实现,在针灸史上将具有划时代的意义。

随着国内外人类脑计划项目的深入开展,这也将给针灸影像学的深入研究注入强劲的动力。人们将不再纠结于相关影像方法学是否科学可靠、针灸是否等同于安慰剂?而将探讨先进的影像学如何为针灸优势病种的诊断和治疗服务,这也符合科学是用来发现自然规律,更重要的是用来指导人的实践。可以预见,未来的针灸影像学研究将逐步从目前的方法学研究和效应基础研究,特别是目前为了验证针灸临床价值的单纯针灸作用机制研究,逐步向围绕疾病的诊断和治疗方向转变,拓展针灸影像学的临床应用价值,毕竟这也是所有医学研究的最终目的。

从针灸临床治疗优势病种着手,开展基于中医"个性化治疗"的"精准医学"研究将是未来针灸影像学研究的重要方向。"精准医学"计划,由引领全球科技进步并以西方医学居主流医学地位的美国科学界率先提出,迅速成为全世界关注的焦点。"精准医学"的核心是根据每个患者的个体特征,量体裁衣式地制订个性化治疗方案,这与传统中医学的辨证论治理念不谋而合。这预示着,随着"精准医学"在中医药的应用和发展,传统中医学因人、因地、因时制宜的个体化医学理念将逐步取代在医学界统治三百余年的辨病理、找病因,标准化论治的现代医学理念,将可能成为未来医学的主流。基于此,有学者提出了"精准针灸影像"的概念,利用"精准针灸影像"的技术和方法,可研究分析针灸时个体化的安全针刺法,更重要的是,还可进一步研究疾病的诊断与治疗。由于针灸刺激在不同病例大脑的反应存在明显的差异,这种差异有可能成为一种潜在的疾病诊断的新方法,即以针刺刺激作为一种诊断的"探针",通过观察人脑对针刺刺激的反应,经过对大样本数据的统计分析,得出某些疾病,特别是常规影像学无法显示的没有形态学变化、仅以功能性变化为特征的一大类疾病的针刺刺激的脑反应特征,从而用于这类疾病的诊断和鉴别诊断,最终发展成为"针灸影像诊断学"。另外,利用"精准针灸影像"的技术和方法可发现治疗过程中大脑中枢的影像学特征性标记,从而监测临床治疗效果。同时还可进一步积累数据,达到通过分析首次针刺时显示的影像学特征性标记来预测治疗效果的目的,进而提高针灸临床疗效,形成"针灸影像治疗学"。关于"针灸影像诊断学"、"针灸影像治疗学"这些潜在的发展方向,现阶段仅有学者提出概念,目前尚处于酝酿和探索阶段,因为这需要大样本、多中心大数据的支持。随着"中国脑计划"的正式启动,特别是随着基于大数据的人工智能技术研究的不断发展,"针灸影像诊断学"、"针灸影像治疗学"将成为可能,并为实现"精准针灸"打好基础。

如此,针灸这门古老的医术将不仅仅用于目前的临床治疗,有可能作为一种探针,用于疾病的诊断和疗效预测。这对没有形态学改变,仅以功能性改变为特征的一大类疾病的诊断和治疗将产生不可估量的影响。以功能成像为重要特征的针灸影像学将发挥关键作用,这门学科也将随着这一探索过程而快速发展,相信我们多学科团队一起努力,一定能开创针灸影像学美好的明天!